［実践講座］中医弁証

楊亜平＝［主編］／平出由子＝［訳］

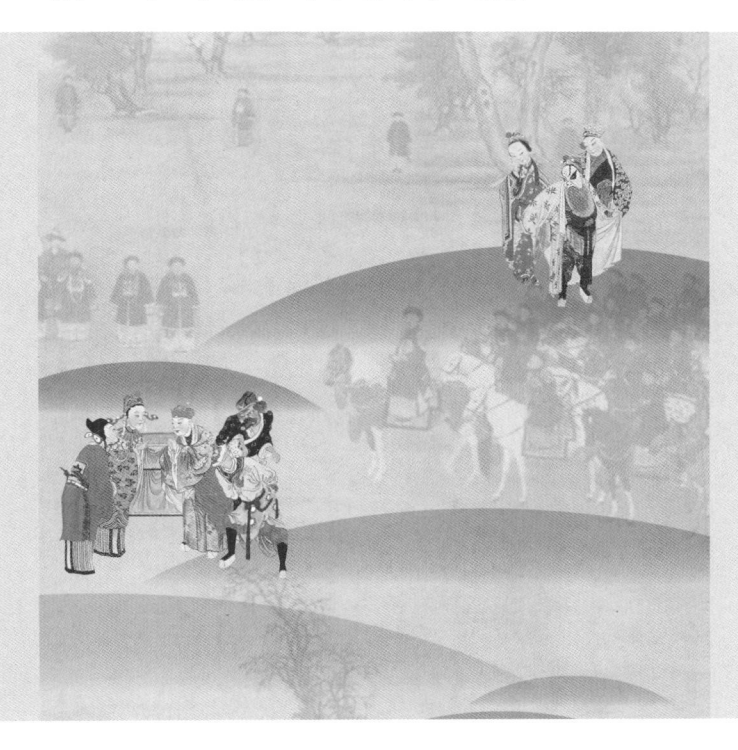

東洋学術出版社

序

　「中医は難しい。優秀な中医師になるのはさらに難しい」といわれる。この難しさは，わが国の伝統医学があまりにも広く深いことによるのかもしれない。歴史も長くその知識は海のように広く，医家学派や古典の文献も非常に多いため，伝統医学の理論をしっかりと身につけ把握することは確かに並大抵のことではない。これが難しさの第一の原因であろう。

　またさらに難しいのは，中医をしっかり学ぶということは，豊富な知識を把握するだけでなく，長期にわたる臨床の積み重ねや奥深い研究が必要だということである。その経験や研究があってこそ，はじめて理論と実践を融合して正確に弁証し治療することができるようになる。これが難しさの第二の原因である。臨床にのぞむ医学生が病気を診断できず，正確な弁証論治ができなければ，たとえどれほど理論がわかっていても，テストで高得点をとっていても，いったん臨床の場に立てばきっと手も足も出せないだろう。

　今日の中医薬大学の教育課程では，必要に応じて臨床実践のカリキュラムを組むことはなかなか難しく，また専門的に系統だった弁証を，すじみちを立てて考える訓練をするような科目もないというのが現状だ。それではいったいどのようにして理論から実践に導けばよいのであろうか。それには，私は本書『［実践講座］中医弁証』が非常に適していると思う。

　本書は理論と実践を結びつけ，またその距離を縮めてくれるかけ橋になる。本書は臨床でよくみられる症状を選び，医師が目の前の患者に対し「望・聞・問・切」の四診，および弁証論治を行うという形式をとっている。これは，初学者が患者を目の前にしてどのように臨床の情報を集めればよいのか，またどのように中医の整体観念を運用して弁証・分析していけばよいのかという問題を解決するのにぴったりである。読者がそれぞれの臨床症例において，実際の診療過程を再現しやすいよう，また医者が弁証するときどのように考えて組み立てていくかを適時提供し，弁証論治によって導き出された結論に対しても随時分析・解説を加えている。本書は中医学の特徴を出しつつも，現代医学の病

症とも密接に関連づけているため，的確で実用性も高く，また発想も面白く斬新なので，初学者が理論から実践に向かううえで，有効で新しい道筋を提供しているといえよう。

　読者は本書を通じて，短時間のうちに臨床における情報集めの初歩的な方法や，臨床の際の弁証論治の立て方や分析の仕方を理解することができる。そのため診療においてどのように考えればよいかという能力をつけると同時に，今まで学んできた理論や知識を確固としたものにできるので，理論と実践を融合した本当の意味での一貫性が生まれるのである。本書は中医学習者の臨床診療能力と理論のレベルを確実に高めてくれる良書である。

　著者は長年にわたる中医の教育と臨床経験を通して，中医学習者が早急に解決しなければならない問題がわかっているので，その問題を本書の切り口として執筆にあたった。この点から，本書が読者に大きな収穫をもたらし，また中医教育界からも必ずその有用性を認められるに違いないと確信している。

王　燦輝

2004 年 10 月　南京にて

まえがき

　「診」とは診察・理解のことであり,「断」とは分析・判断のことである。つまり「診断」とは病状の情報を集め,帰納・分析し,そこから患者の病症の性質を識別し判断を下すということである。弁証論治は中医の真髄であり,本書が読者に紹介しているのは,まさにこの中医診断に欠くことのできない弁証を立てるすじみちなのだ。

　周知のとおり,正確な診断は正確な治療の前提となる。筆者は長年教壇に立ち,また臨床で学生たちを見てきたなかで,つねに感じることがある。それは,非常に勉強熱心で試験の「カルテ分析」を得意とする学生でも,はじめて臨床の場にのぞみ,複雑な病症や断片的でとりとめのない患者の返答に出合うと,どうすればよいかまったくわからなくなるのだ。彼らにいわせると「患者が自分たちの前に座っているとき,自分たちは表面上は落ち着いた顔をしているけれども,心のなかでは患者よりも慌てていて,次はどうすればよいのか,何を話せばよいのかもわからなくなっている。なぜなら,臨床の病症はどれも教科書に書いてあるような,系統的で典型的な症例ではないのだから」ということなのだ。学生たちは今まで学んだ知識をいかに使って,さまざまな患者のごく簡潔な主訴からどのように「診」と「断」を行っていくべきかという問題につねに深く困惑している。確かに「どんなにその航路が遠くても,いつか必ず向こう岸につく日がくる」という言葉があるように,しっかり勉強し積極的に実践を重ねていけば,経験が蓄積されるにしたがい習熟できる日がくるであろう。しかし,どのようにすればその過程を少しでも縮めることができるのだろうか。

　まさに,こういった臨床医師になろうとしている学生や,はじめて臨床に立った青年医師,あるいは中医愛好家の要求が本書のテーマの選択を促したのである。中医薬大学の学生がこれまで学んできた知識や理論を,複雑で変化の激しい臨床のなかでより有効に運用し,臨床の仕事に従事した際にもより早く適応して臨床の弁証分析能力をさらにアップできるようにと,われわれは長年にわたって教育

と臨床の仕事に携わってきたメンバーを集め本書の執筆にあたった。

　本書はある情景を設定して診断を行うという形式をとっている。臨床でよくみられる症状を選び，診察という場面のなかで，医師が患者に対し実際に弁証論治を行う過程を文章にして表している。さらに医師の弁証論治の立て方や分析の仕方，結論の導き方などを，医師が実際に臨床の診断を進めていく過程に沿って1つ1つ読者に示していく。本書は本篇・副篇の2部に分かれ，本篇はさらに4部に分かれている。臨床でよくみられる約60症例を，医師が実際に診断していく形式によって表している。途中，要所ごとにどのように分析しているのかというすじみちを示し，「望・聞・問・切」の四診によって臨床に必要な資料を集めた後，その病状を記録し，証や診断の結論を導き出し，治療法則や方剤を決定していく。そして，なぜこの結論が導き出されるのかという解説・分析を加えている。1つの症状に対し，いくつか症例をあげ，毎回，小まとめとしてその症状によくみられる証の種類や特徴，また鑑別などを論述している。最後に代表的な古代文献の摘要を少々加えてある。初学者が臨床でよくみかける症候の実用的な知識を確立できるようにと，数十例の四診の情報が揃った比較的簡潔な症例のカルテを付録として掲載した。読者には，要求にしたがい，まず自分で考え診断分析を導き出したあと，答案を参考にするようにしていただきたい。

　本書の100以上の症例を通じて，読者は比較的短時間に，初歩的な弁証診断の過程，およびその組み立て方を理解し把握することができるであろう。もちろん本書では，1つ1つの診断過程ごとに，まるでとても親切な先生がそばにいて，手とり足とり「これはどうするべきか，どう考えるべきなのか，なぜこうしなければならないのか，こう考えなければならないのか」を教えてくれているかのように書かれてはいる。しかし読者には本書を読みながらも，できるだけ自分で考えるようにしていただきたい。思考することを通して，前半部の模擬中医診断では自分の診断能力を高めることができ，また後半部の自己トレーニングテストでは，学んだ知識をより確実なものにすることができる。そうなれば，臨床の場でも弁証診療能力の面で比較的大きな向上がみられると信じている。またこれはわれわれ執筆者全員の願いでもある。ただはっきり言っておきたいのは，ページ数に限りがあるため，本書で重点的に紹介しているのは，臨床においてどのように必要な情報を集めたらいいのか，また弁証を分析

する方法とその組み立て方であって，現代医学の技能や知識，および「病」の診断については重点をおいていない。そのほか口語の特徴と一般の文書体の形式ともに持ち合わせなければならないため，模擬診断過程の医師と患者の対話についても，われわれ執筆者が一部修正を加えている。

　著名な温病学者であり，全国の名老中医でもある王燦輝教授がお忙しいなか本書のために序文をくださったことに心から御礼を申し上げる。また，南京中医薬大学副校長・江蘇省中医院院長である劉瀋林教授もご多忙のなか本書の監修を担当してくださったことに心からの感謝の意を表したい。そして本書の執筆中，われわれを励まし支持してくださった方々にもこの場を借りて御礼を申し上げたい。筆者は本書が出版されたのち，各方面からの御意見・御指摘をお待ちしている。今後，われわれが再版するにあたって，よりよいものができるよう本書の誤謬・手抜かりや不完全な点などおおいに指摘していただきたい。

楊　亜平

本書を読むにあたって

　本書は，楊亜平主編『中医診断弁証思路解析』(江蘇科学技術出版社，2005年刊) を底本として翻訳したものである。

　本書は，臨床でよくみられる症状を選び，ある診察風景を再現して，医師が患者に対して弁証論治を行う過程を文章化したものである。さらに，診察の要所で，弁証論治の立て方・分析の仕方・結論の導き方などを，実際の診察過程にそって，その都度読者に提示している。そのため，臨床における情報集めの方法や実際の弁証論治の立て方や分析方法などを容易に理解することができる。

　本書は，大きく①全身症状，②頭部・頸部の症状，③胸部・腹部の症状，④尿・便・帯下の4つのパートに分けられている。臨床でよくみられる47の症状が収載されており，1つの症状に複数の症例が提示されている (収録されている症例は，本篇に114，副篇に87の計201症例)。

　副篇では，症例を分析して診断する自己学習を行うことができる。提示された症例を分析して，①主訴，②証名，③症候分析を書き出す。さらに回答では，診断の際の注意点や類似する証との鑑別ポイントを解説しており，実践的な内容になっている。

　なお，本文中（　）で表記されているものは原文注であり，〔　〕で表記しているものおよび肩付でアステリスク（＊）を付けて巻末にまとめているものは訳者注である。

（編集部）

目　次

序……………………………………………………………… i
まえがき……………………………………………………… iii
本書を読むにあたって……………………………………… vi

第 1 章 ◇ 全身症状

　　1　寒熱 …………………………… 3
　　2　発汗の異常 …………………… 36
　　3　不眠 …………………………… 48
　　4　嗜睡 …………………………… 65
　　5　浮腫 …………………………… 73
　　6　半身不随 ……………………… 94
　　7　黄疸 …………………………… 107
　　8　情緒の抑うつ ………………… 125

第 2 章 ◇ 頭部・頸部の症状

　　1　頭部の変形 …………………… 149
　　2　めまい ………………………… 156
　　3　頭痛 …………………………… 176
　　4　耳鳴り・耳聾 ………………… 202
　　5　口や目のゆがみ（顔面神経麻痺） ……………………………… 216
　　6　歯茎の出血（歯衄）…………… 228
　　7　口内炎（口瘡）………………… 240
　　8　副鼻腔炎（鼻淵）……………… 248
　　9　扁桃腺炎（乳蛾）……………… 262
　　10　声のかすれ（音啞）・失声（失音）………………………………… 275
　　11　目の充血 ……………………… 288
　　12　味覚異常 ……………………… 294
　　13　頸部の肥大 …………………… 307

vii

第3章 ◇ 胸部・腹部の症状

- 1 心悸 ……………………… 323
- 2 咳・喘・哮 …………… 339
- 3 胸痛・胸悶 …………… 359
- 4 乳房の痛み・乳腺腫瘍（乳痛・乳癖）……………… 371
- 5 げっぷ・しゃっくり・胃酸過多 ……………………… 384
- 6 悪心・嘔吐 …………… 398
- 7 食欲不振 ……………… 410
- 8 吐血 …………………… 418
- 9 消化過多（消穀善飢）… 431
- 10 胃痛・胃のつかえ …… 444
- 11 腹痛・腹部の膨満感（腹脹）……………………… 466
- 12 脇痛 …………………… 485
- 13 鼓脹 …………………… 495

第4章 ◇ 尿・便・帯下の症状

- 1 泄瀉 …………………… 503
- 2 膿血便 ………………… 524
- 3 血便 …………………… 537
- 4 便秘 …………………… 549
- 5 吐き下し（吐瀉）……… 560
- 6 頻尿・排尿時の疼痛 … 566
- 7 夜間の頻尿 …………… 577
- 8 月経量の異常 ………… 583
- 9 月経周期の異常 ……… 596
- 10 生理痛（痛経）………… 615
- 11 無月経（閉経）………… 628
- 12 不正出血（崩漏）……… 634
- 13 帯下異常 ……………… 641

付録：症例トレーニング …………………………………………… 659

- 訳注一覧……………………………………………………………… 767
- 索引…………………………………………………………………… 775
- 訳者あとがき………………………………………………………… 789

第1章
全身症状

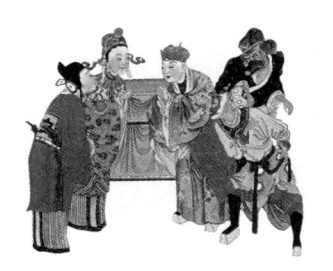

1 寒熱

症例1

● 患者：男性，28歳，工員／● 診察日時：2001年3月21日

青年が診察室に入ってくる。体格は比較的がっちりしている。動作に異常はみられない。やや元気がない。顔色はやや赤い。

医師：どうしましたか？
患者：熱があります。さっき看護師さんが測ってくれましたが38.8℃ありました。
　［聞診］話す声はやや重たげ。

> 中医でいう発熱には，自覚的なものと他覚的なものの2種類がある。他覚的なものには，測って得たものと触って得たものがあり，この患者には確かに発熱の症状が現れているといえる。

医師：熱はいつから出始めたのですか？
患者：昨日の朝，通勤するときにはもう具合が悪くなっていました。少し頭痛がして，あとさむけもしました。昼も食欲がなかったのですが，そのときは熱を測りませんでした。でも午後になってさむけがひどくなって，家に帰ってからすぐに測ったら38.5℃もありました。

> 患者は体温が上がっているにもかかわらず，さむけもしている。さむけと発熱が同時に現れている。さむけには，悪風・悪寒・畏寒*の違いがあるが，これは病状の重さや疾病の性質を知るうえで大事な手がかりとなる。さらに患者に尋ねる必要がある。

医師：ずいぶんと服を着ているようですが，まだ寒いですか？

3

患者：はい，まだ寒いです。家の者も私の頭や身体を触るとすごく熱いと言うし，顔も赤いのですが，自分ではすごく寒くて，服もこんなに着ているのにまったく役に立ちません。

> 患者はさむけを感じており，服を重ね着してもさむけは引かない。これは悪寒にあたる。頭や身体を触ると熱いし顔も赤い。また体温も上昇している。これらはすべて熱象である。病程が短く，悪寒と発熱が同時に現れるのは，外感病の初期である表証の段階でよくみられる症状である。表証は，風熱表証・風寒表証・傷風表証に分類される。これらを鑑別する際に重要なポイントとなるのは，寒熱のどちらが重くてどちらが軽いかを判断することである。

医師：今，自分ではどういう感覚が一番強いですか？
患者：主にはさむけです。

> 表証のなかで，寒熱の比重を判断するのは患者自身の感覚が主要なよりどころとなる。もし実際に患者の熱が高くても自覚症状としてさむけが強ければ，これは悪寒が重く発熱が軽いということになる。つまりこれは風寒表証の可能性が高いことを示している。ただし証を確定するには，さらに別の情報を集める必要がある。

医師：昨日，何か薬を飲みましたか？
患者：いいえ，一晩寝れば大丈夫だと思っていたので飲んでいません。でも朝起きてみたら，熱は下がるどころかさらに高くなっていました。それで診察を受けに来ました。
医師：他にどこか具合の悪い所はありますか？
患者：鼻が詰まって，薄い鼻水も出ます。あとは頭痛がして全身がだるいです。
医師：汗は出ますか？

第 1 章 ◇ 全身症状

> 風邪を受けた傷風表証と，風熱の邪気を受けた風熱表証はともに，汗が出ることが多い。寒邪を受けた表寒証は汗が出ない。したがって発汗の有無は表証の種類を鑑別するための大切なポイントになる。

患者：（汗は）出ません。昨日の晩，多めにフトンをかけて，汗が出れば熱も下がると思ったのですが，一晩フトンにくるまっても汗は出ませんでした。
医師：ここのところ天候が不順ですから，あなたのような患者さんもけっこう多いのですよ。
（同時に望診と切診を行う）
［舌診］舌質淡紅・舌苔薄白
［脈診］脈浮緊
患者：そうですか，私もここ2日ほどで確かに寒さにあたりました。何日か前，2日ほど暑い日が続いたので，冬服を全部しまってしまいました。またこんなに寒くなるとは思いませんでしたし，服をもう1枚多く着ることもしませんでした。ちょっと我慢すれば大丈夫だろうと思いまして。まさか我慢した結果，病気になるとは思いもしませんでした。

> 病程が短く，外邪を受けたということや，悪寒と発熱の併発・悪寒が強く発熱が軽い・無汗・頭身の疼痛・薄い鼻汁が出る，また舌と脈の状況からみて風寒表証と判断できる。

望・聞・問・切の四診の結果を合わせて得られた病状記録・証名および診断結果は，以下のとおりである。

【カルテ】
主訴：悪寒・発熱・鼻づまり・薄い鼻汁が出るという状態が2日。
現病歴：患者は天候不順により寒気を受け，はじめは悪寒・発熱・頭痛の症状が現れ，そのときは服薬などの治療をしていない。
所見：悪寒と発熱が同時に現れ，自覚症状としてひどい悪寒・無汗・頭痛・身

体の節々の痛み・鼻づまり・声が重い・ときに薄い鼻汁が出る・舌質淡紅・舌苔薄白・脈浮緊。体温38.8℃。

【証名】 風寒表証
【治法】 辛温解表・発散風寒
【処方】 麻黄湯合荊防敗毒散加減
[参考]
麻黄湯（『傷寒論』）：麻黄・桂枝・杏仁・甘草
荊防敗毒散（『摂生衆妙方』）：荊芥・防風・羌活・独活・柴胡・前胡・枳殻・茯苓・桔梗・川芎・甘草

【弁証分析】

患者は気候が急に寒くなったにもかかわらず，着る服を増やさなかったため，外感の風寒の邪気に肌表を侵された。外邪が表を侵すと衛陽が滞り，肌表の温煦*機能が働かなくなり，悪寒がするようになる。邪気が外から侵入すると正気が邪気と争うため発熱する。感受した邪気は風寒の邪気であり，寒は陰邪で，またその性質は凝滞なので，風寒に侵されると衛陽は滞り，温煦機能が働かなくなるため，悪寒がさらにひどくなる。風寒は表を束ね収引の性質があるため，肌腠*は塞がり無汗になる。風寒の邪気が経絡に沿って上部にのぼり清陽*を阻止するため，頭痛が起こる。邪気が経絡を塞ぐと気血の運行がスムーズでなくなるため，身体の節々が痛む。鼻は肺の竅（きょう）である。そのため風寒が肺を侵し，肺気が宣発機能を失い邪気が鼻竅を塞ぐと，鼻が詰まり，声も重く，薄い鼻汁が出る。舌質淡紅・舌苔薄白・脈浮緊は，風寒の邪気が表をしめつけ邪気がまだなかに入っていないという象である。

四診を総合すると，風寒表証の証候の特徴に符合する。よってこの診断を下す。

【解説】

さむけがし，温かくしても緩和されないものは悪寒と呼ばれ，実寒証によくみられる症状である。発熱と悪寒が同時に現れるのが表証の特徴である。またさむけはするが，温かくすれば緩和されるものを畏寒という。これは虚寒証によくみられる。風にあたるとさむけを感じ，風を避ければ温かくなるというの

は悪風である。悪寒・畏寒はともに悪風であり，悪風の多くは悪寒を兼ねる。表証のなかで発熱が重く悪寒が軽いものは表熱証，悪寒が重く発熱が軽いものは表寒証，発熱が軽く悪風があるものは傷風表証に属する。また，この際の寒熱の軽重の判断は患者の自覚症状が重要な根拠となる。

　注意しなければならないのは，裏証でも寒熱が同時に現れるものがあることである。例えば，瘡瘍(そうよう)の火毒の内発早期や醸膿の中期，および瘡瘍が潰れた後，まだ毒邪が消え去らず正気が邪気を制御できていないという末期には，すべてに寒熱が同時に現れる。これは邪正が闘い合っている状態の現れである。そのため，寒熱が同時に存在しても必ずしも表証であるとは限らない。

症例2

　●患者：女性，39歳，幹部／●診察日時：2001年11月26日

中年女性が診察室に入ってくる。体型はやや太りぎみ，顔色は白く，元気がない。

医師：どうしましたか？
患者：冬になると冷えがひどくなります。ちょっと気温が下がっただけでもう耐えられません。できれば中薬を飲んで体調を整えたいのですが。
医師：熱はありますか？
患者：ありません。

> 患者は冷えを感じているだけで発熱はない。さむけがして発熱のない症状は寒証に多くみられる。また，冷えには悪寒と畏寒の2種類がある。これを鑑別しなければならない。

医師：服を多めに着たり，暖房の効いた部屋に入ったりしたとき，その冷えは少し和らぎますか？
患者：はい。ですから私は着るものは人よりずっとたくさん着ています。
医師：この症状が出てからどのくらい経ちますか？

患者：もう3年になります。子供を産んでからです。毎年同じような感じです。

> 長期に及ぶ疾病の多くは虚証である。またこの患者の症状は畏寒にあたる。さらに身体の機能が衰えている産後にこの病気が始まっていることから，虚証の可能性が高い。ただしさらに問診を続ける必要がある。

医師：ふだんの体調はいかがですか？
患者：あまりよくありません。いつも力が入らない感じがして，めまいもしょっちゅうしますし，ちょっと何かするとすぐ疲れてしまいます。ときどき話すのも億劫になります。

> 疲労感・力が入らない・少気*・懶言*は，気虚や身体の機能低下と関係がある。

患者：座って動かなければまだいいのですが，ちょっと動いただけでも汗がすごく出て，服も湿ってしまいます。そうするとさらに冷えがひどくなります。ですから服は毎日着替えています。

> 自汗*は気虚や陽虚に多くみられる。陽虚の多くは気虚から発展したものである。これらのことと患者の冷えの症状を考え合わせると，陽虚証の可能性が高い。

医師：では，舌を出して見せてください。
　[舌診] 舌質淡胖・舌周囲に歯痕・舌苔白滑
　（同時に切診を行う）
　[切診] 肌表や手足は冷たい。
　[脈診] 脈沈遅で無力

> 舌と脈は陽気の不足と水飲の内停を示している。陽虚証は主に心陽虚・脾陽虚・腎陽虚に分類されるので，臨床では，どの臓腑に病変が現れているかを明らかにする必要がある。

医師：他にどこか具合の悪い所はありますか？
患者：あと，いつも腰がだるく冷えます。生理のときは特にひどくなります。膝もだるいし力が入りません。あとは下腹部も冷たくなります。

> 腰や膝がだるく冷えるのは，腎陽虚と密接な関係がある。患者は生理と下腹部の冷えのことも指摘している。これについてはさらに詳しく尋ねる必要がある。

医師：生理は順調ですか？
患者：いつも遅れぎみです。量も少ないです。
医師：色はどうですか？
患者：薄い赤です。ときには紫の血の塊が混じるときもあります。生理のとき下腹部が冷えて痛みます。でも湯たんぽを抱えて温めると少し楽になります。

> 月経が遅れ，経量が少なく，経色が薄く，下腹部が冷えて痛むというのは，陽虚によって寒が凝集している・気血の運行がスムーズでない・衝任脈が満たされていない・血海が正しい時期にきちんと満たされていないことを示している。紫色の血塊は，陽虚・寒凝・血瘀と関係がある。

医師：生理以外のときでも下腹部は冷えますか？
患者：冷えます。いつも冷たい感じがします。それによく痛くなります。ですから，常に小さな懐炉を持って歩いています。もし痛くなっても温めれば少しよくなります。
医師：痛みはひどいのですか？
患者：ひどくはありません。シクシク痛む感じです。

> 下腹部がシクシクと冷えて痛み，温めればよくなるのは，虚寒による腹痛の特徴である。

医師：食欲はどうですか？
患者：あまりありません。いつも少し食べるだけで，すぐお腹が張ってしまいます。

> 食少*・腹脹は，脾の運化*機能に異常をきたしたことの表れである。冷え性・腹部が冷えてシクシク痛むということを考え合わせると，脾陽虚証の可能性も考えなければならない。

医師：便はどうですか？
患者：よくありません。よくお腹を壊します。特にお腹が痛くなるとすぐ下痢をします。ときには1日に2〜3回もあります。便のなかには消化されていないものもよく混じっています。

> 脾陽虚では，食べものを消化できず便溏*となり，便のなかに未消化物が混じる。

医師：尿はどうですか？
患者：尿は多いほうです。特に夜に何度も目が覚めます。
医師：寝る前に水をよく飲みますか？
患者：それほど飲みません。私は一日中水を飲まなくてもあまりのどが渇きません。ですから，ふだんから水はあまり飲まないほうです。

> 口渇はなく味がしない・小便清長*・夜間の頻尿は，腎陽虚や温化・気化*する力がないことを考える必要がある。

医師：よく顔や足がむくんだりしますか？
患者：いいえ。

[切診] 顔や下肢にむくみはみられない。

> 腎陽虚が重くなると，水が停滞し肌膚にあふれ，顔や下肢に浮腫が現れる。

　望・聞・問・切の四診の結果を合わせて得られた病状記録・証名および診断結果は，以下のとおりである。

【カルテ】
主訴：畏寒・手足の冷えが3年。腰や膝がだるく冷える・大便易溏*を伴う。
現病歴：患者は3年前の産後から畏寒・手足の冷えの症状が現れた。秋冬は特に悪化する。温めると症状は緩和される。
所見：身体や四肢の冷え・肌表や手足の冷え・腰や膝がだるく冷える・顔色淡白・疲労感・力が入らない・めまい・動くとすぐ汗をかく・下腹部の冷痛・食欲不振・食後に腹脹・大便溏薄*・完穀不化*・口渇はなく味がしない・小便清長・夜間の頻尿・月経が遅れがち・経量が少ない・経血の色が薄い・ときに経血の色が黒っぽく血塊が混じる・月経期には冷痛がひどくなる・温めると痛みは緩和される・舌質淡胖・舌周囲に歯痕・舌苔白滑・脈沈遅で無力。
【証名】　脾腎陽虚証
【治法】　温補脾腎・袪寒止瀉
【処方】　金匱腎気丸合附子理中丸加減

[参考]
金匱腎気丸（『金匱要略』）：附子・桂枝・熟地黄・山茱萸・山薬・茯苓・牡丹皮・沢瀉
附子理中丸（『太平恵民和剤局方』）：炮附子・人参・白朮・炮姜・炙甘草

【弁証分析】
　患者は3年前に，産後で身体が虚しているときに陽気を損ない，温煦機能が損なわれ，畏寒・手足の冷えが現れた。秋冬は気温も下がるので陽気がさらに

損なわれ，冷えがますますひどくなる。温めれば陽気を助け一時的に陽気が回復するので，温めると冷えの症状が少し和らぐ。腰は腎の府であり，また腎陽虚により温煦機能が低下することによって，肌表や手足の冷え・腰や膝がだるく冷えるといった症状が起こる。脾陽虚によって内生した寒が凝集し気が滞ると，下腹部が冷えて痛む。脾虚によって気血の生成が失調し頭や顔面・全身を養うことができなくなると，顔色淡白・めまい・疲労感・力が入らないといった症状が現れる。活動後は気虚がますますひどくなり，陽虚もさらに進み，肌表を固め守ることができず汗腺が開き津液が外に排泄されるため，動くとすぐ汗が出る。脾陽虚によって温煦・運化機能が失調するため，食欲が低下し，食後に腹脹が現れ，大便溏薄・完穀不化となる。腎陽虚によって気化作用の失調・腎気不固*となるため，夜間の頻尿・小便清長となる。月経期には陽気はさらに損傷し胞宮〔子宮〕に寒が凝集するため，下腹部の冷痛がひどくなるが，温めれば痛みは和らぐ。陽虚によって胞宮が温煦されなくなると気血生化の源が不足し，衝任脈が失調するため，月経が遅れがちになり，経量も少なく，経血の色も薄くなる。陽虚によって寒が凝集し血が凝滞するため，ときに経血の色が黒っぽく血塊が混じる。舌質淡胖・舌周囲に歯痕・舌苔白滑・脈沈遅で無力は，すべて脾腎陽虚の象である。

　四診を総合して考えると，脾腎陽虚証の特徴に一致する。よってこの診断を下す。

症例3

●患者：男性，35歳，一般職員／●診察日時：1999年3月9日

青年が診察室に入ってくる。顔色はかなり赤く，元気はない。

医師：どうしましたか？
患者：高熱が引きません。もう3日になります。今，測ったら39.8℃ありました。

> 発熱の原因は多い。一般的には外感発熱と内傷発熱に分類される。患者は発病が急で病程も短いので，ここではまず外感の発熱を考える。

医師：さむけはしますか？
患者：ほとんどしません。とにかく身体が熱くて全身が燃えている感じです。

> 内傷発熱は発病もゆるやかで，熱の勢いも比較的弱い。この患者の症状は，発熱しさむけはなく，熱の勢いも強いことから，外感発熱の特徴に合致する。邪熱が裏に入り込んだため悪寒はなく悪熱になる。外感発熱の多くには外邪を受けたという病理要因が存在するので，これを詳しく尋ねなければならない。

医師：どういう状態で具合が悪くなったのですか？
患者：3日前，出張で夜中の2時頃やっと帰路についたのですが，列車のなかで窓を開けっ放しにして1時間ほど眠ってしまって，寒さで目が覚めました。駅を出たときは少し頭痛がする程度だったのですが，家に着いてひと眠りして起きたら，全身が熱くなっていました。そこで体温を測ったら39.5℃ありました。
医師：そのときさむけはしませんでしたか？
患者：はじめは少しあったのですが，でもすぐに高熱が出ました。今はまったくさむけはしません。自分ではとにかく熱いという感じです。
医師：鼻づまりや鼻水が出たりしませんか？
患者：それはありません。でも，のどはすごく痛いです。

> 目下のところ，発熱しさむけはなく，衛表(えひょう)*の症状も出ていない。もともと陽が盛んな体質であることも考えに入れなければならない。風寒の邪気を受けてその邪気がすぐに裏に入り，熱と化している。

医師：ふだんの健康状態はどうですか？
患者：ずっと健康体です。私は本業とは別にスポーツジムのコーチもしている

ほどですから。
医師：では，のどを見せてください。はい，「あー」と声を出してください。
患者：あー。
（患者ののどは赤く腫れている。扁桃腺はⅢ度の腫れである）

> 風寒が裏に入り熱と化している。肺胃の熱が盛んでのどまで犯し，のどの腫れと痛みを引き起こしている。

医師：では，こんどは舌を出して見せてください。
　［舌診］舌質紅・舌苔黄燥
　（同時に脈診も行う）
　［脈診］脈洪数
医師：この２日間で何か薬を飲みましたか？
患者：最初はたいしたことはないと思って，すぐに治るだろうと思っていたので，家にある薬を探して，「螺旋黴素」〔Spiramycin, 抗生剤の一種〕を飲んで，それからビタミンＣ入りの銀翹錠も飲みました。でも，ぜんぜん効果がありませんでした。それで診察を受けに来ました。

> この段階でさらに情報を集める必要がある。病位と正邪の盛衰の状態を判断しなければならない。

医師：汗は出ますか？
患者：けっこう出ます。今この短い間にも服が湿ってしまうくらいです。
　（患者の話では特に発汗薬は飲んでいない）
医師：のどは渇きますか？
患者：渇きます。水は飲んでいるのですが，それでもまだのどが渇きます。
医師：温かいものを飲みますか？　それとも冷たいものですか？
患者：冷たいものを飲むと楽になります。

第 1 章 ◇ 全身症状

> 発汗量が多く，冷たいものを飲みたがるというのは，邪熱が非常に盛んで，熱気が体内にたちこめ，津液を外へ追い出していることを示している。

医師：咳は出ますか？ 胸の痛みなどはないですか？
患者：咳は少し出ます。でもひどくはありません。胸の痛みはありません。
　[**聞診**] 呼吸はあらく，吐く息は非常に熱い。
医師：痰は出ますか？
患者：出ません。

> 咳が出て，呼吸があらく熱いのは，邪熱が肺に集積していることを示している。肺の清粛機能が失調し，熱を帯びた気が上がってきたものである。

医師：食事はどうですか？
患者：ほとんど食べていません。まったく食欲がありません。口のなかがずっと苦いです。家の者も私の口臭がひどいと言います。

> 邪熱が上部をかき乱すと口のなかが苦くなる。口臭は胃熱と関係がある。あるいは大腸の伝道機能の不調によって濁気が上部にあふれたことによるものとも考えられる。

医師：便と尿の具合はいかがですか？
患者：熱が出てから昨日まで1回も便は出ていません。もうお腹が張って少し痛いくらいです。尿は色が黄色くて，量も少ないです。

> 腹脹・便秘・小便短黄*は，すべて邪熱の亢盛・津液の損傷消耗・腑気の不通と関係がある。

医師：まだ他に具合の悪い所はありますか？

15

患者：めまいと頭痛がします。1日中元気が出ません。でも，夜は眠れないのです。寝てもなんだかうつらうつらとして夢ばかり見ます。

> 熱が清空*をかき乱すため，めまいと頭痛が起こる。また熱が心神*をかき乱すため不眠と多夢が起こる。

　望・聞・問・切の四診の結果を合わせて得られた病状記録・証名および診断結果は，以下のとおりである。

【カルテ】
主訴：壮熱*が3日。発汗・口渇・便秘を伴う。
現病歴：患者は4日前に寒気を受け，頭痛がして高熱が出た。抗生剤とビタミン入り銀翹錠を服用するが効果はみられず，高熱は引かない。
所見：高熱が引かず顔が赤い・発汗量は比較的多い・口渇があり水をよく飲む・呼吸があらい・めまい・頭痛・不眠・多夢・のどは赤く扁桃腺も肥大・食欲不振・腹脹・大便秘結*・小便短黄・舌質紅・舌苔黄燥・脈洪数・体温39.8℃。
【証名】　肺胃蘊熱証
【治法】　清泄肺胃・通下燥結
【処方】　白虎湯合小承気湯加減
[参考]
白虎湯（『傷寒論』）：石膏・知母・甘草・粳米
小承気湯（『傷寒論』）：大黄・厚朴・枳実

【弁証分析】
　患者は寒気を受け発病した。風寒を外部から受け，それが裏に入り熱と化した。そのため裏熱の勢いが盛んとなりその熱が肌表に押し出され，高熱が引かず，悪寒がなく身体が熱いという状態となった。邪熱の勢いが盛んなため津液が外へ追いやられると発汗量が多くなる。熱邪が盛んで津液を損傷しさらに発汗量も多いと津液がいっそう損なわれるため，のどが渇き冷たいものを飲みた

がり，小便短黄になる。邪熱が肺に集積すると肺が清粛機能を失調するため，呼吸があらくなる。邪熱が上部をかき乱し，気血が壅滞すると清陽がスムーズに循環しなくなるため，めまい・頭痛が現れる。熱が心神をかき乱すと不眠・多夢が現れる。咽頭は肺胃の門戸である。そのため肺胃の熱が盛んになるとその熱が咽頭にまでのぼり，のどが赤く腫れ，扁桃腺も肥大する。正気が邪気と戦っているため食欲不振となる。邪熱の勢いが盛んとなり津液を損傷し消耗すると，腸腑が潤いを失い伝化*機能が失調するため大便秘結になる。腑気が通らないため腹脹が起こる。舌質紅・舌苔黄燥・脈洪数は，すべて邪熱内聚の象である。

　四診を総合して考えると，肺胃蘊熱証の特徴に一致する。よってこの診断を下す。

症例4

● 患者：女性，47歳，中学教員／● 診察日時：2001年4月23日

中年女性が診察室に入ってくる。両方の頬が紅潮しており，唇が乾いていて，元気のない様子である。

医師：どうしましたか？
患者：午後になると全身がほてった感じがして，顔も熱くなります。
医師：いつも午後になってから熱っぽくなるのですか？
患者：そうです。午前中はこういうことはありません。

> 自覚的な発熱である。そして，潮の満ち引きのように一定の時間がくると熱っぽくなる。これは潮熱*の症状に合致する。

医師：体温を測ったことはありますか？
患者：この症状が出始めの頃，毎日この症状が出たときに体温を測っていたのですが，基本的にいつも平熱です。

> 体温の上昇はみられないが自覚的な発熱がある。これは中医で弁証する意義がある。潮熱には陽明潮熱・湿温潮熱・陰虚潮熱などの違いがある。関連事項を詳しく尋ね鑑別する必要がある。

医師：この症状はいつから始まりましたか？
患者：そろそろ半年になります。
医師：生理は順調ですか？
患者：いいえ。先生，もしかしてもうすぐ閉経なのでしょうか？
医師：どんなふうに不順なのですか？
患者：この半年くらいいつも遅れます。前回などは2カ月以上経ってからやっと来ました。経量は多かったり少なかったりです。でも少ないときのほうが多いです。

> 年齢からみて患者は閉経期に入っている。潮熱は更年期障害によくみられる症状である。そこで月経のことを尋ねた。さらにその他の関連する症状を尋ね，診断を明らかにし証型を確定しなければならない。

医師：発熱以外にもどこか具合の悪い所がありますか？
患者：もう全身の具合が悪いです。毎日めまいがして，目はかすむし，それに耳鳴りもします。本当に気分がすぐれなくて，すぐイライラしてしまいます。家でもちょっとしたことですぐ頭に血が上ってしまうし，ときにはものすごく慌ててしまって。汗もよくかきます。

> のぼせ・めまい・耳鳴り・心煩*・動悸・汗をかきやすい，これらはすべて更年期障害によくみられる症状である。心煩・易怒*は心火が亢進していることと必ず関係がある。ただし病位や証候の虚実の判断については，さらに情報を集める必要がある。

医師：どんなときに汗がよく出るのですか？
患者：午後になって全身がほてるときです。あと寝汗もすごくかきます。目が

覚めると寝巻きが濡れているくらいです。

> 盗汗*は陰虚潮熱に常に伴う症状である。

医師：夜はよく眠れますか？
患者：不眠症になってもう1年になります。いろいろな薬も飲んだのですがまったく効きめがありません。

> 不眠の原因はさまざまだが，患者の症状を考えると心火の亢進か陰虚によって虚火*が内をかき乱している可能性が高い。

医師：気分はいかがですか？
患者：1日中元気が出ません。腰はだるいし，歩くと足が萎えてしまうし，仕事中も集中できずに，すぐボーッとしてしまいます。それにもの忘れがひどいです。昔に比べると記憶力はひどいものです。

> 疲労感・もの忘れがひどい・注意力散漫は，陰虚によって心神を失養することによって引き起こされる。天癸*がまもなく絶えようとしている・腰膝酸軟*は腎虚の表れである。前述の潮熱・盗汗などの症状を合わせて考えてみると腎陰不足に属する。

医師：のどはよく渇きますか？
患者：はい，よく渇きます。それに水を飲んでもまだ渇いている感じがします。
医師：便や尿の調子はいかがですか？
患者：便は便秘ぎみです。2〜3日に1回くらいです。尿の色は以前より黄色い感じがします。

> 口咽乾燥・便秘・尿黄というのは，陰虚によって津液が不足し虚火が内で盛んになっていることと関係がある。

医師：では，舌を出して見せてください。

（同時に切診を行う）

[舌診] 舌質紅・舌苔少で乾燥
[切診] 手足の中心が熱い
[脈診] 脈沈細数・尺脈が特に顕著

> 舌・脈とも陰虚内熱の象である。手足の中心が熱いのも陰虚によって虚火が内を灼焼していることからくるものである。

　望・聞・問・切の四診の結果を合わせて得られた病状記録・証名および診断結果は，以下のとおりである。

【カルテ】
主訴：潮熱・盗汗が現れて半年。心煩・不眠・腰膝酸軟を伴う。
現病歴：患者は年齢が七七〔49歳〕に近く，天癸がまもなく絶えようとしている。1年前から不眠の症状が現れ，半年ほど前からは月経不順・潮熱・盗汗が現れた。
所見：午後潮熱・五心煩熱*・心悸・両頬が赤い・盗汗・めまい・耳鳴り・疲労感・力が入らない・もの忘れ・注意力散漫・不眠・急躁*・易怒・腰膝酸軟・月経の遅れ（ひどいときには月経が2カ月に1回）・経血量は少ないか出血がダラダラと続きなかなか止まらない・口が乾き水を飲みたがる・大便乾結*・小便短黄・舌質紅・舌苔少で乾燥・脈沈細数（尺脈が特に顕著）。
【証名】 心腎不交証
【治法】 滋陰降火・交通心腎
【処方】 黄連阿膠湯合交泰丸・清骨散加減
[参考]
黄連阿膠湯（『傷寒論』）：阿膠・黄連・黄芩・鶏子黄・白芍

交泰丸（『韓氏医通』）：黄連・肉桂

清骨散（『証治準縄』）：銀柴胡・胡黄連・秦艽・鼈甲・地骨皮・青蒿・知母・甘草

【弁証分析】

　患者は年齢が七七に近く，天癸がまもなく絶えようとしており，腎陰が不足し虚熱が内生したため，午後潮熱・五心煩熱・両頬が赤いなどの症状が現れた。腎水が不足すると心火を制御できなくなるため，心悸・心煩・不眠・急躁・易怒が現れる。陰精が虧損し，骨髄が満たせなくなると脳髄が失養するため，めまい・耳鳴り・疲労感・力が入らない・もの忘れ・注意力散漫が起こる。腎虚のため腰や膝が濡養できず腰膝酸軟となる。腎陰が不足し，衝任脈が失養するため，月経が遅れ，経量も少なくなる。また虚火が内をかき乱すため，ときに少量の出血がなかなか止まらなくなる。口やのどの乾燥・大便乾結・小便短黄・舌質紅・舌苔少で乾燥・脈沈細数はすべて陰虚火旺*の象である。特に尺脈に脈沈細が顕著に現れるのは病位が腎であることを示している。

　四診を総合して考えると，腎陰不足・心火独亢の心腎不交証の特徴に一致する。よってこの診断を下す。

【解説】

　発熱が潮の満ち引きのように，ある一定の時間になると現れる，あるいはひどくなるものを潮熱という。潮熱は陰虚潮熱の他に，陽明潮熱・湿温潮熱などがあり，潮熱が現れる時間帯や，それに伴う症状に違いがある。例えば，陽明潮熱は日晡〔午後４時頃〕の時間に熱が上がり，便秘や腹部の脹痛（拒按*）を伴う。湿温潮熱は身熱不揚*・胸悶*・吐き気・頭や身体が重く感じるなどの症状を伴う。臨床ではこれらを鑑別しなければならない。この他に午後または夜間に発熱するのは，瘀血が長い間蓄積されているか，鬱から熱と化した患者にみられる症状である。ただし，この証の多くは口をすすぎたいが水を飲みたがらず，腹部に癥塊*があり，重症者になると肌膚はガサガサにあれ，両目が暗く，舌に瘀斑が現れるか，あるいは舌色が青紫になり，脈細渋などの症状が現れるので，鑑別するのはそれほど難しくない。

症例5

●患者：女性，27歳，工員／●診察時間：2002年3月23日

若い女性が診察室に入ってくる。顔色はやや赤く，元気がない。

医師：どうしましたか？
患者：熱があります。

> 実際に体温が上がっているのか，それとも患者の自覚症状だけなのかを確認する必要がある。

医師：体温を測りましたか？
患者：毎日計っています。だいたいいつも38℃近くあります。

> 但熱不寒*なのか，悪寒発熱*なのか，または寒熱往来*なのかを確認しなければならない。

医師：さむけはありますか？
患者：あります。

> 今，患者にはさむけと発熱があることがわかった。しかし病因を理解し，病機を分析して，悪寒と発熱が同時に現れているのか，それとも交互に現れているのかを鑑別しなければならない。

医師：それでは発病してからの詳しい状況を話してください。
患者：もう熱が出始めてから1カ月近くになります。私は先月の27日に子供を産んだのですが，お産した3日後，つまり今月の1日から熱が出始めました。そのときは39℃近くまで体温が上がりました。下腹部がすごく痛んで，そのときの医者の診断では，産後の感染症だということで急性子宮内膜炎だと言われました。抗生物質を飲んでからは熱もだいぶ下がり，下腹部の痛み

もよくなったのですが，なかなか平熱まで下がりません。この10日ほどは，毎回体温を測るたびに38℃くらいあり，それにさむけもします。

医師：では，もう一度ここで測ってみてください。

（カルテを見ると，患者の3月1日の体温は39.3℃，悪露も多く，その臭いも強い。下腹部が痛み圧痛が顕著である。血液検査では，白血球 $13 \times 10^9 / L$・好中球87％。3月7日の体温37.9℃・白血球 $10.7 \times 10^9 / L$・好中球75％）

医師：体温は37.8℃ですね。では，横になってください。ちょっとお腹を診てみましょう。

（下腹部を押してみると軽い圧痛がある）

> 患者の病歴から産褥感染という診断で間違いない。抗生物質も効きめはあったが，熱はまだ完全に下がっていない。そこでさらに弁証を進め中医における証型を明確にして，中医治療の原則と方法を確定しなければならない。患者はさむけの自覚症状があるので，さむけや発熱の時間帯や規則性などを詳しく尋ね，寒熱の種類を見きわめる必要がある。

医師：さむけというのは一時的なものですか？　それともいつも寒いのですか？　それからあなたの言う「発熱」ですが，体温計で測れるくらいの微熱以外，自分自身でも身体が熱いな，と感じることはありますか？

患者：ときどき一時的にさむけがして，さむけがないときは逆に熱っぽいです。

> ここではじめてこの患者の症状は寒熱往来だということが判断できる。寒熱往来は一般的に少陽病の半表半裏証や瘧疾*によくみられる症状である。この患者の発病の季節・病因や臨床症状から考えて，少陽病の可能性が比較的高い。ただし病歴をさらに詳しく尋ね，より多くの病状の情報を集めなければならない。1つの症状のみで結論を下してはならない。

医師：さむけと発熱が現れる時間に何か規則性はありますか？

患者：特に規則性はありません。午後だったり夜だったり，ときには午前中の

こともありました。とにかくずっと具合が悪いのです。いつもめまいがしたり，目がかすんだりします。最近は気分的にもイライラして，何かあるとすぐカーッとなってしまいます。

医師：お産はどうでしたか？　安産でしたか？

患者：安産だったのですが，もともと私は体質がわりと弱く，今回のお産も時間が長くかかりました。陣痛が始まってから産むまでに30時間もかかりました。

医師：産後の衛生面には注意されましたか？　医師の注意を守りましたか？

患者：その点はある程度注意したつもりです。

> 産婦の衛生状況について尋ねるのも必要なことである。少なくともこの方面からの発病要因を排除することができる。ただし患者はもともと虚弱体質であり，出産の時間が長かったことから，身体の抵抗力の低下を招いた可能性もある。これに加え産道を損傷していれば容易に感染を引き起こす。

医師：お腹はまだ痛みますか？

患者：はい，下腹部にまだずっと痛みがあります。でも高熱を出した頃に比べれば，だいぶよくなりました。

医師：悪露……，つまり，不正出血はまだだいぶ出ていますか？　臭いはどうですか？

患者：まだあります。でも量はだいぶ減りました。朝晩に1回ずつナプキンを換えるくらいです。臭いはまだ少しあります。

> 腹痛・悪露が尽きず，臭いも少しあるというのは，すべて産褥感染と直接関係のある症状である。ただし，さらに弁証意義のある根拠を求め，より多くの情報を集める必要がある。

医師：不正出血の色はどうですか？　きれいな赤ですか？　それとも黒ずんでいますか？

患者：黒ずんでいます。

> 悪露の色が黒ずんでいるのは，病程が長く血絡が瘀滞している象である。

医師：食欲はどうですか？
患者：あまりありませんが，子供にお乳をあげなければいけないし，子供を産んだばかりで身体も弱っていますから，私もできればいつもよりたくさん食べて栄養をつけたいと思っています。でも少し多めに食べるだけでもう胃が張ってしまって，すごく辛いのです。それに吐き気もして，あとは口のなかが乾いて苦いです。
医師：どの辺りが張るのですか？
患者：（上腹部を指して）ここと，（両脇部を指差して）あとこの両側もです。特にイライラしたときは張り方がひどくなります。

> 脘 脇 脹 満＊・口が乾き苦い・心煩・吐き気はすべて，少陽病の半表半裏証と判断する根拠になる症状である。

医師：では，舌を出して見せてください。
　（同時に脈もみる）
　[**舌診**] 舌質偏紅・舌苔薄白やや乾燥
　[**脈診**] 脈弦でやや数

> 舌・脈は少陽病の特徴と一致している。

　望・聞・問・切の四診の結果を合わせて得られた病状記録・証名および診断結果は，以下のとおりである。

【カルテ】
主訴：産後，高熱が約1週間続く。寒熱往来が10日余り。
現病歴：患者は産後3日後に，外邪を受け高熱と下腹部の疼痛が現れた。抗生

物質を投与後，高熱は緩和されたが，平熱には戻らず，悪寒と発熱が交互に現れるようになった。

所見：寒熱往来・脘脇脹満・下腹部の隠痛*・悪露が尽きない・食欲低下・吐き気・口が苦い・のどが乾く・めまい・ふらつき・舌質紅・舌苔薄白でやや乾燥・脈弦でやや数・体温 37.8℃。

【証名】 半表半裏証（少陽病）
【治法】 和解少陽
【処方】 小柴胡湯合解毒活血湯加減
［参考］
小柴胡湯（『傷寒論』）：柴胡・黄芩・人参・炙甘草・生姜・半夏・大棗
解毒活血湯（『医林改錯』）：連翹・葛根・柴胡・枳殻・当帰・赤芍・生地黄・
　　　　　　紅花・桃仁・甘草

【弁証分析】
　患者は産後に邪毒に感染し，正邪交争のため高熱が出た。抗生剤による治療によってある程度熱は引いたが，邪毒は完全に去らず半表半裏の間に残り，正気が邪気と抗戦して発熱し，残った邪気が内をかき乱すことから悪寒が起こり，そのため寒熱往来がみられた。時間的な規則性はない。少陽は胆経が通るところであることから，胆熱が心をかき乱すことによって心煩が起こり，胆熱が上炎することによって口が苦くなり，熱が津液を焼灼することによって口が渇く。また，もともと体質が虚弱なことから頭や目が失養し，これに加えて邪熱が清空を煩わすため，めまい・ふらつきが起こる。邪が少陽に鬱し経気が不利になるため，胸脇苦満*が現れる。邪熱が胃をかき乱し胃失和降*となるため，食欲低下・吐き気が起こる。脈弦でやや数なのは邪が少陽に留まっていることの表れである。患者の「口が苦い・のどが乾く・めまい」「寒熱往来・胸脇苦満・食欲低下・心煩・吐き気」といった症状からみて，少陽病の特徴と一致する。よって「半表半裏証」（少陽病）の診断結果を導き出した。

【解説】
　寒熱往来は悪寒と発熱の症状が交互に現れることであり，半表半裏証によくみられ，さらに①瘧疾と，②少陽病に分けられる。

①瘧疾の症状には一般に寒熱往来も含まれるが，瘧疾はマラリア蚊の媒体によって発病するものであり，多くは夏秋に起こる。その悪寒と発熱の程度は少陽病よりも重いことが多く，悪寒による戦慄と高熱が交互に現れ，発作が起こる時間にもはっきりとした規則性がある。例えば，毎日必ず1回発作が起こるとか，2〜3日に1回発作が起こる，ときどき発作が起こるなどである。また，同時に激しい頭痛とのどの渇き・多汗などの症状が現れる。

②少陽病の寒熱往来には臨床においても多種の病証がみられる。感染後の邪毒が完全に去らず少陽の半表半裏に留まった場合，当症例がまさにこのパターンであるが，この他に胆道感染の場合にも多くみられる。この他には外感表証が完全に治らず邪気が少陽に伝わってしまった場合や，湿熱が少陽に鬱蒸した場合などがある。臨床にあたってははっきりと鑑別しなければならない。

症例6

● 患者：男性，37歳，農業／● 診察日時：2001年5月31日

中年男性が診察室に入ってくる。顔色はやや黒ずんでおり，明らかに元気がない。歩くときもヨロヨロとして辛そうな表情である。

医師：どうしましたか？
患者：およそ2カ月ほど前ですが，左足がすごく冷たく感じて，左足の親指が痛くて白っぽくなっていました。それで病院へ行ったのですが，検査の後，医者は血栓性静脈炎と言いました。いろいろと治療をして薬も飲んだのですが，なかなかよくならないどころか，どんどんひどくなってきてしまいました。それで診察を受けに来ました。
（カルテを見て，これまでの経過や検査結果から血栓性静脈炎であることは間違いない）

> 血栓性静脈炎は中医では脱疽*といい，中年男性に多くみられる。中医ではこの病気をいろいろな証に分類して治療する。ここではさらに深く関連する症状を尋ね，病証の虚実・寒熱を判断しなければならない。

医師：今はいかがですか？　何か違った症状が現れてきましたか？
患者：今は左足の小指のほうまで痛むようになりました。この2本（左の拇趾と5趾）の指先が赤くなって，はじめの頃より痛みがひどくなりました。朝から晩まで痛くて本当に我慢できないほどです。
医師：では，ちょっと見せてください。
（望診・切診を行う）
　[望診] 左足の拇趾と第5趾が赤紫色になって少し腫れている。もうすぐ潰れそうな感じである。左大腿部から足先にかけてが暗紫色に変わっている。
　[切診] 左足の肌表が右足に比べて明らかに冷たい。ただし右足の肌表も正常な肌表に比べるとやはり少し冷たい。

> 肌が赤紫色になってもうすぐ潰れそうなのは，多くの場合，邪熱が壅滞し気血の運行がスムーズでないことと関係がある。ただしこの患者は身体が冷えていて，左下肢の状態が特にひどい。これは寒象にあたる。寒象は寒証の患者に多くみられる。このため，さらに詳しく病状の情報を集め，寒熱の症状が真であるか仮であるかを明らかにし，どこに治療の重点を置くかを判断しなければならない。

医師：発病以来，熱は出ましたか？
患者：体温を測っても熱はいつも高くありません。でも自分では身体がほてっている感じがします。左足以外はいつも汗ばんでいますし，それにすぐイライラします。

> 汗が出る・心煩という症状は，熱証の患者に起こりやすい症状である。ただし，現段階で判断を下してしまうにはまだ情報が足りない。カルテを見ると，これまでは主に中医治療を行っており，温陽散寒*および活血化瘀*の薬剤を多く使用している。その他にも血管拡張剤を服用している。温陽散寒と活血化瘀の薬剤を服用し，その効果があまり出ていないということは，正確な弁証と治療がなされていなかったことを示している。そのため，これは寒証ではなく足の冷えは仮寒の象であると判断することができる。ただしさらに一歩診察を進め，証を明確にしなければならない。

医師：どのようなときに足は特に痛くなりますか？
患者：夜に痛みがひどくなります。ひどいときには一晩中眠れなくて，ずっと足を抱えてベッドに座っているような状態です。本当に耐えられません。
医師：どんな痛みですか？
患者：まるで針で刺されるような感じです。でも手で触るとぜんぜん感覚がありません。

> 刺痛で夜間に痛みがひどくなるというのは，瘀血による疼痛の特徴である。ただし活血化瘀薬を服用しても効果が現れていないことから，単純な活血化瘀ではその本を治せないことを示している。この患者の四肢の冷え・麻木*は，局部の血行が阻害され濡養されていないことを表している。この症状から寒証であると誤診してはならない。

医師：では，舌を出して見せてください。
　[舌診] 舌質紅・舌苔黄燥
　（同時に切診を行う）
　[切診] 胸腹部が熱い
　[脈診] 脈沈遅で有力
医師：食欲はありますか？
患者：1日中痛くて食事どころではありません。無理をして少しでも食べるよ

うにしていますが，この2カ月で5kgも痩せてしまいました。体力も以前に比べてずっと落ちてしまいました。ちょっと歩いただけでもう痛くて我慢できなくなってしまいます。ですから，農作業もできなくなってしまって，仕方なく人を雇ってやってもらっています。

> 脾胃は気血生化の源であり，食欲がなければ気血生化ができなくなり，そのために身体が痩せる。局部の血絡が瘀滞し，歩くときも気血が患部に回らず痛みがひどくなり，足に力が入らず萎えてしまう。

医師：便や尿はいかがですか？
患者：便は乾いた感じで，それに3～4日に1回出るくらいです。たぶん食べる量が少ないことも関係していると思います。尿は量が少なく色もすごく黄色いです。
医師：口は乾きますか？
患者：乾きます。ですから水はよく飲んでいます。
医師：冷たいものを飲みますか？ それとも熱いものですか？
患者：冷たいものを飲みたくなります。

> 大便乾結・小便短黄・のどが渇き冷たいものを飲みたがる，これらはすべて熱証の表れである。

医師：最近何かケガをしましたか？
患者：いいえ，していません。以前，他の医者からもケガをしていないかと聞かれましたが，本当にしていません。でも今になって考えると，3～4年前からずっと左足の具合がよくありませんでした。ちょっと長く歩いただけですぐ足がむくんで痛くなることがよくありました。でも休めばよくなるので，今まで気にしていませんでした。まさかこんなことになるとは思いませんでした。

第1章◇全身症状

> 血栓性静脈炎は発病してもすぐに症状が現れず，進展もゆるやかである。多くの場合，周期的な発作を起こし，何年も経ってから症状がひどくなって現れる。

医師：タバコは吸いますか？
患者：吸います。ヘビースモーカーです。発病してから医者に止められているのですが，止められません。日によってはタバコを吸うと痛みも和らぐ気がします。
医師：あなたのこの病気は長期間の喫煙とも関係があるのです。すぐにでも止めてください。
患者：わかりました。

> 研究の結果，血栓性静脈炎と喫煙の関係はかなり密接であることが明らかになっている。煙毒が身体のなかに溜まり気血の運行がスムーズにいかなくなるのである。

　望・聞・問・切の四診の結果を合わせて得られた病状記録・証名および診断結果は，以下のとおりである。

【カルテ】

主訴：左足の断続的な疼痛が3〜4年続く。左足の拇趾・第5趾が赤く腫れている。2カ月前から疼痛がひどくなった。
現病歴：患者はふだんからヘビースモーカーで，この数年，長時間歩くと左足に力が入らず，むくんで痛むという症状が繰り返し現れていたが，少し休息を取ると症状が改善されていた。さらに2カ月前に，左足が冷たくなって拇趾の色が白っぽくなり，痛みが出て，第5趾も赤く腫れて痛むという症状が現れた。血管拡張剤や温陽散寒と活血化瘀の中薬を服用するが効果はみられず，逆に痛みは悪化した。
所見：左足拇趾と第5趾が赤紫色になり，少し腫れている。今にも潰れそう

である。下肢に冷えがみられ，特に左足の冷えは重症である。左の大腿部と足部はともに紫色に黒ずんで痺れがでており感覚が鈍い。左足部の疼痛は激しい刺痛がみられる。夜間に痛みが激しくなり，ときには足を抱えて座っていなければ耐えられず，一晩中眠れないこともある。足に力が入らず萎えてしまう・歩くと痛みが増す・顔色紫暗・身体がほてる・汗をかきやすい・心煩・胸や脇が熱い・身体が痩せる・食欲低下・大便乾結・小便短黄・のどが渇き冷たいものを飲みたがるといった症状を伴う。舌質紅・舌苔黄燥・脈沈遅で有力。

【証名】 真熱仮寒証（瘀毒阻絡化熱）
【治法】 清熱解毒・活血止痛
【処方】 四妙勇安湯合清営湯加減
[参考]
四妙勇安湯（『験方新編』）：金銀花・玄参・当帰・甘草
清営湯（『温病条弁』）：犀角・生地黄・玄参・竹葉心・麦門冬・丹参・黄連・
　　　金銀花・連翹

【弁証分析】

患者はふだんからヘビースモーカーで，長期にわたり身体のなかに煙毒が蓄積し，気血が壅滞し，気血がスムーズに循環しなくなったため，長時間歩くと左足に力が入らず，脹痛が現れるようになった。休息を取ると一時的に気血の流れがよくなるので，疼痛も和らぐ。しかし，気血の壅滞が長期化すると病状は悪化し，局部の気血が思うようにめぐらなくなり，左肢が温養されず，「不通則痛」の原則のとおり，2カ月前からは左肢が冷え，拇趾が痛み，色も白っぽくなるという症状が現れるようになった。

本病は邪毒が内に集積し，日が経って熱と化しているにもかかわらず，医師が誤って温熱治療をしてしまったため，熱が陽気の助けを借りてますます盛んになり，左足の拇趾と第5趾が赤紫色に腫れ，今にも潰れそうになった。内熱が盛んとなり陽気が内にこもり，肌表に達することができなくなり，四肢が温養されなくなったため，四肢厥冷*という仮寒の象が現れた。左下肢は病変が起きている側であり，気血の運行がスムーズでなくなったことから陽気を行きわたらせるのがさらに難しくなり，肌表が失養したため，左肢全体が暗い紫色

となり，冷えがひどく，触れると痺れ，感覚障害が起きた。気血の運行がスムーズでなくなり瘀血が阻滞するため，左足に激しい刺痛が現れ，特に夜間に痛みが激しくなる。邪熱が脾胃を損傷しているため食欲が低下し，食が細いため気血を作り出す原料が不足し，さらに邪熱が長期にわたって体内に存在しているため，正気を損ない身体が痩せる。熱邪が壅滞し津液を損傷し消耗するため，身体がほてる・汗をかきやすい・胸や脇が熱い・大便乾結・小便短黄・のどが渇き冷たいものを飲みたがる・舌質紅・舌苔黄燥・脈有力など，実熱証の症状が現れる。顔色紫暗・脈沈遅は邪熱が内で盛んになり陰をすべて表に追いやってしまうために起こる仮寒の象である。

　四診を総合して考えると，真熱仮寒証（瘀毒阻絡化熱）の特徴に一致する。よってこの診断を下す。

まとめ

　寒熱とは，疾病によって引き起こされたさむけ，または発熱の症状である。これは臨床で非常によくみられる症状の1つである。寒熱の発生は，主に病邪の性質と，患者の体内の陰陽のバランスの2つの方面から決定される。このため，寒熱は病邪の性質や患者の陰陽の盛衰の状態を判断するのに非常に大事な手がかりとなる。

　寒熱の弁証は病証の性質を決定する大綱である。注意しなければならないのは，寒は陰の象であり，熱は陽の象であるが，寒の象があれば寒証，熱の象があれば熱証と決めつけることは絶対に避けなければならないことである。なぜなら，寒象や熱象はあくまでも疾病の表面的な症状であり，寒証・熱証こそが疾病の本質だからである。もちろん，ごく一般的な病変においては，疾病の本質と表面的な症状が一致する。つまり熱証には熱象がよく現れ，寒証には寒象がよく現れる。しかし，場合によっては熱証に寒象がみられたり，寒証に熱象が現れたりすることもある。例えば，症例1の風寒表証では発熱が現れている。また，ときには寒熱真仮という状況が出現することもある。症例6は真熱仮寒証である。

　したがって，寒象・熱象と寒証・熱証はそれぞれ関係は深いが，きちんと鑑別しなければならないものでもある。臨床では以上の症例で取り上げた，悪寒発熱・畏寒・壮熱・潮熱・寒熱往来・真熱仮寒などの症状の他にも，微熱・寒熱錯雑・真寒仮熱などさまざまな症状がみられるため，注意して鑑別し弁証しなければならない。

【参考文献】

① 『医学心悟』

[原　文]「一病之寒熱，全在口渇与不渇，渇而消水与不消水，飲食喜熱与喜冷，煩躁与厥逆，溺之長短赤白，便之溏結，脈之遅数以分之。仮如口渇而能消水，喜冷飲食，煩躁，溺短赤，便結脈数，此熱也。仮如口不渇或仮渇而不能消水，喜飲熱湯，手足厥冷，溺清長，便溏，脈遅，此寒也」

［口語訳］病の寒熱は，のどが渇くか渇かないか，水を飲んだ後その渇きが癒えるか癒えないか，飲食は熱いものを好むか冷たいものを好むか，イライラするほど熱があるか身体が冷えるか，尿量が短〔少ない〕か長〔多い〕か，また赤か白か，便はゆるいか硬いか，脈は数か遅かによって区別する。もしのどが渇き，飲めば渇きが癒され，冷たいものを欲しがり，イライラし，尿短赤で，便が硬く，脈数であれば，これは熱である。もしのどが渇かないか，または飲んでも渇きが癒されず，熱いものを欲しがり，手足の冷え，尿清長，便溏，脈遅であれば，これは寒である。

② 『傷寒論』
［原　文］「病人身大熱，反欲得衣者，熱在皮膚，寒在骨髄也，身大寒，不欲近衣者，寒在皮膚，熱在骨髄也」
［口語訳］病人が，熱が高いにもかかわらず，服をさらに着たがる者は，熱が皮膚にあり，寒が骨髄にある。身体が冷えているにもかかわらず，服を着たがらない者は，寒が皮膚にあり，熱が骨髄にある。

2 発汗の異常

症例1

●患者：女性，43歳，工員／●診療日時：2000年4月27日

中年女性が診察室に入ってくる。体格はやや痩せぎみ，顔色はさえず，元気もない。

医師：どうしましたか？
患者：すごく汗をかきやすいのです。

> 発汗は寒熱・虚実の各証にみられる症状である。そのため発汗の特徴をはっきり弁別しなければならない。例えば自汗*なのか盗汗*なのか，また冷汗*なのか熱汗*なのか，局部的な発汗なのか全身の発汗なのかなどである。

医師：どんなふうに汗をかきやすいのですか？ どの部分に一番汗をかきやすいのですか？
患者：全身です。毎日ただ座っているだけで身体中に汗をかいてしまいます。ちょっとでも動いたらもう汗だくです。服もびっしょりになってしまいます。ですから1日に何度も服を着替えなければなりません。
医師：汗をかくときは身体が冷えますか？ それとも熱いですか？ いつ頃よく汗をかきますか？
患者：熱くはないようです。汗をかいたらすぐに服を着替えないと，身体が冷えてしまってすごく気持ち悪いです。だいたい昼間のほうがよく汗をかきます。

> 日中の発汗で，動くとさらにひどくなり，発汗後は身体が冷える。これは自汗・冷汗に属する。

医師：夜，寝ている間にも汗をかきますか？
患者：夜はそれほど汗をかきません。寝ているときはほとんど汗をかいていません。

> 盗汗の可能性はない。

医師：この症状が現れてから，だいたいどのくらい経ちますか？
患者：1年ちょっとです。
医師：原因について自分で何か心あたりがありますか？　例えば寒さにあたったとか，何か病気をしたとか。
患者：自分では特に思いあたることはありません。はじめの頃はまだ何日かに1回だったので我慢もできたのですが，ここ1カ月はもう毎日で，ひどいときには1日に何回も大量の汗をかいてしまいます。
医師：汗をかくときには，他にも別の症状が現れますか？
患者：めまいがして目もかすみます。ときには胸の辺りが苦しくなります。何かこう空気が足りないような感じです。

> 発汗の異常が現れてから時間が長く，病状も徐々に悪化している。これは陽虚または気虚と密接な関係がある。この発汗異常が陽虚のためなのか，気虚のためなのか，あるいはその両方を兼ねているためなのかを判断するには，もう少し他の症状の有無を尋ねなければならない。

医師：ふだんの体調はいかがですか？
患者：もともと身体はあまり丈夫なほうではありません。すぐにカゼも引きます。

> 肺は皮毛を主る。体質が虚弱で肺気が不足すると，衛外が固摂*できなくなり外邪を受けやすくなる。

医師：さむけはしますか？
患者：汗をかかないときはそれほどでもありませんが，汗をかいた後は，さむ

けがします。でも服を着替えれば大丈夫です。

> 患者には特に陽虚の症状は出ていない。大量に汗をかけば，汗とともに陽気も流れ出てしまうため，当然，畏寒*の症状が現れる。もし陽虚であれば，汗をかいていないときでも畏寒が現れるものである。

医師：その他に具合の悪い所はありますか？
患者：とても疲れやすいです。今こうして話をしているだけでもとても疲れます。ふだんもできるだけ話をしたくはありません。ぜんぜん気力が湧かないのです。

> 精神的に非常に疲れやすい・少気*・懶言*は，気虚の典型的な症状である。

医師：では，舌を出して見せてください。
　[舌診] 舌質淡・舌苔薄白
　[聞診] 声が小さく何かに怯えているよう・呼吸はとぎれとぎれである
　(同時に脈をみる)
　[脈診] 脈細弱

> 舌・脈および聞診の所見から肺気虚の可能性が高い。

医師：食欲はありますか？
患者：まったくありません。何も食べなくてもお腹が張っています。食べればもっとひどくなります。ですからあえて食べようとも思いませんし，食べたくもありません。

> 腹脹は脾虚と気機の阻滞のいずれにも現れる症状である。そのためさらに深く尋ねる必要がある。

医師：便は水っぽいほうですか？

患者：水っぽいというほどではありませんが，あまり形にはなりません。それに便通は1日に数回あります。
医師：お腹は痛みますか？
患者：痛みはありません。

> 気滞による腹脹の場合，便秘や下痢をして排便後に爽快感がない，あるいは便が硬くなったりゆるくなったりと一定しない症状が現れ，腹部の脹痛やガスが出ると痛みが和らぐことが多い。したがって，先ほどの虚損の各症状と合わせて考えると，この腹脹・納少*・便溏*の症状は，脾気虚によって運化*機能が失調していることから起きていると思われる。

医師：のどはよく渇きますか？

> 発汗量が多いため，津液が消耗し損傷しているかどうかを考えなければならない。

患者：特にのどが渇いている感じはしません。すごく汗をかくので，いつも多めに水を飲むように注意しているのですが，ときには飲めないこともあります。
医師：尿の調子はどうですか？
患者：正常です。

> 患者は大量に汗をかいているが，津液消耗の象は現れていない。

　望・聞・問・切の四診の結果を合わせて得られた病状記録・証名および診断結果は，以下のとおりである。

【カルテ】
主訴：自汗の症状が現れて1年余り，1カ月前から悪化。
現病歴：患者はもともと虚弱体質でカゼを引きやすい。1年ほど前から特にこ

れといった原因もなく，数日に1回の割合で自汗の症状が現れ始めた。発汗量は比較的多い。1カ月ほど前から症状が悪化し，体力も低下してきたため診察を受けに来た。

所見：汗が流れるくらい出る。この症状は1日に数回現れ，めまい・目のかすみ・胸悶*・息切れを伴う。ふだんからカゼを引きやすく，精神的に非常に疲れやすい・少気・力が入らない・声が小さい・懶言・動くとすぐに呼吸がとぎれとぎれになるなどの症状がみられる。また，脘腹脹満*・食欲不振・納少・食後に腹脹が悪化するなどの症状も伴う。大便稀溏*(きとう)で1日に数回便通がある・口渇はなく味がしない・身体が痩せる・顔色に艶がない・舌質淡・舌苔薄白・脈細弱。

【**証名**】 肺脾気虚証
【**治法**】 補益脾肺・益気固表
【**処方**】 補中益気湯合玉屛風散加減

[**参考**]
補中益気湯（『脾胃論』）：黄耆・人参・升麻・柴胡・当帰・橘皮・白朮・甘草
玉屛風散（『医方類聚』）：防風・白朮・黄耆

【弁証分析】

患者はもともと虚弱体質であり，カゼを引きやすく，さらに発病してからすでに長い時間が経っているため，肺脾の気が虚し，衛表の固摂作用が失調し，汗を固摂する力を失い，自汗となった。汗をかいた後は，宗気も損傷するため，胸悶・気短*が現れ，またそこから清空*が失養するため，めまい・目のかすみが現れる。発病してから長い時間が経っているため肺気が不足し，肺の機能が低下し，精神的に非常に疲れやすい・少気・懶言・動くとすぐ息切れがする・声が小さく何かに怯えているようといった症状が現れる。肺衛の気が虚すと衛気を肌表に行きわたらせることができなくなるため，衛表が固摂できなくなり，外邪を受けやすくなる。脾気が虚損すると運化機能が失調し，脘腹脹満・食欲不振・納少・食後に腹脹が悪化するなどの症状が現れる。脾虚によって運化機能を失常すると清濁を分けられなくなるため，水湿が腸に下りてしまい，便溏になる（1日に数回）。脾は気血生化の源であるので，脾虚になれば生化の源が不足するため，頭・顔面・肢体・筋肉を濡養できなくなり，顔色

に艶がなくなる・倦怠感・身体が痩せるなどの症状が現れる。舌質淡・舌苔薄白・脈細弱はすべて気虚の象である。

　四診を総合して考えると，肺脾気虚証の証候の特徴と一致する。よってこの診断を下す。

症例2

●患者：男性，17歳，学生／●診察日時：2003年3月19日

青年が診察室に入ってくる。体格はやや痩せぎみ，両頬が紅潮し，唇が乾いている。元気はない。

医師：どうしましたか？
患者：夜寝ているときにすごく汗をかきます。起きると服がびっしょりしているくらいです。

> 盗汗の特徴は眠りにつくと汗をかき，目が覚めると汗が止まるという点である。病状を確定するには，さらに一歩踏み込んで尋ねる必要がある。

医師：昼間や眠っていないときにも汗をかきますか？
患者：昼間はすごく暑かったり運動でもしないかぎり，大量の汗をかくことはありません。

> 患者の症状が盗汗であることは明らかである。盗汗は多くの場合，陰虚と関係がある。続けて病因病機を探っていかなければならない。

医師：この状態が始まってからどのくらい経ちますか？
患者：春節〔旧正月〕以来だと思います。だいたい1カ月くらい経ちます。たぶん試験勉強が忙しくて，疲れたのだと思います。

医師：寝汗をかくこと以外に，何か具合の悪い所はありますか？

患者：いつもめまいがして，頭が破裂しそうになります。そうなると勉強どころではありません。それにずいぶん体重も落ちました。春節前に比べると何kgも痩せました。いろいろ薬も飲んだのですが，ぜんぜん効果がないのです。

> 盗汗・身体が痩せるのは，陰虚の患者によくみられる症状である。めまいの原因は数多いが，陰虚証の場合は，陰虚によって頭や目が失養するか，虚熱*が上部をかき乱す場合が多い。患者はさまざまな薬を飲んでいるようなので，どんな薬を飲んだのかを尋ねなければならない。

医師：どんな薬を飲んだのですか？

患者：春節の後，めまいや不眠が始まって，眠れないと元気も出ませんから，家の者は僕の体質が弱いのだと思って，「御苁蓉口服液」や「鹿茸精」などの保健薬を飲ませました。でも効きめがあまりなかったので飲むのを止めました。

> 苁蓉・鹿茸はともに温性の薬である。患者はまだ若いので陽気は盛んであり，そのため温燥の薬を飲むと陰をいっそう損傷しやすい。

医師：補薬はむやみに飲んではいけませんよ。証に合わせて飲まなければなりません。

患者：そうですか。それは僕にはよくわかりませんが，その後だんだん寝汗をかくようになりました。それに，毎日夕方から身体がほてるような感じがするようにもなりました。手足の中心も熱くなって，頭がボーッとしてくるのです。鏡を見ると両頬が赤くなっているのですが，体温を測ると平熱しかありません。母は看護師なのですが，僕が肺結核にかかったのではないかと思って，慌てて病院に連れて行ったのですが，結核という診断は出ませんでした。

> 夕方から潮熱*が現れ，頬が赤くなるというのは，陰虚の症状と一致する。ただし病位はどの臓腑にあるかを明確にしなければならない。

医師：他に具合の悪い所はありますか？

患者：そうですね……，あと腰がだるいのと……，あとは……，夜，夢精することがよくあります。昼間はめまいがして身体がだるいです。

医師：寝ているとき夢をよく見ますか？

患者：よく見ます。ぐっすり眠れません。寝つきが悪いし，ちょっとした物音でもすぐに目が覚めてしまいます。ですから1日中元気が出なくて，もうすぐ試験だというのにぜんぜん勉強に手がつきません。それでいつもイライラしてしまいます。

> 腰がだるい・不眠・多夢・煩熱*・遺精*は，すべて腎陰の不足・虚火*の妄動による症状である。

医師：では，舌を出して見せてください。

　[舌診]　舌質紅・舌苔少で乾燥

　（同時に脈をみる）

　[脈診]　脈沈細数，尺脈が特に顕著

> 舌・脈ともに陰虚の象であり，尺脈に沈細数が顕著に現れているということは，病位は腎である可能性が高い。

医師：口は乾きますか？

患者：乾きます。特に朝起きたときがひどいです。

医師：便や尿はどうですか？

患者：尿は量が少なくて，色は黄色いです。あと便秘もしています。3～5日に1回ウサギの糞みたいなものが出るくらいです。

> 口乾・便秘・尿黄で量が少ないというのは，すべて陰傷の象である。

　望・聞・問・切の四診の結果を合わせて得られた病状記録・証名および診断結果は，以下のとおりである。

【カルテ】
主訴：盗汗が1カ月余り。腰のだるだと遺精を伴う。
現病歴：患者は過度の心労と温補の薬を誤飲したことにより，盗汗の症状が現れるようになった。
所見：身体が痩せる・盗汗（水を浴びたよう）・五心煩熱*・不眠・多夢・遺精・腰膝酸軟*・夕方の潮熱・頬の紅潮・めまい・顔ののぼせ・口が乾き水を飲みたがる・小便短赤・大便乾結*（3〜5日に1回）・舌質紅・舌苔少で乾燥・脈沈細数で尺脈が特に顕著。
【**証名**】腎陰虚証
【**治法**】滋陰清熱・固表止汗
【**処方**】当帰六黄湯合六味地黄湯加減
［参考］
当帰六黄湯（『蘭室秘蔵』）：当帰・生地黄・黄芩・黄柏・黄連・熟地黄・黄耆
六味地黄湯（『小児薬証直訣』）：熟地黄・山茱萸・山薬・牡丹皮・茯苓・沢瀉

【弁証分析】
　患者はもともと過度の心労により陰血が若干不足していたところへ，さらに誤って温補の保健薬を飲んでしまったため，陰津を損傷し，陰虚によって虚火が内をかき乱し，陰液を敛蔵できず外に漏れてしまい，寝汗が滝のように流れ出すようになった。腎陰が不足すると腰と膝を濡養できなくなるため，腰膝酸軟になる。陰虚により精髄が減少し清竅*を満せなくなり，さらに虚熱が上部にのぼり清空をかき乱すため，めまいが起こる。腎陰が虧損し虚火が上部にのぼり心神をかき乱すことによって不眠・多夢・心煩*が起こる。腎陰が不足すると虚熱が精室を乱し，収斂機能が低下するため夢精が起こる。陰虚により身体がうまく濡養されなくなるため身体が痩せる。虚火が内をかき乱すため，五心煩熱・潮熱・頬の紅潮が現れる。口燥・咽乾・小便短黄*・大便乾結・舌質紅・舌苔少で乾燥・脈沈細数という症状は，すべて陰虚内熱の象である。尺脈に沈細数が特に顕著に現れるということは，その病位が腎にあることを示している。
　四診を総合して考えると，腎陰虚証の特徴と一致する。よってこの診断を下す。

【解説】

　臨床では，本証の腎陰虚による盗汗以外にも，病位の違いにより心陰虚による盗汗・心腎陰虚による盗汗・肝陰虚による盗汗・肝腎陰虚による盗汗などがあり，治療方法も違ってくるので，はっきりと見きわめなければならない。女性の陰虚による盗汗では，月経不順を伴う場合が多く，主な症状として，経血の量が少ない・月経後期*（重症の場合は無月経となる），あるいは虚熱が内をかき乱したことから衝任脈が気血を固摂できなくなり，経血がなかなか止まらなかったり，崩漏*などが起こったりすることがある。

まとめ

　汗は，陽気が津液を蒸化したものが玄府〔汗孔〕から体表に出たものであり，つまり津液が変化したものである。臨床において発汗異常の症状はさまざまだが，最もよくみられるのが盗汗と自汗である。

　自汗は，主に気虚および陽虚証にみられ，盗汗は陰虚内熱証によくみられる。ただし肝火・湿熱・瘀血によって起こることもあり，この場合は実証に属する。また症状が長引けば，気陰両虚・陰陽両虚・虚実錯雑の証が現れる。

　自汗・盗汗以外にも，①半身汗，②脱汗，③戦汗，④黄汗といった発汗異常があり，主な証も異なってくる。

①半身汗とは，半身のみに発汗がみられ，反対側にはみられない症状であり，多くは中風による半身不随の患者にみられる。

②脱汗とは，病状が重く，正気を著しく損傷し，まもなく尽きてしまいそうな危険な状態になるときに起こる症状で，汗が滝のように流れ，四肢が冷たくなり脈が弱くなる症状を伴う。

③戦汗とは，戦慄を伴う発汗のことで，多くは正邪交争・病変発展の転機の際にみられる。

④黄汗とは，かいた汗が衣服につくように粘り気を帯び，柏の樹液のように黄色いものをいう。多くは湿熱が内に集積することによるものである。

　臨床において発汗異常の状況を判別するのは，病邪の性質や人体の陰陽盛衰の状況を判断するのに非常に重要な意義がある。

【参考文献】

① 『素問』経脈別論篇

[原　文]「驚而奪精，汗出於心，持重遠行，汗出於腎，疾走恐惧，汗出於肝，揺体労苦，汗出於脾」

[口語訳] 何かの刺激を受けて，驚いたときに出る汗は，心陰から出たものである。

重いものを持って長時間歩いたときに出る汗は，腎陰から出たものである。速く走りすぎたり，何かに怯えたときにかく汗は，肝陰から出たものである。過度の労働で，筋肉が疲労したときにかく汗は，脾陰から出たものである。

② 『素問』生気通天論篇
［原　文］「汗出偏沮，使人偏枯」
［口語訳］もし半身に発汗があり，もう片側はまったく汗をかかない状態が現れ，それが長引くようであれば，偏枯病〔半身不随〕になるであろう。

③ 『医学正伝』
［原　文］「盗汗者，寐中而通身如浴，覚来方知，属陰虚，営血之所主也……盗汗宜補陰降火」
［口語訳］盗汗とは眠っている間に，水でも浴びたかのように汗をかき，目が覚めたときに，はじめてそのことに気づくものである。これは陰虚に属し，営血がこれを主るものである。……盗汗には補陰降火の処方を使うこと。

③ 不眠

症例1

● 患者：女性，40歳，幹部／● 診察時間：2001年6月8日

中年女性が診察室に入ってくる。顔色萎黄*であり，身体は痩せていて，元気がない。

医師：どうしましたか？
患者：よく眠れません。

> 不眠の原因は多い。病状を詳しく尋ね，虚実・病位および邪気に侵されているのであればその邪気の性質などを明らかにしなければならない。

医師：眠れなくなってどのくらい経ちますか？
患者：母が亡くなってからですから，もう5年近くになります。そのときは精神的にかなり参っていました。

> 発病に関して，過度の思慮や悲しみなどの情緒的要素があったことや，病程が長期にわたっていることなどから考えて，虚証もしくは虚実夾雑証である可能性が高い。

医師：眠れないときの状況を話してください。
患者：ちょっとした物音ですぐ目が覚めてしまって，いったん目が覚めると今度はなかなか寝つけなくなってしまうのです。以前はそれでも4〜5時間は眠れたのですが，ここ2カ月くらいは，長くても3時間くらいしか眠れません。それに眠っているときも夢ばかり見て，ぜんぜんぐっすり眠れないのです。ですから，起きたときもすごく疲れていて，本当に辛いです。

> 患者は文化程度も高く，不眠に悩まされていながらも，それに対する描写が詳しくはっきりしている。ただし，起きた後の「辛い」という言葉が，心境を指すのか，それともたんなる自覚症状を指しているのかがはっきりしない。

医師：今，言った「辛い」というのは，何を指しているのですか？
患者：胸の辺りがモヤモヤして，少し動悸もして，頭がクラクラするのです。ときには眠れないのならいっそのこと起きて新聞でも読もうかと思うのですが，ちょっと読んだだけでなんだか目がグルグル回って，仕方なく横になって，夜が明けるまで目をつぶっているような状態です。

> 胸悶*・動悸が現れるということは，病位は心である可能性が高い。めまいがして動くとさらに症状が重くなるため，仕方なく「夜明けまで目を閉じている」ということは，正気虚損が起きている可能性が高い。

医師：昼間はどうですか？ 昼寝をして睡眠不足を補ったりしていますか？
患者：昼間はもっと眠れません。疲れれば夜眠れるのではないかと思って，昼間わざとよく動いたり，運動したりするときもあります。それでもかえって駄目なのです。疲れると余計に眠れなくなってしまいます。
医師：仕事は続けているのですか？
患者：行かないわけにはいきません。それに家にいても眠れなくて，それなら出勤して，少しでも気を紛らわせているほうがまだマシです。でも，やはり仕事にも影響は出ます。1日中すごく疲れた感じがして，ちょっと忙しいだけですぐ胸が苦しくなって，空気が足りない感じがします。ときには，やらなければいけないことまで忘れてしまいます。

> 倦怠感・力が入らない・息切れ・胸悶は気虚の象である。

医師：では，舌を出して見せてください。
　[舌診] 舌質淡で痩薄・舌苔薄白

（同時に脈をみる）
[脈診] 脈細弱

> 舌質淡・舌苔白・舌体痩薄・脈細弱は，気血不足により舌体の失養・脈が充分に満たされていないことを示している。

医師：食欲はありますか？
患者：ぜんぜんありません。1日中食べなくてもお腹が空いたという感覚がありません。でも，なるべく食べるようにしています。
医師：便はどうですか？
患者：よく下痢をします。形にならない感じです。

> 患者のその他の症状を合わせて考えてみると，食少*・便溏*は脾虚の典型的な症状である。

医師：昼間や寝ているときに汗をかきますか？
患者：夜はそれほどでもありません。昼間はちょっと動くとすぐ汗をかきます。通勤のときも事務所に着いたときには，たいてい体中に汗をかいています。
医師：ふだんさむけはしますか？
患者：それはありません。でも今日くらいの気温でも暑いとは思いません。

> 寒熱や発汗の様子を聞くのは全面的な病状資料を集めるためである。患者はさむけをあまり感じていない。これはこの自汗*の症状が気虚と関係の深いことを裏づけている。

医師：生理は順調ですか？
患者：ここ数年は……，具合が悪くなってからは1回の生理の期間がだいたい10日ほどあります。でも量は多くありません。
医師：経血はどんな色ですか？ 血の塊が混じることはありますか？
患者：色は赤ですが，でも以前より少し色が薄くなった気がします。血の塊はありません。

医師：おりものはどうですか？
患者：前より多くなりました。
医師：おりものはどんな色ですか？　臭いはありますか？
患者：透明な白です。臭いは特にありません。

> 月経は量が少ない・色が薄い・ダラダラと出血が続く。帯下は量が多く，色は白く，濃度が薄い。以上のことから実熱証の可能性はない。

医師：以前，何か薬を飲みましたか？
患者：精神安定剤を飲みました。でも飲む量が少ないとぜんぜん効かないし，多めに飲むと昼間でもウトウトしてしまうので，今は飲んでいません。ですから中薬を試してみたいと思っています。

　望・聞・問・切の四診の結果を合わせて得られた病状記録・証名および診断結果は，以下のとおりである。

【カルテ】
主訴：不眠が5年続く。ここ1カ月で悪化。心悸・めまい・食少・便溏を伴う。
現病歴：患者は5年にわたり不眠・多夢・めまい・脱力感に悩まされ，ここ1カ月で各症状が悪化した。
所見：不眠・健忘・多夢・目を覚ましやすい。起きてからは胸悶・心悸・めまいが起こる。ふだんから息切れ・胸悶・倦怠感・力が入らない・心悸・健忘・自汗の症状が現れ，活動後は悪化する。身体が痩せる・顔色萎黄・食欲不振・食少・便溏・月経は量が少なく色も薄い・ダラダラと出血が続く・帯下は量が多く白色で質が薄い・舌質痩薄で淡白・舌苔薄白・脈細弱。
【証名】　心脾両虚証
【治法】　益気補血・健脾養心
【処方】　帰脾湯合八珍湯加減
[参考]
帰脾湯（『済生方』）：白朮・茯神・黄耆・竜眼肉・酸棗仁・人参・木香・炙甘草・当帰・遠志・生姜・大棗

八珍湯（『正体類要』）：人参・白朮・茯苓・炙甘草・当帰・川芎・白芍・熟地黄

【弁証分析】

　患者は5年前に母を亡くし，そのときに悲しみや思慮が過剰になったため，心血を消耗し，脾気を損傷する状態となり発病にいたった。脾虚により気血生化の源が不足し，心血の不足・心神の失養となって，心悸・健忘・不眠・多夢などの症状が現れる。脾は運化*を主るため，脾気が虚弱になると運化機能が失調し，水穀の精微物質を化生できなくなって，食欲不振・食少・便溏が起こる。脾虚により気血が不足し，衝任脈が失養すると，月経は量が少なく色も薄くなる。脾虚により脾の統血*機能が衰え，衝任脈が気血を固摂*できなくなると，出血がダラダラ続く。脾虚により帯脈が固摂機能を失うと，帯下の量が増える。虚証のみで実証がないため，帯下の色は白く粘り気のないものになる。胸悶・息切れ・倦怠感・力が入らない・めまい・身体が痩せる・顔色萎黄・活動後は各症状が悪化する・舌質淡白で痩薄・舌苔薄白・脈細は，すべて気血虚弱証の特徴に一致する。

　四診を総合すると，心脾両虚証の証候の特徴と一致する。よってこの診断を下す。

【解説】

　虚証の不眠はすべて虚損の象が現れるが，本質的な病理の違いにより臨床症状にも違いが現れる。

①営血の不足・心神の失養から起こる不眠は，不眠に心悸・健忘・顔色淡白・心神疲労・めまい・舌質淡・脈細が現れることが弁証の際のポイントとなる。そして，本症例の心脾両虚の実質は心血虚と脾気虚である。

②陰虚火旺*による不眠は虚火*によって内で心神をかき乱すことから起こる不眠で，五心煩熱*・潮熱*・盗汗*など，陰虚内熱の症状が弁証の際のポイントになる。

③心胆気虚の不眠は，突然の驚きや恐れから胆気を損傷し，胆は決断の腑であるため胆気が損傷すると驚きやすくなって不眠が起こる。この証は，驚き恐れているため1人で眠れない・寝てもちょっとした物音におびえ目を覚ます・めまい・舌質淡・脈弱などが弁証の根拠となる。

臨床では症候の特徴の違いによって証を定め治療を行うこと。

症例2

●患者：女性，37歳，営業員／●診察日時：2001年11月9日

中年女性が診察室に入ってくる。身体は痩せている。両頬がうっすらと紅潮し，元気がない。

医師：どうしましたか？
患者：眠れません。
医師：どのくらいになりますか？
患者：半年くらいです。

> 不眠の証候の種類はいろいろある。詳しい病状とその程度を尋ね，虚実・病位，また邪気に侵されているのであればその性質をはっきりと鑑別しなければならない。

医師：1日だいたい何時間くらい眠っていますか？
患者：最初の頃は4〜5時間くらいは眠っていました。でも，この10日ほどは多くても2時間くらいしか眠っていません。眠れたとしても夢ばかり見て，ひどいときには一晩中眠れないこともあります。
医師：それは少なすぎますね。他にどこか具合の悪い所はありますか？
患者：あります。以前はとても健康でした。どうしてこんなことになったのか，さっぱりわかりません。眠れなくなってから，他にもいろいろな症状が出てきました。めまいや耳鳴りはしょっちゅうですし，ときには他の人が私に何か話しかけてきても，よく聞こえないほどです。
医師：耳鳴りと人の話がよく聞こえないというのはいつ頃からですか？　耳鳴りの音は大きいですか？
患者：いつからかは私もはっきりしません。不眠症になってから少しずつそう

なってきたように思います。耳鳴りの音はそれほど大きくはありません。小さいものです。それと人の話し声もとても遠くで話しているように聞こえます。

> めまい・耳鳴りは，虚証にも実証にも現れる。ただし，この患者の耳鳴りと聴力低下は徐々に発生したものであり，声が細く・小さく聞こえるというのも虚証の特徴と一致する。よってこの段階では，この患者は虚損の病証であると判断できる。さらに腎は耳に開竅するので，腎虚と関係があると思われる。

医師：他には何かありますか？
患者：あと，このところ視力がぐっと落ちました。前から近視だったのですが，それほど度数はきつくありませんでした。ふだんは眼鏡をかけなくても済むくらいでしたが，最近は以前作った眼鏡をかけてもはっきり見えません。見るものがぼやけてしまう感じです。それにいつも目が乾いている感じで，目薬をさしても効きめがありません。

> 肝は目に開竅する。見るものがぼやける・目が乾くというのは，まず肝の陰血不足が考えられる。この患者の顔色からみても陰虚の可能性は高い。肝腎同源といわれ，肝と腎の陰虚はよく同時に現れる。ものがぼやけて見える・目が乾くというのも，肝腎陰虚によくみられる症状である。しかし，さらに詳しく尋ねなければならない。

医師：夜寝ているときに汗をかきますか？
患者：かきます。よく汗をかいています。起きたときには少し寝巻きが湿っています。

> 眠ってから汗をかくのを盗汗という。これは陰虚の典型的な症状である。

医師：熱は出ますか？

患者：出ます。自分でも「内火」が激しいと思います。いつも，夜になると身体がポッポと熱くなります。まるで身体のなかから外に向かって，熱気が出てきているようです。自分でも何回も熱を測ったことがあるのですが，測ると熱は高くありません。本当におかしな話です。でも，手や足の中心が人より熱い気がしますし，それになんだかイライラもします。顔もすごく赤くなるし，（頬を指差して）特にこの辺りです。

> 毎晩，骨蒸潮熱＊・五心煩熱・両頬の紅潮などの症状が現れている。これらはすべて陰虚証の患者によくみられる症状であり，心・肺・肝・腎と最も密接な関係がある。さらに，その他の症状を尋ね，病位の所在を明らかにしなければならない。

医師：他に何か具合の悪い所がありますか？
患者：腰がよく痛くなります。立っていても，座っていても，同じ姿勢が長く続くと痛みます。

> 腰膝酸軟＊は腎虚によくみられる症状である。

医師：ふだん精神的にはいかがですか？
患者：少し怒りっぽいかもしれません。でも自分でも注意をしています。怒ると胸が苦しくなるし，（両方の脇腹を指して）ときにはこの辺りもシクシク痛くなるものですから。

> 精神的に不安定で気鬱と胸悶が現れる場合は，肝気を疏泄できない・気機が失調し滞りがちになることと関係がある。そして，気鬱になると内火を生じ津液を損傷しやすい。肝経は脇腹を通っているので，肝陰虚によって絡脈が失養すると，脇腹がシクシクと痛む。

医師：では，舌を出して見せてください。
　[舌診] 舌質紅で痩薄・舌苔少やや乾燥
　（同時に脈をみる）

[脈診] 脈細数

> 舌と脈は陰虚内熱の象と一致する。

医師：食事と便や尿の調子はいかがですか？
患者：食欲はそれほどありません。ただ，いつものどが渇いてすぐ水が欲しくなります。便は硬くて3～4日に1回ある程度です。尿は体調が悪くなる前に比べると少なくなった気がします。朝一番の尿はすごく黄色いです。

> 口渇があり水を飲みたがる・便秘・尿黄というのは，すべて陰虚内熱によるものである。

医師：生理は順調ですか？
患者：毎月，2日くらいくると終わってしまいます。それに量も前よりずっと少なくなりました。あ，それと，最近髪の毛がすごく抜けるようになりました。

> 陰血の不足・衝任脈の気血の不足のため月経量が少なくなる。髪は「血余」であり，腎の華は髪にある。そのため，髪が抜けるのは腎虚によって精血が栄養されないことと関係がある。

　望・聞・問・切の四診の結果を合わせて得られた病状記録・証名および診断結果は，以下のとおりである。

【カルテ】

主訴：不眠が6カ月続く。最近10日ほどで悪化。潮熱・盗汗を伴う。
現病歴：患者は半年前から原因不明の不眠が始まった。最近半月でそれが悪化。
所見：不眠・多夢，ひどいときには一晩中眠れない。夜間の骨蒸潮熱・両頬の紅潮・五心煩熱・盗汗などの症状が現れる。ふだんは，めまい・耳鳴り（蟬の鳴き声のような音）・目のかすみ・目の乾き・腰膝酸軟・脇胸部の隠痛*・口渇があり水を飲みたがる・大便秘結*・小便短黄*・月経量が少な

い・身体が痩せる・脱毛が多い・舌質紅で痩薄・舌苔少で乾燥ぎみ・脈細数などの症状が現れる。

【証名】 肝腎陰虚・心腎不交証
【治法】 滋陰降火・寧心安神
【処方】 六味地黄丸合黄連阿膠湯加減

[参考]
六味地黄丸（『小児薬証直訣』）：熟地黄・山茱萸・山薬・牡丹皮・茯苓・沢瀉
黄連阿膠湯（『傷寒論』）：阿膠・黄連・黄芩・鶏子黄・白芍

【弁証分析】

　患者は不眠が半年続き，陰液が不足していたが，特に治療をしなかったため病状が悪化した。腎陰虚によって心腎相交の関係が失調し虚火が内をかき乱し，陽が陰を受け入れず陰が陽を制御できなくなった。すると心に宿っている神が不安定になり神不守舎*となり，不眠・多夢が起こり，ひどいときは一晩中眠れなくなる。肝腎陰虚によって肝絡を濡養できなくなると，肝経の経気が不利となり，脇胸部に隠痛が起こる。また肝腎陰虚によって清竅*や腰膝を濡養できなくなると，めまい・耳鳴り（蝉の声のような音）・目のかすみ・目の乾き・腰膝酸軟が起こる。肝腎陰虚によって衝任脈が満たされないと，月経量が少なくなる。腎虚によって精血不足になると脱毛が多くなる。陰虚によって虚火が内で盛んになると，夜間の骨蒸潮熱・両頬の紅潮・五心煩熱などの症状が現れる。夜になると虚火が内で蒸しあがり陽が陰を受け入れず陰が陽を制御できなくなるため，盗汗が起こる。口渇があり水を飲みたがる・大便秘結・小便短黄・身体が痩せる・舌質紅で痩薄・舌苔少で乾燥・脈細数は，すべて陰虚内熱の象である。

　四診の結果を総合的に考えると，肝腎陰虚証の特徴と一致する。よってこの診断を下す。

症例3

●患者：男性，27歳，運転士／●診察日時：2003年7月8日

青年が診察室に入ってくる。顔色はやや赤みを帯びている。元気はある。

医師：どうしましたか？
患者：眠れません。
医師：どのくらいになりますか？
患者：だいたい1カ月近くになります。
医師：今までも同じようなことがありましたか？
患者：まったくありません。以前はとてもよく眠れました。今まではいったん寝つくと朝までぐっすり眠れました。

> 患者はこの1カ月，不眠症となり，以前には同じような症状が起きたことはなかった。体格を見てもがっちりとしているし，声にも力がある。これらの状況を合わせて考えると，実証の不眠で，虚損からのものではない可能性が高い。

医師：毎日どのくらい眠れていますか？
患者：多くても3～4時間くらいです。それに夢ばかり見て，しかもだいたいは悪い夢です。起きるときは，たいていうなされて目を覚ます感じです。いったん目が覚めてしまうと，もうぜんぜん寝つけません。何度も寝返りを打って，結局ずっと朝まで目を開いたままです。私は運転手をしているものですから，このままでは身体がもたないと思いまして。

> 体質は良好で病程も短く，悪夢にうなされ何度も寝返りを打ち朝まで目を開けている。これらは実邪によって発病している可能性が高いことを示している。

医師：昼間は眠くなりませんか？　あるいは，昼寝をすると多少気分がよくなることはありませんか？
患者：私は長距離の運転をしているものですから，ふだんは昼寝をしている時間はありません。ときには，昼休みにちょっと寝ておこうと思うのですが，やはり眠れません。気分もいつもイライラ・モヤモヤして，本当にたまった

ものではありません。

> 各症状を総合して考えると，本症は陽熱実証の可能性がかなり高い。ただしどの種類の邪気によるものなのか，その他の症状を探って判断しなければならない。

医師：眠れない以外にもどこか具合の悪い所はありますか？
患者：1日中，めまいがして頭が重いです。すっきりするときがありません。ときには運転中にも気分がモヤモヤして，事故でも起こすのではないかと怖くてたまりません。ですから，ここ2日は仕事を休んで家にいます。怖くて運転をしたくありません。
医師：では，舌を出して見せてください。
　　　［舌診］舌質紅・舌苔黄膩
　　　（同時に脈をみる）
　　　［脈診］脈滑数

> 舌質紅・舌苔黄膩・脈滑数は，湿熱・痰熱もしくは食積*が熱化して起こるものである。

医師：食欲はありますか？
患者：あまりありません。少しでも多めに食べると吐き気がして，ときには本当に吐いてしまいます。あ，そういえば私はずっと慢性咽頭炎でして，最近は痰も多いです。

> 中脘の阻滞・胃気失和*であると，納呆*・吐き気が起こる。痰が多いというのであれば，その痰の状態や色を尋ね，病気の性質を明確にしなければならない。

医師：痰はどのような色ですか？
患者：黄色です。
医師：痰はサラッとしていますか？　それともネバッとしていますか？

患者：ネバッとしています。ときには1回で吐き出しきれないほど大量のこともあります。

> 痰が黄色く，粘り気があり，量が多く，舌質紅・舌苔黄膩・脈滑数は，病邪の性質が痰熱であることを示している。この段階では，この患者の不眠は痰熱によって心神がかき乱されたために起きたものと考えられる。ただし，この不眠の原因に飲食・情緒の状態も関与しているかどうかを決めるには，さらに掘り下げて尋ねてみる必要がある。

医師：最近，精神的に何か嫌なことはありませんでしたか？

患者：それはまったくありません（笑）。実は，私はもうすぐ結婚するのです。でも，今は体調が悪いので，早く治して結婚式にのぞみたいと思っています。

> 情緒が不順だと気鬱になり，痰を作り出し，それが火と化す場合もある。しかし，この患者の話からはこの線はなさそうである。

医師：ふだん酒は飲みますか？

患者：体調が悪くなってからはほとんど飲んでいません。飲むと余計調子が悪くなるからです。でも以前はよく飲んでいました。特に体調を崩す前の一時期は，結婚前で浮かれていて，友達との集まりも多く，しょっちゅう酔いつぶれていました。

> 過度の飲酒は湿が熱を生むのを助け，痰濁を熱化させる。これは発病の重要な要素であると考えられる。さらに，この他に弁証の根拠となりうるような症状があるかどうかを尋ねなければならない。

医師：水はよく飲みますか？

患者：のどは渇くので水を飲みたくなるのですが，でもあまり飲めません。胃がいつも気持ち悪くて飲みすぎると吐き気がします。

> 痰熱の疾患の場合，熱が津液を損傷するが，痰濁がなかにあふれているため，のどが渇いて何かを飲みたくても，それほど多くは飲めないという状態になる。

医師：便と尿はどうですか？
患者：便は硬いです。2日でやっと1回便通があります。以前は毎日きちんと出ていました。尿は前より黄色いです。量も少ない気がします。

望・聞・問・切の四診の結果を合わせて得られた病状記録・証名および診断結果は，以下のとおりである。

【カルテ】
主訴：不眠が約1カ月続く。納呆・吐き気を伴い，痰が多い。痰は黄色で粘り気がある。
現病歴：患者は過度の飲酒（過食も含む）と慢性的な咽頭炎によって，痰が大量に発生し，さらにその痰が熱化し心神がかき乱されたため，1カ月前から不眠が始まった。
所見：心煩*・不眠・悪夢が多い・のどに多量の痰が溜まる・吐き出す痰は黄色く粘り気を帯びている・めまい・頭が重い・胸悶・納呆・吐き気・のどが渇き水を飲みたいが多くは飲めない・大便秘結・小便短黄・舌質紅・舌苔黄膩・脈滑数を伴う。
【証名】 痰熱擾心証
【治法】 理気化痰・清熱安神
【処方】 黄連温胆湯加減
[参考]
黄連温胆湯（『六因条弁』）：黄連・半夏・陳皮・茯苓・甘草・竹筎・枳実・大棗・生姜

【弁証分析】
患者は長期の慢性咽頭炎であるうえに，過度の飲酒が重なり，痰が集り熱を

生んだ。痰熱が内で心神*をかき乱し，陽が陰を受け入れず陰が陽を制御できなくなり，神が自分の居場所である心を守れなくなるため，心煩・不眠・悪夢が多くなった。痰が気道を阻むため吐き出す痰の量は多くなる。熱により津液が煮詰められるため，痰は黄色く粘り気を帯びる。痰熱が内で阻滞するため心胸の気機が失調し滞りがちになり，胸悶が起こる。また，痰熱が内で阻滞するため清陽*がのぼらなくなるため，めまいがして頭が重くなる。痰濁が中焦（主に脾胃）の流れを阻滞することから胃失和降*となるため，納呆・吐き気が起こる。邪熱が津液を損傷するため，口渇があり水を飲みたがる・大便秘結・小便短黄となる。痰濁が内で盛んになるため，水を飲みたくてもあまり飲めなくなる。舌質紅・舌苔黄膩・脈滑数というのは，すべて痰湿内盛の象である。

　四診を総合的に考えると，痰熱擾心証の特徴と一致する。よってこの診断を下す。

【解説】

　臨床においてよくみられる実証の不眠には，①痰熱擾心証，②肝鬱化火証，③心火亢盛証，④食積胃脘証などがある。

①痰熱擾心証の不眠は，悪夢が多い・痰は黄色く粘り気がある・舌質紅・舌苔黄膩・脈滑数などが特徴である。この証の不眠に対しては清熱化痰の方法で安神をはかる。

②肝鬱化火証の不眠は，多夢・煩躁・易怒*・胸脇脹満・よくため息をつく・舌質紅・舌苔黄・脈弦数などを伴う。この証の不眠に対しては清肝瀉火の方法で安神をはかる。

③心火亢盛証の不眠は，多夢・胸中煩熱*・顔色が赤い・口苦・口内炎ができる・舌尖が赤い・脈数有力などを伴う。この証の不眠に対しては清心降火により安神をはかる。

④食積胃脘証の不眠は，多夢・脘腹脹満*・食欲低下・噯腐*・呑酸*・大便秘結・舌苔膩・脈滑などを特徴とする。この不眠に対しては消食導滞の方法で安神をはかる。

　これらの証はすべて実邪から起こるものであるが，邪気の違いや病位の違いから病状にも違いが現れる。臨床ではその病因・病位・邪気の性質をはっきりと見きわめ，誤診・誤治のないようにしなければならない。

まとめ

　不眠は，またの名を不寐・不得眠という。不眠とは，習慣的な睡眠時間の減少・寝つきが悪い・多夢・寝てもすぐ目が覚めてしまいその後はなかなか寝つけない・眠りが浅くちょっとした物音で目を覚ましてしまう・ひどいときは一晩中寝つけないなどの症候を特徴とする。天候不順や，寝具が多過ぎたり少な過ぎたり，就寝前に濃い茶やコーヒーなど刺激の強いものを飲んだり，精神的な問題を抱え考えすぎて眠れなくなるといった，たまに眠れなくなる程度のものは病態とは考えない。また痛み・喘咳・痒みなどで寝つけないものも本証の範疇には属さない。

　不眠の原因はすべて，陰陽の平衡が失調し，陰虚によって陽が盛んになり陽が陰を受け入れないため陰が陽を制御できなくなり，神が自分の居場所である心を守れなくなるという病理変化に帰属する。不眠の原因はさまざまであるが，臨床においてはまず虚実の区別を行う。虚証の不眠は営血不足・気血不足・陰虚火旺によって気血陰液が上奉できず，心神を養えないために起こる場合が多い。したがって，治療にあたっては虚損の原因にしたがって扶正を主にして安神をはかる。実証の不眠は，痰火・食積・瘀血などの邪気が妨害することから起こることが多い。臨床では病状の違いに応じて，清熱・瀉火・化痰・消食・化瘀など祛邪の方法によって安神をはかる。

　不眠は臨床でよくみられる症状であり，人の健康や生活にも大きく影響し，悪化すれば，心悸・胸痺*・めまい・中風などを誘発する。中医薬は人体の臓腑・気血の機能を調整し，標・本を兼治することで睡眠の状況を改善し，患者の生活の質の向上をはかる。ただし，臨床では必ず弁証論治の基本原則を守らなければ，高い治療効果はのぞめない。

　また注意しなければならないのは，不眠とは患者の自覚症状なので，医師はその不眠が，他の疾病の一症状にすぎないかもしれないということを考える必要があるという点である。特に継発性の不眠の場合，医師はその患者の原発疾患の治療を重視しなければならない。

その他，不眠には心理的な要素の影響が非常に大きく，その場合の不眠には病状にもとづき，相応の心理指導を施し，規則的な生活や定期的に適度な運動をするよう患者に勧めることも忘れてはならない。

【参考文献】

① 『景岳全書』

[原　文]「不寐雖病有不一，然惟知邪正二字則尽之矣。蓋寐本乎陰，神其主也，神安則寐，神不安則不寐。其所以不安者，一由邪之擾，一由営気不足耳。有邪者多実証，無邪者皆虚証」

[口語訳] 不眠はさまざまな症状があるが，邪・正の２つに分けることができる。眠りというのは本来陰に属し，神がその鍵を握っているので，神が安ずれば眠ることができ，神が安ぜざれば不眠となる。安ぜざるものには，邪気に擾わされるものと営血不足のものがある。邪気があるものは実証，邪気なきものはすべて虚証である。

② 『素問』

[原　文]「陽明者胃脈也，胃者，六腑之海，其気亦下行，陽明逆，不得従其道，故不得臥也。下経曰『胃不和則臥不安』，此之謂也」

[口語訳] 陽明の経絡は胃脈である。胃は六腑の海であり，その気は下行する。陽明が逆行すると正常な状態ではなくなるので，よって不眠となる。以下の経文に「胃和せざれば則ち臥して安からず」とあるのは，すなわちこの意味である。

4 嗜睡

症例

● 患者：男性，35歳，一般職員／● 診察日時：2001年2月27日

青年が診察室に入ってくる。身体は肥満体，顔色はやや黒ずんで，元気がない。

医師：どうしましたか？
患者：1日中眠くて，元気が出ません。

> 嗜睡*とは精神的に疲労し，眠気が非常に強く，重症になると自分でも知らないうちに眠ってしまう症状である。まず患者が病理的な嗜睡に属するかどうかを明確にしなければならない。

医師：具体的にはどういう状況ですか？
患者：昼間，事務所で仕事をしていても，いつの間にか眠ってしまうのです。上司にひどく咎められました。私も眠ってはいけないと思うのですが，どうしても自制できないのです。

> この患者の症状は嗜睡の特徴と一致する。ただし，過度の疲労による生理的な症状でないことを確認しなければならない。

医師：仕事や生活面でのスケジュールはどうですか？ 疲れが溜まっているということはありませんか？
患者：私もその可能性は考えました。ですから，自分でも注意して疲れを溜めないようにしていたのです。私の仕事は肉体労働ではありませんし，特に忙しいというわけでもありません。勤務中はどうしてもやってしまわなければならないことだけして，家に帰ればほとんど何もしませんし，夜も9時頃には寝るようにしています。それなのにやはり駄目で，翌朝はなかなか起きら

れないし，眠りが足りない感じです。昼間もとにかく眠くて仕方ありません。

> 嗜睡は多くの場合，陰陽の平衡が失調する・陽虚によって陰が盛んになる・痰湿が内で盛んになることによるものである。さらにその他の症状の有無を尋ねて正確に弁証し，その証に合わせた治療方法を選ばなければならない。

医師：この症状が現れてから，だいたいどのくらい経ちますか？ はじめはどのようにして起こったのですか？

患者：だいたい1カ月くらいになると思います。1カ月ほど前に休みを利用して山へ旅行に行ったのですが，そのとき天気が悪くてずっとジメジメしていたのです。食べものも冷えたものばかりで，その頃から体調が悪くなりました。帰ってきてから今のような症状が始まったのです。それでも最初はあまり気にしていませんでした。ちょっと疲れたのかな，というくらいにしか考えていなかったのです。これはただごとではないと思ったのはつい最近のことです。その日は上司に急いで書類を作るようにいわれました。その書類は午前中に上司に渡さなければならないものでした。でも退社時間近くになっても私が持って行かなかったものですから，上司が痺れを切らしてわざわざ自分で取りに来たのです。そうしたら，なんと私が机に突っ伏して眠っていたのです。しかも書類はまだできていなかったものですから，みんなの前でひどく怒鳴られまして，もう穴があったら入りたいほどでした。それからは自分でもすごく気をつけているのですが，ときには我慢できなくなりそうになります。

医師：昼間にそんなふうに眠たくなったことは，これまで何回くらいありましたか？ いつも何時間くらい眠ってしまうのですか？

患者：自分でコントロールしなければ，1日で4～5回も眠ってしまいます。午前と午後に1回づつ寝て，30分も眠れば目が覚めます。当然，夜はもっと長く寝ます。

医師：眠くなる以外に，他にどこか具合の悪い所はありますか？

患者：1日中めまいがして頭が重たい感じがします。何かが頭に巻きついているような感じです。それからしょっちゅうあくびも出ます。親しくない人と

話をしていても，我慢できません。とにかくいつも眠いのです。なんだか瞼が開かなくなってしまった感じです。いつも目を閉じていたい気分です。

> 湿邪が陽気の循環を滞らせ，清陽*がのぼらなくなるため，まるで何かに包まれたように頭が重いという症状が発生する。瞼は脾が主っており，上下の瞼が開かない感じがするのは，脾の運化*機能が異常をきたす・気血が不足する・湿が中焦に停滞することと関係がある。

医師：眠った後，スッキリしますか？
患者：多少スッキリしますが気分爽快というわけではありません。昼でも夜でも，目覚めたときはまだフラフラしていて，身体も重い感じです。手足もむくんだ感じで，歩くだけですごく疲れてしまいます。運動なんてもってのほかです。

［按診］下肢に水腫はみられない

> 痰湿内停の場合，頭や身体が重く感じる・肢体の腫脹といった自覚症状が現れる。

患者：そういえば，家の者や同僚に言われたのですが，最近，寝ているときのいびきがすごいそうです。以前はいびきはそれほどかかないほうでした。

> いびきは気道が何かに遮られていることと関係がある。この患者の邪気の性質から考えて，痰湿が内で阻滞していると思われる。痰濁が中焦（主に脾胃）で阻滞し，気道が通じなくなって起こるいびきの可能性が高い。

医師：ふだん痰がからむことはありますか？
患者：あります。よく痰が出ます。
医師：痰は多いですか？　どんな色で粘り気はありますか？
患者：多いです。白くて粘り気があります。
医師：では，舌を出して見せてください。

[舌診] 舌質淡胖・舌苔白厚膩
(同時に脈もみる)
[脈診] 脈濡緩

> 痰の色・舌脈の状態からみて，寒証・痰湿内盛に属すると考えてよい。

医師：食欲はありますか？
患者：ありません。以前に比べ食事の量はずっと少なくなりました。いつも胃やお腹が張って苦しくて，少ししか食べられません。

> 納呆*・脘腹満悶*というのは，湿が阻滞し気が滞っている症状である。

医師：口は乾きますか？
患者：乾きません。いつも口のなかがネバネバした感じです。
医師：便と尿の調子はどうですか？
患者：便はいつも水っぽくて形になりません。尿は特に異常はありません。

> 痰湿が内で盛んになることにより口のなかがネバネバする。大便稀溏*は湿が脾陽を阻滞させ運化機能が失調したことによって起こると考えられる。

医師：その他に具合の悪い所はありますか？
患者：他には特にありません。だいたいこんなところです。
医師：この症状が始まってから今までに症状に何か変化はありましたか？
患者：特に変化はありません。
医師：何か検査や治療をしましたか？
患者：していません。そのうちよくなるだろうと思って今にいたってしまいました。

　望・聞・問・切の四診の結果を合わせて得られた病状記録・証名および診断結果は，以下のとおりである。

【カルテ】

主訴：日中眠気が強く，気づくとウトウトしているという状態がほぼ1カ月続いている。めまい・頭が重いなどの症状を伴う。

現病歴：患者は1カ月前，寒湿の邪気を受け，昼間常に眠気が強く自制が効かずに眠ってしまうという症状が現れた。現在までこれといった治療は受けていない。

所見：身体は肥満ぎみ。昼夜にかかわらず常に眠気に襲われる。睡眠中はいびきをよくかいている。疲労感・力が入らない状態で，瞼を開けていられない感じがして常にあくびが出る。頭も身体もまるで何かに包まれているように重く，肢体が腫脹しているような自覚症状がある。しかし，按診すると水腫はみられない。納呆・脘腹満悶・口が粘り口渇はない・痰は白く粘り気を帯びている・大便稀溏・舌質淡胖・舌苔白厚膩・脈濡緩。

【証名】 痰湿困脾証

【治法】 温中健脾・祛痰化湿

【処方】 胃苓湯合二陳湯加減

[参考]
胃苓湯（『丹渓心法』）：蒼朮・厚朴・陳皮・肉桂・茯苓・白朮・沢瀉・猪苓・甘草・生姜・大棗
二陳湯（『太平恵民和剤局方』）：半夏・茯苓・陳皮・甘草

【弁証分析】

患者はもともと肥満体質で，「肥人多痰湿之体」〔肥満体型の人は痰湿の体質であることが多い〕であり，寒湿の邪気を受けると，陽気の流れを阻害しやすく，その邪気を受けてしまったため嗜睡の症状が現れた。本症の病機は陰陽の平衡が失調し，痰湿が内で盛んになったことによる。痰湿が内で盛んになると陽気の流れが悪くなり清陽が上昇しなくなり，だるくて眠気を催す・疲労感・力が入らない・頭が重くめまいがする・あくびが出やすいなどの症状が現れる。痰濁が気道を塞ぐためいびきをかくようになり，白く粘り気のある痰が出るようになる。脾は「喜燥悪湿」であり，痰湿が内で盛んになると脾陽の流れが悪くなり，運化機能が失調することで水湿が停滞し気機を壅滞するようになるため，納呆・脘腹満悶が起こる。瞼は脾に属し，脾の運化機能が遮られると，瞼

が重く，目を開けていられなくなる。湿が脾陽を阻害し運化機能が失調するため，大便稀溏になる。湿は陰邪であり，その性質は重濁であるため，湿が肢体・肌表にあふれると，清陽を阻害し，頭や身体が重く，腫脹があるような自覚症状が現れる。口が粘り口渇はない・舌質淡胖・舌苔白厚膩・脈濡緩というのはすべて痰湿内盛の象である。

　四診を総合的に考えてみると，痰湿困脾の特徴に一致する。よってこの診断を下す。

第1章◇全身症状

まとめ

　嗜睡とは，昼夜にかかわらず知らないうちに眠ってしまい，精神的に非常に疲労を感じる症状をいう。多寐・多眠睡ともいう。嗜睡は神昏*とは異なるものである。神昏は神志不清・人事不省のことをいう。嗜睡は神志ははっきりしているが，精神不振でしばしば眠ってしまい，呼べば目を覚ますが，目覚めた後もまた眠くなってしまう。大病の後，陰陽は回復したがまだ静かに眠っていたくて，目覚めた後は気分がスッキリするといった症状もあるが，これは嗜睡とは別のものである。

　嗜睡の病機は，常に痰湿が内で盛んになり陽虚によって陰が盛んになったことによる。嗜睡に伴う，頭がフラフラと重い・胸悶*・上腹部のつかえ・身体や四肢が重く感じるという症状は，痰湿が盛んになったことや清陽がのぼらないことによって起こるものである。

　食後に眠くなり，疲労倦怠感・食少*・納呆を伴うときは，中気*が不足し脾の運化機能に異常をきたしたことによる場合が多い。精神が極度に疲労し，意識も朦朧として，だるくて睡気を催しすぐ眠ってしまう・四肢の冷え・脈が弱いなどが現れている場合は，心腎の陽が虚し，神が温養されないために起きていることが多い。この証は嗜睡には属さず，軽度の昏迷状態に含まれる。また大病の後に精神が疲労して起こる嗜睡は，正気が完全に回復していないことの表れである。

　この他に，臨床では瘀血が竅を塞ぐために起こる嗜睡もみられる。弁証の際のポイントは，めまい・頭痛・嗜睡・舌が紫っぽく瘀斑がみられる・脈渋である。これは頭部外傷によって血脈が瘀血により滞るためか，あるいは驚きや恐れによって気が鬱することによって気機の運行が乱れて逆行した気血失調，または痰濁が絡脈に入り血絡を塞ぐことによって気血の運行がスムーズにいかず陽気の循環が滞り，嗜睡が現れるものである。したがって，この証の治法は活血通竅を用いる。

　注意しなければならないのは，嗜睡は一部の脳の器質的疾患にも現れることがあるという点である。必要であれば相応の検査を行い誤治を避

けなければならない。

【参考文献】
① 『傷寒論』
[原　文]「少陰之為病，脈微細，但欲寐也」
[口語訳] 少陰の病は，脈が微細で，とにかく眠くなる。

② 『丹渓心法』
[原　文]「脾胃受湿，沈困無力，怠惰好臥」
[口語訳] 脾胃が湿邪を受けると，沈困無力となり，怠惰ですぐ眠たくなる。

5 浮腫

症例1

●患者：女性，42歳，農民／●診察日時：2003年11月5日午前

中年女性がゆっくりとした足どりで診察室に入ってくる。顔色に艶がなく，まったく血の気が感じられないほど白く，虚浮がみられる。瞼が少し腫れており，目に力がなく，元気もない。

> 患者の神・色・形態など，全身の望診を通じて，その証候の陰陽の属性をおおよそ推測することができる。この患者に関していえば，陰証の範囲に属すると考えられる。

医師：どうしましたか？
患者：1年前に検査をして慢性腎炎だということだったのですが，ここ1週間ほど足のむくみがひどいのです。朝起きたときの顔のむくみも以前よりひどくなってしまいました。
（カルテの検査結果を見ると明らかに慢性腎炎である）
医師：以前はどういった状況だったのですか？
患者：発病してから顔と足のむくみはいつものことでした。もともと足のむくみが顔より重かったのですが，でもこんなにひどくはありませんでした。今は朝起きたときは顔がパンパンですし，夜になると両腿やふくらはぎがむくんで，足などは靴が履けなくなるほどです。

> 患者は顔と下肢のむくみがひどいと訴えているが，さらに詳しくむくみの部位と程度を調べなければならない。

[按診] 両下肢の皮膚は少しつっぱった感じで，脛骨の前部と踝部に軽度の

浮腫がみられる。指で押すと元に戻る速度はやや遅い。額と頰骨の辺りにも若干の浮腫がみられるが，こちらは指で押してもすぐに回復する。

> 慢性腎炎が長期化すると，疲労もしくは外感により病状が悪化することが多い。患者はここ1週間で顔と下肢に浮腫が現れ，その程度が以前よりもひどくなっている。ここではその誘因について詳しく尋ねなければならない。

医師：最近，カゼを引いたとか，疲れすぎたとか，どこか皮膚や歯茎などに炎症が起きたというようなことはありませんか？

患者：疲れすぎということはありません。この病気になってから自分でも気をつけて，疲れないようにしています。炎症がどこかに起きていることもありません。ただ1週間前に，たぶん寒さからちょっとカゼを引きました。そのときは熱も少し出ました。でも，解熱剤を飲んでからは熱は少しずつ下がって，今は特にカゼの症状はありません。とにかくむくみがひどくて，夜は足のむくみが今よりずっとひどくなります。ちょっと押してみるとボコッと穴が空いたようになり，しばらく経ってやっと元に戻る感じです。

> 今回の水腫の悪化は，外感風寒と関係があると考えるのが妥当である。患者は慢性腎炎によってもともと身体が虚弱しており，外邪を受けやすい。続けて詳しい状況を尋ね，病位・病性・正邪の盛衰を明確にしなければならない。

医師：顔と足のむくみ以外に何か具合の悪い所がありますか？

患者：疲労感があります。何をしても力が入らなくて，特に足がすごく重たくて，腰もだるいです。あと冷えもひどいです。手足は1日中冷たく，1日中，フトンのなかで縮こまって寝ていたい感じで，とにかく身体がだるいのです。

> 患者の病気の本はもともと腎にあり，力が入らない・腰がだるい・手足が冷え身体を縮めて寝ていたいといった症状や，病程が長いことから考えて，腎陽虚の可能性が高い。さらに飲食や二便の状態を尋ね，明確な弁証をしなければならない。

医師：では，舌を出して見せてください。
　[舌診] 舌質淡白で胖嫩・舌周囲に歯痕・舌苔白微膩
（同時に脈もみる）
　[脈診] 脈沈細弱

> 舌と脈の状態は，陽虚によって水湿が内に停滞している可能性が高いことを示している。

医師：食欲はありますか？
患者：あまりありません。食べてもあまり味がしないのです。この病気になってから食事をおいしいと感じることがほとんどありません。ちょっと食べればもう要らないと思ってしまいます。

> 口淡*・納少*と，畏寒*・手足の冷えなど全身の症状を合わせて考えると，脾陽が不調になっていると考えられる。

医師：便はいかがですか？
患者：よくありません。ときには1日に2～3回ありますし，形にもなっていなくて，消化していないものが混ざっているときもあります。でも，水みたいになっているのではありません。量もそれほど多くありません。

> この便の状態は，脾陽が不足し運化*機能が失調したことによるものと考えられる。水腫の患者には尿の異常もよくみられる。尿量や排尿の回数，および排尿時の感覚などを詳しく尋ねる必要がある。

75

医師：尿はどうですか？

患者：夜に比較的多く，2～3回はトイレに行くために起きていましたが，最近むくみがひどくなってからは，その回数も少なくなった気がします。

> 夜間の排尿の回数が多いというのは，腎陽の不足・下焦の虚寒であることを示している。ただし腎陽虚によって気化*できず肌膚にあふれるため尿量は減少する。

医師：排尿のとき何か痛いとか，不快感はありますか？ 色はどうですか？

患者：特にこれといった感覚はありません。色も特別どうということはありません。

> 頻尿・尿意が急迫・排尿時の痛みなどの症状はみられない。これは膀胱湿熱証ではないことを証明している。

医師：のどは渇きやすいですか？ 1日に摂る水分量はどのくらいですか？

患者：ふだんあまりのどは渇かないほうです。水を飲む量も少ないです。ときどきのどが少し渇いて，温かいものを飲むこともありますが，それほど量は飲めません。のどを通らないのです。

> のどの渇きが少ないのは，1つには季節が冬で，陽気が収蔵され，かく汗の量も少ないこと，さらに寒邪は陰邪に属するので，津液を損傷していないことが考えられる。病理面から考えると，水腫の患者で，もし陽気の不足・水湿の内停によるもので熱と化して陰を損傷することがなければ，のどが渇くことは少ない。陽虚によって津液を舌まで行きわたらせることができず，のどの渇きを感じることもあるが，もともと陽虚・水飲の内停であるため，あまり水を飲みたくない，あるいは飲む量は少なく，飲むなら熱いものが欲しくなる。

望・聞・問・切の四診の結果を合わせて得られた病状記録・証名および診断

結果は，以下のとおりである。

【カルテ】
主訴：顔面と下肢の浮腫が繰り返し現れるようになって1年。ここ1週間で悪化。

現病歴：患者はこの1年来，顔面と下肢の浮腫が繰り返し現れていた。腰以下が特に顕著。1週間前に寒気を受けカゼを引き，浮腫の悪化を誘発した。朝起きたときは瞼が腫れ，夕方からは両下肢がむくむ。

所見：顔面および下肢の浮腫。指で押すと凹んだまますぐには元に戻らない。身体や四肢の冷え・疲労感・力が入らない・腰や膝がだるく冷える・顔色㿠白＊・口淡・納少・食欲低下・便溏＊・便の量は多くないが1日に2～3回便通がある・小便短少・舌質淡白で胖嫩・舌周囲に歯痕・舌苔白微膩・脈沈細弱。

【証名】 脾腎陽虚証
【治法】 温腎健脾・化気行水
【処方】 五苓散合真武湯加減

[参考]
五苓散（『傷寒論』）：沢瀉・茯苓・猪苓・白朮・桂枝
真武湯（『傷寒論』）：茯苓・白朮・白芍・附子・生姜

【弁証解説】
患者は1年前に慢性腎炎と診断され，それ以来，顔面と下肢の浮腫が繰り返し現れるようになった。これは中医学でいう水腫の範疇に属する。本症は病程が長く，治癒にも時間がかかる。疾病の期間が長引いているため，脾腎陽虚を引き起こし，水液を温化することができなくなる。そのため三焦の水道の通りが悪くなり，水湿が肌表にあふれて顔面および下肢に浮腫が繰り返し現れる。今回病状が悪化したのは，風寒の邪気を受けたことと密接な関係がある。もともと陽虚の体質なので外邪を受けやすく，風寒に侵されると肺の治節機能〔呼吸・危機などを管理・調節する機能〕が低下し，水道を調節できなくなるため，浮腫の症状が悪化し，指で押してもすぐに元に戻らなくなり，尿量もこれに伴い減少する。陽虚になると，気血の温化・推動機能が低下して，気血が顔に行きわたることができず，さらに水飲の内停も手伝って顔色が白く血の気がなく

なる。脾陽が虚衰し運化機能を失調すると、口淡・納呆*・食欲低下が現れる。腎は二便を主っており、脾腎陽虚になると水穀の精微を吸収する力と排便機能が低下するため、大便がまず硬くなり後にゆるくなるという症状が現れ、1日に2〜3回も排便がある。気が全身に行きわたらず肢体が温煦*されなくなるので、身体や手足の冷え・疲労感・力が入らない・腰や膝がだるくて冷えるなどの症状が現れる。大便溏薄*・舌質淡白・舌体やや胖大・舌周囲に歯痕・舌苔白膩・脈沈細というのは、陽虚によって水湿が内停した象である。

　四診の所見を総合的に考えてみると、脾腎陽虚（水湿内停）証の特徴に一致する。よってこの診断を下す。

【解説】

　水腫は陽水と陰水に分けられる。陽水は発病が急激で、むくみの程度も重く、先に顔面がむくみ、その後全身に広がる場合が多い。皮膚は艶があり薄く、指で押すとへこむがすぐに元に戻る。陰水は発病が緩慢で、むくみの程度は比較的軽く、朝起きたとき顔がむくみ、夕方になると悪化し、指で押すとへこみなかなか元に戻らない。陽水は外感から発病することが多く、表証・実証に属する。陰水は内傷から起こる場合が多く、裏証・虚証に属する。

　本症例の場合、病状が悪化したのは風寒を受けたためであり、朝起きたときの顔面のむくみがひどく、一見陽水のようにもみえる。ただし病程が長く、何度も繰り返し起きていることや、ふだんは下肢のむくみが比較的重いこと、病気の勢いが緩慢なことや、四診から得られた所見を合わせ脾腎陽虚証と診断し、陰水に属すると考えた。本症の場合、本虚に加え外邪にも侵されたものであり、本虚の治療を主に、標実外邪の治療は補助的なものとする。

　陰水の弁証については、病位と虚損の程度をはっきりと見きわめなければならない。本症例の患者は脾腎陽虚証である。臨床ではこの他に、単純な脾陽虚衰証と腎陽衰微証がみられる。そのうち脾陽虚衰証は浮腫に、脘腹脹満*・食欲低下・大便溏薄・舌質淡・舌苔膩または滑・脈緩などの症候が現れることが特徴であり、腰や膝がだるく冷えるなど腎陽虚衰証の症状は現れない。腎陽衰微証は下肢の水腫が著しく、腰や膝がだるく冷える・尿少・舌質淡・舌苔白滑・脈沈遅で無力などの症状が弁証の際の根拠となる。

症例2

●患者：女性，28歳，工員／●診察日時：2003年6月18日午前

若い女性が診察室に入ってくる。体格はやや太りぎみ。顔は丸く，背中も広い。顔はやや赤みが差しており，若干のむくみが見られる。頬の部分に蝶のような形の紅斑があり，にきびのような赤く細かい丘疹もみられる。

> 患者の全身および局所の望診により，陰陽のおおよその属性を判断することができる。この患者の場合は陽証の範疇であると考える。

医師：どうしましたか？
患者：半年前にループス腎炎と診断されて，ずっとステロイド剤を飲んでいます。病状はだいぶよくなったのですが，ここ1週間くらいで顔と足にむくみが出てきました。
（カルテの検査記録から本症の診断に間違いない）

> ループス腎炎とは，全身性エリテマトーデスから併発する腎炎のことである。顔面や下肢の浮腫は発生する可能性が高い重要な症状である。患者はここ1週間で浮腫が再発したと訴えているが，水腫の有無やその程度を詳しく調べて弁証しなければならない。

医師：では，ちょっと見せてください。
　［按診］顔面および両下肢に軽度の水腫がみられるが，押した部分が元に戻る速度は比較的速い。

> 患者に水腫が現れているのは間違いない。発病以来，投薬治療により症状がずっと抑えられていたので，今回の水腫の原因としては，まず外邪の侵入が考えられる。

医師：今回この症状が起こった原因について，何か自分で思いあたる節はありますか？　例えばカゼを引いたとか。
患者：カゼは引いていません。ただ，数日前に顔にできたにきびを引っ掻いてしまって，ちょっと赤くなって，痒くなってしまいました。その後，わりとすぐに顔と足がむくみだしました。

> 痤瘡はまたの名を粉刺といい，青少年によくみられる症状である。その病理は熱・毒・湿・鬱との関係が深い。痤瘡が潰れてしまったところから邪気が侵入する。その邪気の性質は，おそらく風・熱・湿・毒と関係がある。続けて患者のその他の症状を尋ねなければならない。

医師：今回のむくみは顔が先でしたか，それとも足が先でしたか？
患者：顔が先でした。

> 顔面のむくみが先で，発病が急激というのは，陰陽で分けると陽証に属する。

医師：熱は出ませんでしたか？
患者：この1週間，ずっと微熱が続いています。だいたい38℃くらいです。けっこう辛いです。

> 発熱と水腫という陽証の症状があることを合わせて考えると，湿熱から起きた病気であると考えられる。

医師：むくみは朝と夜，どちらがひどくなりますか？
患者：顔は朝起きたときが一番ひどいです。足は1日中あまり変化はありません。
医師：今回のむくみが起こる前は，顔も足もまったくむんでいなかったのですか？
患者：そうです。半年前に発病した頃は足のむくみがひどくて，顔はそれほどでもありませんでした。でもステロイド剤を飲むようになってからずっとむくみは出ていませんでした。今回は顔のむくみが前よりひどくて，足のむく

みは前より軽いです。

> 患者は発病当時，水腫の症状が重かった。投薬により症状は抑えられていたが，完治したわけではなく，水湿が体内に蓄積していた。今回，痤瘡の感染により湿熱毒邪が侵入したというのが，水腫が再発した誘因となった可能性が非常に高い。さらに季節は夏であり，天の暑気は下に降り，地の湿気が上にあがり，人はその交差する地点にいるため，暑湿の邪気を受けやすい。その他に，ステロイド剤を服用中の患者は，湿熱証が現れる可能性が比較的高いという臨床データもある。ただし，さらに詳しい情報を集め，病位や邪正の盛衰を明らかにしなければならない。

医師：他に何か具合の悪い所はありますか？
患者：顔がいつもほてっている感じがしますし，胸の所とお腹もいつも張っている感じがします。ときには息切れがしますし，いつもめまいがして頭が重たいです。体中に重石をつけられたみたいで，ぜんぜん力が入りません。

> 胸腹脹満・頭や身体が重く感じるのは，湿邪が停滞し清陽*がスムーズにめぐらなくなるために起こるものである。

医師：ふだん汗をよくかきますか？
患者：よくかきます。それほど暑くないときでも，他の人に比べて汗をかくほうです。

> 湿熱が勢いよく蒸しあがり津液を体外へ追いやるため発汗が現れている。ただし，湿の性質は粘・滞であるため，汗が出ても熱が引かない。

医師：のどはよく渇きますか？　水をよく飲むほうですか？　口のなかに何か特別な味などしますか？
患者：のどはよく渇きます。冷たいものを飲みたくなるのですが，飲むとそんなには飲めません。口のなかはいつもネバネバした感じで，朝起きたときに

口のなかが苦いこともあります。

> 湿熱が鬱して蒸しあがっているが，水飲が内に停滞もしているので，口とのどが渇いて水を飲んでもそれほど量が飲めないという現象が起きてくる。口のなかがネバネバして苦みもあるというのは湿熱中焦の気を阻滞させていることを表している。湿と土〔脾〕は同類で互いに呼び合うので，湿熱の邪気が最初は外から侵入していても，最終的には脾胃にいたることから，飲食と二便について詳しく尋ねるべきである。

医師：では，舌を出して見せてください。
　［舌診］舌質暗紅・舌苔黄厚膩
　（同時に切診を行う）
　［切診］身体はそれほど熱くない。
　［脈診］脈濡数

> 舌・脈ともに，本症が湿熱の証であることを示している。熱がそれほど高くないのは，湿熱証の発熱の特徴である。

医師：食欲はありますか？
患者：ふだんはステロイド剤を飲んでいるので，食欲はとてもあります。でもここ何日かはあまり食べたくなくて，ちょっと食べればお腹がいっぱいになりますし，少しでも食べすぎると吐き気がしてきます。

> 湿が脾（＝土）の機能を阻害し運化機能が失調するため，消化機能が低下し，胃のむかつき・吐き気が現れる。

医師：便はいかがですか？
患者：ときには詰まり気味だったり，ときにはゆるくなったりです。毎日きちんとあるときもありますが，2～3日に1回ということもあります。それに少し粘り気があるというのか，出すのにちょっと苦労します。

> 便が硬かったり軟らかかったりするのは，湿と熱の勢力が一定しない
> ためで，湿が勝てば水湿が下にさがって便溏となり，熱が勝てば津液
> が損傷され便が硬くなる。さらに湿熱の性質は粘なので，排便のとき
> スッキリとしない。

医師：尿はいかがですか？　夜はトイレに行くために目が覚めたりしますか？

患者：最近，尿の量は少ないです。回数は以前と変わりませんが，量が減った気がします。夜はほとんど起きません。

医師：色はどうですか？　排尿のとき何か痛みなどはありますか？

患者：最近，尿の色は以前より濃くなりました。排尿のときは特に何も感じません。

> 患者の体内には湿熱が壅滞しているため，水液が本来行くべき場所
> 〔膀胱・腸内など〕に行けず，四肢の肌膚にあふれてしまう。また，
> 季節が夏で発汗量が多いことと水湿が内に停滞したことから，のど
> が渇いてもあまり水を飲めないため，尿量が少なくなる。尿が濃い
> 黄色になるのは熱証の症状である。頻尿・尿意急迫・排尿時の痛み
> など，尿路を刺激する症状はみられないので，膀胱湿熱証の可能性
> は排除してよい。

医師：生理はどうですか？

患者：発病してから生理は少ないです。1カ月に1回来るときもありますが，ときには2～3カ月に1回というときもあります。それに，来ても2～3日で終わってしまいます。でもおりものは多いのです。

> 湿が阻滞し気が滞ることに加え，熱邪が陰を損傷し，衝任脈が失調す
> るため，月経量が少なくなる。帯下が多いのは湿熱が下焦に流れ込む
> ことと関係がある。ここでは帯下の状態と色を尋ねなければならない。

医師：おりものはどのような色ですか？　質はサラッとしていますか，それと

もネバッとしていますか？

患者：色は黄色いです。ややネバッとしています。あと少し臭いもあります。

> 帯下が黄色く粘り気があり，臭いもあるというのは，湿熱証であることを証明している。

　望・聞・問・切の四診の結果を合わせて得られた病状記録・証名および診断結果は，以下のとおりである。

【カルテ】
主訴：顔面と下肢の浮腫，また顔面の紅斑を伴うようになってから6カ月。浮腫の再発から1週間。

現病歴：患者は半年前に顔面と下肢に浮腫，顔面に紅斑が現れ，ループス腎炎と診断された。投薬治療を経て病状は好転していたが，1週間前に顔面痤瘡の感染から顔面および下肢の浮腫が再発した。

所見：顔面浮腫と両頬に蝶のような形の紅斑が現れている。顔色は赤く，細かく赤い丘疹が多数みられる。下肢の浮腫は軽度で，発熱（それほど高くはない。38℃以下）・汗が出ても身体の熱が治まらないなどの症状を伴う。その他に，頭や身体が重く感じる・精神疲労・胸腹脹悶*・口が乾いて水を飲みたがるが飲む量は少ない・口のなかが粘り苦い・納呆・食少*・悪心欲吐・便の状態が一定せず質は粘り気が強く排便後もスッキリしない・尿量が少なく色は濃い・月経量が少なく不順・帯下は黄色く粘り気が強く臭いが強い・舌質暗紅・舌苔黄厚膩・脈細数。

【証名】　湿熱蘊脾証

【治法】　分利湿熱・滋陰利水

【処方】　疏鑿飲子合猪苓散加減

[参考]

疏鑿飲子（『世医得効方』）：商陸・沢瀉・赤小豆・椒目・木通・茯苓皮・大腹皮・檳榔子・生姜・羌活・秦艽

猪苓散（『傷寒論』）：猪苓・茯苓・沢瀉・阿膠・滑石

【弁証分析】

　患者は半年前に顔面および下肢の浮腫と，両頬に蝶のような形の紅斑が現れ，ループス腎炎と診断された。ステロイド剤の投与で病状は抑えられていたが，湿熱が完全に身体から去ったというわけではなかった。またステロイド剤により湿熱が発生しやすくなっていたことと，夏で痤瘡が潰れて感染したことが重なり，湿が熱と化し，肺・脾・腎の機能が低下し，顔面と下肢の浮腫が再発した。

　熱毒が顔面に上っているため，顔が赤く，紅斑や赤い丘疹が現れる。湿熱が内で蒸しあがるため，発熱し汗が出る。熱と湿が結びつき，粘・滞という性質が助長されるため，汗をかいても熱が引かない。湿と熱が結びつき，熱は内にこもり，湿は肌膚にあふれ，清竅*を塞ぎ経気を滞らせ，さらに湿の性質は重濁なので，頭や身体が重く感じる・精神不振となる。湿熱は内にこもるので，熱はそれほど高くならない。湿熱が中焦の流れを阻害するので，受納*・運化機能が失調し・昇降の失調・気機の阻滞が起こり，胸腹脹悶・納呆・少食・悪心欲吐となる。湿熱が脾にこもりそれが口に上るため，口中が粘り苦くなり，のどは渇くが飲む量は少なくなる。湿熱が下焦に流れこむため，便が粘り気を帯び排便しにくくなり，それが気機を滞らせ，大腸の伝導機能が乱れるため，大便不調〔便がゆるかったり硬かったりと一定しない〕になり，排便後もスッキリとしない。湿熱が下焦に注ぎ込み，衝任が失調し帯脈が固摂*機能を失うため，月経の量が少なく不順になり，黄色く粘り気のある臭いの強い帯下が増える。舌質暗紅・舌苔黄厚膩・脈濡数というのは，すべて湿熱の象である。

　四診の所見を総合的に考えると，脾胃湿熱証の症候の特徴に符合する。よってこの診断を下す。

【解説】

　本症は陽水湿熱壅盛証に属する。湿熱壅盛各証の鑑別は，まず病変の部位を見きわめ，それを基礎にして湿と熱のどちらが強いかや，虚実が入り混じっているかどうかということにも注意しなければならない。発病の初期段階では，気分に湿熱が留まっており，湿のなかに熱も存在するが，湿が重く熱は軽い場合が多い。病変は主に中焦の脾胃に集中し，脾胃が損傷されるため，運化機能が失調し，そこから体内に湿邪が留まり気機が滞る。そのため胸悶*・上腹部のつかえ・舌苔厚膩などの気分証の証候が現れる。

このとき中気*の盛衰が湿熱の転化を決定する。中気が実していれば病は陽明にあり，中気が虚していれば，病は太陰にある。病が太陰にある場合は，湿が重く熱が軽い。病が陽明にある場合は，湿が軽く熱が重い。湿は上部にのぼり下部にも注ぐという性質があるため，三焦すべてに行きわたりやすく，その他の臓腑にも影響しやすい。湿熱が鬱して蒸しあがり上部の気機が滞ると，軽い場合は頭が何かで包まれたように重くなり，重症なら意識が朦朧とし，おかしなことを口走ったりする。もし，湿邪が小腸に入り込むと，膀胱の機能が滞り，尿が出にくくなる。湿熱が中焦に鬱積する時間が長くなり，熱が盛んになった場合は，津液を損傷し，湿が盛んになった場合は，陽気を損傷しやすい。臨床においては，弁証結果にもとづき証に合わせた治療方法を選択しなければならない。

陽水には，湿熱壅盛証の他に，①風水相搏(はく)証，②湿毒侵淫証，③水湿浸漬(しんし)証などがある。これらの証にはすべて，顔面の浮腫や発病が急激であるといった共通点があるが，病理の本質の違いから異なった症状も現れる。

①風水相搏証は，むくみが現れる速度が非常に速く，四肢の節々が痛み，尿が出にくくなり，風寒または風熱表証の特徴が現れる。治療には疏風解表・宣肺行水を用いる。

②湿毒侵淫証は，最初に瞼が腫れ，その後に全身に回り，悪風発熱が現れ，身体に瘡痍(そうい)〔傷。ここでは潰瘍や瘡瘍〕ができ，ひどくなるとそれがただれるという特徴がある。治療には宣肺解毒・利湿消腫を用いる。

③水湿浸漬証は，全身の水腫と小便短少を基本に，身体が重く感じる・胸悶・納呆・重度の吐き気・舌苔白膩・脈沈緩などの特徴があり，治療には健脾化湿・通陽利水を用いる。

そして，前述の湿熱壅盛証は，全身の浮腫に加え，胸脘痞悶*・煩熱*・口渇・小便短黄*・大便不調・舌苔黄膩・脈濡数などを特徴とする。治療は分利湿熱・滋陰利水を用いる。

臨床では，各証で異なる特徴をよく見きわめ，その証に合った治療法を選択する。陽水は発病が急激なので，水気が心を犯す・肝陽が盛んになる・濁邪が壅滞する・腎虚によって水があふれることによる合併症が現れることもある。臨床では，細心の注意を払い弁証を行い，機を逃さず治療することが大切である。

症例3

●患者：男性，15歳，学生／●診察日時：2003年3月5日

少年が中年女性と一緒に診察室に入ってくる。少年の瞼に浮腫が見られ，目は1本の縫目のように細くなっている。皮膚には艶があり薄い感じである。

医師：どうしましたか？
患者：瞼が腫れてしまいました。
　（以下，患者本人と家族の叙述はすべて「患者」として記す）
医師：いつからですか？
患者：昨日の朝，目が覚めたとき瞼が腫れていることに気づきました。でも，午前中にテストがあったので，特に気にしませんでした。夜にはきっと多少よくなるだろうと思っていたのです。そうしたら，今朝起きたらもっとひどくなっていて，目が線のようになってしまいました。足も少しむくんでいるみたいで，それで診察を受けに来ました。
医師：それではちょっと診てみましょう。
　［按診］顔面に浮腫が見られる。指で押すとへこむ。両足にも少しむくみが見られる。

> 患者は若い男性であり，顔面に浮腫が現れ，発病も急激であることから，まず陽水であると考えられる。ただし，やはり全面的に病状を理解する必要があり，その病因と証を明確にするためにも，発病の経過について特に詳しく尋ねなければならない。

医師：以前にも同じようにむくみが出たことはありますか？　あと，何か大きな病気にかかったことはありませんか？
患者：まったくありません。身体はずっと丈夫で，たまにカゼを引いて，熱を出したことがあるくらいです。

> 既往の慢性疾患はなく，本症も急性の発病で，主に顔面に浮腫が出ていることから，陽水と判断して間違いない。陽水は外邪の侵入によって起こる場合が多いため，関連する症状を尋ね，その外邪および病証の性質を見きわめなければならない。

医師：最近，カゼなどを引きませんでしたか？ またはケガをして感染したようなことはありませんか？

患者：ケガはしていません。でも1週間くらい前にカゼを引きました。微熱が出て，扁桃腺が腫れて，のどがすごく痛かったです。病院にも何回か行って，点滴もしました。ここ2日ほどで熱は下がったのですが，まだ体調はあまりよくありません。

医師：どのように具合が悪いのですか？

患者：何だか全身が熱っぽくて，のども少し痛いし，それに乾いた感じもします。鼻が詰まって，鼻水も出ますし，あと風に当たると鳥肌が立ちます。

医師：では，のどを見せてください。はい，あー，と声を出してください。

患者：あー。

（のどは少し赤くなっている。扁桃腺はそれほど腫れていない）

医師：鼻水はどんな色ですか？ 水っぽいですか，それとも濃いですか？

患者：わりと濃いです。色は黄色っぽいです。

> 発熱・悪寒・咽痛・咽乾・鼻塞・鼻水は黄色く質が濃い，これらはすべて風熱表証特有の症状である。患者は明らかに外感の疾患があり，さらに浮腫が現れている。この段階でまず考えられるのは，風水相搏証である。本証の浮腫の発展は速いので，身体の他の部分にも水腫が現れているかどうかを調べる必要がある。

医師：それでは，舌を出して見せてください。

　[舌診] 舌質やや紅・舌苔薄黄で乾燥

　（同時に脈もみる）

　[脈診] 脈浮数

第1章◇全身症状

> 舌と脈の所見は風熱外感・風水相搏の可能性が高いことを示している。

医師：胸が苦しいとか，動悸とか，息切れといった症状はありませんか？
患者：それはありません。この2日ほど少しめまいがするくらいです。

> 陽水の水腫はおおむね顔面から始まり，その後，四肢および全身に回る。この患者は病変の初期にあたり，この水腫は風が肌表を侵したことにより，肺が宣粛機能と水道の調節機能を失調したことにより，不要になった水液を膀胱まで運ぶことができなくなって現れたものである。病位は主に肺・腎にあり，風水相搏という結論を下して間違いない。水湿が清陽の流れを阻害し，清陽が上昇できなくなり，めまいが起こる。水腫の患者の多くは尿に変化が現れる。これについては詳しく尋ねなければならない。

医師：尿はどうですか？
患者：量が確実に減りました。色も濃くなっています。

> 水飲が内に停滞するため尿量は減少する。色が濃くなったことについては，飲水量・温度・発汗など，その他に原因がないかを確認しなければならない。

医師：ここ2日で，飲んだ水の量はどうですか？
患者：のどがそれほど渇かないので，飲む水の量は今までと変わりありません。
医師：汗をかきますか？
患者：特に運動もしていないので，汗はぜんぜんかいていません。
医師：排尿のとき何か特別な感覚はありますか？　例えば痛いとか。
患者：特に何もありません。

> 水飲が内に停滞しているためであり，津液を損傷していないので，のどは渇かない。

医師：食欲や睡眠はどうですか？
患者：それはまあまあです。
医師：便はどうですか？
患者：以前と変わりません。1日1回です。
医師：しばらくはあまり動かないで，少し安静にしていたほうがいいでしょう。食事はなるべくあっさりとしたものにして，特に塩分は控えてください。尿の検査が済んだら薬を出しますので，家に帰ったら飲んでください。数日後にまた再検査に来てください。

　望・聞・問・切の四診の結果を合わせて得られた病状記録・証名および診断結果は，以下のとおりである。

【カルテ】
主訴：顔面の浮腫が2日。発熱と若干の悪風寒を伴う。
現病歴：患者は1週間前に発熱し，咽頭痛・扁桃腺の腫れが現れたが，治療により好転。2日前，起床時に突然顔面の浮腫が現れた。
所見：顔面に浮腫がみられる。皮膚は薄く艶がある。肢体にも軽度の浮腫がみられる。発熱・若干の悪風寒・鼻水（質が濃く色は黄色い）・咽痛・咽乾・めまいを伴う。飲食と便は正常。小便短少・舌質やや紅・舌苔薄黄で乾燥・脈浮数。
【証名】 風水相搏証
【治法】 疏風清熱・利水消腫
【処方】 越婢加朮湯加減
［参考］
越婢加朮湯（『金匱要略』）：麻黄・石膏・白朮・甘草・大棗・生姜

【弁証分析】

　患者は風熱の邪気を受け，肺衛を侵されたため，悪寒発熱*・咽喉腫痛・鼻水・鼻づまりなど衛表の症状が現れた。治療を受け熱は少し引いたが，風は陽邪に属するため，まず上焦が侵された。肺は上焦にあり，水の上源である。邪気が盛んであったため，肺に入り込み，肺の宣発粛降機能が失調し，通調水道の機能がうまく働かず，膀胱に水液を送ることができなくなる。そして，風と水が互いにからまり交戦し水気があふれるため，顔面から先に水腫が現れ，その皮膚は薄く艶を帯びている。水の上源が不通となり，水液が肌膚にあふれ，膀胱に送られないため，小便短少となる。水飲が内に停滞し清陽が上昇しないためめまいが起こる。風水の邪気が熱を帯びているため，濃く濁った鼻水が出てその色が黄色い・咽痛・咽乾・舌質やや紅・舌苔薄黄で乾燥・脈浮数などの風熱表証の象が現れる。

　四診の結果を総合して考えると，風水相搏証の症候の特徴に符合する。よってこの診断を下す。

【解説】

　風水相搏証は陽水の範疇に属する。臨床では，衛表の症状をもとに病証の寒熱の属性を判断し治療方法を選択する。一般的には，顔面および下肢の浮腫・小便短少など，水気があふれることによる諸症状以外に，悪寒・発熱・鼻づまり・咳嗽など衛表の症状が現れることが多い。風熱であれば，濁涕*・咽痛・小便短赤*・関節がだるく痛む・舌質紅・舌苔薄膩または薄黄・脈浮数または弦数などの症状が現れる。風寒であれば，悪寒・無汗・発熱(微熱)・舌苔薄白・脈浮緊または弦などの症状が現れる。

　本症は急性糸球体腎炎などによくみられる。臨床では検査結果と照らし合わせ，疾病の診断を明確にしなければならない。

まとめ

　浮腫とは，全身もしくは局所の水腫のことをいう。指で押すと肌がくぼみ，すぐには元に戻らないという症状である。元代・朱丹渓が，浮腫を陽水と陰水に分類し，これが後世まで受け継がれている。

　水腫の原因は，肺・脾・腎の3つの臓器の水液代謝が失調したことによるものが多い。そこから体内の水湿が停滞し肌膚にあふれ，顔面・四肢・腹部に，ひどいときには全身に浮腫が及ぶこともある。さらに重症になると胸水・腹水も現れる。軽症の水腫であれば，顔面・瞼に虚浮が現れ，手足はむくむが指で押してもくぼまないか，あるいはくるぶしの辺りのむくみを指で押すとくぼむがすぐに回復するという症状が現れる。少し重症になると，膝下の浮腫で指で押すとくぼみすぐに元に戻らないという症状が現れる。さらに重症になると，全身に浮腫がみられ，腹部が張り，胸がつかえるような感覚があり，寝ると息が荒く速くなる。水腫の多くは小便不利*と同時に起こる。水腫の発病は多くの臓腑と関係があり，病因もさまざまな方面にわたる。

　水腫の弁証については，まず陽水か陰水のどちらであるかをはっきりさせなければならない。臨床では，風邪・水気・湿毒・湿熱などの邪気を受け，表・熱・実証の症候がみられるものは，陽水とみなして治療法を選ぶ。飲食労倦*・房労過度・損傷正気などの病機で，裏・虚・寒証の症候が現れているものは陰水とみなす。ただし，陽水も陰水も，発病後ずっとそのまま性質を変えないというものではない。例えば，陽水が治癒できずに長引くと，正気が衰え，水邪の勢いが盛んになり，陰水に変わることもある。また，陰水の状態（むくみがひどくない状態）のときに，新たに外感の邪気を受けると，水腫の勢いが激しくなり悪化することがある。このように標証がひどい場合には，「急なればその標を治す」の原則どおり，まず陽水の治療から始めるようにする。ただしその際には，祛邪と同時に正虚*を補うことも考えなければならない。

　水腫の病機は肺・脾・腎の3つの臓器との関連が深いが，腎が最も大

きな鍵を握っている。治療方法には，発汗・利尿・攻逐・健脾・温腎・降濁・化瘀などがある。

　水腫の初期には，無塩の食事を摂り，むくみの勢いが収まってから低塩に移行し，その後，少しずつ普通食に戻していくとよい。本症は，辛いもの・味の濃いもの・タバコ・酒などの刺激物を避け，もし栄養不良の場合は，あっさりした味のものを食べるようにする。塩分の摂取量にあまり過敏になる必要はない。この他には情緒の安定・規則的な生活・カゼの予防などに注意し，過労にならないようにし，性生活も控えるようにする。これにより元気の損傷および病状の悪化を防ぐことができる。

【参考文献】

① 『素問』湯液醪醴論

[原　文]「平治於権衡，去宛陳莝，微動四極，温衣，繆刺其処，以復其形，開鬼門，潔浄府，精以時服，五陽已布，疏滌五臓，故精自生，形自盛，骨肉相保，巨気乃平」

[口語訳] この病気を治療するには，病状が重いか軽いか，急性か慢性か，陰陽のバランスはどうかなどをよく見きわめて，長く身体に留まっている瘀血や水液を取り除き，適度に身体を動かし，服を少し多めに着て身体を冷やさないようにする。場合によっては，針治療をするのもよい。これらの治療により元の姿に戻るのである。また，発汗や利尿の方法で水邪を取り除けば，身体の津液の生産と流れが回復し，五臓の陽気も回復して，不必要な水液の排泄をさらに促すことになる。このようにして，精気が体内に生まれ，身体も充実し，筋骨も正常な状態を保てるようになり，正気が正常な状態になるのである。

② 『証治要訣』

[原　文]「遍身腫，煩渇，小便赤渋，大便多閉，此属陽水，遍身腫，不煩渇，大便自調或溏瀉，小便雖少而不赤渋，此属陰水」

[口語訳] 全身がむくみ，煩渇・小便赤渋〔尿の色が赤に近い黄色で尿が出にくくなる〕・大便多閉〔便秘が現れ便の多くが排出できない〕が現れるのは陽水に属する。全身がむくみ，煩渇〔イライラしやすく口渇がある〕がなく，便に異常がみられないもしくは溏瀉，小便は量が少ないが赤渋のみられないものは，陰水に属する。

6 半身不随

症例 1

●患者：男性，68歳，工員（退職）／●診察日時：2001年3月21日

老人男性が家族に支えられて診察室に入ってくる。肥満体型で，足取りはヨロヨロとしている。顔や目が赤く，顔面の左側の皺や鼻唇溝が浅くなって，筋肉が弛緩している。

> 全身の望診から中風であると判断できる。家族が言うには，中風のことで診察を受けに来たとのことである。

医師：中風になってからどのくらい経ちますか？
（患者は話をするとき，言葉がつかえがちではっきりせず，少し涎も出てくる。そのため病状の論述はほとんど家族が代わりに話したものである。以下の「患者」の部分は，本人と家族両方の叙述を含む）
患者：2週間ちょっとになります。ずっと入院していて，退院したばかりです。
（カルテの記載によると，患者は粥状動脈硬化・高血圧・高脂血症などの既往症があり，半月ほど前，身体の片側の運動障害により入院した。CTなどの検査結果から脳血栓が形成されていると診断された。現在，脳の血液循環の改善・抗凝固・血栓の溶解治療などを行っている）
医師：はじめはどのような状況でしたか？
患者：ある朝起きてみたら，突然口が曲がって左の手足の自由が利かなくなっていました。

> 高齢者が突発的に身体の片側の自由が利かなくなり，口や目のゆがみや，言葉がつかえがちになるなどの症状を伴う場合，大部分が中風である。患者の既往症や今回の発病の誘因について詳しく尋ねなければならない。

医師：以前，どのような病気にかかったことがありますか？
患者：ずっと高血圧で降圧剤を飲んでいました。でも最近は，血圧がずっと高めでした。
医師：では，ちょっと血圧を測ってみましょう。
（血圧：150／95mmHg）
医師：自分自身の感覚はいかがですか？
患者：入院した頃よりは多少よくなりましたが，でも，まだ左の手足の自由は利かなくて，人か壁にでもつかまって少し歩くのがやっとです。手は箸がまったく使えません。

> 半身不随の弁証では，併発する症状にもとづいてその性質を判断する必要がある。

医師：左側の手足の感覚はどうですか？
患者：左半身は右半身に比べ鈍いです。痛みはまったくないのですが，ちょっと硬く痺れが出ている感じです。

> 邪気が阻滞し，経脈の通りが悪くなると，肌膚に栄養が行きわたらず病変側の肌膚や半身に痺れや知覚障害が現れる。

医師：他にどこか具合の悪い所はありますか？
患者：あります。一日中頭が張っている感じで，常に耳鳴りがします。イライラして，すぐ怒鳴りたくなります。

> 肝陽上亢証は，高血圧患者によくみられる証候である。陰が陽を制御できず肝陽上亢となり，めまい・耳鳴り・顔色や目が赤い・心煩*・易怒*などの症状が現れる。

医師：ふだんからどのような性格でしたか？

患者：私は非常にせっかちでして，今回の発病で，どの医者もこの病気はイライラすることと関係があると言っていました。発病の前日も家のことで息子ともめて，そのときも私は頭に血がのぼってしまって，息子は今もそのことをひどく気に病んでいます。

> 情志不遂*によって肝の陽気が激しい勢いで上昇するため，肝風が起こり発病にいたった。

医師：では，舌を出して見せてください。

[**舌診**] 舌尖が震えてやや右に傾いている・舌質紅・舌苔黄膩。

（同時に切診を行う）

[**切診**] 左側の筋肉に力がなく感覚は鈍い。

[**脈診**] 脈弦滑細数

> 舌と脈の状態は，陰液が不足して陽を制御できなくなり陽が亢進し（陰虚陽亢*），肝風が内動し痰を挟み上部をかき乱したことによる症状に符合する。

医師：痰は出ますか？

患者：よく出ます。

医師：どのような色の痰ですか？

患者：白くてネバネバしています。

医師：食欲はありますか？

患者：食欲はまあまああるのですが，とにかく不便で，よくご飯をこぼします。以前は食欲はすごくあるほうで，酒もよく飲んでいました。まったく節制し

ていませんでした。きっとそれで高血圧や高脂血症になってしまったのだと思います。

> 食欲が旺盛ということは，脾胃機能は問題なかったと考えてよい。ただし，食生活に関してまったく節制をしていなかったため痰濁内生となり，このことが今回の発病と関係が深いといえる。

医師：便と尿の調子はいかがですか？
患者：いつも便秘ぎみです。2〜3日に1回くらいで，それにすごく硬いです。病気になってからはさらにひどくなりました。2週間に3回くらいしか出なくて，しかもウサギの糞みたいです。尿の量も少ないし，色もすごく黄色いです。

> 便秘は中風患者によくみられる症状である。肝の陽気が亢進し陰液不足となり血も少なく涸れてしまいそうになるため大腸の伝導機能がスムーズにいかなくなって起こる。ふだんから便秘だったということは，これもまた本症の病機と関係があると考えられる。

医師：腰が痛いということはありますか？
患者：あります。病気になる前からよく腰が痛くて，歩くのも辛いことがありました。

> 患者はもともと肝腎陰虚・肝陽上亢の病理的基礎があり，今回，陽が亢進して内風を生じたため半身不随になった。

　望・聞・問・切の四診の結果を合わせて得られた病状記録・証名および診断結果は，以下のとおりである。

【カルテ】
主訴：左側半身不随となって2週間。

現病歴：患者は長年高血圧で，肥満体型であり，常にめまいや腰膝酸軟＊などの症状を訴えていた。2週間前，情緒の刺激により，翌朝目覚めたときに，左半身に運動障害が発生していた。

所見：左半身の運動障害・感覚の麻痺・口眼歪斜・口角から涎が出る・舌がこわばって言語障害が起こる。また，めまい・耳鳴り・腰膝酸軟・心煩・易怒・顔や目が赤い・大便乾結＊・小便短黄＊・舌体不正〔舌体の位置が歪んでいる〕・舌質紅・舌苔黄膩・脈弦滑細数。

【証名】　肝陽化風証
【治法】　平肝潜陽・滌痰通絡
【処方】　鎮肝熄風湯合天麻鉤藤飲加減

[参考]

天麻鉤藤飲（『雑病証治新義』）：天麻・釣藤鉤・石決明・牛膝・杜仲・桑寄生・黄芩・山梔子・益母草・夜交藤・朱茯神

鎮肝熄風湯（『医学衷中参西録』）：牛膝・竜骨・生白芍・天門冬・麦芽・代赭石・牡蛎・玄参・川楝子・茵蔯蒿・甘草・亀板

【弁証分析】

患者は長年高血圧で，ふだんから肝腎陰虚・肝陽上亢で，常にめまいや腰膝酸軟を訴えていた。また，飲食の不摂生により痰濁が内生したり肥満となったりしていた。情志不遂・急躁＊・易怒によって肝陽が妄動し，肝風が痰を挟み経絡を阻滞したため，脈絡の気の運行がスムーズでなくなり，左半身不随・感覚が鈍い・口眼歪斜・口角から涎が出る・舌がこわばり言語障害が起こるなどの症状が現れた。肝陽上亢によって陰が陽を制御できなくなり，清空＊をかき乱し気血が絡脈に壅滞するため，めまい・耳鳴り・顔や目が赤い症状が起こった。痰濁が内を阻滞するため，白く粘り気のある痰が出る。大便乾結・小便短黄は陽亢によって陰液が消耗したことによる。舌質紅・舌苔黄膩・脈弦滑細数は，すべて陰虚による陽亢痰阻の象である。

四診の結果を総合的に考えてみると，肝陽化風証の症候の特徴に符合する。よってこの診断を下す。

【解説】

　肝陽が盛んとなり内風を生じる中風と，脈絡が空虚となり風邪が経絡に侵入して起こる口眼歪斜・肌膚不仁〔感覚麻痺〕とは，しっかりと区別しなければならない。

　後者は，正気が不足し経絡が空虚となり肌表の腠理がゆるくなったため風邪が侵入し，風邪が痰湿を動かし，痰湿が経絡に入り込み，気血の通りを塞いで発病するものである。

　一方前者は，多くは肝腎の陰液が不足し肝陽が亢進し腎陰が肝を滋養できなくなることにより，風陽が清空をかき乱し，また痰が経絡を阻害して発病するものである。

　両者の症状は似ているが，脈絡が空虚となり風邪が経絡に侵入して起こる口眼歪斜・肌膚不仁は風邪を受けているため，発熱悪寒など表証の症候が現れ，裏熱証の症状はほとんど現れない。主な症候は舌苔多白膩・脈浮数などで，治療には祛風通絡・養血和営を用いる。一方，肝陽が盛んとなり内風を生じる中風は，肝陽が亢進し気血が上にのぼり逆乱して起こる裏熱証の症状，例えば，頭痛・めまい・顔や目が赤い・舌質紅・脈弦数などの症状が現れる。治療には平肝潜陽・滌痰通絡を用いる。

症例2

● 患者：**女性，53歳，幹部**／● 診察日時：2000年11月21日

中年女性が家族に車椅子を押してもらって診察室に入ってくる。顔色淡白で，口と目が少し歪んでいる。顔面右側の額の皺や鼻唇溝が浅くなっている。顔面の筋肉が弛緩し，口元からは涎が垂れている。

医師：中風になってどのくらい経ちますか？
患者家族：2カ月ちょっとです。当時，CTを撮った後の診断は脳溢血でした。
　　　（本人は声に力がなく，言葉もはっきりしないので，家族が代わりに答える）

> 出血性の中風は一般的に病状が重い。患者は診察当時すでに発症から2カ月以上経っており，すでに危険な時期は過ぎている。ただし，やはり発病の状況を詳しく尋ね，弁証の助けにしなければならない。

医師：発病当時はどのような状況だったのですか？

患者家族：当時，ちょうど家が引越しをしていたのですが，母はもともと血圧が高くて，薬を飲んでも思うように下がっていなかったので，私たちも母には手を出させませんでした。でも，母が私たちの運んでいる荷物がすごく重そうなのを見て，どうしても手伝うといって聞かなかったのです。それで，運ぶのを手伝っているうちに倒れてしまいました。はじめはそれでもまだ意識が少しあって，頭痛がするとか，めまいがするとかいって，朝食べたものを全部吐いてしまいました。病院に運び込まれたときにはもう意識はありませんでした。医者が言うには，3日経ってからやっと意識が戻ったそうです。でもそのときには，右半身がまったく動かなくなっていました。退院して，医者はもう出血したところはすべて吸収されたけれど，機能の回復があまりよくないと言っていました。それで，中医でみていただきたいと思いまして。

> この患者は長期にわたって高血圧であり，突然激しい労働をしたため肝の陽気の勢いが激しくなり気血が上にのぼり逆乱し，臓腑に風が中(あた)ってしまった。そして，意識が戻ってからも多くの後遺症が残ってしまった。このため，時機を逃さず，積極的に治療を進めていかなければならない。

医師：現在は主にどのような状況なのですか？ 右半身は手足ともまったく動かせませんか？

患者家族：はじめはまったく動かなかったのですが，病状が落ち着いてからはリハビリもして，少しは自分で身体を動かせるようになりました。でも，歩いたり，ものを持ったりはまだダメで，本人もすごくじれったがって，でも，言葉もろくに喋れないので，情緒も不安定で，よく1人で泣いています。

第1章◇全身症状

> 患者の主な症状は半身不随であり，しかも発病してからすでに一定の時間が経ってしまっているので，虚実夾雑であると考えるのが妥当であるが，さらに病状の情報を集め，明確に弁証をしなければならない。また，患者は現在，気分が落ち込んでいるので，患者を励まし，病気と闘うための自信をもたせなければならない。

医師：では，私の手をしっかり握ってみてください。
　（患者の右手はものを握っても力がなく，手をとってもすぐダラリとしてしまう。右半身の手足には軽度の浮腫がみられる。指で押すとくぼんでしまう）

> 手足の浮腫は，発病からの期間が長いために気血の運行がのびやかでなくなり水津内停となったことと関係が深いと考えられる。

医師：では，舌を出して見せてください。
　[舌診] 出した舌はやや曲がっている。舌質淡紫・舌苔薄白で中心部から根部はやや膩。
　（同時に脈をみる）
　[脈診] 脈細弱

> 舌体歪斜・舌質淡紫・中心部から根部の舌苔がやや膩というのは，血瘀によって痰が阻滞していることを表している。脈が細弱なのは，疾患が長引いたための気血不足の表れである。

医師：食欲はありますか？
患者家族：ありません。食べるにも何しろ不自由で，しょっちゅうこぼしてしまい，気分的にも落ち込んでいるので，食べさせてもほとんど食べません。

> 食欲不振は，病程が長いことから気血不足になり，脾胃が損傷していることを考えなければならない。少しずつ何回にも分けて食事をするように心がけ，脾の運化*作用を助けるようアドバイスする必要がある。

医師：便と尿はいかがですか？
患者家族：便は少ないです。発作の後は3～4日に1回くらいです。尿は病院にいて点滴をしていた頃は多かったのですが，今は少ないです。飲む水の量も少ないです。

> 便が少ないのは，1つには食べる量が少ないのと，もう1つには気血不足で大腸を動かす力が足りなくなっていることも関係している。

医師：めまいはしますか？
（患者がうなずく）
患者家族：身体もだいぶ弱っているらしく，いつも目を閉じています。こちらが話しかけたり，リハビリをするときに，やっと目を開ける程度です。

> 各症状を合わせて考えると，めまいは気血の虧損，あるいは経絡の阻滞によって，気血が頭部を濡養できないことと関係していると判断できる。

医師：ふだん汗をかきますか？
患者家族：よくかいています。この天候でも，毎日上から下まで全部服を着替えなければなりません。脱いだ服はだいたいみんな湿っています。
医師：汗は昼間によくかきますか？ それとも夜ですか？
患者家族：昼間のほうが多いですね。朝起きたときには，服を着替える必要はありません。
医師：（患者に）ふだんさむけはしますか？
（患者が首を横に振る）

患者家族：さむけはそれほどしないようです。一日中ベッドのなかですが，フトンは私たちと同じくらいしかかけていません。

> 自汗*は気虚によって肌表が固摂*できないことと最も密接な関係がある。

望・聞・問・切の四診の結果を合わせて得られた病状記録・証名および診断結果は以下のとおりである。

【カルテ】
主訴：半身不随・口眼歪斜となって2カ月余り。
現病歴：患者は長い間，高血圧で，2カ月ほど前に疲労がきっかけで中風になった。四肢が痺れて力が入らない・頭痛・めまい・嘔吐といった症状が現れた後に，昏睡状態になり，尿・便を失禁し，救急治療を受け危機は脱した。
所見：右半身の運動麻痺・軟弱無力・口眼歪斜が現れ，口元からは涎が流れ，言語障害もある。また，めまい・自汗・手足の浮腫・顔色淡白・少気*・懶言*・便秘・舌体不正・舌質淡紫・舌苔薄白で舌中心部から根部はやや膩・脈細弱やや渋。
【証名】 気虚血瘀証
【治法】 益気養血・活血通絡
【処方】 補陽還五湯加減
[参考]
補陽還五湯（『医林改錯』）：黄耆・当帰・赤芍・地竜・川芎・紅花・桃仁

【弁証分析】
患者は長年，高血圧症を患っており，引越しの際，突然激しく動いたため，肝の陽気の勢いが激しくなり，気血が上にのぼり逆乱したため痰火が清竅*を包み込み，内風が起こり，それが臓腑に直中し，四肢が痺れて力が入らない・頭痛・めまい・嘔吐といった症状が現れた。その後，人事不省・二便の失禁にいたった。救急治療により一命はとりとめたが，経絡阻滞の病理因子はまだ完

全に取り除かれていないことに加え，疾患が長引いたため，気血が不足し運行が無力となり，血の運行が瘀血により滞ったため，脈絡の循環の滞りを悪化させた。そのため右半身が軟弱になり，運動機能障害・口眼歪斜・言語障害などの症状が後遺症として残り，回復もやや遅い。津血同源であるため，血の運行が瘀血により滞ると，津液の運行もまた滞り，水津が内に停滞し，手足の浮腫が起こる。気血の不足あるいは運行がスムーズでないため，頭や顔面部を濡養できなくなり，めまいが現れるようになる。気虚から肌表が固摂できず汗孔がしっかり閉じなくなると津液が外部に排泄されるため，自汗が現れる。口眼歪斜・経脈が弛緩するため，口元から涎が垂れてしまう。気血の不足により大腸を動かす力が足りず，また腸の水分が足りなくなり，便秘が起こる。顔色淡白・脈細弱というのは，気血の不足・機体〔生体〕の失養の表れである。気虚血瘀から舌質淡紫・脈細やや渋となる。舌苔がやや膩なのは，痰濁が完全に去らず体内に残っているためである。

　四診の結果を総合的に考えると，気虚血瘀証の症候の特徴に符合する。よってこの診断を下す。

【解説】

　①気虚血瘀の半身不随と，②肝腎虧虚の半身不随は以下のように区別する。
①気虚血瘀の半身不随は，気血の不足・瘀血が絡脈を阻滞することから，気血の運行が悪くなり起こる場合が多い。顔色淡白・少気・懶言・自汗・疲労感・舌に瘀の症候が現れ，脈は細渋といった症候が特徴となる。治療には益気活血通絡を用いる。
②肝腎虧虚の半身不随は，病が長引いたことから肝腎の精血が満たされず，筋脈が濡養されなくなり起こるものであり，筋肉や筋がこわばる・腰膝酸軟・耳鳴り・めまい・舌質紅・舌苔少・脈弦細などの症候を特徴とする。治療には滋陰養血通絡を用いる。
　中風の回復期には，投薬治療の他に針灸・推拿按摩療法も合わせて行い，また早期にリハビリも始める。これにより治療効果を高めることができる。

まとめ

　半身不随は，またの名を偏癱（へんたん）といい，左半身もしくは右半身上下肢の癱瘓（たんたん）〔半身不随〕，自由に身体が動かせないことを指す。多くは中風患者にみられる症状である。患側の顔面に口眼歪斜が現れ，病程が長くなれば，四肢が痩せ細り，痺れや感覚障害も現れる。

　半身不随は痿証の運動障害と区別しなければならない。痿証は，四肢の筋肉が軟弱・弛緩して起こる運動障害であり，多くは四肢または下半身の対称性の癱瘓であり，ここでいう半身不随とは異なる。本症は虚証でも実証でも起こるので，病状にもとづきしっかりと弁証しなければならない。

　中風の半身不随は多くは高血圧患者に起こり，誘発因子はさまざまである。例えば，気候の変化であるとか，情緒の急変であるとか，急激に動いてしまったとか，飲食の不摂生などである。したがって，高血圧の患者は適度で規則正しい生活を心がけなければならず，血圧が急激に上がるようなことは極力避けなければならない。そうすることにより本症の発生はかなり有効に防げる。

【参考文献】

① 『金匱要略』
[原　文]「夫風之為病，当半身不遂，或但臂不遂者，此為痺」
[口語訳] 風による病では半身不随が起こる。手足が利かなくなるのは，痺という。

② 『症因脈治』
[原　文]「半身不遂之症，或一手一指，先見麻木，一年半載，漸漸不能挙動，此病起於緩者。或痰火内作，忽而僵僕，少頃即蘇，半身不能挙動，此病因於火而急者。二者皆無表邪形象，故而内傷半身不遂也。半身不遂之因，或気凝血滞，脈痺不行，或胃熱生痰，流入経隧，踞絶道路，気血不得往還，或者結痰，沈数者酒湿，脈虚気虧，脈細血少」

[**口語訳**] 半身不随の症は，まず手や指が痺れ，1年半ほどの間に徐々に動かせなくなる。これは発病が緩慢な場合である。または痰火が内生し，突然硬直して倒れ，しばらくすると目覚めるが，そのときには半身不随になっている。これは火により発病するもので，急症である。両者とも外邪の侵入はなく，内傷による半身不随である。半身不随の原因は，気凝血滞から脈〔筋〕が痺れ不行となる，または胃熱から痰が生まれ経遂に流れ込み，道路を塞いでしまい気血が運行できなくなる，あるいは結痰などがあり，脈沈数であれば酒湿〔過度の飲酒から起こる湿熱証〕であり，脈が虚であれば気虧であり，細であれば血少〔血虚〕である。

7 黄疸

症例1

● 患者：男性，35歳，工員／● 診察時間：2003年5月13日午前

青年が診察室に入ってくる。白目や皮膚が明らかに黄色くなっており，その色は鮮やかである。元気はない。

> 黄疸は陽黄と陰黄に分類される。この患者は顔面の皮膚も目もすべて黄色くその色は鮮やかであり，陽黄の特徴に一致する。ただし，その他の症状も詳しく尋ね，総合的に分析し判断しなければならない。

医師：どうしましたか？
患者：半月前に突然39℃近い熱が出ました。そのときは吐き気もしました。それで人民医院へ診察を受けに行き，治療と検査をしたのですが，結果はA型肝炎だと言われました。3日ほどで熱と吐き気は治まったのですが，全身に黄疸が出ました。その後長い間，家で休んでいたのに，まだよくなりません。それで中薬を試してみたいと思ってやってきました。
（カルテを見て検査結果から急性A型肝炎の診断に間違いない）
医師：全身の黄疸が出てからどのくらい経ちますか？
患者：1週間くらいになります。でもはっきりした時間はわかりません。

> A型肝炎患者の黄疸は2～6週間続く。中薬治療で黄疸の消失や身体の回復を促すことができる。患者の当時の自覚症状などを詳しく尋ね，弁証を進めていかなければならない。

医師：今もまだどこか具合の悪い所がありますか？
患者：全身がだるくて，食欲もまったくありません。お腹が一日中張っている

感じがします。脂っこいものは見るだけで吐き気がします。夜もよく眠れません。胸の辺りも何かが詰まったような感じで，息苦しいですし，何かにつけてイライラしてしまいます。（右脇腹を指して）あとこの辺りが張った感じで痛みます。

> 全身の倦怠感があり，食欲低下・脂っこいものを食べたくない・吐き気・胸悶*・心煩*・脘腹脹満*・右脇腹部の脹痛，これらはすべて本症の患者によくみられる症状である。陽黄は湿熱から起こるものであるが，さらに湿が熱より重いものと，熱が湿より重いものの2つの基本証に分けられる。証が違えば治療法も異なってくるため，注意深く弁証しなければならない。

医師：今でも熱っぽい感じがしますか？
患者：最近は体温を測ってもまったく正常なのですが，自分では身体のなかがすごく熱い感じがします。手足も熱いですし，身体全体がほてっていて気分が悪いです。

> 体温が上がっていないにもかかわらず，患者自身は身体が熱く感じるのは，邪熱がまだ去りきらず，身体のなかから外に熱が蒸しあがるように伝わってきていることを表している。

医師：では，舌を出して見せてください。
　[舌診] 舌質紅・舌苔黄膩
　（同時に脈をみる）
　[脈診] 脈濡数

> 舌と脈は湿熱が内に集積している象である。

医師：のどは渇きますか？
患者：一日中渇いています。水もよく飲むのですが，あまり効果がありません。あと，そういえば，口のなかがすごく苦いです。

> のどが渇いて水をたくさん飲むのは，邪熱が津液を損傷する典型的な症状である。口が苦いのは，湿熱が集積して蒸しあがり胆気が上にのぼり逆乱したことと関係があると考えられる。

医師：便の調子はいかがですか？
患者：病気になってからずっと便秘です。今などもう5日も便通がありません。出たとしてもすごく硬くて，トイレに行ってもとても大変です。それと色が以前より薄くて，灰色に近い白という感じです。

> 便秘であり，さらに便が硬く出にくいというのは，陽明の熱が盛んになったことと関係がある。腑気不通によって脘腹脹満が起こる。大便が陶土のような色になるのは，胆汁が常道からあふれ出したことと関係がある。

医師：尿はいかがですか？
患者：すごく黄色いです。熱が出ていた頃は濃いお茶のような色でした。それに量も以前よりずっと少ないです。でも最近はよく水を飲んでいますので，量は少し増えましたが，色は相変わらずです。

> 小便短少で色が濃いのは，湿熱が内で盛んとなり津液を損傷したことによるものである。

医師：皮膚は痒くありませんか？
患者：少し痒いです。

> 皮膚瘙痒は黄疸と関係する。湿熱が内で蒸しあがり胆汁が外にあふれ皮膚に影響したものである。

医師：汗をよくかきますか？
患者：身体にはかかないのですが，頭にはよくかきます。いつも汗を拭いてい

109

る感じです。

> 中焦の湿が鬱して熱と化し蒸しあがった場合，頭部によく汗をかく。

医師：A型肝炎になった原因に何か心当たりがありますか？
患者：1カ月前に出張で他省に行き，いつも屋台で食事をしていたので，たぶんそのときに感染したのだと思います。

> 患者はある程度の医学知識があるようである。本症の感染ルートは主に経口感染であり，不衛生な水や食品との関係が密接である。本症は一定の潜伏期間があるので，半月経ってようやくその症状が現れたのである。

医師：以前に何か大きな病気をしたことはありますか？
患者：ありません。

望・聞・問・切の四診の結果を合わせて得られた病状記録・証名および診断結果は，以下のとおりである。

【カルテ】

主訴：顔・目・全身に黄疸（鮮明な色）が現れてから1週間余り。全身の倦怠感と食欲低下を伴う。
現病歴：患者は1カ月前に，不衛生な食生活をしていたことがあり，半月前に突然，吐き気などの症状を伴う高熱が出た。病院へ行ったところA型肝炎と診断された。治療を受けた後，熱は引いたが，その他の症状はまだ残っている。1週間ほど前から全身に黄疸が出始め，現在もそのまま引かない状態である。
所見：顔・目・全身に黄疸が現れており，その色は鮮明で皮膚瘙痒を伴う。その他に身体がほてっているという自覚症状や，全身の倦怠感・胸悶・心煩・吐き気・食欲低下・脂っこいものを見ると吐き気がする・右脇脹痛・脘腹脹満・頭部の発汗・のどが渇きよく水を飲む・口苦・便秘・便が硬く排便困

難・便の色が薄い・小便短小で色が濃い，などがみられる。舌質紅・舌苔黄膩・脈濡数。

【証名】 肝胆湿熱証（陽黄で熱が湿より重い）
【治法】 清熱利湿・通腑退黄
【処方】 茵蔯蒿湯加味
［参考］
茵蔯蒿湯（『傷寒論』）：茵蔯蒿・山梔子・大黄

【弁証分析】

患者は1カ月ほど前に不衛生な食事をして，これが発病の原因となった。湿熱・疫毒が内に集積し外部に排泄できずにいたのであるが，日が経つにつれ熱が外に蒸しあがり，突然，高熱が出た。邪気が中焦を阻害するため胃失和降*となり吐き気がする。外熱は治療により解除されたものの，内にはまだ疫毒が存在しているため，吐き気などの症状が完全にはなくならない。湿熱が肝と胆を犯すため，肝の疏泄機能が低下し，胆汁は常道に納まらず肌表にあふれ，膀胱にまで達してしまうため，顔・目・身体すべてに黄疸が現れ，皮膚瘙痒となり，尿量は少なく色は濃くなり，便の色が白っぽく陶土のような色になる。胆汁が上部にもあふれるため，口のなかが苦くなる。熱は陽邪であるため，黄疸の色が鮮明になる。湿熱が集積し阻害するため脾胃の昇降や納運が失職し，胃気が上にのぼり逆乱するようになり，食欲低下・吐き気・脂っこいものを見ると吐き気がする・脘腹脹満などが現れる。湿熱が集積して蒸しあがったことから肝胆の疏泄機能が失調し，気機がスムーズに流れなくなるため，胸悶・心煩・右脇腹の脹痛が起こる。中焦で湿熱が集積し簡単に発散できなくなることから湿が鬱して熱と化し蒸しあがり，津液が上部へ追いやられるため，頭部に汗をかく。自覚的な発熱・口が乾き水を飲みたがる・便秘・尿黄・舌質紅・舌苔黄膩・脈濡数というのは，すべて湿熱内蘊の象である。

　四診の結果を総合的に考えると，肝胆湿熱証の熱が湿より重いという症候の特徴に一致する。よってこの診断を下す。

症例2

- ●患者：女性，21歳，看護師／●診察日時：2002年8月29日午前

若い女性が診察室に入ってくる。顔や目に黄疸が出ており，元気がない。

医師：どうしましたか？
患者：1カ月前にB型肝炎にかかっていることがわかったのですが，これだけ長い間治療を続けているのにまだ黄疸が引きません。
医師：以前のカルテを見せていただけますか？
患者：はい，これです。
医師：（カルテを見ながら）入院して，だいぶ長い期間治療をしているのですね。
患者：そうです。入院して1カ月以上になります。
（7月17日の検査結果によると，血清ビリルビンとGPT値が明らかに高くなっている。尿中のビリルビンは陽性，血清の「両対半」(注1)は「大三陽」(注2)であり，血清HBV-DNA定量は陽性。患者は17日から本市の某総合病院に入院しており，肝庇護療法と血清トランスアミラーゼ降下剤・抗ウイルス薬，および茵梔黄注射液を用いて治療を行い，8月21日に処方した薬をもらい退院した。8月19日の肝機能検査では，血清のGPTおよびビリルビンの数値は以前に比べて多少の改善がみられるが，それでも正常値よりはるかに高い数値である）

注1：血清「両対半」とは，①HBs抗原，②HBs抗体，③HBe抗原，④HBe抗体，⑤HBc抗体の5項目検査のことをいう。
注2：「大三陽」とは，上記検査結果のうち，①③⑤が陽性になることをいい，①④⑤が陽性になることを「小三陽」という。

> 発病してからの期間が短く，黄疸も顕著で，検査結果の値も陽性であることを示している。急性黄疸型B型肝炎という診断に間違いない。中医学では黄疸は大きく陽黄と陰黄に分類される。患者は発病からの期間が短く，黄疸の色がやや鮮明なことから陽黄に属し，湿熱から起こったものである。ただし，明確に弁証するには，さらに全面的に情報を集め，病状を総合的に分析する必要がある。

医師：どういった状況から入院にいたったのですか？

患者：入院する2週間前に，私は熱を出して，そのときの体温は38℃くらいだったのですが，全身がだるく，食欲もないし，下痢もしました。当時，自分では胃腸炎だと思って，たいして気にも留めていなくて，自分で適当に薬を飲みました。それから2〜3日後に熱は下がりましたが，その後もお腹はずっと調子が悪く，1日中張って，ぜんぜん食欲もなく，脂っこいものを見ただけで吐き気がしました。尿もまるで濃いお茶のような色でしたし，それでちょっとおかしいと思って，慌てて病院に行って，一連の検査をしてもらいました。そうしたら，B型肝炎と診断されて，すぐ入院になりました。入院してからすぐに，白目にも黄疸が出ました。私は仕事中にB型肝炎の患者と接触することがわりと多いのです。たぶん，発病の2カ月くらい前にちょっと手を傷つけて，そのときに不注意から感染したのだと思います。本当にすべて私が悪いのです。

> 本症は，黄疸が現れる数日から2週間前に黄疸前期があり，発熱・全身の倦怠感・食欲不振・脂っこい食べものに対する拒絶感・吐き気・腹脹・下痢など，一見するとカゼのような症状が現れる。このため誤診誤治をしやすい。黄疸が現れたり，尿の色が濃い黄色になってはじめて，肝炎だと気づくことが多い。臨床では，早期発見・早期治療を心がける。患者は看護師という職業柄，医学知識もあり，発見も比較的早く，治療も時機を逃さずに済んだ。

医師：今もまだ何か薬を飲んでいますか？

患者：西洋薬を飲んで，肝庇護療法と抗ウイルス薬による治療をしています。でも，黄疸と血液検査の数値がなかなかよくならないので，中西医結合治療のほうが効果が高いのではないかと思いまして，こちらに伺いました。

医師：そうですね。確かにそうだと思います。黄疸の他に一番具合の悪い所はどこですか？

患者：主にはまだ全身の倦怠感が残っていますし，頭もクラクラして重いです。身体も重たい感じがします。歩くのも，何か重いものを引きずっているようで力が入りません。食欲もなく，脂っこいものは想像しただけで吐き気がします。ですから，最近はなるべくあっさりしたものを食べるようにしています。でも，やはり食欲はあまり湧きません。（上腹部を指差して）このお腹全体が一日中張って仕方ありません。（右側の脇腹を指して）肝臓の所も張ってすごく痛いです。あとは，便がゆるくて形になっていません。1日に2～3回はあります。それでもなんだかすっきりしないのです。

医師：自分で身体が熱い感じはしますか？

患者：それはそんなにありません。ときどき，午後になると少し熱が出た感じがしますが，測ってみるといつも平熱です。

患者は黄疸が出てからすでに2カ月近く経っている。発病からの状況や症状をみても，湿熱によるものと考えられる。ただし，現在の症状は，熱性がそれほど顕著ではない。また，清熱を主として祛湿が補助的な効きめの茵梔黄注射液の効果もそれほど顕著ではない。それに加え，頭や身体が重だるい・腹脹・食欲不振・便溏*で排便後の爽快感がないなど，湿濁が中焦（主に脾胃）で阻滞する症候が現れている。これらの点から，陽黄の湿が熱より重いという証に属すると考えられる。ただし，さらに病状を理解し明確な診断をしなければならない。

医師：では，舌を出して見せてください。

［舌診］舌質はやや紅・舌苔白厚膩で中心部分がやや黄色い。

（同時に脈をみる）

［脈診］脈濡緩

> 舌と脈は湿熱の象であることを示している。

医師：のどは渇きますか？
患者：少し渇きます。でも，飲む水の量は多くありません。ちょっとでも飲みすぎると吐き気がします。

> のどが渇いて水を飲みたくなるが，飲む量は少ないというのは，湿熱が内に集積し，湿が熱より重いことを表している。

医師：尿の色は少し薄くなりましたか？
患者：入院直後の頃よりはいくらか薄くなりました。でも，正常の色よりはやはり黄色っぽいですし，量も少ないです。

> 湿熱が内に集積することによって，胆汁が外にあふれ膀胱に入るため，尿の色が濃くなる。湿が阻滞し気が滞ることによって膀胱の気化*がうまくいかず尿量が少なくなる。

医師：汗はよくかきますか？
患者：それほど多くありません。
医師：皮膚が痒くなるようなことはありますか？
患者：入院直後の頃はすごく痒かったのですが，今はだいぶよくなりました。
医師：生理は順調ですか？
患者：順調です。でも，最近おりものが増えました。
医師：おりものはどんな色ですか？　質的にはサラッとしていますか，それとも濃く粘り気がありますか？
患者：わりと粘り気があります。色は基本的には白です。でも，ときどき白いなかに黄色っぽいものもみられます。

> 湿熱が下焦に流れ込むことによって帯脈が固摂*機能を失うため，帯下が増える。湿が熱より重いため，帯下の色は白色が多く，黄色が少量混じるようになる。

望・聞・問・切の四診の結果を合わせて得られた病状記録・証名および診断結果は，以下のとおりである。

【カルテ】
主訴：全身の黄疸（色は鮮明）が現れて1カ月余りになる。頭や身体が重く感じる・納少*・便溏を伴う。

現病歴：患者は仕事中にB型肝炎患者と接触し，不注意から湿熱の疫毒を外感して，先月初め，発熱・全身の倦怠感・納少・便溏などの症状が現れ，自分で消炎解熱剤を飲み，熱は下がった。しかし，その他の症状は軽減するどころか悪化し，尿の色も濃い茶のようになり，診察の結果，B型肝炎と診断された。入院中，肝庇護療法・血清トランスアミラーゼ降下剤・抗ウイルス薬および茵梔黄注射液を用いた治療を行ったが，いまだ黄疸が引かず血清の検査結果も，正常値よりはるかに高い数値を示している。

所見：顔・目・身体ともに黄疸が出ており，色はやや鮮やかな黄色である。疲労感・力が入らない・精神不振・発熱が顕著でない・頭や瞼が重く感じる・身体全体が重い・食欲不振・脂っこい食べものを拒絶する・吐き気・脘腹脹満*・脇肋脹痛・便溏・排便後に爽快感がない・のどが渇き水を飲みたがるがあまり飲めない・尿が少なく色が濃い・帯下の量が増えた（白いものが多くときどき黄色いものが混じる）・舌質やや紅・舌苔白厚膩で中心部やや黄・脈濡でやや数。

【**証名**】 肝胆湿熱証（陽黄で湿が熱より重い）
【**治法**】 化湿泄濁・清熱退黄
【**処方**】 茵蔯五苓散合甘露消毒丹加減

[参考]
茵蔯五苓散（『金匱要略』）：茵蔯蒿・桂枝・茯苓・白朮・沢瀉・猪苓

甘露消毒丹（『続名医類案』）：滑石・茵蔯蒿・黄芩・石菖蒲・川貝母・木通・藿香・射干・連翹・薄荷・白蔲仁

【弁証分析】

　患者は仕事中にＢ型肝炎患者と接触し，そのとき皮膚に傷があり，不注意から湿熱の疫毒を外感し，潜伏期間を経て，正気が疫毒の邪気を外へ追いやろうと争い始めたため発熱した。湿熱が中焦にこもったため脾胃の納運〔受納・運化〕機能が低下し，機体〔生体〕が失養し，全身の倦怠感・食欲不振・精神不振・大便溏泄が現れた。邪気が肝胆を侵し，肝がスムーズに疏泄しなくなり，胆汁が皮膚にあふれ出したため，顔・目・身体ともに黄疸が現れた。湿が熱よりも重いため，病状が長引き，熱症状も顕著ではない。また，黄疸の色は症例１の患者に比べて鮮明ではない（ただし「鮮明」の範疇ではある）。湿熱が膀胱にも入り込んだため，尿の色が濃い黄色になり，量が少なくなる。湿熱が中焦の気を阻滞させるため，熱はなかにこもり湿は肌膚にあふれ，経気を滞らせ，清陽*が上部にのぼれなくなるため，頭がクラクラし重く，身体全体も重い感じがする。湿が気機を阻害し滞らせるため，胃気が上にのぼり逆乱すると，食欲不振・脂っこい食べものを拒絶する・吐き気・脘腹脹満が現れる。病位は肝であり，肝経の気が滞るため，「不通則痛」の原則どおり脇肋脹痛が起こる〔脇腹は肝経の循環部位〕。湿熱が下焦に流れ込むと大腸の伝導機能が低下し，また，湿は粘滞の性質があり気機を滞らせるため，便溏や排便後に爽快感がないという症状が現れる。湿熱が下焦に流れ込み帯脈が固摂機能を失うと，帯下が増える。湿が熱より重いため，帯下の色は白色が多く黄色が少ない。口が渇き飲みものを欲するが水を飲む量は少ない・舌質やや紅・舌苔白厚膩で中心部やや黄・脈濡やや数というのは，すべて湿熱が中焦の気を阻滞させ湿が熱より重いことを示している。

　四診の結果を総合的に考えると，肝胆湿熱証（陽黄で湿が熱より重い）の特徴に符合する。よってこの診断を下す。

症例3

- 患者：男性，42歳，運転士／●診察日時：2003年5月15日

男性が診察室に入ってくる。白目や皮膚全体に暗色の黄疸が出ている。

医師：どうしましたか？
患者：B型肝炎になって10年になるのですが，ここ1カ月で悪化してしまいました。

> B型肝炎に罹患してから10年が経ち，現在，顔・目・全身が黄色くなっていることから，黄疸であることは間違いない。その色が黒っぽく艶がないのは，陰黄の特徴に一致する。中医では陰黄証は寒湿に属すると考えられている。ただし，さらに詳しく病状を尋ね，寒熱や邪正の盛衰などを正確に判断しなければならない。

医師：具体的な状況を話していただけますか？
患者：私の母がB型肝炎でして，10年前に肝臓がんで亡くなりました。私と弟は検査の結果，ともに小三陽〔112頁の注釈を参照〕で，慢性B型肝炎と診断されました。当時，私は特に何の自覚症状もありませんでしたし，根治方法もないと聞いていましたので，何も治療はしませんでした。私は運転士をしていて，旧正月の後はずっと長距離ばかり運転していて，とても忙しかったのです。丸1日休める日がほとんどありませんでした。それからだんだんと疲れやすくなってきて，食欲もなくなってきました。はじめはただの疲れで，きちんと休息をとれば大丈夫だろうと思っていました。でも，1カ月前に，家の者が私の白目が黄色くなっているのに気づき，それで自分でもいけないと思い，すぐに病院に行って，約1カ月入院して治療をしました。でも，あまり効果が現れないので，昨日退院しました。今度は中医の先生に診ていただきたいと思ってやって参りました。

第 1 章◇全身症状

> B型肝炎は妊娠中に母親から感染することがあり，遺伝性のある疾患といえる。患者はもともとまったく自覚症状がなかったが，全身の倦怠感・食欲不振・目の強膜の黄変が現れ始め，これらはすべて病状が悪化していることを示している。ここでは，この1カ月の発病の状況と治療過程を詳しく尋ねなければならない。

（カルテを見る。退院時の記録によると，患者は4月15日に入院。その後の検査結果は，「大三陽」であることを示している。DPTやビリルビンの数値は，正常値をはるかに上回り，HBV-DNA定量はプラス。肝線維化マーカーは，5項目中ヒアルロン酸など3項目が標準値を超えている。診断は慢性B型肝炎の急性発作，肝線維化の初期である。入院後は，肝庇護療法・血清トランスアミラーゼ降下剤および抗ウイルス薬治療を行って，検査値は多少下がったが，まだ正常値をはるかに上回っている）

医師：今は，主にどのように具合が悪いのですか？　詳しく話していただけますか？

患者：主には全身がだるいです。一日中頭がクラクラして重いのです。目もあまり開けたくないくらいで，身体も手足も重くてろくに歩けません。近所のスーパーに行くのもとても億劫で，一日中何もしなくてもすごく疲れて，話もしたくないほどです。

> 患者は，少気*・懶言*・疲労感・力が入らない・頭や瞼が重く感じる・身体や四肢が重いなどの症状が現れている。発病からの期間が長いことも合わせると，これらの症状は，実証が虚証を招いたものと考えられる。また，湿の性質は重・濁であることから，気機を阻害し，脾胃の運化*・受納*機能が衰え，患者の臓腑組織が失養した。

医師：他にどこか具合の悪い所はありますか？

患者：食事がのどを通りません。ちょっと食べるとすぐ気持ち悪くなって，ひどいときには吐いてしまいます。お腹が張って，ときには痛いくらいです。最初，医者は腹水が溜まっているのかと思ったようですが，超音波を撮って

も腹水はみられませんでした。それと，ここ2日ほど，足が少しむくんでき
ました。

医師：ではちょっと見せてください。
　[**按診**] 両方のくるぶしと下肢に軽度の陥没性浮腫がみられる。

腹部の脹痛・納少・吐き気・下肢の浮腫などは，脾虚または湿邪によって，脾の機能が失調したことによるものと考えられる。他に二便の状況を尋ね，判断の根拠としなければならない。

医師：便と尿はいかがですか？
患者：しょっちゅう下痢をします。1日に2～3回くらいで，まるで水のようです。ときどきシクシク冷えたように痛みます。尿量は少ないです。半日くらい出ないときもあります。
医師：尿はどんな色ですか？　黄色いですか？
患者：はい。とても黄色いです。

大便稀溏*と，上述の腹部の脹痛や，納少・吐き気の諸症状を合わせて考えると，病位は脾であると判断できる。尿量が少ないのは，脾の水湿を運化する機能の低下と関係がある。尿が黄色いことから熱証の症候だと決めつけてはならない。黄疸の患者では，胆汁が常道に行かず膀胱に入り，それにより尿が黄色くなることがある。必ずしも熱と関係があるわけではない。

医師：では，舌を出して見せてください。
　[**舌診**] 舌質淡・舌苔白膩
　（同時に脈をみる）
　[**脈診**] 脈濡緩

舌と脈は寒湿が内で阻滞していることを示している。

医師：のどはよく渇きますか？

患者：いいえ。一日何も飲まなくても，のどが渇いたとは思いません。あと何を食べてもまったく味がしません。

> これらは脾の運化機能が失調し，寒湿が中焦の気を阻滞するためであり，津液は損傷されていないことを示している。

医師：ふだん寒がりなほうですか？
患者：そうですね，以前よりも寒がりになった気がします。

> 寒湿が脾陽を阻害しており，また病気の期間が長引けば，陽気を損傷する。

　望・聞・問・切の四診の結果を合わせて得られた病状記録・証名および診断結果は，以下のとおりである。

【カルテ】

主訴：顔・目・身体に暗色の黄疸が現れて1カ月余り。全身の倦怠感・納少・脘腹脹・便溏を伴う。

現病歴：患者はB型肝炎の家族歴があり，10年前に身体検査で「小三陽」と診断されるが，特に自覚症状もなかったため治療をしなかった。1カ月ほど前に過度の疲労から，全身の倦怠感・納少・強膜の黄変が現れ入院した。慢性B型肝炎の急性発作（「大三陽」）・肝線維化の初期と診断される。肝庇護療法・血清トランスアミラーゼ降下剤および抗ウイルス薬による治療を受けるが，症状の大きな改善はみられなかった。

所見：顔・目・身体に黄疸が見られる。黄疸の色は暗色で艶がない。小便黄・力が入らない・懶言・疲労感・畏寒*・頭や瞼が重く感じる・身体や四肢が重い・脘腹脹満でときに上腹部にシクシクとした冷痛がある・食欲低下・食べものがおいしく感じない・吐き気・下肢の浮腫・大便稀溏・小便短少・口渇はなく味がしない・舌質淡・舌苔白膩・脈濡緩。

【証名】　脾虚寒湿内困証（陰黄）

【治法】 健脾温陽・化湿退黄
【処方】 茵蔯朮附湯加減
[参考]
茵蔯朮附湯(『金匱要略』):茵蔯蒿・白朮・附子・乾姜・炙甘草・肉桂

【弁証分析】

　患者はB型肝炎の家族歴があり，10年前の検査でもB型肝炎であると診断された。当時，特に自覚症状がなかったため，治療は行わなかった。ただし，湿毒はずっと体内に存在しており，何らかの誘因により邪盛または正衰になると，必ず発病にいたる。患者は発病以前に，過度の疲労から正気を損傷し，体内に潜んでいた邪気がその機に乗じて暴れだした。さらに，病程が長引くと陽気を損傷し，邪気を寒化させる。寒湿が中焦を阻害するため，肝胆の疏泄機能が失調し，胆汁が肌膚にあふれ，それにより気血の運行ものびやかでなくなり，肌膚が失養するため，顔・目・身体に黄疸が現れ，その色は黒っぽく艶がない。胆汁が常道をはずれ膀胱に流れ込むため，尿の色が濃い黄色になる。脾は「喜燥悪湿」の性質があり，寒湿が内で盛んになると，脾陽が阻害され，運化機能が失調し，水湿の内停が起こり，気機がスムーズでなくなるため，脘腹脹満でときに痛みを伴う・食欲低下・食べものの味がしないなどの症状が起こる。胃気が上にのぼり逆乱すると吐き気が起こる。水湿が下部に流れ込み脾が運化機能を失調すると大便稀溏になる。湿は陰邪であり，その性質は「重・濁・粘・滞」であるので，湿が肢体にあふれると，清陽を阻害し，肌体が失養し気血が満たされなくなるので，頭・瞼・身体・四肢が重く感じるようになる。疾患が長期化したため，正気が損傷し，力が入らない・懶言・疲労感・畏寒が現れる。寒湿が脾に阻滞すると陽気の運行が阻害され，水液の運化が無力となるため，下肢に浮腫が現れ，小便短少となる。口渇はなく味がしない・舌質淡・舌苔白膩・脈濡緩は，すべて寒湿内盛の象である。

　四診の結果を総合的に考えると，脾虚寒湿内困証（陰黄）の症候の特徴に一致する。よってこの診断を下す。

まとめ

　黄疸とは顔・目・身体の色が黄色くなる症状のことで，特に白目が黄色くなるのが最大の特徴である。黄疸は萎黄*や黄胖と区別しなければならない。

　萎黄とは気血不足など正虚*が原因で起こり，顔や身体の皮膚が黄色っぽく艶がなくなり，痩せる症状のことであり，両方の白目が黄色くなることはない。多くは脾胃虚弱・気血不足の証に現れる。

　黄胖とは顔色が黄色くなり，虚浮が現れ，脾胃気虚・水湿内停の証に多くみられる。これらは黄疸とは本質的に異なるものである。

　黄疸は主に湿邪が原因で起こる病気であり，病位はほとんど脾・胃・肝・胆にある。あるいは脾胃が湿に侵され，肝胆の疏泄機能が低下したか，肝胆の疏泄機能が低下したために，脾の運化機能の低下を招き，胆汁が常道からはずれて肌膚にあふれ，膀胱へも流れ込むもので，顔・目・身体や尿が黄色くなる。臨床では，邪気の性質の違いや，症状の特徴から，本節で取り上げた陽黄・陰黄の他に，急黄という証にも分類される。

　急黄は湿熱にそのときの流行の疫毒が加わり，邪毒の勢いが非常に盛んで，営血まで侵し，心包までいたる危険な病症である。発病が急であり，病勢も盛んで感染力も強く，黄疸の程度も急速に深まっていくというのが特徴であり，高熱・煩渇*・腹満・脇痛を伴い，重症になると，神昏*・譫語・吐衄*・発斑*などの症状が現れる。その他，舌質紅絳・舌苔黄燥・脈滑弦数を特徴とする。治療には清熱解毒・涼営開竅を用いる。

　一般的にいうと，陽黄は比較的予後が良好である。急黄は病状が重く危険で，もし邪気が心包までいたったなら，耗血*・動血*となり，多くは予後不良となる。陰黄の予後は邪気の性質と患者の体質状況による。もし，正気が勝ち邪気がなくなれば，黄疸も次第に消え，病状も安定し，予後は良好となる。ただし，病程が長く，正気が邪気に勝てなければ，黄疸が消えるどころかえって重くなり，最悪の場合は正虚邪恋となり

鼓脹が現れ，予後は不良となる。この他，陽黄・陰黄・急黄は一定の条件のもと互いに転化することがある。

【参考文献】

①『金匱要略』
[原　文]「黄家所得，従湿得之」
[口語訳] 黄疸とは湿によって起こる。

②『医学心悟』
[原　文]「湿熱之黄，黄如橘子・柏皮，因火気而光彩，此名陽黄。又有寒湿之黄，黄如燻黄色，暗而不明，或手脚厥冷，脈沈細，此名陰黄。……其間有傷食者，名曰穀疸，傷酒者，為曰酒疸，出汗染衣，名曰黄汗，皆陽黄之類也。……其間有女労疸，乃陰黄之類。……復有久病之人，及老年人，脾胃虧損，面目発黄，其色黒暗而不明，此臓腑之真気泄露於外，多為難治」

[口語訳] 湿熱の黄疸は，その色がみかんか柏の皮のように黄色い。これは，火気によるためその色が鮮やかなのである。これを陽黄という。また，寒湿による黄疸もある。その色はくすんだ黄色で，暗く鮮明でなく，手足が冷え，脈沈細の症状を伴う。これを陰黄という。……この間に食傷があったものは穀疸といい，酒傷があったものは酒疸といい，発汗し，その汗により衣服が染まってしまうものを黄汗という。これらはすべて陽黄に属する。……この間に女労疸(注)があったものは，陰黄に属する。……発病してからの期間が長い場合や老人，または脾胃虧虚がみられるものや，顔や目が黄色くなりその色が黒っぽく鮮やかでないものは，臓腑の真気が外に漏れてしまっているものであり，多くは完治しにくい。

注：「女労疸」とは，『金匱要略』に記載があるもので，房事不節から腎気虧虚となり起こる黄疸のことである。額上黒〔額が黒っぽくなる〕・膀胱急〔尿意が急迫して現れる〕・小便自利〔ときにより失禁することがある〕などを特徴とする。

8 情緒の抑うつ

症例1

●患者：女性，40歳，幹部／●診療日時：2001年3月28日

女性が診察室に入ってくる。何かに苦悩しているようであり，元気がない。

医師：どうしましたか？
患者：最近，精神状態が思わしくなくて，脳神経科の病院に行ったのですが，抑うつ症だと言われました。今は抗うつ薬を飲んでいるのですが，中薬を合わせて飲んで調整したいと思いまして。

> 抑うつ症は，またの名を抑うつ性神経症といい，中医の鬱証に属する。

医師：今の症状が起きてからどのくらい経ちますか？
患者：半年以上です。
医師：今は主にどのような症状がありますか？
患者：いつも，することなすことすべてが思いどおりにならない気がして，楽しいと思えることがほとんどありません。仕事中もほんの小さなことでも気になって，一人で悶々としてしまいます。家ではすごく怒りっぽくて，家の者が少しでも私に譲歩してくれないと，我慢できずに泣き出してしまうこともあります。

> 精神抑うつ・急躁*・易怒*は，肝がスムーズに疏泄しなくなることと最も密接な関係がある。発病には必ず原因があり，これについては詳しく尋ねなければならない。

医師：以前に同じような状況がありましたか？
患者：昔は性格が明るいほうで，他の人もみんな私の周りに集まってきていま

した。でも，今はため息ばかりついて，周りの人はみんな，私が変わったと言います。

医師：何か他に大きな病気にかかったことはありますか？

患者：私は生まれてこの方ずっと健康で，でも，1年前に健康診断で乳腺がんだということがわかり，そのときは本当にもうびっくりしました。手術をして，幸いにも転移はしていませんでした。そのときは，その後こんなふうになるとは思ってもいませんでしたが，そのとき以来，精神状態がよくありません。

> 患者は乳腺がんの手術の後，過度の憂慮により肝の疏泄失調を引き起こし発病したと考えられる。

医師：気分的にすぐれない以外に，他に具合の悪い所はありますか？

患者：いつも，（胸・両脇腹・上腹部を指差して）胸と，あとこことお腹がすごく張っている感じがします。イライラしたときなどは特にそうです。（両脇を指して）ここなどは張って痛いくらいです。

> 胸・脇・上腹部が張り，脇肋部(きょうろく)に脹痛が現れるのは，肝鬱によって気が滞り肝絡が調和しなくなって気機が失調し滞りがちになったことと関係がある。

医師：では，舌を出して見せてください。

［舌診］舌質淡紅・舌苔薄白

（同時に脈をみる）

［脈診］脈弦細

> 舌と脈の状態は，本症の病機が肝鬱によって気が滞ったものであるという推測を裏づけるものである。

医師：食欲はありますか？

患者：ありません。ちょっと食べるともうお腹いっぱいになって，それ以上食

べると吐きそうになります。あと，ふだんやたらとげっぷが出ます。

> 納少*・食べすぎると吐き気がする・げっぷがよく出るというのは，肝気が胃を犯し，胃失和降*になったためである。

医師：便と尿はいかがですか？
患者：尿は正常です。便はあまりよくありません。ときには何日も出ないことがあります。そいうときの便はものすごく硬いです。それに，ときには下痢になることもあります。そのときは，だいたい1日に2～3回くらい便通があります。

> 肝気が脾に乗じているため，便が硬かったりゆるかったりと一定しない。

医師：口は乾きますか？　苦く感じることはないですか？
患者：そんな乾いた感じはしません。苦くもありません。

> 肝鬱によって火と化した象は顕著でない。

医師：生理は順調ですか？
患者：ここ半年くらいはずっと不順です。

> 女性は，「肝をもって先天とする」のであり，肝が疏泄を失調すると月経も不順になる。

医師：どのように不順なのですか？
患者：早かったり遅かったりで，量も以前より少なくなりました。いったいどうしたことなのかさっぱりわかりません。

> 月経周期が定まらないのは，肝鬱によって気が滞ったことが最も有力な原因であるが，ときには脾腎の気が不足して起こる場合もある。その可能性を排除するため，さらに質問を続ける必要がある。

医師：ふだん腰が痛かったり，耳鳴りがすることはありますか？
患者：ほとんどありません。
医師：経血はどのような色ですか？
患者：色は特に変化はありませんが，ときどき，少しですが，紫っぽい血の塊のようなものが混じるときがあります。

> 脾腎の気が不足すると，多くは経色が淡い赤色で，腰膝酸軟*などの症状を伴う。この患者にはそれらの症状はみられない。よって，脾腎の気の不足から起こる月経周期の不順の可能性は除いてもよい。月経量の減少は，肝が疏泄を失調したことによって月経の調節機能の低下が起きていると考えられる。経血のなかに少量の紫色の血塊がみられるのは，肝鬱によって気が滞ったために起こる血瘀であるといえる。

医師：1回の生理はだいたい何日くらい続きますか？
患者：だいたい7〜8日です。以前は5日くらいでした。それと，生理が始まってすぐの何日かは下腹部が痛みます。
医師：どのような痛みですか？ 張ったような痛みですか？ それとも針で刺したような痛みですか？
患者：張ったような痛みです。

> 月経期が長引き，下腹部に脹痛が現れるのは，肝経の気が滞り血行がスムーズにいかなくなったため「不通則痛」となるからである。

医師：夜はよく眠れますか？
患者：よく眠れなくなります。眠れないと，あれこれ余計なことを考えて，眠ったとしても夢ばかり見て，ぐっすり眠った気がしません。ですから，昼間

余計に気分がよくありません。

> 不眠は鬱証患者によくみられる症状である。肝鬱によって気血の循環が悪くなり心が失養したことと関係があり，そのため不眠・多夢となる。

医師：中薬を飲んで身体を調整して，あとは自分でリラックスして，気分を晴らすことを覚えるとだいぶよくなると思いますよ。私が今からストレス発散やリラックスする方法をいくつかご紹介しましょう。
患者：ありがとうございます。

> 本症の患者にとって投薬治療は治療の一部であり，その他，問診の間にも患者の不安な情緒を解きほぐすように心がけることが非常に大切である。

望・聞・問・切の四診の結果を合わせて得られた病状記録・証名および診断結果は，以下のとおりである。

【カルテ】

主訴：情緒の抑うつ・急躁・易怒が半年余り。不眠・月経不順を伴う。
現病歴：患者は1年前に乳腺がんの手術をした後，過度の憂慮が原因で，半年前から精神的な抑うつや急躁・易怒の症状が現れた。脳神経科の病院で診療を受けた結果，抑うつ症と診断された。
所見：すぐに焦ってしまう・精神抑うつ・急躁・易怒・不眠・多夢，胸脇部・上腹部が張る，脇肋部の脹痛・食欲低下・納少・食べすぎると吐き気がする・げっぷが頻繁に出る・便が硬かったりゆるかったりと一定しない・生理不順・経血量が少ない・経血のなかに少量の紫色の血塊が混じる・生理痛（下腹部の脹痛）・経期が長い・舌質淡紅・舌苔薄白・脈弦細。
【証名】 肝気鬱結証
【治法】 疏肝解鬱・行気止痛
【処方】 柴胡疏肝散合越鞠丸加減

[参考]

柴胡疏肝散（『景岳全書』）：柴胡・枳殻・芍薬・甘草・香附子・川芎
越鞠丸（『丹渓心法』）：川芎・蒼朮・香附子・炒山梔子・神麴

【弁証分析】

　患者は乳腺がんの手術後に気分が落ち込み，肝が条達*できなくなり，この半年来すぐに焦ってしまう・精神抑うつ・急躁・易怒の症状が現れるようになった。肝は「喜条達悪抑鬱」であり，情緒の抑うつ状態は肝の疏泄機能を低下させる。そのため気血の運行がスムーズにいかなくなり心が失養すると，不眠や多夢が起こる。足厥陰肝経は少腹を通り，胃を挟んで胸脇に入る。気機がうっ滞して経気が不利になると，肝絡が調和しなくなり，胸脇部や上腹部が張る・脇肋部の脹痛が現れる。肝気が胃を犯し，胃失和降となるため，食欲低下・納少・食べすぎると吐き気がする・げっぷが頻繁に出るなどの症状が現れる。肝気が脾に乗じ，脾の運化*機能が低下するため，便が硬かったりゆるかったりと一定しない。女性は「肝をもって先天とし，血をもって本とする」ものであり，衝任脈は肝に従属する。肝鬱気滞になると，血の運行がスムーズにいかず衝任脈が失調し気血が調和しなくなる状態を引き起こすため，生理不順・生理痛（下腹部の脹痛）・経期が長い・経血量が少ないなどの症状が起こる。気滞から血瘀となるため，経血のなかに少量の紫色の血塊が混じるようになる。舌質淡紅・舌苔薄白・脈弦細はすべて肝気鬱滞の象である。

　四診の結果を総合的に考えてみると，肝気鬱結証の症候の特徴と一致する。よってこの診断を下す。

症例2

●**患者**：**女性，41歳，農民**／●**診察日時**：**2002年7月23日**

女性が診察室に入ってくる。体格はやや太りぎみで，元気がない。

医師：どうしましたか？

患者：この1年間，ずっとのどに何かがつかえているような気がするのですが，呑み込もうとしても，吐き出そうとしてもダメなのです。すごく気持ちが悪くて。

> 患者はのどの具合が悪いと訴えているが，咽喉の病変ではなさそうである。

医師：食事のときは何か影響がありますか？
患者：それはまったくありません。
医師：何か検査はしましたか？
患者：私はがんが心配で，するべき検査はすべてやりました。食道鏡なども全部やりました。バリウムを飲んでX線も撮りました。でも，医者はどこにも異常がないと言うのです。
（カルテの記載事項を見ると，患者の言うとおりである）

> 咽喉自体の病変はないが，のどに気持ち悪い感覚がある。何かものがのどにつかえていて，呑み込もうにも吐き出そうにもどうにもできないというのが主な症状である。これは中医でいうところの梅核気*であると考えられる。本症の多くは，情志不遂*によって肝気が鬱結したことから発病し，精神状態との関係が非常に深い。発病の経過や関連する症状について詳しく尋ねる必要がある。

医師：この症状と気分の変化とは何か関係がありますか？
患者：あります。気分がよいとそれほどでもありませんが，落ち込んだときなどはこの感覚が強くなります。
医師：この症状が出る前に，何か不愉快なことがありましたか？
患者：夫が一昨年に膵臓がんを患って亡くなり，私と子供2人が残されてしまいました。当時，私はもう天が崩れ落ちてきたような感じがして，3カ月は食事ものどを通らないし，まったく眠れないほどでした。でも，どうしても農作業はやらなければなりませんし，子供の面倒もみなければなりません。その後，食欲と睡眠に関してはだいぶよくなったのですが，今度はのどがお

かしいと感じるようになり始め，一日中のどに何かがつかえている感じがするようになりました。

> 悲しみと過労が重なり，肝鬱が脾に乗じ，それが脾の運化作用を失調させ，湿が集って痰となり，痰気がのどに集まって発病にいたったのである。

医師：では，舌を出して見せてください。
[舌診] 舌胖大・舌苔白膩
（同時に脈もみる）
[脈診] 脈弦細小滑

> 舌と脈は，痰が阻滞して気が滞っている象である。梅核気は痰が凝集して気が滞っている場合によくみられる病気であり，この患者の舌と脈の状態はその病理に本質的に一致する。

医師：最近，食欲はありますか？
患者：あまりありません。食べる量も少ないです。でも，このところ体重はかえって増えています。

> 食欲不振にもかかわらず体重は増えている。これは脾虚によって痰湿が内生していることと関係がある。「形盛而気虚」〔体型は太っているが気は虚している〕である。

医師：体力はどうですか？　農作業などしていて力は入りますか？
患者：ぜんぜんダメです。無理やりやっている状態です。身体中が重くて，ものすごく疲れます。
医師：身体が重く感じるのですか？
患者：そうです。歩くときもまるで足に鉛でもつけて，引きずっているかのようです。頭もいつも重くて，クラクラします。それに瞼もちゃんと開かない感じがします。

> 頭や瞼が重く感じる・身体が重く感じるのは，痰湿が内で盛んになっている症候である。

医師：睡眠はいかがですか？
患者：以前は一晩中寝つけなかったのですが，最近は逆で，一日中頭がクラクラして眠くて，いつもすごく疲れた感じがしています。

> 痰湿が内で盛んになると陽気の流れを滞らせ，清陽*が上昇しなくなるため，これらの症状が現れる。

医師：他に何か具合の悪い所はありますか？
患者：よく，胸がつかえた感じがして，（両脇腹を指して）ときにはここが張って痛くなります。それから，話をしていても，何か作業をしていても集中できなくて，記憶力も悪くなった気がします。子供たちも，私が前より手足が利かなくなったと言います。今は何をするにしても億劫で，やらないで済むことはできるだけしたくないと思ってしまいます。幸いにも，息子も娘もわりあいと頑張り屋で，私をイライラさせるようなことが少ないので助かります。

> 胸悶*は痰気が胸郭の辺りに溜まり，胸部の陽気がスムーズに循環しなくなるために起こる。脇腹部は肝経が通っている場所であり，その経絡の流れが滞ると，脇肋部に脹痛が起こる。痰濁が中焦に留まり，それが清陽が上昇しなくなる状態を招き，脳髄や肢体が失養し，健忘・集中できない・動作が緩慢になるなどの症状が現れる。

医師：便や尿の調子はいかがですか？
患者：よく下痢をします。多いときには1日に2～3回便通があります。ベタッとした糊のような状態で，形になりません。尿は普通です。

> 大便稀溏*は，肝鬱が脾を犯し，痰湿が中焦に溜まり，そこから脾が運化機能を失調し，水湿が下焦に流れ込んで起こったものである。

医師：生理は順調ですか？
患者：この1年間ずっと遅れていて，今などはもう4カ月も来ていません。

> 月経が3カ月以上来ないものを，中医では閉経という。この患者の諸症状を総合的に考えると，痰湿が衝任脈を滞らせ，経道を塞いでしまったために，生理が止まったのである。

　望・聞・問・切の四診の結果を合わせて得られた病状記録・証名および診断結果は，以下のとおりである。

【カルテ】
主訴：のどに何か詰まっているような自覚症状が1年余り。胸悶・脇部の張りを伴う。
現病歴：患者は夫をがんで亡くし，その過度の悲しみと疲労から，この1年余り，のどに何かが詰まっているような自覚症状が続いている。検査をしても，のど自体には何も問題がみつからない。
所見：のどに何かがつかえているような自覚症状がある。呑み込もうにも吐き出そうにもどうにもならず，その症状は気分によって重くなったり軽くなったりする。以前より体重が増加し，胸悶・脇肋部の脹痛・頭や瞼が重く感じる・身体や四肢が重く感じる・倦怠・力が入らない・気分が落ち着かない・動作が緩慢・健忘・嗜睡*・食欲不振・大便稀溏・無月経・舌胖大・舌苔白膩・脈弦細小滑。
【証名】　気滞痰阻証（梅核気）
【治法】　燥湿化痰・理気解鬱・調理衝任
【処方】　半夏厚朴湯合平胃散・桂枝茯苓丸加減

[参考]

半夏厚朴湯（『金匱要略』）：半夏・厚朴・紫蘇・茯苓・生姜

平胃散（『太平恵民和剤局方』）：蒼朮・厚朴・橘皮・甘草・生姜・大棗

桂枝茯苓丸（『金匱要略』）：桂枝・茯苓・赤芍・牡丹皮・桃仁

【弁証分析】

　患者は夫をがんで亡くしたことにより，悲しみと過労，さらに食欲不振や不眠が重なり，肝脾を損傷した。その肝鬱が脾に乗じるため，脾の運化機能が低下し，湿が溜まって痰が発生し，痰気が咽喉に凝結して，のどに何かものがつかえて，呑み込もうにも吐き出そうにもどうにもならないという自覚症状が現れた。湿痰がうっ積し，胸部の陽気がスムーズに循環しなくなるため，胸悶が起こる。肝鬱によって経絡の流れが滞り，「不通則痛」となるため脇肋部の脹痛が起こる。痰湿が中焦に留まり，脾陽を阻止するため，清陽が上昇せず頭や目，肢体が失養し，健忘・嗜睡・頭や瞼，身体や四肢が重く感じる・動作が緩慢・倦怠・力が入らない・気分が落ち着かないなどの症状が現れる。以前より体重が増加したのは，痰湿が内に停滞したことによるものである。脾の運化機能が低下し，水湿が下焦に流れ込むため，食欲不振・大便稀溏となる。痰湿がうっ積し，衝任２脈が失調し血の運行がスムーズにいかなくなり，無月経となる。舌胖大・舌苔白膩・脈弦小滑は，すべて痰湿阻滞の象であり，脈弦細というのは肝鬱脾虚の象である。

　四診の結果を総合して考えると，気滞痰阻証の特徴に符合する。よってこの診断を下す。

【解説】

　実証の鬱証には，①肝気鬱結証，②気鬱化火証，③気滞痰阻証，④気滞血瘀証などがある。

①肝気鬱結証は，精神抑うつ・情緒不安定・胸脇脹悶*（重症の場合は脹痛を伴う）・脘腹脹満*・食欲低下・吐き気・便が硬かったりゆるかったり一定しない・月経不順・生理痛・舌質淡紅・舌苔薄白・脈弦などの症候を特徴とする。

②気鬱化火証は，精神抑うつ・急躁・易怒・胸悶・頭痛・耳鳴り・目の充血・脇肋部の脹痛が比較的激しい・胃もたれ・胃がグルグルと鳴り胃酸が逆上し

てくる・口が乾き苦くなる・便秘・舌質紅・舌苔黄・脈弦数などの症候を特徴にあげることができる。
③気滞痰阻証は，精神抑うつ・のどに何かものがつかえて呑み込もうにも吐き出そうにもどうにもならないという自覚症状があり，胸悶・脇部の脹りを伴い，舌苔白膩・脈弦滑という特徴がある。
④気滞血瘀証は，精神抑うつ・急躁・頭痛・不眠・健忘・多夢・脇肋部の刺痛・月経の遅れ・経血の色が黒っぽいあるいは血塊が混じる・経期中に腹部に刺痛がある・舌に瘀斑がみられる・脈細渋などの特徴がある。
証が違えば治療法も異なるので，詳細に鑑別することが大切である。

症例3

●患者：女性，27歳，中学教師／●診察日時：2000年11月22日

若い女性が診察室に入ってくる。体格は痩せており，思いつめた様子である。

医師：どうしましたか？
患者：今年の6月に脳神経科の医師から神経症だと言われたのですが，そのときはまだ息子が生後3カ月で，授乳期だったので薬を飲みませんでした。今はもう断乳したのですが，西洋薬は副作用が心配なので，まず中薬で調整したいと思って参りました。

> 神経症になってからの期間が長く，しかも産後ということもあるので，虚実寒熱をしっかり見きわめ，誤診のないようにしなければならない。また，問診の際も患者の気持ちをリラックスさせることを心がけなければならない。

医師：いつ頃から具合が悪くなったのですか？
患者：今年6月のはじめです。その頃息子は生後3カ月だったのですが，いつも緊張していて，寝ても座っても落ち着かない感じでした。ときには頭のな

かが真っ白になって，めまいはするし，胸も苦しくなるし，動悸もします。あとは汗が出て，吐き気もしてきます。そうなるとすぐにでも横にならないと倒れてしまいそうな気がして，なんだかとても怖いのです。胃のなかのものを全部吐き尽くしてしまうと，少し気分もよくなります。1時間くらいするとだいたい収まります。

医師：そういった状態はおよそどのくらいの割合で起こるのですか？

患者：それは何ともいえません。すごく忙しいときに起こることもありますし，友達と楽しく話しているときに起きたこともあります。この1週間にも，もう3回ありました。でも時間はいつも午後です。それに午後になると，発作が起きなくても気分がとても悪いです。頭がすごく重くて，気分的にもすごく落ち込みます。本当にもう苦しすぎて，ときには死にたくなることもあります。昨日，また脳神経科に行ったのですが，医者は抑うつ症もあると言いました。本当に一体どうしたらいいのでしょう？

医師：気分はいつも落ち込んでいるのですか？

患者：そうです。子供と一緒のときはまだいいのです。でも，私はこの病気の原因は子育てではないかと思うのです。

> 抑うつ症の患者の多くは神経症を伴う。患者は産後に発病しており，育児ノイローゼであると考えられる。現在のところ主な症状は発作性のめまいで，これは吐き気を伴う。ふだんは頭と瞼が重く感じ，また情緒の低迷があり，これらは午後になるとひどくなる。これは情志の病であり，嘔吐などの諸症状は肝気犯胃と必ず関係がある。発病の原因も精神的要素が強いので，その誘因について詳しく尋ねなければならない。

医師：どうしてこの病気の原因は育児だと思うのですか？

患者：私はあの子を生んで，最初の1カ月以外はいつも1人で面倒をみてきました。私は何かあるといけないと思い，いろいろな育児の本を買ってきて，その本に書いてあるとおりにしようと思いました。それでもう本当に忙しくて，頭のなかがゴチャゴチャになって，でも夫は昼間は仕事で忙しく，まったく手伝ってくれないし，夜帰ってきたら帰ってきたで，私がややこしいこ

とばかりするといって，まったく取り合ってくれません。私は内心すごくイライラして，私自身，産後に乳腺炎を患って1週間熱を出していましたし，息子もしょっちゅう具合が悪くなって，もうどうにもならなくなってからやっと親戚に応援を頼みました。でもこのときには，もう今のこの病気になってしまっていました。つまり，今話したような症状が数日に1回は起きて，どうにも抑えることができないのです。毎日，今日もまた発作が起こるのではないかとビクビクして，気分はふさぎっぱなしで，でも子供はまだ小さくて面倒をみないわけにもいきません。これまでいったいどうやって過ごしてきたのか，自分でもわからないくらいです。

> 患者は産後の育児を過度の心配と緊張のなかで行ってきた。そのため肝の疏泄機能が失調し，さらに乳腺炎による発熱が1週間も続き，正気が損傷し，正虚*から肝鬱がさらにひどくなって発病にいたった。ここではさらにその他の症状を詳しく尋ね，正確に弁証していかなければならない。

医師：それほど深く考えないほうがいいですよ。もう過ぎたことですし，いずれにしてもちゃんと過ごしてきたのですから。今は先ほど話した症状の他に，何か具合の悪い所はありますか？

患者：主には気分が落ち込むということです。いつもいつ発作が起こるか心配で，1人ではとても出かけられませんし，人にも会いたくありません。1日中めまいがして，何をしたらいいのかわからないし，ちょっとしたことですぐ傷ついて泣きたくなってしまいます。自分でもどうにも抑えきれなくなるのです。

> ぼんやりする・気分が落ち着かない・ちょっとしたことですぐ泣きたくなるなどの症状は，肝鬱がほぐれず気血の運行がスムーズにいかなくなって頭目や心神を失養したことと関係がある。

医師：では，舌を出して見せてください。

　[舌診] 舌質やや紅・舌体瘦薄・舌苔少で乾

(同時に脈もみる)
[脈診] 脈弦細でやや数

> 舌の状態と脈細でやや数というのは，陰虚内熱の象である。弦脈は肝の病証の主脈である。

医師：食欲はいかがですか？
患者：昔に比べるとずっと落ちました。でも家族の者も無理にでも食べなさいと言うし，できるだけ食べるようにしています。食べなければ本当に倒れてしまうからと言われました。

> 肝鬱によって脾胃も損傷するため食欲が低下する。

医師：便と尿はどうですか？
患者：便は硬めです。ときには2〜3日に1回くらいです。尿量も少ないです。半日くらいトイレに行かなくても，あまり行きたくなりません。
医師：尿の色はどうですか？
患者：黄色っぽいです。

> 大便乾結*・小便短黄*は，熱が盛んとなり陰液を損傷し津液が不足することによることが多い。舌や脈象を合わせて考えると，疾患が慢性化したことから陰液を損傷し津液不足になった可能性が高い。

医師：他に何か具合の悪い所がありますか？
患者：そういえば熱も出ます。特に毎日夕方になると顔がなんだかほてってきて，鏡を見ると両頬の辺りが赤くて，手で触ってみると少し熱いですし，手のひらも熱くなります。でも熱を測ると平熱しかありません。
医師：睡眠はどうですか？
患者：そうですね，あまり眠れませんね。毎晩，多くても3〜4時間くらいしか眠っていないと思います。あれこれと考えてしまうのです。ときには夫が隣でグーグーいびきをかいて寝ているのを見てイライラしたりもします。あ

と夜中に目が覚めて気がつくのですが，すごく寝汗をかいています。下着も湿ってしまうほどです。服を着替えたりしていると，もうまったく寝つけなくなります。ですから結局朝まで目を開けています。

> 不眠・盗汗*・午後潮熱*・両頬の紅潮・五心煩熱*は，すべて陰虚の典型的な症候である。

医師：昼間もよく汗をかきますか？
患者：昼間はそうでもありません。でも発作のときは全身にすごく汗をかきます。

> 汗は心の液であり，発作のときには正気がさらに虚すので，体内に納めておくことができずに大量に汗をかいてしまう。

医師：生理はどうですか？
患者：生理は授乳中に来ました。いつも早めに来ます。量は多くありません。
医師：色はどうですか？ 血の塊など混じっていませんか？
患者：色は赤いです。濃い赤です。血の塊はありません。

> 月経先期・経血は深紅色で量が少ないのは，陰虚によって虚火*が内でかき乱したことによる衝任脈の失調と関係がある。

医師：ふだん腰痛はありますか？
患者：それはありません。

> 腎虚の症状は特に明らかでない。

患者：(苦しそうに) 私はときどき，自分がもう治らないのではないかと不安になります。
医師：そんなことありませんよ。なるべくリラックスして，自分でうまくコントロールして，それと合わせて薬を飲んで治療していけば，きっとよくなります。

> 患者は気分が落ち込んでいるので，心理的指導を必ず施さなければならない。必要なときには，抗うつ剤治療なども合わせて行い，くれぐれも精神的な刺激を受けないようにしなければならない。

望・聞・問・切の四診の結果を合わせて得られた病状記録・証名および診断結果は，以下のとおりである。

【カルテ】
主訴：育児ノイローゼ・抑うつの症状が約6カ月。
現病歴：患者は産後の育児によって極度の緊張と不安が重なり，さらに産後の乳腺炎によって1週間高熱が続き，体力が低下したため，6カ月前から神経症・抑うつ状態になり，発作性のめまい・動悸・悪心嘔吐などの症状が現れた。授乳中だったことから薬の服用などをせずに今日にいたった。
所見：精神抑うつ・ぼんやりする・気分が落ち着かない・ちょっとしたことに傷つきすぐ泣いてしまう・ふだんから頭や瞼が重く感じる・情緒の低迷（午後になるとひどくなる）などの症状が現れ，発作性のめまい・大量の発汗・胸悶・動悸・悪心嘔吐などの症状が現れる。さらに食欲低下・身体が痩せる・不眠・盗汗・午後の潮熱・五心煩熱・両頬の紅潮・大便乾結・小便短黄・月経先期（経血は深紅色で量が少ない）・舌質やや紅・舌体痩薄・舌苔少乾・脈弦細でやや数。
【証名】 肝鬱陰虚証（兼肝鬱傷神証）
【治法】 滋陰清肝・養心安神
【処方】 滋水清肝飲合甘麦大棗湯加減
[参考]
滋水清肝飲（『医宗己任編』）：生地黄・山茱萸・茯苓・当帰身・山薬・牡丹皮・沢瀉・白芍・柴胡・山梔子・酸棗仁
甘麦大棗湯（『金匱要略』）：炙甘草・小麦・大棗

【弁証分析】

　患者は産後の育児において極度の緊張と不安から情志不暢*・気機の鬱結を引き起こし，さらに乳腺炎が原因で高熱が1週間続き，正気が損傷し，気鬱がさらにひどくなり，育児ノイローゼ・抑うつ症を招いた。病程が長いため気血が徐々に消耗され，運行がスムーズにいかなくなり，そのため心神や頭目が失養し，発作性のめまい・胸悶・動悸が起こった。汗は心の液であり，発作時には正気がさらに虚してしまうため，汗液を固摂*できず大量の汗をかくようになる。肝気が鬱滞すると肝気が胃を犯し，胃の和降機能が失調するため，悪心嘔吐が起こる。肝鬱がほぐれず肝の疏泄機能と気血の運行機能が失調し，心が養われなくなると，ぼんやりする・気分が落ち着かない・ちょっとしたことに傷つきすぐ泣いてしまうなどの症状が現れる。肝鬱と気血不足によって，ふだんから頭や瞼が重く感じ，情緒の低迷が起こる。情緒が不安定になると陰血が徐々に消耗され，陰虚および虚熱*による擾動を引き起こすため，身体が痩せる・不眠・盗汗・午後の潮熱・両頬の紅潮・大便乾結・小便短黄など，一連の陰虚内熱の症状が現れる。肝鬱が脾を犯し，脾が運化機能を失調すると，食欲が低下する。陰虚によって衝任脈を滋養できなくなると虚熱による擾動も引き起こすため月経先期となり，経血が深紅色で量も少なくなる。舌質やや紅・舌体痩薄・舌苔少乾・脈弦細でやや数というのは，すべて陰虚内熱の象である。

　四診の結果を合わせて考えると，肝鬱陰虚証（兼肝鬱傷神証）の症候の特徴と一致する。よってこの診断を下す。

【解説】

　臨床でよくみられる虚実夾雑の鬱証としては，①肝鬱陰虚証，②肝鬱傷神証，③肝鬱気血虚証，④肝鬱腎虚証などがある。各証とも情志抑うつという証候が特徴である。

① 肝鬱陰虚証は，精神抑うつ・めまい・動悸・不眠・盗汗・身体が痩せる・午後の潮熱・便乾*・尿黄・月経不順・舌質紅・舌苔少・脈弦細数などの症候を特徴とする。治療に際しては肝腎の滋養に注意する。

② 肝鬱傷神証は，精神抑うつ・ぼんやりする・気分が落ち着かない・ちょっとしたことに傷つきすぐ泣いてしまう・あくびがよく出る・舌質淡・舌苔白・脈弦細などの症候を特徴とする。治療に際しては養心安神を心がける。

③肝鬱気血虚津証は，精神抑うつ・あれこれと考えすぎていつも怯えている・動悸・健忘・不眠・多夢・顔色に艶がない・めまい・疲労感・力が入らない・食欲不振・大便溏薄・舌質淡・舌苔白・脈弦細などの症候を特徴とする。治療に際しては補益気血を心がける。

④肝鬱腎虚証は，精神抑うつ・疲労感・耳鳴り・めまい・腰膝酸軟・歩くだけで疲れる・月経不順・無月経もしくは崩漏＊・舌質やや紅・舌苔少あるいは舌質淡・舌苔白・脈沈細数あるいは脈沈細無力などの症候を特徴とする。治療に際しては補益腎気に注意する。

各証は単独で現れるとは限らず，例えば，本症例では肝鬱陰虚証と肝鬱傷神証が同時に存在している。臨床においては，それぞれの病状に応じて使用する薬を加減する。ただし，どの証も肝鬱が病理の基本となっているので，疏肝解鬱を治療の基礎とすることをしっかり頭に入れておかなければならない。

まとめ

　情緒の抑うつは，臨床でよくみられる情緒症状の１つである。情緒の抑うつを主症状とするものを鬱証といい，怒証や悲恐証などの証候を兼ねる場合もある。情緒の異常をまったく抑制できなくなると，精神錯乱の証候（「癲(てん)」「狂」など）にまで発展し治療は難しくなる。この種の証候とよく並び称されるものに癇病があるが，その病因・病機・症状にはかなり大きな差がある。ここでは，①癲，②狂，③癇の３病の証治の規律について，簡単に紹介しておく。

①癲病の多くは陰証に属し，またの名を「癲疾」「文痴」などという。多くは先天的なものか，または憂慮や過度の思慮により気の流れが鬱滞することによって津液が凝固し痰が生まれ，痰濁が心神を煩わすことによって起こるものである。臨床では，精神異常・表情がない・意識がはっきりせず話しかけてもあまり反応がない・口数が少ないもしくはぶつぶつと独りごとを言う・話すことの辻褄が合わない・すぐ泣いたり笑ったりするなどの症状が特徴である。病機は痰気凝結・阻蔽心神，または心脾両虚であり，治療に際しては理気解鬱・化痰開竅もしくは健脾養心・益気安神などを用いる。

②狂病の多くは陽証に属し，またの名を「武痴」「発瘋」「発狂」という。先天性のものか，または暴怒傷肝・気鬱化火によって津液が痰に変わり，痰火が心神をかき乱して起こるものである。臨床では，精神異常・狂躁・妄動・わけのわからないことを言う・睡眠時間が短く夢ばかり見る・人を叩いたりものを壊す・意味もなく怒り人を罵る・急に高いところに登って歌を歌いだしたり着ているものを脱いで走り出すなどの症状が現れる。病機の多くは痰火が心をかき乱す，または火が盛んとなり陰液を損傷する・陰虚火旺*であり，治療に際しては鎮心滌痰・清肝瀉火，または滋陰降火・安神定志を用いる。

③癇(かん)病は，またの名を「癲癇」，俗称は「羊癇風」という。多くは先天性のもので，それ以外は七情の失調または脳の外傷によって起こる。臨

床では，発作性の精神恍惚，重症になると突然失神し人事不省となり，口から泡を吹き，両目をむいて四肢が硬直するか，豚か羊の鳴き声ような声を出すなどの症状が現れ，発作が治まれば正常に戻るという特徴がある。病機は風痰によって気がふさがるまたは痰火が内で盛んとなったものであり，治療に際しては滌痰熄風・開竅(そく)定癇(きょう)，または清肝瀉火・化痰開竅を用いる。癇病の発作が長引くと心腎虧虚を引き起こすこともあるので，その場合は補益心腎・健脾化痰も合わせて治療する。

【参考文献】

① 『雑病源流犀燭』

[原 文]「諸鬱，臓気病也，其原本於思慮過深，更兼臓気弱，故六鬱之病生焉。六鬱者，気・血・湿・熱・食・痰也」

[口語訳] すべての鬱証は臓気の病である。その根本は深く考えすぎることで，それに加え臓気が弱って起こるのである。これが六鬱の病の起こりである。六鬱とは気・血・湿・熱・食・痰である。

② 『証治彙補』

[原 文]「鬱病雖多，皆因気不周流，法当順気為先」

[口語訳] 鬱病はいろいろあるが，すべて気が流れなくなることから起こる。まず気の流れをよくすることである。

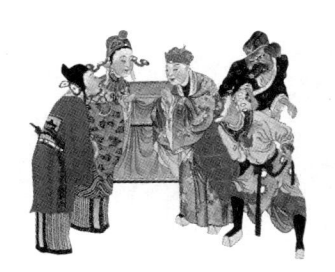

第2章
頭部・頸部の症状

1 頭部の変形

症例

●患者：男児，生後22カ月／●診察日時：2002年1月22日

男の子が母親に抱かれて診察室に入ってくる。頭部がやや大きく，顔色淡白で，身体は痩せており，顔に表情がない。

医師：お子さんの診察にいらしたのですか？
患児の母親：はい。息子は22カ月になるのですが，（大泉門を指して）頭のここがまだ閉じていないのです。身体の成長もあまりよくありませんし，それにまだろくに口も利けません。それでちょっと焦っているのです。

> 子供で大泉門の閉鎖や言葉を話すのが遅いというのは，くる病の患者に多くみられる。ただし，この症状は脳水腫やクレチン病の可能性もあるので，判断を誤らないようにしなければならない。

医師：何か検査を受けたことがありますか？
患児の母親：半年前に検査を受けました。当時，この子が他の子供に比べて成長が遅いし，歩くのもしっかり歩けないし，何か先天的な病気があるのではと心配になって，小児科に行って一連の検査をすべて受けました。でも，脳水腫やクレチン病の可能性はないそうです。今は医者から肝油とグルコン酸カルシウムを飲んで太陽に当たるようにして，食事もビタミンDを多く含む食べものを摂るように注意されているのですが，この子は食も細いので，中薬を飲んで調整できたらと思って参りました。

> 先天不足と後天失養は泉門の閉鎖を遅らせる原因となる。ここでは，患児の出生時の状況やその後の栄養状態などを詳しく尋ねる必要がある。

医師：お子さんが生まれたときの状況を聞かせていただけますか？

患児の母親：この子は早産でして，生まれたときは体重が2kgちょっとしかありませんでした。それに，私はお乳が出なかったものですから，ずっと栄養不足が続いていました。

医師：だいぶ痩せていますね。では，ちょっと体重を量ってみましょうか。
　（体重10.5kg，身長85cm）

医師：身長・体重ともに標準を下回っていますね[注1]。

（注1）　体重・身長の目安：
- 体重
  1〜6カ月の体重（kg）：$3 + 0.6 ×$月齢
  7〜12カ月の体重（kg）：$6.6 + 0.5 ×$（月齢-6）$= 3.6 + 0.5 ×$月齢
  2〜12歳の体重（kg）：$2 ×$（年齢-2）$+ 12 = 8 + 2 ×$年齢
- 身長
  生後まもなく：50cm
  1歳（生後1年で25cmのびる）：75cm
  2歳以後の身長（cm）：$75 + 5 ×$年齢
  これらを下回っている場合，栄養不良などさまざまな病気の可能性を考慮する。

> 患児は早産に加え，栄養も不足しているため，先天不足・後天失養との関係が深い。腎は骨を主り髄を生む「先天の本」であり，脾胃は気血生化の源で「後天の本」である。腎精不足と後天の本である脾胃の失調は発育不良を引き起こしやすい。

患児の母親：そうなのです。ですからとても心配で。

医師：今は歩くのはどのような感じですか？

患児の母親：（子供に向かって）ほら，先生に歩いて見せてみなさい。
　（歩き方はまずまずであるが，軽度のO脚がみられる）

> 腎は骨を主るので，下肢に軽度の奇形がみられるのは腎精不足との関係が深い。この症状は早期に治療を進めなければならない。

医師：食が細いのはいけませんね。1日に食べる量はだいたいどのくらいですか？

患児の母親：本当に少ないです。毎回，2，3口食べさせると，もうその後は食べなくなってしまいます。

医師：（子供がオレンジジュースを飲んでいるのを見て）ふだんお菓子はよく食べますか？

患児の母親：いつもスーパーに買いものに行くと，あれを買ってほしい，これを買ってほしいとうるさいのですが，ふだんの食事はほとんど食べないので，だいたいはお菓子を買って与えています。ジュース類は好きですね。

医師：お菓子は食事の代わりにはなりませんよ。それに，それではますますちゃんとしたご飯を食べなくなってしまいます。

> お菓子の栄養成分は偏っていて，正式な食事の代わりになるものではない。なかには有害な食品添加物などが入っているものも多い。このような食事の仕方は栄養不良を招く大きな原因となる。患児の母親には徹底した栄養指導をする必要がある。

患児の母親：わかりました。これからは十分に気をつけます。

医師：お子さんは，最近はお喋りのほうはどうですか？

患児の母親：まだ，「パパ」「ママ」くらいしかいえません。歩くのも，他の子供と比べるとまだ下手でよく転びます。

医師：ちょっと歯を見てみましょう。

（歯の様子を見る[注2]）

患児の母親：やっと12本生えてきたところです。涎もよく垂らしますし，髪の毛も細くて茶色っぽいです。頭の後ろには，1カ所円形脱毛した部分もあります。

(注2)　歯・泉門の目安：
　　・歯
　　出生後，5〜10カ月で乳歯が生え始める。
　　6〜24カ月の正常な子供の歯の数：年齢（月数）－4（あるいは6）
　　・泉門
　　小泉門は出生後，2〜4カ月以内に閉鎖する（出生時にすでに閉じている場合もある）
　　大泉門は出生後，6カ月からだんだんと縮小し始め，12〜18カ月で閉鎖する。

> 患児には五遅*と五軟*の症状が現れている。いずれも脾・腎機能の不足と関係がある。

医師：夜はよく寝ますか？
患児の母親：あまり寝ません。ちょっとしたことですぐ起きてしまいます。それに寝ていても落ち着かない感じですし，目が覚めるとよく泣きます。昼間もちょっと思いどおりにいかないとすぐ泣いて，あやすのがたいへんです。それとよく寝汗をかいています。朝起きたときにはいつも寝巻きが湿っています。

> 煩躁*・落ち着きがない・寝てもすぐに目を覚ます・夜泣き，これらはすべてくる病によくみられる症状である。おそらく脾虚により気血不足となり，心神が失養したことと関係があるのであろう。寝汗が多いのは，気陰両虚によって汗液が必要以上に排出されるためである。

医師：便と尿はどうですか？
患児の母親：尿はいいのですが，便はいつも形になっていません。ちょっと脂っこいものを食べると，すぐ下痢をします。それと，この子はカゼを引きやすくて，この2日ほどはまだいいのですが，ちょっとでも気候が変わると，すぐ鼻水を垂らします。

便がすぐゆるくなるのは，脾虚によって運化*機能が失調したためである。カゼを引きやすいのは，気虚によって衛外の固摂*作用が失調することと関係がある。

（舌診と脈診を同時に行う）
［舌診］舌質淡・舌苔少
［脈診］脈細で無力

　望・聞・問・切の四診の結果を合わせて得られた病状記録・証名および診断結果は，以下のとおりである。

【カルテ】
主訴：大泉門の閉鎖の遅れが4カ月余り。食少*・便溏*・発育不良を伴う。
現病歴：患児は先天不足と後天の栄養不良も加わり，大泉門閉鎖の遅れ・発育不良・邪気を外感しやすいという状況を引き起こした。
所見：大泉門閉鎖の遅れ・髪の色が薄く抜けやすい・身体が痩せている・表情がない・顔色淡白・言語能力の遅れや歯の発育不良・下肢の軽度の奇形・歩行の際に力が入らない・納呆*・食少・涎をよく垂らす・後頭部の髪の毛が少ない・煩躁・落ち着きがない・寝てもすぐに目を覚ます・夜泣き・盗汗*・便がすぐゆるくなる・舌質淡・舌苔少・脈細で無力。
【証名】脾腎虧虚証（腎精不足・脾気虧虚）
【治法】健脾益気・補腎填精
【処方】補天大造丸加減
［参考処方］
補天大造丸（『医学心悟』）：人参・白朮・当帰・酸棗仁・炙黄耆・遠志・白芍・山薬・茯苓・枸杞子・紫河車・亀板・鹿角・熟地黄

【弁証分析】
　患児は先天不足に後天の栄養不良が重なり，脾腎がともに虚し，脳髄を十分に養うことができず，大泉門の閉鎖が遅れ発育不良となった。気虚によって衛

外の固摂作用が失調するとカゼを引きやすくなる。脾虚気弱のため生化の源が不足し，身体を十分養えなくなるため，身体が痩せる・顔色淡白・後頭部の髪の毛が少ないなどの症状が現れる。腎は精を蔵し髄を生むため，腎精不足になると脳髄が失養して，顔の表情がなくなり，成長・発育も遅れる。腎は骨を主り，歯は「骨余」であるため，腎虚になると骨が十分に養われず，下肢に軽度の奇形が現れ，歩行能力や歯の発育に遅れが生じる。脾気虧虚により脾の運行機能が低下すると，納呆・食少・便がゆるくなりやすいといった症状が現れる。脾虚により固摂機能が低下すると，涎が口元から流れてしまう。気血不足により心神が失養すると，煩躁・落ち着きがない・寝てもすぐ目を覚ます・夜泣きなどの症状が現れる。気陰両虚によって盗汗が現れる。舌質淡・舌苔少・脈細で無力は，すべて脾腎虧虚・気血不足の象である。四診の結果を合わせて考えると，脾腎虧虚証（腎精不足・脾気虧虚）の症候の特徴と一致する。よってこの診断を下す。

【解説】

中医では大泉門閉鎖の遅れを解顱(かいろ)という。これは腎の精気不足による発育不良の現れである。主に五軟と五遅の症状が現れる。中医では本症の主な原因は脾と腎にあると考え，腎虚で脳髄が充たされなくなったか，脾虚で生化の源が不足したか，もしくは本症例のように脾腎両虧になったかのいずれかであると判断する場合が多い。臨床では，さまざまな症状を詳しく尋ね，生まれてからの病歴を明確にして弁証をしなければならない。

本疾患の予防や治療に対しては，ビタミンＤやカルシウムの摂取，または中薬治療の他に，正しい飲食やこの疾病に対する予防や治療による保護が非常に大きな役割を果たす。具体的にいうと，１日の食事の回数（患児の年齢に合わせて決める）や，栄養の合理的な組み合わせ，またカルシウムの多い食品を摂ったり，屋外に出て太陽にたくさん当たることなどが重要である。また，患児は抵抗力が弱いため，衣服を多めに着せて暖かくし，外邪の侵入や，続発性疾患を予防する。発育の過程では，過度に早い時期に座らせたり，立たせたり，歩かせたり，飛び跳ねさせたりしてはならない。これは奇形や骨折を防ぐためである。その他に，６カ月以下の乳児にはできるだけ母乳を与え，適当な時期に離乳食を加え，栄養のバランスを保つようにする。

特筆すべきことは，臨床では「解顱＝大泉門の閉鎖の遅れ」ではなく，弁証もすべてが虚証ではないということである。大泉門が裂けたり，頭蓋骨が増大したり，一度塞がった大泉門が再び開いてしまうことも中医では解顱と呼んでいる。これは現代医学でいう脳水腫などであり，弁証も虚証以外に，腎虚肝旺証・脾虚水汜証・熱毒壅滞証などの実証，もしくは虚実夾雑証の場合がある。現代医学の総合的治療を基礎とし，「急なれば標を治し，緩なれば本を治す」という原則を守り，中医薬の弁証論治を採用し治療にあたらなければならない。解顱は子供の知力や身体の成長に大きく影響し，その発病も先天不足や後天失養と密接な関係があるので，できるだけ予防に力を入れ，優良な育児ができるよう心がけることが大切である。

【参考文献】

① 『活幼心書』

［原　文］「有解顱一症，其顱縫不合，此腎気不足。腎主骨而脳為髄海，腎気不足則脳髄不満，故不合也，名曰解顱」

［口語訳］解顱の症とは，大泉門が閉じないことをいい，腎気不足によるものである。腎は骨を主り，脳は髄海であるので，腎気が不足すれば脳髄を満たすことができず，大泉門が塞がらなくなるのである。これを称して解顱という。

② 『万氏家伝幼科発揮』

［原　文］「解顱者有二，或生下之後，夾縫四破，頭皮光急，日漸長大，眼楞緊小，此髄熱也。又有生下五六個月後，顱門已合而復開者。此等天数難参，腎肝風熱之病，宜加味瀉青丸主之」

［口語訳］解顱には2種類ある。1つは，生まれてから大泉門が塞がらず，〔脳髄が頭皮のすぐ下まで出てくるので〕頭皮が張って艶が出てくる。子供が成長するにしたがって，瞼まで突っ張り，目が小さくなってしまう。これは髄に熱があるものである。もう1つは，生後5～6カ月の頃に，一度塞がった大泉門が再度開いたものである。これは治療が難しい症状であり，その後の予測がつかない。これは多くが腎肝風熱の病である。加味瀉青丸によって治療する。

2 めまい

症例1

- 患者：女性，26歳，工員／● 診察日時：2001年2月28日

若い女性が人に支えられながら診察室に入ってくる。顔色淡白で，元気がなく，歩き方がゆっくりとしている。

医師：どうしましたか？
患者：めまいがします。
医師：めまいがするようになってから，どのくらい経ちますか？
患者：3カ月くらいです。

> めまいは臨床でよくみられる症状である。その原因はさまざまで，証候も虚実ともにあり，しかも場合によっては危険な疾病の前兆の可能性もあるので，慎重に診断しなければならない。この患者は症状が現れてから比較的長い時間が経っており，望診から判断しても，虚証もしくは虚実夾雑の可能性が高い。

医師：その3カ月の間，病院へ行って検査や治療をしなかったのですか？
患者：行きました。元旦の前に仕事中にめまいで倒れたので，病院に運ばれてそのまま入院しました。そのときにいろいろな検査をしましたが，医者は再生不良性貧血だといいました。当時，ヘモグロビンの数値がとても低くて，何度か輸血もしました。退院後も毎日ホルモン治療をして，医者は治療には3カ月から半年はかかるだろういいました。今は自宅療養中ですが，いつもめまいがしているので，精神的にもすぐれません。それで，友達が中薬で体調を整えてみてはどうかと勧めてくれたのです。

> 患者は突然再生不良性貧血を患った。それには必ず何か原因があるはずである。その辺りを詳しく尋ね，全面的に弁証を進めなければならない。

医師：以前，何か大きな病気をしたことがありますか？
患者：ありません。ただ，体質的に弱くて，よくカゼを引きます。

> 患者はもともと正気不足でカゼを引きやすい。これは今回の発病と大きな関係があるはずである。

医師：何か毒性のあるものと接触したことはありませんか？
患者：あります。私は化学工業の工員なのですが，医者は，私が仕事中にベンゼン系の化学物質に触れたことが今回の発病の原因ではないかといっていました。本当に，自分がふだんからしっかり注意していなかったのがいけないのです。

> 患者は長期にわたり有毒物質と接触しており，それに加え，体質的に弱かったこともあり，毒が少しずつ身体を侵し，同時に正気が損傷して発病にいたった。したがって，このめまいは虚損が主であると考えられるが，虚実夾雑の可能性もまだ完全には捨て切れない。

医師：めまいはずっと持続して起きているのですか？　それとも断続的に起こるのですか？
患者：断続的に起きます。でも，1日に何度も起きます。
医師：ふだん，どういった場合にめまいがするのですか？
患者：毎朝，起きたときには必ずめまいがします。ベッドに横になっていれば何ともないのですが，起き上がるともう天井がグルグル回ってしまいます。しばらくじっと座っていないと動き出せません。ふだんは，家にいてもほとんど何もできません。ちょっと歩いただけでクラクラするし，でも，横になってしまうと，また起き上がったときにめまいがするので，怖くて横になる

ことろもできません。ですから，昼間はほとんど机に寄りかかって座っているだけです。今はもう一人では怖くて外に出かけられません。診察でさえ勇気を奮い起こして，家族に付き添ってもらってやっと来られるくらいです。さっきも診察を待っている間，結構長く座っていたのですが，まだ少しクラクラしています。

医師：では，舌を出して見せてください。

　[**舌診**] 舌質淡・舌周囲に歯痕・舌苔白でやや膩

　（同時に脈を診る）

　[**脈診**] 脈沈細で無力

> めまいがして，動くとさらに悪化することや，舌と脈の状態を合わせて考えると，気血虧虚と関係がある可能性が高い。舌周囲に歯痕があるのは，病位が脾にあることを示しているが，その他の臓腑にも虚損があるかどうか，さらに詳しく資料を集め，明確に弁証しなければならない。

医師：発作のときは，めまいだけですか？　他に何か具合の悪いところはありますか？

患者：あとは胸が苦しく，心臓がドキドキします。何か空気がうまく入っていかない感じです。朝起きたときは，よくめまいと一緒に吐き気がして，吐けば少し楽になります。

医師：どんなものを吐くのですか？

患者：吐くのはみんな水のようなものばかりで，他には何も出てきません。

> めまいに心悸・胸悶*・悪心・嘔吐を伴うのは，気血不足から心が失養し，胸部の陽気がスムーズに流れなくなり，さらに胃失和降*になることと関係がある。

医師：熱が出たり，さむけがすることはありませんか？

患者：それはないです。入院中は少し熱が出たこともありましたが，点滴で抑えてからは出なくなりました。ふだんからカゼを引かないようにとても気を

つけています。

> 陰虚および陽虚の可能性はない。

医師：食欲はありますか？
患者：こんな体調ではまったく食欲がありません。お腹もいつも張っていて，何も食べたくありません。でも，医者から栄養をつけるようにいわれているので，家族も少しでもいいから食べなさいというのですが，少しでも多く食べるとすぐ吐いてしまうので，少しずつ何回にも分けて食べるようにしています。

> 腹脹・納少*で，多く食べると吐いてしまうというのは，脾胃の虚損・納運機能の失調と関係がある。

医師：そうですね。その食事の仕方は非常によいと思います。便と尿はどうですか？
患者：尿は普通ですが，便はいつも形になりません。それに，いつもトイレの後にスッキリした感じがないのです。あとは食事が済むとすぐトイレに行きたくなります。

> 大便稀溏*は，脾虚によって運化*機能が失調したり，水湿が下焦に流れ込んでいることと関係がある。中虚により気滞が現れているため，排便後もスッキリしない。

医師：ふだん，汗はよくかきますか？
患者：めまいがするときは汗が出ます。でも，座っているだけなら出ません。
医師：夜はよく眠れますか？　寝汗はかきませんか？
患者：あまりよく眠れません。なかなか寝つけなくて，眠っても夢ばかり見ます。寝汗は特にかきません。

> 患者は自汗*の傾向があり，動くと悪化する。気虚によって肌表が固摂*できなくなっていると考えられる。

医師：めまいがするとき，耳鳴りはしますか？　ふだん，腰痛はありませんか？
患者：それはありません。

> 腎虚の主症はみられない。

医師：どこか出血したところはないですか？　例えば皮膚に出血点（瘀斑）があるとか。
患者：それもありません。入院中に医者から気をつけるようにいわれましたので。

> 脾虚になると統血*機能が低下することがあり，肌衄（きじく）*などが現れることがある。また，肌衄は再生不良性貧血の患者によくみられる症状でもある。

医師：生理は順調ですか？
患者：ここ数カ月は量が以前よりも少なくなったと思います。色も以前より薄くなった気がします。今回はすでに前回から1カ月以上経っているのですが，まだ来ていません。

> 月経の量が少なく，色も薄く，周期も安定しないのは，血虚によって衝任不足になったことと関係がある。

　望・聞・問・切の四診の結果を合わせて得られた病状記録・証名および診断結果は，以下のとおりである。

【カルテ】
主訴：頭暈・力が入らない症状が3カ月余り。納少・便溏*を伴う。
現病歴：患者は長期にわたり有害物質と接触しており，もともと虚弱体質でカゼを引きやすいこともあり，毒が少しずつ身体の中に入り込んで正気を傷つけ，めまいを起こすようになり，重症のときは失神するようになった。2カ月前に入院し，各種検査および治療を行ったが，症状の改善はあまりみられない。
所見：めまいの発作が頻繁に起こり，常に身体に疲労感がある。心悸・胸悶・吐き気・水状のものを吐く・自汗などの症状を伴い，動くと諸症状が悪化する。顔色淡白・不眠・多夢・腹脹・納少・多く食べれば吐いてしまう・大便稀溏・排便後もスッキリしない・生理不順・月経量が少なく色も薄い・舌質淡・舌周囲に歯痕・舌苔薄白・脈沈細で無力。
【証名】心脾両虚証
【治法】養血益気・健脾化濁・補心安神
【処方】補中益気湯合帰脾湯加減
[参考処方]
補中益気湯（『脾胃論』）：人参・黄耆・白朮・甘草・当帰・陳皮・升麻・柴胡
帰脾湯（『済生方』）：党参・黄耆・白朮・茯神・酸棗仁・竜眼肉・木香・炙甘草・当帰・遠志・生姜・大棗

【弁証分析】
　患者は長期にわたり有害物質と接触しており，もともと虚弱体質でカゼを引きやすいこともあり，毒が少しずつ身体の中に入り込んで正気を傷つけ，徐々に気血虧損になっていった。気虚になると清陽*の循環が悪くなり，血虚になると脳が失養するため，めまいがときどき起こり，疲労感・力が入らない状態となり，ひどいときには失神してしまう。輸血などの治療をしても根本的な治療がされてないので，病状が改善されない。気虚によって固摂機能が低下し，胸部の陽気がスムーズに流れなくなり，また血虚によって心が失養するため，自汗・胸悶・心悸が起こる。中虚による気滞から，濁邪が上部に氾濫し，胃失和降となるため，悪心・嘔吐が現れる。「労すれば気を消耗する」ので，動くと各症状が悪化する。脾は運化を主り，胃は受納*を主り，脾胃は気血生化の

源である。脾気が虚弱になると，胃失和降・納運機能の失調・水穀不化*となるので，腹脹・納少・多く食べれば吐いてしまう・大便稀溏の症状が現れる。気虚によって推動力が衰えるため，排便後もスッキリしない。気血不足によって心神が失養するため，不眠・多夢になる。衝脈は「血海」であり，気血虧虚になると，衝任が不足し，血海が正しい時期に充たされなくなるため，生理不順になり，月経の量が少なく色も薄くなる。顔色淡白・舌質淡・舌周囲に歯痕・舌苔白膩・脈沈細で無力は，すべて血虚による気血不栄の象である。四診の結果を合わせて考えてみると，心脾気血虚証の症候の特徴と一致する。よってこの診断を下す。

症例2

●患者：男性，52歳，幹部／●診察日時：2003年3月30日

中年男性が家族に付き添われて診察室に入ってくる。顔色がやや赤く，両目も少し赤くなっている。

医師：どうしましたか？
患者：ずっと高血圧で，この1週間は特に具合が悪いのです。医者にいわれたとおり降圧剤の量を増やしているのですが，効果があまりなくて，とにかくめまいがひどいです。

> めまいは高血圧患者によくみられる症状である。患者は目も顔も赤いことから，肝陽上亢の証である可能性が高い。しかし，その他の病状の資料が完全に揃っていない段階では，結論を出すのはまだ早すぎる。

医師：では，まず血圧を測ってみましょう。今日は降圧剤を飲みましたか？
　　［血圧］160／100mmHg
患者：飲みました。降圧剤を飲み始めて，もう15年になりますが，毎年この時期になると，血圧が安定しなくなるのです。血圧が上がるとめまいがする

ものですから，中薬を飲んで調整するようにしています。

> 春は肝気が昇発する季節であり，さらに患者は体質的に陽盛または陰虚陽亢＊の傾向があるため，自然界の陽気が盛んになることに感応し，体内の陽気も増加し，肝気と肝火が上部につき上がって発病したと考えられる。

医師：めまいの他に，何か頭部で具合の悪い所はありますか？
患者：少し頭全体が張ったように痛みます。視力も落ちてますし，あと，めまいがするとき，耳鳴りもします。
医師：耳鳴りの音は大きいですか？

> 耳鳴りは原因が異なればその症状も変わってくる。蟬の声のように細い音であれば，多くは腎精不足または脾虚などの虚証から起こるものである。波のように大きな音であれば，肝胆火旺・肝陽上亢・痰火上擾など，実証もしくは本虚標実証である可能性が高い。

患者：すごく大きな音がします。

> 頭暈・頭部の脹痛・耳鳴り（波のような大きな音）・視力の低下・目や顔が赤いなどの症状から，肝陽上亢・肝胆火旺・痰火上擾と関係があると考えられる。ただし，肝陽上亢は本虚標実証であり，後の2つは実証なので，さらに慎重に鑑別しなければならない。

医師：では，舌を出して見せてください。
（同時に脈を診る）
　[舌診] 舌質やや紅・舌苔薄黄やや少
　[脈診] 脈弦細・尺脈が特に顕著

> 舌と脈の状態および前述の各症状を合わせて考えると，陰虚陽亢である可能性が高い。ただし，さらに多くの資料を集めて正確な弁証をしなければならない。

医師：めまいはどんなときにひどくなりますか？
患者：主には機嫌が悪くなったときです。私もこの病気は怒ってはいけないことはわかっているのです。でも，もともと性格がせっかちで怒りっぽく，自分でもなかなか抑えきれないのです。それに，最近，息子が付き合っている相手のことで不満があるものですから，特にすぐイライラして爆発してしまうのです。

> 患者は急躁*・易怒*であることから，肝気・肝火が亢進して肝陽上亢となり，めまいがひどくなった。

医師：夜はよく眠れますか？
患者：あまりよく眠れません。ちょっと音がしただけでも，すぐ眠れなくなります。眠れなくなると，まためまいがひどくなりますし，それにやたらと夢を見ます。

> 肝陽上亢は陽亢が標で，陰虚が本であり，その病理の基礎は肝腎陰虚である。陽亢から心神をかき乱し，心神が不安定となり，心煩*・不眠・多夢が起こる。ここでは関連する症状の有無を尋ねなければならない。

医師：昼間，仕事のとき，具合はいかがですか？
患者：今は休んで家にいます。一日中めまいがして，まったく仕事にならないものですから。それにもの忘れもひどく，ちょっと長めに歩くと，まためまいがひどくなるものですから，道端で倒れたりしたらたいへんなので，怖くてなかなか外にも出られません。
医師：歩いているときはどのような感じがしますか？
患者：歩いているときは何だか綿の上でも歩いているような感じです。頭が重

くて，足は妙に軽いのです。ちょっとでも長く歩くと，すぐ足に力が入らなくなります。それに，ふだんから腰痛もひどくて，一昨日の晩も散歩に出たのですが，30分ほどしか歩いていないのに，帰り道は足がだるくて，腰は痛くて，家に上がるときもめまいがして，もう少しで転ぶところでした。家に入ったらすぐにベッドに横になりました。体力も以前に比べると驚くほど衰えました。

> 腰膝酸軟*・頭が重く足が軽い・歩くときにフワフワとした感覚がある，これらは肝陽上亢・肝腎陰虚・上盛下虚〔上焦が実し下焦が虚している〕と関係がある。

医師：食欲はいかがですか？
患者：ここのところあまりありません。それに，やたらとげっぷが出るようになりました。

> げっぷは虚実ともに現れる症状である。虚証では，胃気虚などがあり，一般に病程が長く，げっぷの音は低く沈んでいる。実証では，病程が短く，げっぷの音も大きい。主には胃に未消化の食べものが滞っていたり，肝気が胃を犯していることなどが考えられる。この患者の病程は短いが，その他にも音などについてさらに詳しく尋ねなければならない。

医師：げっぷが出るとき何か臭いがしますか？ げっぷの音は大きいですか？
患者：特に臭いはありませんが，音は大きいです。
医師：げっぷが出るのは食事と関係がありますか？
患者：それはありません。お腹が空いているときでも出ます。特に怒ったときにはよく出ます。

> げっぷは病程が短く，音が大きく，特に臭いもない場合は，情緒との関係が深い。このことから肝気が胃を犯しているものであると考えられる。肝の疏泄機能が失調し，肝気が横逆して胃を犯し，胃気が上逆するため，食欲が低下し，げっぷがよく出るようになる。

医師：のどはよく渇きますか？
患者：渇きます。特に，夜に水が飲みたくなります。あ，それと寝汗もよくかきます。

> 口渇・咽乾で夜間に特にその傾向が強い，盗汗*，これらは肝腎陰虚によって陰が陽を制御できなくなり，虚熱*が津液を外に追い出して，身体が失養するために起こる。

医師：便と尿の調子はいかがですか？
患者：尿は正常です。便は便秘気味で2日に1回くらいです。
医師：なるべく野菜や果物をたくさん食べるようにしてください。便通をよくしておかないと，血圧にも影響が出ます。
患者：わかりました。

> 大便乾結*は肝腎陰虚により虚火*が津液を灼き，腸道が潤わなくなったことと関係がある。便秘で排便困難になると，陽が亢進して内風を引き起こしやすいので，患者には便通をよくするように指導しなければならない。

　望・聞・問・切の四診の結果を合わせて得られた病状記録・証名および診断結果は，以下のとおりである。

【カルテ】
主訴：めまいの発作が繰り返し現れるようになって15年。この1週間で悪化。

現病歴：患者は長年にわたり高血圧症を患っており，15年間，降圧剤を飲み続けている。毎年春になると，めまいの発作がよく起こる。また最近，家でもめごとがあり，症状がさらに悪化した。

所見：めまい・頭部の脹痛・目のかすみ・耳鳴り（波のような音）。さらに急躁・易怒・顔色や目が赤い・心煩・不眠・健忘・多夢・精神的な疲労・少し動きすぎると腰膝酸軟になる・頭が重く足が軽い・歩くときに足元がフワフワした感じがする・食欲低下・げっぷが頻繁に出る・口が乾き水を飲みたがる・大便乾結などの症状を伴う。舌質やや紅・舌苔薄黄やや少・脈弦細・尺脈が特に顕著。

【証名】 肝陽上亢証
【治法】 平肝潜陽・滋養肝腎・疏肝理気
【処方】 天麻鈎藤飲・当帰竜薈丸合柴胡疏肝散加減

［参考処方］
天麻鈎藤飲（『雑病診治新義』）：天麻・鈎藤・生石決明・川牛膝・桑寄生・杜仲・山梔子・黄芩・益母草・朱茯神・夜交藤

当帰竜薈丸（『宣明論方』）：当帰・竜胆草・山梔子・黄連・黄芩・黄柏・大黄・青黛・芦薈・木香・麝香

柴胡疏肝散（『景岳全書』）：柴胡・芍薬・枳殻・陳皮・炙甘草・川芎・香附子

【弁証分析】

　肝陽上亢は本虚標実の証であり，その本虚は肝腎陰虚で，標実は肝陽亢盛である。春は肝気昇発の季節であり，さらに患者はもともと肝腎陰虚の体質のため，肝陽が亢進しやすい。それに加え，家庭でのもめごとで心煩・易怒となり，肝気・肝陽が過度に昇発し，血が気に従い逆上して清空*をかき乱すため，めまい・頭部の脹痛・目のかすみ・耳鳴り（波のような音）が起こった。陽亢になると気血が上部に壅滞するため，顔色や目が赤くなる。陽亢から心神*がかき乱されて神が自分の居場所である心を守れなくなるため，心煩・不眠・健忘・多夢が現れる。陽亢になると肝魂*を擾動し肝気が旺盛になるため,急躁・易怒の症状が現れる。肝腎の陰虚は主に下部の陰虚であり，さらに病程も長いため，筋骨が失養して，精神的な疲労・腰膝酸軟が現れる。上盛下虚のため，頭が重く，足が軽く感じ，歩くときも足元が浮いたような感じがする。肝の疏

泄機能が失調して肝気が胃を犯すようになるため，食欲が低下し，げっぷが頻繁に出るようになる。口が乾き水を飲みたがる・大便乾結・舌質やや紅・舌苔薄黄やや少・脈弦細は，すべて陰虚陽亢の象である。尺脈の沈細の脈象が特に顕著なのは，肝腎陰虚の表れである。四診の結果を総合的に考えると，肝陽上亢証の症候の特徴に符合する。よってこの診断を下す。

症例3

● **患者：女性，42歳，教師**／● **診察日時：2002年9月17日**

中年女性が診察室に入ってくる。足取りはゆっくりとしており，体型はやや太り気味，顔色は暗く，目にも力がない。

医師：どうしましたか？
患者：昨日，また，めまいがしまして。
医師：最初にめまいがするようになったのは，いつ頃ですか？
　　　（同時に患者のカルテを見る。3年前に別の病院でメニエール病と診断されている）
患者：3年前です。
医師：この3年間，よくめまいの発作が起こるのですか？
患者：はい。それに，ただめまいがするだけならまだいいのですが，まったく前兆がないのです。昨日は，職場で昼休みが終わって仕事にかかろうとしたとき，突然，めまいが起こりました。
医師：これまでどのような治療をしてきましたか？　中薬を飲んだことはありますか？
患者：中薬を飲んだことはありません。ふだんは鎮静剤とベタヒスチンを飲んでいるのですが，最近，発作の回数が以前より多くなり，いつも，また起こるのではないかとビクビクしています。中医は根本から治療すると人から聞いたものですから，ぜひ試してみたいと思ってやって来ました。
医師：発作のときの様子を詳しく話していただけますか？

患者：そのとき，私は事務机に伏せって昼寝をしていました。起きて顔を洗いに行こうとしたとき，急に目の前が真っ暗になって，天井がグルグル回り始めたのです。雷のような音の耳鳴りもして，他の音は何も聞こえなくなって，吐き気がしました。それで，自分でもまた発作が起きたのだと思い，急いで机につかまって椅子に座って，目を閉じてじっとしていたのです。でも，結局我慢できなくなって，昼に食べたものを全部吐いてしまい，その後さらにめまいがひどくなってしまいました。そのときは幸いにも同僚が事務所にいたので，私をソファに寝かせてくれて，30分くらい横になって，薬を飲んでからは，少しはよくなりました。でも，めまいは完全にはよくならなくて，ちょっとでも動くと，周りのものが回り始めてしまうのです。結局，家の者に迎えに来てもらって帰宅しました。

> めまいの原因はさまざまであり，病機も虚実ともに存在する。さらに随伴する症状などを詳しく尋ね，証の虚実や邪気の性質を明確にしなければならない。

医師：今の気分はいかがですか？
患者：まだ，あまりよくありません。毎回，発作の後は，だいたい1週間くらい経たないと完全にはよくならないのです。
医師：どのように具合が悪いのですか？
患者：今もまだめまいがします。それにすごく頭が重いです。何かでグルグル巻きにされているような感じです。身体も重いです。足に鉛か何かをつけているようで，歩くのもやっとです。ちょっと動いただけで，目はかすむし，胸は苦しくなるし，吐き気もしてきます。あと，しょっちゅう耳鳴りがして，耳も昔より聞こえにくくなったような気がします。

> めまい・目のかすみ・耳鳴り・難聴・頭が何かで包まれているように重い・身体や四肢が重く感じる・胸悶・悪心，これらの症状は痰濁が中焦で阻滞し，清陽が上昇しなくなり，気機がスムーズに流れなくなったことと関係がある。

医師：では，舌を出して見せてください。
　（同時に脈を診る）
　[**舌診**] 舌質淡紅・舌苔白膩
　[**脈診**] 脈濡滑

> 舌と脈の状態を合わせて考えると，痰濁が中焦で阻滞して起こっている可能性が高い。

医師：食欲はいかがですか？
患者：昨日から今日にかけてほとんど何も食べていません。食べたくないのです。（胃の辺りを指して）ずっとこの辺がグルグルしている感じがします。

> 痰濁が阻滞することによって脾陽が不振になっているのであろう。

医師：のどはよく渇きますか？
患者：いいえ。

> 痰濁が盛んで津液の損傷はみられない。

医師：便と尿はいかがですか？
患者：それは特に異常はありません。
医師：夜はよく眠れますか？
患者：一日中眠たいです。だるくて元気が出ません。

> 身体がだるく眠気が取れないのは，痰湿が盛んなことから清陽が上昇しなくなったことと関係がある。

医師：ふだん，のどに痰が絡むようなことはありませんか？
患者：あります。特に朝起きたときに多く出ます。
医師：どんな色の痰ですか？　薄いですか，それとも濃い痰ですか？
患者：白い痰です。どちらかといえば濃いと思います。

> 患者はもともと痰濁が盛んな体質のようである。これは本症の発作と関係が深いはずである。

医師：生理は順調ですか？
患者：生理は大丈夫です。でも，おりものは多いほうです。
医師：おりものの色はどうですか？　質は薄いですか，濃いですか？
患者：白くて濃いです。

> 痰濁が盛んで，湿濁が下焦へも流れ込むため白くて濃い帯下が多くなる。これは痰濁内盛の症候と一致する。

　望・聞・問・切の四診の結果を合わせて得られた病状記録・証名および診断結果は，以下のとおりである。

【カルテ】
主訴：めまいや耳鳴りの発作を繰り返すようになって3年。悪化して2日。
現病歴：患者はこの3年，特にはっきりとした誘因もなく，突発的なめまいの発作が起こることが多い。発作のときには，回転性めまいに，波のような音の耳鳴り・悪心・嘔吐などを伴い，休息をとり鎮静剤などを服用すると症状は治まる。昨日，また発作が起こったため来院。
所見：めまい（船や車に酔ったよう）・目のかすみ・耳鳴り・難聴などの症状が現れ，加えて，胸悶・上腹部のつかえ・吐き気・頭や身体が重い・顔色が暗い・疲労感・力が入らない・眠気が取れない・食欲低下・朝起きたときに痰が多い（色は白く粘り気がある）・白く濃い帯下が多いなどの症状を伴う。舌質淡紅・舌苔白膩・脈濡滑。
【証名】　痰濁中阻証
【治法】　燥湿祛痰・健脾和胃
【処方】　半夏白朮天麻湯加減

[参考処方]
半夏白朮天麻湯（『医学心悟』）：半夏・白朮・天麻・陳皮・茯苓・炙甘草・生姜・大棗

【弁証分析】

患者はもともと痰湿内盛の体質であり，そのため痰濁が阻滞することによって清陽が上昇せず，濁陰*が降りなくなり，目のかすみ・波のような音の耳鳴り・周りのものが回って見える・悪心・嘔吐などの症状を伴う，激しいめまいの発作が起こるようになった。痰濁が体内に滞ることによって，胸部の陽気がスムーズに流れなくなり，心神の働きが鈍くなり，胃失和降となるため，胸悶・上腹部のつかえ・吐き気・食欲低下・身体がだるく眠気が取れないなどの症状が現れる。痰濁が阻滞することによって，脾陽の流れが悪くなり，運化機能が衰え，全身に精微物質を行き渡らせることができなくなり，さらに痰濁が経絡にも入り込んで，経気が不利となるため，頭や身体が重く感じ，顔色が暗く，疲労感・力が入らなくなるという症状が現れる。痰濁が盛んで，湿濁が下焦へも流れ込むため，白く粘り気のある帯下が多くなる。もともと痰盛の体質のため，朝起きたときの痰が多い（痰の色は白く粘り気がある）。舌質淡紅・舌苔白膩・脈濡滑というのはすべて痰濁中阻の象である。四診の結果を総合して考えると，痰濁中阻証の症候の特徴に符合する。よってこの診断を下す。

【解説】

気をつけなければならないことは，本証が長引くと，痰が気機を阻害し，鬱した痰が火と化し，痰火が清竅*をかき乱すため，めまい・頭部の脹痛・心煩・口苦・のどは渇くが水を飲みたがらない・舌苔黄膩・脈弦滑などの症状が現れる。この場合は，苦寒燥湿の薬を用いて，熱を取り去り痰を溶かさなければならない。もし，陽虚の体質で，邪気が寒化して，痰飲が内部に滞り，清竅を犯した場合には，めまいに，畏寒*・四肢の冷え・舌苔白滑・脈弦または滑などの症候を伴う。治療には温陽化湿の薬を用いて寒飲を温めて溶かす。

まとめ

　めまいとは，頭部が重く感じ，見るものがかすんだり，回っているように見え，軽い場合は，少し目を閉じていれば治るが，少し重い場合は，何か乗りものに乗っているような感じがし，さらに重症になると，天と地が両方とも回っているように感じ，立っていられなくなる。一般には，悪心・嘔吐・冷や汗などを伴い，ひどいときには失神する場合もある。本症は耳鳴りや聴力の低下を併発することもあり，どちらが主症状であるかを明確にしなければならない。めまいの原因は数多いため，患者の症候の特徴などにもとづいて，証の虚実・病位などを明確にして判断しなければならない。

　本症の多くは，情緒の変化・飲食の失調・出血・外傷・労倦*などが原因となって起こる。一般的には，肝・脾・腎の三臓の機能失調との関わりが最も密接である。めまいに，目や頭部の脹痛・顔や目が赤いなどの症状を伴うものは，肝陽上亢または肝火上炎の証である場合が多い。食欲低下・納呆*・吐き気・便溏・力が入らないなどの症状を伴うものは，病位が脾にある場合が多い。腰酸膝軟・蟬の鳴き声のような音の耳鳴りを伴うものは，病位が腎である場合が多い。

　虚証のめまいには，臨床では，①心脾気血両虚か，②腎精不足によるものが多くみられる。

①心脾気血両虚のめまいは，本篇の症例1のように，目のかすみ・顔色淡白または萎黄*・疲労感・力が入らない・心悸・胸悶・不眠・多夢・自汗・疲労したときに発病または悪化・腹脹・納少・大便稀溏・または排便後に爽快感がない・舌質淡・舌周囲に歯痕・脈沈細で無力などの症状を特徴とする。治療には益気健脾・養心安神を用いる。

②腎精不足のめまいは，めまいの他に，耳鳴り・健忘・精神不振・早く老ける・腰膝酸軟・遺精*・陽痿*・舌体痩小・脈沈細で尺脈に特にその傾向が強いなどの症候が現れる。治療には補腎填精を用いる。また，腎精不足証は，患者の陰陽のどちらが虚しているかによって，さらに

違いが現れる。（1）腎陽が不足気味であれば，さむけ・四肢の冷え・舌質淡・脈細でやや遅の傾向があり，治療には補腎助陽を用いる。（2）腎陰が不足気味であれば，五心煩熱*・両頰の紅潮・盗汗・舌質紅・脈細でやや数という症候が特徴になる。治療には補腎滋陰を用いる。

虚実夾雑証のめまいとは，ちょうど本篇の症例2のように，肝陽上亢証がそれにあたる。この証は肝腎陰虚から起きる肝陽上亢であり，めまいの他に，頭部の脹痛・目のかすみ・急躁・易怒・顔や目が赤い・心煩・不眠・多夢・少しの労働で腰膝酸軟になる・頭が重く足が軽い・歩くときに足元が浮いているような感覚がある・舌質紅・舌苔薄黄やや少・脈弦細などの症候を特徴とする。治療には平肝潜陽・滋養肝腎を用いる。

実証のめまいには，①肝火上炎証と，②痰濁中阻証のめまいがある。
①肝火上炎証のめまいは，頭部の脹痛・耳鳴り・難聴・急躁・易怒・胸脇部の脹痛・心煩・不眠・多夢・目が赤い・口苦・便乾*・尿黄・舌質紅・舌苔黄膩・脈弦数などの症候を特徴とする。治療には清肝泄火・清利湿熱を用いる。
②痰濁中阻証のめまいは，本篇の症例3であり，めまいの他に，耳鳴り・頭（何かで包まれたような感覚）と身体が重い・胸悶・上腹部のつかえ・悪心・嘔吐・疲労感・力が入らない・眠気が取れない・食欲低下・舌苔白膩・脈濡滑または弦滑などの症候を特徴とする。治療には燥湿祛痰・健脾和胃を用いる。もし，病程が長く脾気を損傷した場合は，虚実夾雑の証となる。

めまいの症状が軽い場合は，適切な治療さえ行えばほとんど予後は良好である。ただし，症状が重い，あるいは発作が繰り返し起こり，長い間完治できないような場合は，根本治療が難しい。特に中年以降の肝陽上亢や肝火上炎から起こるめまいの場合は，陽亢から内風を引き起こしやすく，中風に発展する可能性もある。そうなると，軽度でも後遺症が残り，重度であれば命にも関わってくる。このため，時機を逃さずめまいを予防することは，極めて重要なことであるといえる。

【参考文献】

①『霊枢』海論篇

[原　文]「脳為髄之海，其輸上在於其蓋，下在風府。……髄海有余，則軽勁多力，自過其度，髄海不足，則脳転耳鳴，脛酸眩冒，目無所見，懈怠安臥」

[口語訳] 髄は脳に満ちているので，脳を髄海という。その上の腧穴は百会で，下の腧穴は風府である。……髄海で邪気が盛んになれば，むやみに動き回り，挙動に異常がみられるようになる。その動作は敏捷になり，普通ではなし得ないほどになる。髄海が不足すれば，めまいや耳鳴りが起こり，足に力が入らなくなり，目もかすんでくる。このときには，非常に疲れやすく，いつも眠たくなる。

②『河間六書』

[原　文]「諸風掉眩，皆属肝木。風気甚而頭目眩運者，由風木旺，必是金衰不能制木，而木復生火，風火皆属陽，陽多為兼化，陽主乎動，両動相搏，則為旋転」

[口語訳] 諸風によるめまいは，すべて肝木に属する。風気が盛んになり，目や頭が回るものは，風木が旺盛で，金が衰え木を制御できなくなり，木（風）が火を生むものである。風も火も陽に属し，陽の邪気は，他の邪気と重なって人体を侵すことが多く，また陽の性質は動であるため，木（風）と火が互いにぶつかり合うと，目の前がグルグルと回る，という症状が現れるのである。

③ 頭痛

症例 1

● 患者：男性，21 歳，学生／● 診察日時：2002 年 12 月 17 日

青年が診察室に入ってくる。やや眉をひそめている。

医師：どうしましたか？
患者：頭痛がひどいのです。もう，2～3 日続いています。
　［聞診］声は重く濁っている。

> 頭痛は臨床で非常によくみられる症状である。患者が頭痛を主症状として診察に訪れた場合，まず，その病因が外感なのか，内傷なのか，さらに虚実どちらに属しているのかをはっきりとさせなければならない。発病からの期間が長い場合は，虚証であることが多く，短い場合は実証であることが多い。

医師：以前にも同じようなことがありましたか？
患者：まったくありません。

> 患者は以前に同じような症状が起きたことはなく，発病からの期間も短く，急性であるといえる。さらに，その声が重く濁っていることから，まず考えられるのは外感による頭痛で，実証に属するということである。

医師：原因について，何か心当たりがありますか？
患者：たぶん，寒さに当たったのだと思います。先週の土曜日に，市が主催した寒中水泳大会に参加して，その翌日からひどい頭痛になりました。あと今は微熱が出ています。

176

（カルテには，体温 37.8℃という記録がある）

> 患者の病因は非常にはっきりしている。寒中水泳大会に参加して，風寒の邪気を受けたものである。しかも発熱もあることから，病位は表であると考えられる。さらに悪寒の有無や寒熱の軽重を尋ねて，邪気の性質や邪正の盛衰を判断しなければならない。

医師：さむけがしたり，風に当たりたくないといった症状はありますか？
患者：はい。最初の日はすごくさむけがしました。頭痛がひどかったので，一日中ベッドに横になっていたのですが，フトンを2枚かけてもまだ寒くて，そのときは熱も高くて，39.2℃まで上がりました。今は，さむけはだいぶ治まりましたが，外に出るときは，風に当たるのが嫌で，ここへ来る途中も帽子とマフラーでしっかりとガードしてきました。
医師：自分では，さむけが強いと感じますか？　それとも熱の方がひどいですか？
患者：自分ではさむけがひどい気がします。でも，家族のものは，まだおでこに触るとすごく熱いといいます。

> 中医では，寒熱のどちらが重くてどちらが軽いかは，患者の感覚を重視する。悪寒と発熱が同時に存在し，悪寒が発熱よりも重く感じるのは風寒表証の特徴である。したがって，この患者は風寒表証による頭痛であると判断できる。

医師：頭のどの部分が一番痛いですか？
患者：（後頭部を指して）全体的に痛いのですが，後頭部が一番痛いかもしれません。それから，首から背中にかけても，硬く張ったような感じがして，すごく具合が悪いです。

> 首や背中にまで頭痛が及び，こわばった感じがするのは，太陽経証の症状である。

医師：一日中痛みますか？　それとも断続的に痛みが起こるのですか？
患者：基本的にはずっと痛いです。ただ，痛みが激しくなるときと，軽くなるときがあります。例えば，外出して風に吹かれると痛みが激しくなって，家に帰って少し休むと，だいぶよくなります。僕もはじめは大したことないと思って，昨日も授業に行ったのですが，教室に暖房がなくて，さらに頭痛がひどくなって，全身もだるくて痛んできました。それで，どうしても耐え切れなくて，途中で休みの届けを出して帰ってきました。

> 寒さに当たると頭痛が激しくなり，全身がだるく痛むのは，風寒が表を締めつけたために経気が不利になったと判断できる。

医師：汗は出ますか？

> 発汗の有無は，風寒表証・風熱表証・傷風表証を鑑別するのに重要な指標になる。風寒表証は汗が出ず，風熱表証と傷風表証は汗が出る。

患者：汗は出ません。でも，2日前に「百服寧」（鎮痛解熱剤）を飲んだときは，少しだけ汗をかきました。

> 風寒表証と判断して間違いなさそうである。

医師：鼻が詰ったり，鼻水が出ることはありませんか？
患者：あります。昨日からです。それではじめてカゼを引いたと思ったのです。でも，今までこんなにひどいカゼを引いたことがありません。
医師：鼻水は多いですか？　色はどんな色のものが出ますか？

> 風熱表証は濃い鼻水が出て，風寒表証は水っぽい鼻水が出る。

患者：そんなに多くはありません。主には鼻づまりの方です。鼻水は透明なものが出ます。
医師：咳は出ますか？

患者：少し出ますが，ひどくはありません。
医師：痰は多いですか？
患者：そうでもありません。
医師：のどは痛くないですか？
患者：痛くないです。でも，ときどき痒いような感じがします。そういうときは，2～3回咳払いをすると楽になります。

> 鼻が詰って声が重い・ときどき透明な鼻水が出る・のどが痒い・咳が少し出る，これらは風寒の邪気を上部に受け，肺気の流れが悪くなったことによって起こる。

医師：のどは渇きますか？

> 寒は陰邪であり，津液は損傷されない。したがって，風寒表証であればのどは渇かないはずである。熱は陽邪であり，津液を損傷しやすいため，風熱表証であれば，のどの渇きが現れる場合が多い。引きつづき，寒熱に関する資料を集めていかなければならない。

患者：そんなに渇きませんが，注意して水分を取るようにしています。
医師：熱いものを飲みますか？　それとも冷たいものですか？
患者：熱いものを飲むと少し楽になります。

> 寒邪は陰に属し，津液を損傷しないので，のどはそれほど渇かず，飲むとしても熱いものを欲しがる。

医師：便と尿の調子はいかがですか？
患者：それは，特にふだんと変化ありません。
　[舌診] 舌質淡紅・舌苔薄白
　[脈診] 脈浮緊

　望・聞・問・切の四診の結果を合わせて得られた病状記録・証名および診断

結果は，以下のとおりである。

【カルテ】

主訴：頭痛が3日続く。悪寒・発熱を伴う。

現病歴：患者は寒中水泳大会に参加し，風寒の邪気を受け，翌日から頭痛・悪寒・発熱が現れた。自分で市販の鎮痛解熱剤を飲み，悪寒・発熱は緩和されたが，まだ激しい頭痛が治まらない。

所見：頭痛が首・背中にまで及び，こわばりを感じる。寒くなると頭痛がひどくなる。悪寒がひどく，自覚的な発熱は比較的軽い。全身がだるく痛み，汗は出ず，のどに痒みがあり，声は少し重く濁った感じになり，ときどき透明な鼻水や咳が出る。のどの渇きはみられない。舌質淡紅・舌苔薄白・脈浮緊。体温は37.8℃。

【証名】 風寒表証（風寒頭痛）

【治法】 疏風散寒・袪風止痛

【処方】 川芎茶調散加減

[参考処方]

川芎茶調散（『太平恵民和剤局方』）：川芎・荊芥・薄荷・羌活・細辛（または香附子）・白芷・甘草・防風

【弁証分析】

　患者は寒中水泳大会に参加し，風寒の邪気を受け，悪寒・発熱を伴う頭痛が現れ3日になる。頭部は諸陽が集まるところであり，風寒が外部から襲ってくると，まず太陽経に沿って頭部を侵し，清陽*の気が寒邪に遮られ，経気不利になり，「不通則痛」から，激しい頭痛が現れ，全身もだるく痛むようになる。寒さにあたると，経絡の気の流れがますます停滞するため，痛みがさらに激しくなる。太陽経は全身の表を主り，その経脈は，上は頭頂部から首・背中を循環しているので，経脈が寒さで滞り，気機が不利*になると，頭痛が首や背中にまで及びこわばる。風寒が表を襲い，衛陽が塞がれ，身体が温煦*されなくなるため，風や寒さにあたりたくないという症状が現れる。正邪が戦っているため，発熱する。本症は，寒邪から起こっている疾病であり，また，邪気の勢いも比較的盛んであり，このため衛陽が内に閉じ込められて，肌表が温煦され

なくなるため，悪寒が重く発熱が軽くなる。風寒邪を受け，肺気の通りが悪くなり，鼻竅が通じなくなるため，声が重く濁り，鼻が詰まり透明な鼻水が出て，のどの痒みや咳などの症状が起こる。寒は陰邪であり，その性質は収・引であるため，腠理が塞がって汗が出なくなる。寒邪は陰に属し，津液を損傷することは少ないため，のどの渇きが少ない。舌質淡紅・舌苔薄白・脈浮緊というのは，すべて風寒表証の象である。四診の結果を総合的に考えると，風寒表証（風寒頭痛）の特徴に符合する。よってこの診断を下す。

【解説】

　本症例は外感頭痛の範疇であり，外感頭痛には，①風寒頭痛以外に，②風熱頭痛・③風湿頭痛があり，それぞれの症候には特徴があるので，それらの特徴をよく把握し，臨床で運用できるようにしてもらいたい。
①風寒頭痛は，発病が急で，痛みも激しく，首や背中までこわばり，風に当たると痛みが増し，悪寒が重く熱が軽い・鼻づまり・声が重い・舌苔薄白・脈浮緊などの症候を特徴とする。治療には疏風散寒止痛を用いる。
②風熱頭痛は，頭が張ったような痛みがするという特徴があり，ひどいときは，頭が割れるように痛くなる。また，発熱が重く悪寒が軽い（または悪風がある）・顔や目が赤い・のどが渇いて水を飲みたがる・便秘・尿黄・舌紅・舌苔黄・脈浮数などの症候を特徴とする。治療には疏風清熱止痛を用いる。
③風湿頭痛は，頭を何かで包まれているような痛みや，身体や四肢が重く感じる・胸悶*・納呆*・小便不利*・大便稀溏・舌苔白膩・脈濡滑などの症候を特徴とする。治療には祛風勝湿止痛を用いる。
　外感頭痛の治療はすべて解表に重点を置く。表邪が去れば，痛みは自ずとなくなるからである。

症例2

●患者：女性，47歳，幹部／●診察日時：2002年3月22日

中年女性が診察室に入ってくる。体つきは痩せ，元気がない。

医師：どうしましたか？

患者：頭痛がするのです。もう3年になるのですが，何度も繰り返して起こります。

> 患者は3年もの間，繰り返し頭痛に悩まされている。繰り返し発作が起こることや，なかなか治らないというのは，内傷頭痛の特徴に符合する。

医師：最初，どのような状況から始まったのですか？

患者：話せば長くなるのですが，私は，もともとあまり健康でない方で，1998年5月に，急性盲腸炎で手術をしたのですが，手術後，体調が回復するまでにすごく長い時間がかかってしまったのです。盲腸の手術なんて，大した手術でもないのでしょうが，何だかすっかり体力を消耗してしまった感じで，ずっと疲れはとれないし，その頃から頭痛が起こるようになりました。いろいろな薬も飲みましたが，どれもあまり効きめがなくて，2～3日前に，友達から煎じ薬を飲んでみてはどうかと勧められたのです。

> 患者はもともと虚弱体質であり，手術後，さらに正気虚弱になったため，脳髄が失養し，頭痛が起こるようになった。これは，内傷頭痛で，虚証の範疇であるが，さらに詳しく今までの経過や関連する症状を尋ね，虚損の性質および病位を確定しなければならない。

医師：以前はどのような状態だったのですか？

患者：とにかく弱いというか，病気にかかりやすかったです。30過ぎくらいのときには，骨盤腹膜炎にもなりました。ちょっと疲れるとすぐ再発して，お腹が痛くなったり，微熱が出たりするのです。

> 慢性骨盤腹膜炎は湿熱から起こることが多い。過労になると発病するのは，気虚であることを示している。さらに，この証が長引くと，湿熱から陰を損傷する可能性も出てくる。

医師：今は，骨盤腹膜炎は再発していないのですか？
患者：それはありません。でも，頭痛はいつもしています。こうしょっちゅうだと，がんばりたくてもがんばれないし，記憶力も落ちてしまって，もの忘れがとてもひどいのです。
医師：頭痛は，どんなときにひどくなるのですか？
患者：特にどういうときにひどくなる，ということはありませんし，頭痛といっても，ものすごく痛いというわけではありません。なんかこう，ジワッと痛いというか，頭が空っぽになったような感じがするのです。でも，とにかくしょっちゅう痛くなって，一日に何度もなのです。ですから，毎日，気分がいい時間がほとんどないくらいです。
医師：どういうときに起こるとか，何か規則性のようなものはありますか？
患者：忙しかったり，疲れると起こります。家で休んでいるときはそれほどでもありません。

> 過労になると頭痛が現れ，疲労感・力が入らないという状態を伴うのは，気虚証の症状である。

医師：めまいはしますか？
患者：します。あと耳鳴りもよくします。
医師：耳鳴りのときの音は，大きな音ですか？
患者：そんなに大きな音ではありません。小さな音です。
医師：では，舌を出して見せてください。
（同時に脈を診る）
　[**舌診**] 舌質紅・舌苔少
　[**脈診**] 脈沈細やや数・尺脈は無力

> この患者の頭痛は激しい痛みではなく，隠痛*，空痛*，あるいはめまいを伴う痛み(昏痛)であり，疲労が重なると現れ，その痛みは断続的で，疲労感・力が入らないという症状を伴うことから，虚証の頭痛であることは間違いない。
> 舌質紅・舌苔少・脈細数というのは陰虚の症候であり，沈脈・尺脈が無力というのは腎虚を示している。蟬の鳴き声のような耳鳴り・健忘などの症状と合わせて考えると，この患者の頭痛は腎の気陰不足から起こっていると判断できる。つづけて，他の症状についても詳しく尋ねる必要がある。

医師：腰は痛みませんか？
患者：腰はよくだるくなります。ときにはシクシク痛みます。あと，膝もよくだるくなって，スタスタと歩けません。

> 腰膝酸軟*・腰の隠痛は，腎虚によって腎の府である腰が失養しているという重要な臨床表現である。

医師：夜はよく眠れますか？
患者：あまりよく眠れません。いつも1時，2時になってやっと寝つく感じです。夢もよく見ますし，朝5時すぎにはもう目が覚めてしまいます。あと，いつも寝汗をすごくかいています。

> 陰血不足は虚証の不眠の主な原因であり，盗汗*も合わせて考えると，陰虚である可能性が最も高い。

医師：昼間もよく汗をかきますか？
患者：かくことはかきますが，そう多くはないです。
医師：ふだん，さむけはしますか？
患者：しません。どちらかというと，身体が熱っぽい感じで，特に手とか足の中心が熱い感じがします。あとは，顔もほてった感じがします。周りの人に

も顔が赤いといわれます。(頬を指して)特にこの辺です。

> 畏寒*がないということは，陽虚の可能性はない。五心煩熱*・両頬の紅潮は陰虚の症状である。

医師：食欲はありますか？
患者：ある方だと思います。
医師：のどは渇きますか？
患者：よく渇きます。水もよく飲んでいます。
医師：便と尿の調子はいかがですか？
患者：夜はよくトイレに行きます。便は少し便秘ぎみで，2日に1回くらいです。

> 口が乾き水を飲みたがる・大便乾結*は，ともに陰虚と関係がある。夜に尿の回数が増えるのは，腎気虚の表れである。

医師：生理は順調ですか？
患者：量は以前よりもだいぶ減った気がします。

> 腎は生殖機能を主り，元陰・元陽を収めている場所でもある。患者は年齢も「七七」(49歳) に近く，月経量が減少したのは，腎陰不足から衝任が充たされなくなっていることと関係がある。

　望・聞・問・切の四診の結果を合わせて得られた病状記録・証名および診断結果は，以下のとおりである。

【カルテ】
主訴：頭痛が繰り返し現れるようになって3年余り。
現病歴：患者はやや虚弱体質であり，慢性の骨盤腹膜炎を患って10年近く経ち，疲労が重なると炎症が再発している。4年前には，虫垂炎の手術をして，その後，常に疲れがとれず，頭痛が現れるようになった。その症状は繰り返

し現れ，3年間ずっと改善されていない。

所見：疲労が重なると，頭部の隠痛・空痛・昏痛が現れ，断続的な痛みがある。蟬の声のような耳鳴り・不眠・多夢・力が入らない・盗汗・腰膝酸軟（悪化すると隠痛が現れる）・午後に両頬が紅潮する・身体が痩せる・口が乾き水を飲みたがる・夜間の尿の量が多い・大便乾結・月経量が少ないなどの症状を伴う。舌質紅・舌苔少・脈沈細やや数・尺脈は無力。

【証名】 腎気陰両虚証（腎虚頭痛）
【治法】 益気養陰・補腎・止痛
【処方】 大補元煎加減
［参考処方］
大補元煎（『景岳全書』）：人参・炒山薬・熟地黄・杜仲・枸杞子・当帰・山茱萸・炙甘草

【弁証分析】

患者はもともと虚弱体質であり，さらに10年余り慢性骨盤腹膜炎を患っており，疲れが溜まると炎症が再発し，下腹部の疼痛や微熱などの症状が現れていた。湿熱が長く留まると陰を損傷し，さらに4年前の手術後正気を損傷している。これら長期に及ぶ疾患は，腎に影響しやすく，腎虚になると脳髄が失養し，精が上部を栄養できなくなり，「不栄則痛」となるので，頭痛が繰り返し現れ，なかなか治らない。疲労が重なると，頭部の隠痛・空痛・昏痛が現れ，その症状が軽くなったり重くなったりし，蟬の声のような耳鳴りを伴うというのは，すべて，腎虚によって清空*が失養したために起こる。腎陰不足によって，心神が失養するため，不眠や多夢が現れる。陰虚内熱によって，虚熱*が津液を外に追いやるため，盗汗が現れる。腎虚によって腎の府である腰が失養すると，腰膝酸軟および腰部の隠痛が現れる。腎気不足のため，疲労が重なると発病し，疲労感・力が入らない・夜尿の頻尿などの症状が現れる。腎陰不足によって，衝任が充たされなくなるため，月経量が少なくなる。身体が痩せる・午後に両頬が紅潮する・口が乾き水を飲みたがる・大便乾結・舌質紅・舌苔少・脈細やや数はすべて陰虚内熱の象で，脈沈・尺脈が無力というのは，腎虚の症候である。四診の結果を総合して考えると，腎気陰両虚証（腎虚頭痛）の症候の特徴に一致する。よってこの診断を下す。

【解説】

　本症例は内傷頭痛の範疇である。内傷頭痛は，一般的に虚証が多い。臨床でよくみられるのは，①血虚頭痛，②腎虚頭痛などである。

① 血虚頭痛は，隠痛またはめまいを伴う頭痛であり，心悸・精神的に落ち着かない・不眠・健忘・顔色淡白または萎黄*・舌質淡・舌苔薄白・脈細弱などの症候を特徴とする。治療には養血調血を用いる。もし，疲労感・力が入らない・疲れると症状が悪化する・自汗*・息切れ・便溏*などの症状を伴う場合は，気血両虚の頭痛であり，治療には気血双補を用いる。

② 腎虚頭痛の痛みは空痛であり，耳鳴り・めまい・腰がだるく力が入らない・遺精*・帯下が増えるなどの症状を特徴とする。腎虚は，さらに（1）腎陰虚と（2）腎陽虚に分かれる。（1）腎陰虚の頭痛は，身体が痩せる・潮熱*・盗汗・口が乾き水を飲みたがる・舌質紅・舌苔少・脈細数などの症状を伴う。治療には滋陰補腎を用いる。（2）腎陽虚の場合は，畏寒・四肢の冷え・便溏・顔色㿠白*・舌質淡胖・脈沈細で緩などの症候が現れる。治療には温補腎陽を用いる。

　臨床でみられる証は非常に複雑であり，虚実夾雑や2～3の証が交錯しているものも多い。本症例なども気陰両虚証であり，治療には気陰双補を用いる。

症例3

● 患者：男性，28歳，建築作業員／● 診察日時：2001年7月18日

青年が診察室に入ってくる。顔色はやや暗いが，元気はある。

医師：どうしましたか？
患者：頭痛がして，もう3カ月になります。
医師：どういう状況から，頭痛がするようになったのですか？
患者：3カ月前に，工事現場で，上からレンガが落ちてきて，頭に当たったのです。気がついたときは病院のベッドの上でした。そのとき，ヘルメットを被っていたからよかったようなものの，そうでなかったらと考えただけでも

ゾッとします。3日間入院して，いろいろな検査をしたのですが，医者からは軽い脳振盪だといわれました。

> 患者は頭部に外傷を受けて脳を損傷しており，それが頭痛の直接の原因であると考えられる。

（カルテを見る。記載事項は，患者がいったことと一致する）
医師：目が覚めたときには，どんな感覚でしたか？
患者：目が覚めたときは，頭がすごく痛かったです。それに，断続的にめまいがして，吐き気もしました。3日間，点滴を何本か打った後，頭痛が少し残っただけで，それ以外の症状はほとんどなくなりました。
医師：最近，再検査をしましたか？
患者：2～3日前にまた診察に行きました。CTを撮りましたが，特に何も見つかりませんでした。

> 脳振盪の患者は遅発性損傷の可能性もあるので，その点に注意し明確にして診断を進めていかなければならない。臓器自体に病変がないことを確認した後，諸症状をもとに弁証論治する。

医師：頭全体が痛むのですか？ それとも部分的に痛みますか？
患者：（頭の頂上のやや左寄りを指して）痛むのはここです。その他の場所は，それほどでもありません。
医師：どんな痛みか言葉で言い表せますか？
患者：針で刺されるような痛みです。
医師：どんななときに，特に痛みが激しくなりますか？
患者：一日中痛いのですが，夜が一番ひどいです。痛くてよく眠れなくなります。

> 疼痛で，一定の場所に刺すような痛みがあり，夜間に激しくなるというのは，瘀血内停と関係がある。

医師：では，舌を出して見せてください。

(同時に脈を診る)
[舌診] 舌質暗紅・舌両側に瘀斑・舌苔薄白
[脈診] 脈弦細渋

> 舌と脈の状態は脳絡が血瘀によって阻滞されていることを示している。

医師：今でもまだめまいはしますか？
患者：まだします。よく，目の前が暗くなったり，かすんだりして，ものが見えづらくなります。それに，何だか頭もよく働かないというか，もの忘れがひどいです。
医師：さっき，夜はあまり眠れないといいましたね。
患者：そうです。とにかく，夜になると頭痛が激しくなるし，それに精神的にもイライラしているので，横になってもなかなか寝つけません。それに眠っても夢ばかり見て，よくうなされて起きてしまいます。目が覚めてからも，まだ心臓がドキドキしているのです。

> めまい・目のかすみ・心悸・健忘・不眠・多夢，これらはすべて脳絡が血瘀によって阻滞され脳髄と心神が失養したことと関係がある。

医師：夜，寝汗はかきますか？
患者：かきません。

> 盗汗は陰虚の主要症状の1つである。

医師：食欲はありますか？
患者：以前よりは落ちました。特に頭痛がしているときは食べたくありません。
医師：のどは渇きますか？
患者：多少渇きますが，あまり水は飲みたくなりません。

> 瘀血が長引くと，津液が行き渡らなくなるためのどが渇く。ただ，津液を消耗しているわけではないので，それほど水を飲みたいとは思わない。

医師：便と尿の調子はいかがですか？
患者：特に異常はありません。
医師：吐き気はまだありますか？
患者：それはありません。

> 脳振盪の症状はすでに緩和されている。頭痛は外傷の後遺症で，脳絡が血瘀によって阻滞されていることから起きていると考えられる。

　望・聞・問・切の四診の結果を合わせて得られた病状記録・証名および診断結果は，以下のとおりである。

【カルテ】
主訴：外傷後，頭痛・めまいが3カ月余り続く。
現病歴：患者は3カ月ほど前に頭部に外傷を受け昏迷した。救急入院し，意識を取り戻してからは，頭痛・めまい・吐き気などの症状が現れたが，点滴などの治療を受け，症状が軽減したため3日後に退院した。ただし，退院後も頭痛だけが残っている。再検査の結果，脳自体には何も異常がみられない。
所見：断続的に頭痛が起きる。痛みは，場所が一定しており，針で刺すような痛みである。また，夜間に痛みが激しくなる。顔色晦暗・めまい・目のかすみ・心悸・健忘・不眠・多夢・食欲低下・のどが渇くがあまり水を飲みたがらないといった症状を伴う。二便は正常。舌質暗紅・舌両側に瘀斑・舌苔薄白・脈弦細渋。
【証名】 瘀阻脳絡証（瘀血頭痛）
【治法】 活血化瘀＊・通絡止痛
【処方】 通竅活血湯加減

[参考処方]

通竅活血湯（『医林改錯』）：赤芍・川芎・桃仁・紅花・麝香・老葱・生姜・大棗・酒

【弁証分析】

　患者は頭部に外傷を受け，瘀血が脳内に停滞して，頭痛が起きている。瘀血が脳絡を阻滞して，絡脈の運行がスムーズでなくなると，「不通則痛」から頭痛が断続的に起こる。痛みの場所は固定しており，針で刺したような痛みがあり，夜になると痛みが激しくなるのは，すべて瘀血頭痛の特徴である。瘀血が脳絡を阻止すると，気血が正常に流布されなくなり，頭部が失養するため，めまいや目のかすみが現れる。瘀血がなくならないと，新しい血が生まれなくなり，脳髄と心神が失養するため，心悸・健忘・不眠・多夢が起こる。邪気が長く居座ると，脾胃機能が停滞するため，食欲が低下する。瘀血内阻によって，津液が全身に行き渡らなくなると，のどの渇きを覚える。ただし，津液を消耗しているわけではないため，あまり水を飲みたいとは思わない。顔色晦暗・舌質暗紅・舌両側に瘀斑・舌苔薄白・脈弦細渋というのは，すべて瘀血内阻の象である。四診の結果を合わせて考えると，瘀阻脳絡証（瘀血頭痛）の症候の特徴に符合する。よってこの診断を下す。

【解説】

　瘀血頭痛は外傷から起こる場合がほとんどであり，特に注意すべきことは，必ず脳自体に異常がないことを確認して，誤診・誤治を避けなければならないということである。また，瘀阻脳絡証は中風の後遺症の患者にもみられる。この場合は，瘀血内阻以外に，その他の虚実の症候を伴う場合が多い。例えば，陰虚陽亢*や痰濁内阻などの証があり，臨床ではこれらを総合的に分析し，論治していかなければならない。

　本症例（①瘀血頭痛）は，内傷頭痛のなかでは，実証の範疇である。内傷で，なおかつ実証の頭痛には，この他に②痰濁頭痛と③肝火頭痛がある。

①瘀血頭痛は，頭部に外傷を受けた場合が多く，痛みが断続的に起き，痛みの場所は固定しており，針かきりで刺したような痛みという特徴がある。その他に，めまい・心悸・健忘・不眠・顔色晦暗・舌質暗紅または瘀斑がみられ

る・脈弦細渋などの症状を伴う。治療には活血化瘀止痛を用いる。
②痰濁頭痛は，頭痛・めまい・胸悶・上腹部のつかえ・吐き気はするが胃の内容物は吐けず胃液だけが出てくる，食欲低下・舌苔白膩・脈弦滑などの症候を特徴とする。治療には健脾化痰・降逆止痛を用いる。
③肝火頭痛は，頭痛（刀で割られるような痛み）・めまい・顔や目が赤い・口苦・口乾・急躁*・易怒*・不眠・多夢・脇肋部の灼痛・小便短黄*・大便秘結*・舌紅苔黄・脈弦数などの症候を特徴とする。治療には清肝泄火止痛を用いる。

症例4

●患者：女性，43歳，工員／●診察日時：2002年5月27日

中年女性が苦しそうな表情で診察室に入ってくる。顔色に艶がなく，両目に活気がない。

医師：どうしましたか？
患者：頭痛がもう1年も続いていて，いろいろ診てもらいましたが，なかなかよくならないのです。

> 患者は1年余り頭痛が続いているということは，内傷頭痛であると考えられる。ただし，症状の特徴を尋ね，寒熱や虚実を判断しなければならない。

医師：最初はどういったことから始まったのですか？
患者：私は去年の3月に，胆嚢結石で胆嚢切除の手術をしたのですが，その手術の後まもなく頭痛が始まりました。

> 手術後に頭痛が始まったということは，邪気が正気を傷つけたことから起こっていると考えられる。さらに，疼痛の程度や痛みが起こる度合いなどを尋ねて，虚実を明らかにしていかなければならない。

医師：痛みは激しいですか？ ずっと痛いのですか，それとも断続的に痛むのですか？
患者：ずっと痛みます。ふだんはシクシクと痛むのですが，発作が起こるとすごく痛みが激しくなります。我慢できないくらいです。

> 痛みが継続的で，軽くなったり重くなったりするのは，内傷頭痛であるが，虚証か実証，虚実夾雑かについては，いずれも可能性があるといえる。

医師：頭のどの辺りが痛いのですか？
患者：全体的に痛いです。でも，痛みが激しくなるときは，頭のてっぺんが一番痛くなります。どうしても我慢できないときは，熱いタオルで頭を抑えています。

> 頭頂部は足厥陰肝経が通っている部分である。温めると痛みが治まるのは，寒証である可能性が高い。

医師：どのようなときに一番痛みが激しくなるのですか？ 何か規則性はありますか？
患者：風にあたると痛くなります。ですから，こんなに暑くても，出かけるときは必ず帽子を被って出かけています。
医師：どのような痛みですか？ 言葉で説明できますか？
患者：針で刺したような痛みです？

> 寒さにあたると痛みが激しくなり，頭頂部が痛むのは，陰寒が肝脈に凝滞しているものと考えられる。刺痛は瘀血による頭痛であり，実証もしくは虚実夾雑であることを示している。

医師：病院で何か検査や治療をしたことがありますか？
患者：この半年間でいろいろと試しました。中医も西洋医も両方とも行きました。薬もいろいろと飲みました。でも，どれも効きめがありません。一時的によくなるだけです。
（カルテを見ると，半年間で４カ所の病院を回っている。西洋医では，いろいろな鎮痛剤を処方されており，中医では，滋陰潜陽・平肝熄風・活血化瘀・通路止痛剤などの投薬治療，および針灸・推拿・理学療法などを受けている。ただし，いずれも一時的な効果だけで，根本治療にはいたっていない）

> この患者の場合，肝陽頭痛および単純な瘀血頭痛である可能性は低いことを示している。

医師：他には，何か具合の悪いところはありますか？
患者：めまいがします。特に頭痛が激しくなったときは，天井が回っているような感じがします。それと，胸が息苦しくなって，空気が足りないような感じがします。吐き気もして，我慢できずに吐くこともあります。
医師：どんなものを吐くのですか？
患者：食べたばかりのときは，直前に食べたものを吐きますが，胃の中に何もないときは，泡のようなものばかり吐きます。

> めまい・胸悶・乾嘔は，寒飲が停滞しているため，清陽が上昇しなくなり，胸部の陽気がスムーズに流れなくなることから起こる。

医師：では，舌を出して見せてください。
（同時に脈を診る）
　[**舌診**] 舌質淡紫で胖大・舌苔薄白

[脈診] 脈沈細弦

> 舌質淡紫は寒凝血瘀の象である。また，舌体が胖大というのは，寒飲内停を示している。弦脈は肝に属し，脈沈細・舌質淡は，すべて虚損の証であることを示している。よって，陽虚によって寒が凝集している可能性が高い。

医師：他には，何か具合の悪いところはありますか？
患者：全身がだるいです。それにとても寒がりで，手足が特に冷えます。あと，食欲もありません。

> 疲労感・力が入らない・畏寒・四肢の冷えは，すべて陽虚の象である。陽虚によって寒が凝集すると脾胃の運行機能が低下するため，食欲不振となる。

医師：汗はよくかきますか？
患者：汗かきの方だと思います。ちょっと動いただけでもすぐ汗をかいてしまいます。

> 自汗は気虚・陽虚と関係がある。

医師：便と尿の調子はいかがですか？
患者：それは特に異常はないです。
医師：のどはよく渇きますか？
患者：そうですね。いつも口の中が乾いている感じがします。
医師：何か飲むときは，温かいものを飲みますか？　それとも冷たいものですか？
患者：温かいものをよく飲みます。でも，飲むとしてもそうたくさんは飲めません。

> 陽虚によって津液を舌まで行き渡らせることができなくなるため，口が乾く。陽虚は寒を生むため，熱いものを欲し，津液がまだ消耗していないことに加え，寒飲が停滞しているため，あまり量は飲めない。

医師：生理は順調ですか？
患者：量は以前より減りました。あと，どちらかというと遅れ気味です。
医師：色はどうですか？
患者：少し黒ずんでいて，血の塊が混じっています。

> 月経は量が少なく，遅れがちで，経血の中に血塊が混じるのは，陽虚によって温煦機能・運化*機能が失調し，寒邪が凝滞して，血瘀となった表れである。

医師：手術前の体調はどうだったのですか？
患者：まあまあですが，人より寒がりなのと，カゼを引きやすいということはありました。

> 陽虚体質と厥陰頭痛の発作は非常に密接な関係がある。

　望・聞・問・切の四診の結果を合わせて得られた病状記録・証名および診断結果は，以下のとおりである。

【カルテ】

主訴：頭痛が継続的に起こるようになって1年余り。頭頂部の痛みが一番激しい。
現病歴：患者はもともと陽虚の体質で，カゼを引きやすく，去年3月に胆嚢結石のため胆嚢切除の手術をして以来，頭痛が継続的に起こるようになった。その頭痛は，症状が軽くなったり重くなったりと定らず，頭頂部に刺痛が走り，温めれば痛みは和らぎ，寒さにあたるとひどくなる。痛みがひどくなると，めまい・胸悶・乾嘔などの症状も現れる。さらに，疲労感・力が入らな

い・畏寒・四肢の冷え・自汗・食欲不振・口が乾いて熱い飲みものを飲みたがるが量はあまり飲めない，月経は量が少なく遅れがちで経血に血塊が混じるなどの症状を伴う。舌質淡紫・胖大・舌苔薄白・脈沈細弦。

【証名】　肝胃陽虚寒凝証
【治法】　温肝暖胃・散寒止痛・活血
【処方】　呉茱萸湯合温経湯加減
［参考処方］
呉茱萸湯（『傷寒論』）：呉茱萸・人参・生姜・大棗
温経湯（『婦人良方大全』）：人参・牛膝・当帰・白芍・川芎・桂心・莪朮・牡
　　丹皮・甘草

【弁証分析】
　患者はもともと陽虚の体質で，胆嚢切除の手術後さらに陽気を損傷したことから陰寒が凝滞し，それが肝経に入り込み頭部の気機を阻害したため，継続的な頭痛が起きた。寒さにあたると，経絡がさらに凝滞するため，痛みが増し，温めれば流れがよくなるため，痛みが軽減する。陽虚によって寒が凝集すると瘀血が肝経を滞らせるため，頭頂部に刺痛が起こる。陽虚から寒陰が停滞し，清空を擾わして胸部の陽気がスムーズに流れなくなるため，頭痛がひどくなると，めまい・胸悶・乾嘔が現れる。陽虚によって身体が失養し，さらに肌表の固摂*機能も失調して汗が出やすくなるため，疲労感・力が入らない・畏寒・四肢の冷え・自汗が現れる。脾胃が寒邪に侵されて，納運機能が失職するため，食欲が低下する。陽虚によって津液が舌にまで行き渡らなくなるため，口が乾き熱いものを飲みたがる。ただし，寒飲が停滞し津液は損傷されていないことから，量はそれほど飲めない。陽虚によって温煦機能・運化機能が失調し，衝任が充たされなくなるため，月経は量が少なく遅れがちになる。寒が凝集し血が凝滞するため，経血の中に血塊が混じる。舌質淡胖・舌苔薄白・脈沈細弦というのは，すべて陽虚により寒飲が停滞した象である。舌体が紫色を帯びているのは，寒が凝集し血が凝滞した象である。四診を総合的に考えると，肝胃陽虚証の特徴に符合する。よってこの診断を下す。

【解説】

本症例は虚実夾雑の証である。虚が実を招いたものであるため，虚実双方に配慮して治療を進めなければならない。臨床では，実証から虚証にいたって起こる頭痛もみられる。例えば肝陽上亢の頭痛がそれであり，肝腎陰虚の病理をもとにして発生する。具体的には，めまいの症例2を参照されたい。臨床では，虚実夾雑の頭痛が多くみられ，証型も変化がさまざまである。病状を総合的に分析し，正確に弁証を進め，誤診・誤治のないようにしなければならない。

まとめ

　頭痛は臨床で非常によくみられる症状であり，急性および慢性疾患の多くに現れる。本篇で取り上げているのは，頭痛が主症状の症例である。
　頭痛を引き起こす原因の違いにより，弁証は大きく①外感頭痛と②内傷頭痛に分けられる。
①外感頭痛は，一般的に発病が急激であり，痛みも激しく，多くは掣痛*・灼痛・脹痛・重痛*・跳痛〔拍動痛〕を特徴とし，治療は疏風散邪を主にする。
②内傷頭痛は，発病が緩慢で，痛みが激しくなく，痛かったり痛くなかったりを繰り返し，なかなか完治しない。多くは隠痛・空痛・昏痛を特徴とする。また，過労になると，発作が起こったり悪化する。内傷頭痛は，さらに実証・虚証・虚実夾雑の頭痛に分けられるが，具体的には，本篇の各症例で紹介済みであるので，ここでは繰り返さない。
　頭痛の弁証は，痛みの程度・部位・性質および影響を及ぼしている要素など，各方面からの病状を収集して，総合的に分析をしていく。
　痛みの程度からいえば，外感と実証の頭痛の程度は比較的重く，虚証は比較的軽い。
　疼痛の性質からいえば，痰湿の頭痛は重痛または脹痛であり，肝火上炎の頭痛は跳痛であり，寒凝頭痛は冷感や刺痛が顕著で，陽亢の頭痛は多くが脹痛，気血陰陽不足の頭痛は隠痛が続く，もしくは空痛である。
　痛みの部位からいえば，前額の眉稜骨辺りの痛みは，陽明経の頭痛であり，両側頭の痛みは少陽経の頭痛であり，頭頂部の痛みは厥陰経の頭痛であり，後頭部から頸部・背部につながる痛みは太陽経の頭痛である。
　また，頭痛の発作はさまざまな要素の影響を受けやすく，例えば気虚の頭痛は，疲れが溜まると悪化し，肝火や肝陽の頭痛は感情の激化や飲酒および飲食の不摂生から悪化する。虚寒や寒湿の頭痛は風や寒さにあたると悪化するなどである。
　予後からいうと，外感頭痛は病程が短い場合が多く，予後は比較的良

好である。内傷頭痛は，病程が長く，繰り返し起こる場合が多いため，治療は難しくなる。正確に弁証することが治療効果を高めるキーポイントとなる。ある種の頭痛，例えば風火が頭部をかき乱したり（風火上擾），陽が亢進して内風を引き起こす（陽亢化風）ことから起こる頭痛などは，中風・視力の低下・めまい・難聴などの諸症状を併発する可能性があるので，極力誤診を避け，弁証の際には身体全体の症状を考慮して，総合的な分析をしなければならない。

つまり，頭痛の治療というのは，頭だけを治すというわけではなく，単純に鎮痛剤を用いるというのでは不完全である。中薬の内服以外にも，病状によっては針灸などの外治法を併用するのも治療効果を上げる方法の1つである。

頭痛は，めまい・耳鳴り・難聴などの症状とともに現れる場合が多く，証型も類似した部分が多い。重複を避けるために，「頭痛篇」と，「めまい篇」「耳鳴り・難聴篇」の証型を互いに参考にされたい。

【参考文献】

① 『素問』

[原　文]「頭痛巓疾，下虚上実，過在足少陰，巨陽，甚則入腎」

[口語訳] 頭痛は，身体の頂上の疾患であり，下部は虚し，上部が実する。〔頭部は〕足少陰腎経・足太陽膀胱経が通っているので，重症になると腎に影響する。

② 『景岳全書』

[原　文]「凡診頭痛者, 当先審久暫, 次弁表裏。蓋暫痛者, 必因邪気, 久病者, 必兼元気。以暫病言之, 則有表邪者, 此風寒外襲於経也, 治宜疏散, 最忌清降, 有裏邪者, 此三陽之火熾於内也, 治宜清降, 最忌昇散, 此治邪之法也。其有久病者, 則或発或愈, 或以表虚者, 微感則発。……所以暫病者, 当重邪気, 久病者, 当重元気, 此因其大綱也。然亦有暫病而虚者, 久病而実者, 又当因脈因証而詳弁之, 不可執也」

[口語訳] 頭痛の診断は，まず発病からの期間の長短を見極め，その次は表裏を判別する。病程が短いものは，邪気によるものであり，長いものは，元気に関係している。病程が短いものは，表邪があり，これは風寒に侵されたものである。この

場合は，疏散の法を用いること。清降の法はけっして用いてはならない。裏邪は，三陽の火が内生したものであり，清降の法を用いること。けっして昇散の法を用いてはならない。これが邪気を治す法である。病程が長いものは，症状が現れたり治まったりし，表虚のものは，疲労すると症状が現れる。……このように，病程が短いものは，邪気に重きを置き，長いものは元気に重きを置くこと。これが概要である。また，病程が短くても虚証のものや，長くても実証の場合もある。これらは，脈やその他の症候をもとに，詳細に鑑別しなければならず，主要な症状だけにこだわってはならない。

4 耳鳴り・耳聾

症例 1

● 患者：男性，49歳，幹部／● 診察日時：2002年3月20日

中年男性が診察室に入ってくる。顔色や両目が少し赤くなっている。元気がない様子である。

医師：どうしましたか？
患者：左耳がよく聞こえなくなってしまったのです。もう，ほとんど聞こえません。

> 耳聾〔難聴〕には暴聾と漸聾の区別があり，暴聾の多くは実証で，漸聾の多くは虚証である。この2つは明確に鑑別しなければならない。

医師：耳が聞こえにくくなってからどのくらいの時間が経ちますか？
患者：昨日の朝起きて気がつきました。左耳が腫れて，ずっと耳鳴りがして，家族の声もよく聞こえなくなってしまったのです。

> 耳鳴りと耳聾が同時に現れるか，前後して現れるかは，病機の面からいえば基本的に同じである。

医師：すぐ病院には行かなかったのですか？
患者：昨日の午前中に行きました。点滴をしてもらって，今日もしたのですが，あまり効果がないようなので，中薬も合わせて飲んで，早く治したいと思いまして。
医師：カルテを見せていただけますか？
（カルテを見ると，血管拡張剤・抗凝固剤・神経栄養剤，および「複方丹参錠」が処方されている）

202

> 暴聾は早期治療がキーポイントであり，それには中西医結合は非常に有効な方法である。もし，治療の時機を逃すと完治しにくくなるので注意が必要である。暴聾の発病には，必ず誘因があるはずなので，原因について詳しく尋ねなければならない。

医師：以前にも同じようなことがありましたか？
患者：まったくありません。すべて息子に腹を立てたことが原因なのです。
医師：どういうことですか？
患者：息子は現在大学3年生で，コンピュータが専門なのですが，最近，退学して，友達と会社を興すとかいい出して，どう説得しても聞かないのです。もうすぐ卒業だというのに，何でこの時期に退学するのか，本当に腹が立って仕方ありません。ここまでどんな思いで育ててきたと思っているのだか。発病する前日にも，大喧嘩になり，もう少しで殴り合いになるところで，息子に逃げられてしまったのです。いまだに家には帰ってきません。そのとき，私はめまいがして，雷鳴のような耳鳴りもしました。血圧も上がったのがわかりました。妻が慌てて私を横にして，降圧剤を飲ませてくれたので少し落ち着きましたが，翌朝起きたら，耳が聞こえにくくなっていたのです。
医師：高血圧になってからどのくらいですか？　とりあえず測ってみましょう。
[血圧] 170/100mmHg
患者：2年前に高血圧だといわれ，それ以来，降圧剤は飲み続けています。

> 暴聾は実証が多く，肝胆火擾・肝陽上亢・風邪上擾・気血瘀阻などの証がよくみられる。この患者には，はっきりとした情緒的な誘因があり，激しい怒りが肝を傷つけ，肝火が亢進して上部を犯したことが暴聾の主要な原因であると考えられる。さらに，患者は高血圧症であり，もともと肝陽が亢進しやすく，発病を招きやすい。

医師：ふだんから耳鳴りはしますか？
患者：よくします。それとめまいもよく起きます。ほとんどが血圧を抑えきれないときです。でも，耳鳴りの音は今回のように大きな音ではありません。

それに，こんなにひどい頭痛も経験したことがありません。今でも，頭痛はまだひどいです。頭が割れそうな感じです。

医師：ふだん，腰が痛くなることはありますか？

患者：それはありません。でも，口の中はいつも苦いです。

> 肝腎陰虚による肝陽上亢の可能性は低い。ふだんから，めまいや耳鳴りがときどき起こり，口が苦くなるのは，肝胆の火が盛んであると考えられる。また，頭痛を併発するのも，肝火が炎上している症候である。

医師：お話を伺うと，どちらかといえば怒りっぽい性格のようですね。少し控えめにしないと，よけい身体に障りますよ。

患者：はい。私は昔からかんしゃくを起こしやすいのですが，ここ数年は特にひどくなった気がします。妻は私の性格をよく知っているものですから，いつも私に譲歩してくれます。私自身も，この性格は高血圧によくないとわかってはいるのですが，でも息子も負けていないものですから。

医師：でも，かんしゃくを起こしても問題の解決にはなりませんし，身体を壊すだけです。血圧が高いのですから，できるだけ怒らないようにしないといけませんよ。

患者：わかりました。私も今は治療に専念しています。また今度のように耳が聞こえなくなったらたまりません。

> 情緒が失調している患者に対しては，問診中に適切な心理指導をすることが治療に非常に有効になる。このことは患者からの信頼を受けることにもなり，全面的に病状を聞き出すのにも役立つ。

医師：診察に来た時期が早かったので，ほぼ間違いなく完治できると思います。安心してください。他に何か具合の悪いところはありますか？

患者：（脇腹を指して）この両側が張って痛みます。ときには焼けたように痛くなります。胸も息苦しくなって，気分が悪くなるのです。昨日も一晩中眠れませんでした。

> 胸や脇腹が張って苦しい・脇肋部（きょうろく）の脹痛（ときには灼痛になる）は，肝火が盛んになり，気機がスムーズに流れなくなったり，火熱が肝絡を灼き傷つけたことから起こっている。

医師：昨日はまったく眠れなかったのですか？
患者：多くても3時間くらいしか眠っていません。それに悪い夢ばかり見て，起きたら，昨日よりさらに症状が悪化していました。

> 不眠・悪夢を次々と見るのは，熱が神魂をかき乱しているために起こっている。患者から「一晩中眠れなかった」というのを聞いても，そのまま一睡もしていないと考えてはならない。

医師：この2日間，食欲のほうはいかがですか？
患者：あまりありません。食べたくないのです。胃がいつも張った感じで，げっぷばかり出ます。

> 食欲低下・げっぷが多いというのは，肝が疏泄できなくなって，胃を犯したため，脾胃機能が低下して起こるものである。

医師：のどは渇きますか？

> 肝胆の火が旺盛だったり，実火が盛んになっている場合は，顔色・情緒・睡眠などの面の症状以外にも，のどの渇き・味覚・二便・舌象・脈象などに異常がみられる場合がある。このため，それらについてもさらに詳しく尋ねる必要がある。

患者：のどはすごく渇きます。よく水が欲しくなります。それにここ2日は，口の中がいつも苦いです。

> 口が苦いのは，肝火が盛んなことから，胆気が上部にあふれるために起こる。

医師：便と尿の調子はいかがですか？
患者：以前は，1日に1回ちゃんと便があったのですが，昨日も今日もまだです。尿は濃い黄色で，量も少ないです。
医師：では，舌を出して見せてください。
（同時に脈を診る）
[**舌診**] 舌質紅・舌苔黄
[**脈診**] 脈弦数

> のどの渇き・大便乾結＊・小便短黄＊・舌質紅・舌苔黄・脈弦数というのは，すべて肝経の実火が盛んである症候である。

望・聞・問・切の四診の結果を合わせて得られた病状記録・証名および診断結果は，以下のとおりである。

【カルテ】

主訴：耳鳴り・耳聾が2日。
現病歴：患者は高血圧症が現れてから2年ほど経っており，ふだんから怒りっぽく，3日前にも家庭内でいざこざがあり，めまい・耳鳴りが起こった。翌朝起きてみると，左耳の聴力が低下しており，すぐに病院へ行き治療を受けた。その際の投薬内容は，血管拡張剤・抗凝固剤・神経栄養剤および「複方丹参錠」であったが，内服後も症状は緩和されなかった。
所見：耳聾・耳の脹痛・雷音のような耳鳴り・めまい・頭痛（脹痛。重症のときは頭が裂けるような痛み）。さらに，顔色や目が赤い・急躁＊・易怒＊・胸や脇腹が張って苦しい・脇肋部の脹痛（重症のときは灼痛）・不眠・悪夢ばかり見る・食欲低下・口乾・口苦・げっぷがよく出る・大便乾結・小便短黄・舌質紅・舌苔黄・脈弦数。

【証名】　肝火熾盛証
【治法】　清肝泄火
【処方】　竜胆瀉肝湯加減
［参考処方］
竜胆瀉肝湯（『医方集解』）：竜胆草・黄芩・山梔子・沢瀉・木通・車前子・当帰・柴胡・生地黄・生甘草

【弁証分析】
　気が余ると火と化す。患者はふだんから怒りっぽく，肝気が疏泄しなくなると，火と化しやすい体質である。さらに，最近，家庭内でいざこざがあり激怒し，気鬱から火と化し，肝火が盛んになり，その熱が胆に移り，気火が上逆し，胆経に沿って耳に入り込んだため，耳聾・耳の脹痛・雷鳴のような耳鳴りが起こった。肝火が盛んになり，肝経に沿って目や頭を攻め，気血が滞るため，めまいや頭痛（脹痛，重症のときは裂けるような痛み）・顔や目が赤いなどの症状が起こる。肝は魂を収め，心は神を収めている。熱が神魂を乱すと，心に宿っている神が不安定になり，魂が肝を守りきれなくなるため，急躁・易怒・不眠となり，悪夢ばかりを見るようになる。火熱が肝絡を損傷すると，気機が阻滞するため，胸や脇腹が張って苦しい・脇肋部の脹痛（重症のときは灼痛）が起こる。肝気が疏泄しなくなると脾胃の納運機能にも影響するため，食欲が低下する。肝気が胃を犯すと，げっぷがよく出るようになる。肝火が盛んなことから，胆気が上部にあふれるため，口が苦くなる。のどが渇いて水をよく飲む・大便乾結・小便短赤・舌質紅・舌苔黄・脈弦数は，すべて肝火の勢いが盛んな象である。四診の結果を総合的に考えると，肝火熾盛証の症候の特徴に符合する。よってこの診断を下す。

【解説】
　実証の耳鳴り・耳聾では，臨床では①肝火熾盛証（本症例など），②痰火鬱結証，③風熱上擾証がよくみられる。
①肝火熾盛証は，突発性の耳鳴り・耳聾・割れるような頭痛・顔や目が赤い・口苦・咽乾・急躁・易怒・胸や脇腹が張って苦しい・脇肋部の脹痛・不眠・悪夢ばかり見る・便秘・尿黄・舌質紅・舌苔黄・脈弦数などの症候を特徴とし，場合によっては，吐血・鼻出血などの症状も現れる。治療には清肝泄火

を用いる。
②痰火鬱結証は，両耳に反響するような音がして，難聴もしくは耳が塞がれたように聞こえなくなり，耳下に脹痛が現れ，めまい・頭が重い・胸悶*・上腹部のつかえ・痰が多い・脇痛・尿や便の排出がスムーズでない・舌質紅・舌苔黄膩・脈弦滑などの症候を特徴とする。治療には化痰清火・和胃降濁を用いる。
③風熱上擾証は，耳鳴り・耳聾・耳脹*・耳閉*・頭痛・鼻みず・鼻づまり・発熱・軽度の悪風悪寒・煩悶・嘔逆*・舌尖がやや赤い・舌苔薄白またはやや黄・脈浮数などの症候を特徴とする。治療には疏風清熱を用いる。

　この他に，肝火熾盛証の耳鳴り・耳聾は，肝陽上亢証と鑑別しなければならない。両者は病位は同じであるが，虚実の違いがある。耳の症状からいえば，肝火熾盛証は耳聾が比較的重く，耳鳴りの音が大きい。また，発病も迅速である。肝陽上亢証は本虚標実であり，発病が緩慢で，耳鳴り・耳聾の程度もときには重くときには軽くなる。さらに，腰膝酸軟*・頭は重いが歩くと足元がフワフワしているように感じる・舌質紅・舌苔少・脈細数などの陰虚陽亢*の諸症状を伴う。治療には滋陰潜陽を用いる。

症例2

●患者：女性，68歳，退職工員／●診察日時：2002年4月30日

老婦人が息子に付き添われて診察室に入ってくる。体型は痩せ気味であり，元気はない。

医師：どうしましたか？
　（患者は息子の顔を見て，わからないという顔をする）
患者の家族：先生，母は耳が聞こえないのです。それで診察を受けに来ました。私が母の代わりにお話します。
医師：まったく聞こえないのですか？
患者の家族：耳元で大きな声で話せば聞こえるようです。それと，少し手振りを加えるとわかりやすいようです。

医師：わかりました。質問によっては，やはり本人に聞かなければなりませんので，そのときは，息子さんから少し大きな声で聞いていただけますか？

患者の家族：わかりました。

　（以下は，患者の家族と本人の陳述であるが，表示はすべて「患者」とする）

医師：耳が聞こえなくなってどのくらい経ちますか？

患者：半年以上です。

> 病程が長い場合は虚証であることが多い。ただし，さらに詳しく併発する症状などを尋ね，病因および証候の特徴を明確にしなければならない。

医師：何か慢性の病気はありますか？

患者：糖尿病を患って10年以上になります。血糖降下剤はずっと飲み続けています。

> 消渇*は肺・脾・腎の三臓との関係が最も深い。また，陰虚が「本」で，燥熱が「標」である。慢性の疾患は腎虚に多くみられ，さらに患者は高齢で，発病も緩慢なため，腎虚から耳竅が失養した可能性が高い。

医師：半年前の聴力は今と比べてどうでしたか？

患者：今よりずっとよかったです。半年前までは近い距離の会話だったらすべて聞こえていました。

> 耳聾の症状が徐々に悪化しているのは，病後に正しい治療がなされなかったか，正気が虚し，邪気が実していることと関係がある。

医師：ずっと耳の治療をしていなかったのですか？

患者：最初は年のせいだと思っていました。それにまだ聞こえていましたし，急に聞こえなくなったわけでもないので，ずっと気に留めていなかったのです。でも，この2週間ほどで聴力がすごく落ちていることに気づきまして，診察を受けにやって来ました。

医師：耳鳴りはしますか？
患者：します。耳の中でずっと音がしています。あと，めまいや目がかすむことがあります。
医師：耳鳴りの音は大きいですか？
患者：大きな音ではありません。

> 耳聾は，多くの場合，耳鳴りを併発する。蟬の声のような音の耳鳴りは，虚証に属する。

医師：1日のなかで，聴力が少しでも回復する時間帯がありますか？
患者：朝起きたときはまだ少し聞こえます。でも，午後を過ぎると確実に聴力が落ちて，ほとんど聞こえなくなってしまいます。耳の中でブーンという音がして，まるで蚊が耳元で飛んでいるような音です。

> 午後に耳鳴り・耳聾が悪化するのは，陰虚と関係があると考えられる。

医師：さむけがするとか，熱が出るということはありませんか？
患者：さむけはしません。どちらかといえば熱がりです。午後になると，手足の中心が熱くなって，顔もほてってきます。それと，（頰を指して）この辺が赤くなります。それになんとなくイライラして，でも，体温を測ると高くないのです。あと，汗をかきやすいです。
医師：汗はどんなときによくかきますか？

> 陰虚は盗汗*，気虚は自汗*が現れやすい。

患者：昼はほとんど汗をかきません。でも，寝ているときに，汗をよくかいています。夜中に目が覚めると，服が湿っています。
医師：夜はよく眠れますか？
患者：寝つきはよくないです。

第 2 章◇頭部・頸部の症状

> 午後潮熱*・五心煩熱*・両頬の紅潮・盗汗・不眠は，すべて陰虚内熱証の症候である。

医師：では，舌を出して見せてください。
　　　（同時に脈を診る）
　　[舌診] 舌質暗紅・舌苔少
　　[脈診] 脈細でやや数，尺脈は沈細

> これらの症状はすべて陰虚の象である。尺脈が沈細なのは病位が腎であることを示している。

医師：他に何か具合の悪いところはありますか？
患者：よく腰がだるくなって，全身もだるい感じです。散歩に出ても，ちょっと歩いただけでもう腰がだるくなって，膝もそうです。ですから，そう遠くまでは行けません。買いものなどは夫に行ってもらうしかないのです。

> 腰は「腎の府」であり，腎は骨を主る。腰膝酸軟で歩くとき力が入らないのは，腎虚であることを示している。

医師：食欲はありますか？
患者：それは普通です。もともと糖尿病なので，食事は制限していました。
医師：のどはよく渇きますか？
患者：渇きます。水は人よりも多く飲んでいます。
医師：便と尿の調子はいかがですか？
患者：便は少し便秘気味です。だいたい2日に1回くらいです。尿は正常です。

> のどの渇きや便秘は，陰虚内熱と関係があると考えられる。

望・聞・問・切の四診の結果を合わせて得られた病状記録・証名および診断

結果は，以下のとおりである。

【カルテ】
主訴：耳聾・耳鳴りが徐々に悪化して6カ月余り。

現病歴：患者は糖尿病を患って10年余りになる。その期間中，血糖降下剤を服用し，糖尿病の状態は安定しているが，この半年余りで，聴力が低下し始め（耳鳴りを伴う），徐々に悪化している。難聴については，まだ特に治療を始めていない。

所見：耳聾が徐々に悪化。蟬の声のような音の耳鳴り・めまい・目のかすみを伴い，午後になると耳鳴り・耳聾ともに症状が重くなる。その他，身体が痩せる・腰膝酸軟・歩くときに足に力が入らない・午後になると頬が紅潮する・潮熱・盗汗・不眠・五心煩熱・のどが渇き水をよく飲む・大便乾結などの症状を伴う。舌質紅・舌苔少・脈細やや数・尺脈は沈細。

【証名】 腎陰虧虚証（腎陰虚耳聾）
【治法】 滋陰補腎・納気潜陽
【処方】 耳聾左慈丸加減

[参考処方]

耳聾左慈丸（『小児薬証直訣』）：熟地黄・山茱萸・山薬・牡丹皮・茯苓・沢瀉・柴胡・磁石

【弁証分析】

患者は糖尿病を患って10年余り，さらに高齢も手伝って，腎陰が徐々に損傷し，腎精が上部を栄養できなくなり，耳鳴り・耳聾が現れるようになった。しかし，耳鳴り・耳聾は高齢のためと思い重視せず，治療もしなかったため徐々に悪化してしまった。腎陰虚により，清竅*が充たされなくなり，蟬の声のような音の耳鳴りやめまい・目のかすみが現れる。午後になると，衛陽が徐々に裏に入るため陰虚陽亢の状態がさらに進み，虚陽*〔虚熱*〕が清空*をかき乱すため耳鳴り・耳聾が悪化する。腰は腎の府であり，腎は骨を主るため，腎陰不足になると腰や膝が失養し，腰膝酸軟や歩くときに足に力が入らなくなるという症状が現れる。虚火*が心神*をかき乱すため心煩*や不眠が起こる。腎陰不足から身体が失養するため身体が痩せ，のどが渇き水をよく飲むと

いった症状が現れる。また，腸道が失潤するため大便乾結となる。虚火が内をかき乱すことによって，午後に両頬が紅潮する・潮熱・盗汗・五心煩熱が現れる。舌質紅・舌苔少・脈細数というのは，すべて陰虚内熱の象である。また，尺脈が沈細というのは腎陰虚の象である。四診の結果を総合的に考えると，腎陰虧虚証（腎陰虚耳聾）の症候の特徴に符合する。よってこの診断を下す。

【解説】

本症例は，虚証の耳鳴り・耳聾の範疇である。虚証の耳鳴り・耳聾には，臨床では①腎陰虧虚証，②腎陽気不足証，③心腎不交証，④肝血不足証，⑤脾胃虚弱証などがよくみられる。

①腎陰虧虚証は，病程が長く耳聾が徐々に悪化し，蝉の鳴き声のような耳鳴り・めまい・不眠・遺精＊・口やのどの乾き・五心煩熱・潮熱・盗汗・腰膝酸軟・舌質紅・舌苔少・脈細数などの症候を特徴とする。治療には滋陰補腎・納気潜陽を用いる。

②腎陽気不足証も，耳鳴り・耳聾がなかなか治らず，顔色㿠白＊・畏寒＊・四肢の冷え・倦怠感・力が入らない・陽痿＊・滑泄＊・腰膝酸軟・食欲低下・尿清・便溏＊・舌質淡・舌苔白・脈沈細などの症候を特徴とする。治療には温補腎陽を用いる。

③心腎不交証は，耳鳴り・耳聾・心煩・不眠・心悸・健忘・腰膝酸軟・潮熱・盗汗・便乾＊・尿黄・舌質紅・舌苔少・脈細数などの症候を特徴とする。治療には滋陰降火・引火帰原を用いる。

④肝血不足証は，蝉の鳴き声のような耳鳴り・聴力低下・めまい・目のかすみ・不眠・多夢・顔に艶がない・爪の色艶が悪い・舌質淡・脈細などの症候を特徴とする。また，女性だと月経量が少ないおよび経血の色が薄いなどの症状が現れ，重症となると無月経となる。治療には滋補肝血を用いる。

⑤脾胃虚弱証は，耳鳴り・耳聾の発作が繰り返し起こり，疲れると症状が悪化し，顔色萎黄＊・疲労感・力が入らない・食少＊・食後に腹脹感がある・便がゆるくなりやすい・舌質淡・舌苔白・脈虚などの症候を特徴とする。治療には補中益気を用いる。

まとめ

　耳鳴り・耳聾は，ともに聴覚の異常である。耳鳴りは，患者が耳の中で音がしているという自覚症状があるものであり，耳聾は，聴力の低下を指し，重症になるとまったく聞こえなくなる。耳鳴り・耳聾は，片側のみの場合と両側ともに起こる場合があり，両側の場合，同時に現れる場合もあれば前後して現れる場合もあるが，病因・病機および弁証については基本的に同じである。耳鳴り・耳聾は，「重聴」「耳脹」「耳閉」を兼ねる場合が多い。重聴は耳聾の軽症で聴力低下・音が重複して聞こえるという症状を特徴とする。耳脹は耳の中が脹れている感じがすることを指す。耳閉は耳の中が脹れて何かが詰っているような感覚があり，聴力が低下することをいう。

　耳鳴り・耳聾の発生には，虚実さまざまな原因があり，肝・胆・脾・腎など多くの臓腑と関わり，なかでも肝・腎との関係が最も深い。一般的にいえば，急性の「暴聾」の多くは実証であり，肝胆の火が耳竅を犯したか，もしくは風邪が耳竅をかき乱した，あるいは痰火により耳竅が阻害された，または気血瘀阻から起こる場合が多く，時機を逃さず，正確に弁証して治療を施せば，ほとんど予後は良好である。病程が長く，症状が徐々に悪化したものは，多くが虚証であり，肝・腎など臓腑の精気が虚弱になり，清竅を満たせなくなり起こる場合が多い。虚証の耳鳴り・耳聾は，病位が臓にある場合が多く，病勢もゆっくりと長引いているので，治療が難しいことが多い。ただし，正確な弁証をすれば，症状を改善し，病気の進展を遅らせることはできる。

【参考文献】

① 『諸病源候論』

[原　文]「足少陰腎之経，宗脈之所聚，其気通於耳。労傷於腎，宗脈虚損，気血不足，故為労聾。労聾為病，因労則甚，有時将適得所，気血平和，其聾則軽」

[口語訳] 足少陰腎経は，宗脈の集まる経絡であり，その気は耳に通じる。過労は腎

を傷つけ，宗脈が虚損し，気血不足になり，労聾が起こる。労聾は，過労がもとで起きているので，疲労が解消されれば，気血も自然と回復し，症状が軽減される。

② 『医学心悟』
[原　文]「耳者，腎之外候，『中蔵経』曰：腎者，精神之舎，性命之根，外通於耳。然足厥陰肝，足少陽胆経，皆絡於耳。凡傷寒邪熱耳聾者，属少陽証，小柴胡湯主之。若病非外感，有暴発耳聾者，乃気火上衝，名曰気閉耳聾，宜逍遥散加蔓荊子・石菖蒲・香附主之。若久患耳聾，則属腎虚，精気不足，不能上通於耳，宜用六味地黄丸加枸杞・人参・石菖蒲・遠志之類。其患耳鳴，如蟬声，如鐘鼓声，皆以前法治之」

[口語訳] 耳は腎の外候であり，『中蔵経』には，「腎は精神の舎・生命の根本であり，耳から外部に通じている」と記されている。そして，足厥陰肝経・足少陽胆経は耳に通じている。すべての傷寒邪熱の耳聾は少陽証に属し，小柴胡湯で治療する。もし，外感からではなく，突然耳聾が起きた場合は，気火上衝によって起きたものであり，これを気閉耳聾と呼ぶ。治療には，逍遙散に蔓荊子・石菖蒲・香附子を加えたものを用いる。もし，耳聾が長い間続いているようであれば，これは腎虚に属し，精気が不足し，耳に通じなくなっているものであり，治療には六味地黄丸に枸杞子・人参・石菖蒲・遠志などを加えるとよい。蟬の声や鐘鼓の音のような耳鳴りも，これらの法で治療に当たるとよい。

5 口や目のゆがみ（顔面神経麻痺）

症例 1

●患者：男性，23 歳，学生／●診察日時：2001 年 10 月 17 日

青年が診察室に入ってくる。口角が右側に歪んでおり，左の鼻唇溝が浅くなっている。左の目が右よりも大きくなっており，憂うつそうな表情をしている。

医師：面癱*〔顔面神経麻痺〕ですか？
患者：そうです。口もとが歪んでしまって。
医師：ちょっと目を閉じてみてください。
　（患者は目を閉じるが，左目は閉じにくく，少し黒目が見えてしまう）
医師：フーッと，息を吐き出してみてください。
　（患者が頬を膨らませて息を吹き出すと，左側の口角から息が漏れる）
医師：いつ歪んだことに気づいたのですか？
患者：一昨日の朝起きて顔を洗おうとしたとき，鏡を見てはじめて気がつきました。
医師：この 2 日間，病院へは行かなかったのですか？
患者：もちろん行きました。顔面神経麻痺には針灸治療がよいと聞いたので，当日すぐに病院に行って，今も毎日針治療をしているのですが，さらに中薬も飲んで少しでも早く治したいと思ったのです。

> 左側顔面の経絡が弛緩し，機能活動が障害されている。面癱には虚・実・外感・内傷の別がある。発病過程や随伴症状などを詳しく尋ね，弁別を進める。

医師：他に何か具合の悪いところはありますか？
患者：あります。2 日前にカゼを引きました。一昨昨日の晩に友達と遊びに行って，雨に濡れてしまったのです。夜には頭が痛くなって，さむけがして，一昨

日の午後には熱が38.7℃ありました。今もまだ完全には下がっていません。
医師：何か薬を飲みましたか？
患者：解熱剤を飲みました。
医師：（体温記録を見る。37.8℃）他には何か具合の悪いところはありますか？
患者：あとは，まだ少しさむけがするのと，全身がだるくて痛みます。特に首の後ろが，張った感じで痛むのです。何だかすごく硬くて，まるで板のようです。
医師：汗はかきますか？
患者：かきません。

> 患者の自覚症状によると，悪寒が重く発熱が軽い。また，全身がだるく痛む・首がこわばる・汗が出ないなど，風寒表証の症状が現れている。面癱には風中経絡〔風が経絡に中（あた）った〕と風中臓腑〔風が臓腑に中った〕があり，この患者の症状は比較的軽く，口や目に歪みが出ているだけであり，半身不随などを併発していない。風中経絡の面癱はほとんどが外感によって発病し，この患者の場合も明らかに邪気を外感した事実が存在し，発病状況や表証の症状があることからみても，風中経絡の面癱であると考えられる。また，風中経絡の面癱には風寒と風熱がある。この患者の場合，雨に濡れカゼを引いた後に面癱が起きており，同時に悪寒・発熱・頭痛など，風寒表証の症状が出ている。風寒が外表を締めつけるため経絡が滞り，筋脈が弛縦して起きたものと判断してよい。

医師：では，舌を出して見せてください。
（同時に脈を診る）
　［舌診］舌を出すとやや右に傾く。舌質淡紅・舌苔薄白
　［脈診］脈浮緊
医師：食事や水を飲むときはどうですか？
患者：それはとてもたいへんです。1回の食事で最低でも30分はかかってしまいます。ものを食べるときも，いつも左の歯と頬の間に挟まってしまって，飲み込むのがひと苦労です。何を飲むにしても本当に不便で，左の口元から

こぼれてしまうのです。この2日で何だか悪化した気がします。先生，大丈夫でしょうか？　ちゃんと治るのでしょうか？

> 水を飲めば口元からこぼれ，食べものが歯と頬の間に挟まってしまうのは，邪気が阻滞することによって，顔面の経絡が弛緩し，機能活動が障害されたためである。患者は自分の病状に不安を感じているので，きちんと説明して安心させるとよい。

医師：病気にはそれぞれ進展の過程があります。あなたの場合，治療を始めたのが早かったですし，専門の針灸師が治療しているのですから，その先生の言うことを守っていれば大丈夫ですよ。あまり考えすぎてはいけません。その他に何か異常がありますか？　便の具合や睡眠などはどうですか？

患者：それは，異常ありません。

> 基本的に内傷の病変の可能性はないと考えてよい。

　望・聞・問・切の四診の結果を合わせて得られた病状記録・証名および診断結果は，以下のとおりである。

【カルテ】

主訴：左側の口・目が歪んで3日になる。悪寒・発熱を伴う。
現病歴：患者は雨に降られカゼを引き，3日前の朝，起きたときに口角が右に歪んでいることに気づき，すぐに病院へ行き診察を受け，針灸治療を受けた。その日の午後には悪寒・発熱が現れ，自分で解熱剤を飲み，症状は多少緩和された。
所見：口角が右に歪み，左の鼻唇溝が浅くなっている。また，左の瞼が完全に閉じきらない。水を飲めば口元からこぼれ，食べものは歯と頬の間に挟まってしまう。息を吐き出すときも左の口角から息が漏れてしまう。その他の症状は，悪寒が重く発熱が軽い・無汗・頭や身体がだるく痛む・うなじがこわばり痛む・舌を出すと右に偏るなどである。舌質淡紅・舌苔薄白・脈浮緊。

【証名】 風中経絡の風寒阻絡証
【治法】 疏風散寒・和営通絡
【処方】 葛根湯合牽正散加減
[参考処方]
葛根湯（『傷寒論』）：葛根・麻黄・桂枝・生姜・甘草・芍薬・大棗
牽正散（『楊氏家蔵方』）：白附子・僵蚕・全蠍

【弁証分析】

　患者は雨に濡れカゼを引き，風寒の邪気が顔面の陽明経に入り込み，気血の運行を妨げ，脈絡が滞り，筋脈が失養したため，口・目が歪んだ。口角が右に歪み，左の鼻唇溝が浅くなり，左の瞼が完全には閉じられなくなった。また，水を飲めば口角から漏れてしまい，食べものは歯と頬の間に挟まり，息を吐き出すと，空気が左の口角から少し漏れるといった顔面神経麻痺の諸症状や，舌を出すと右に偏るという症状が現れている。風寒の邪気を受け，衛陽が妨げられ，衛気が全身にまわらず，温煦*機能が失調するため悪寒がするようになる。正邪が表の部分で争うため発熱する。風寒が表を締めつけるため，毛孔が塞がり，汗が出なくなる。外邪が表を締めつけることによって経気が鬱滞し循環が悪くなり，「不通則痛」となるため，頭や身体がだるく痛む。頸項は足太陽経の経路で，経気が不利*になるため，うなじがこわばり痛む。舌質淡紅・舌苔薄白・脈浮緊というのは，すべて風寒が表を襲った象である。発病の原因は外感であり，性質は実証が主になる。四診の結果を総合的に考えると，風中経絡の風寒阻絡証の症候の特徴に符合する。よってこの診断を下す。

【解説】

　風寒中絡証と風熱阻絡証は，はっきりと弁別しなければならない。両者とも，突然口や目が歪み，瞼が閉じられないなど，顔面神経麻痺の面での症状はほとんど同じであるが，風熱阻絡証は，発熱が重く悪寒が軽い・発汗・頭痛・筋肉の痛みやだるさ・軽度ののどの渇き・舌周囲と尖端が赤い・舌苔薄黄・脈浮数など，表熱の象が現れる。治療には疏風清熱・活血通絡を用いる。
　実証の顔面麻痺には，他に①風痰阻絡，②熱毒壅滞，③肝鬱気滞，④瘀血阻絡などの証があり，ほとんどが風中臓腑に属し，内傷の疾患となる。

①風痰阻絡証は，口角歪斜・患部側の瞼が完全には閉じられない，あるいは顔面の痙攣・腫れて痺れるなどの症状が現れ，さらに頭や身体が重く感じる・胸悶*・上腹部のつかえ・舌体胖大・舌苔白膩・脈弦滑などの症状を伴う。治療には祛風化痰・通絡止痙を用いる。
②熱毒壅滞証は，口角歪斜と患部側の瞼が完全には閉じられないという症状の他に，発熱・発汗・顔や目が赤い・のどが渇いて水をよく飲む・舌質紅・舌苔黄・脈滑数または洪数などの症状が現れる。治療には清熱解毒・活血通絡を用いる。
③肝鬱気滞証は，口角歪斜と患部側の瞼が完全には閉じられないという症状の他に，情志の抑うつ・胸が苦しくため息が多い・めまい・胸脇や乳房の脹痛・生理不順・脈弦などの症状が現れる。治療には疏肝解鬱・理気通絡を用いる。
④瘀血阻絡証は，口眼歪斜がなかなか治らず，顔面の筋肉が硬くなり，ときには痙攣を起こし，刺痛が現れる場合もある。顔色は暗く，舌質は紫暗または瘀斑点がみられ，脈遅渋などの症状を特徴とする。治療には活血祛瘀・通絡止痙を用いる。

患者の病状や体質により各証候が交錯する場合や，虚実錯雑の証も存在する。臨床では詳細に弁証しなければならない。

症例2

●患者：女性，60歳，退職幹部／●診察日時：2003年9月24日

中年女性が診察室に入ってくる。口角が左側に歪んでいる。右側の目が左より多少大きくなっている。体型はやや太っており，顔色淡白で艶がない。

医師：どうしましたか？
患者：顔面神経麻痺になって5カ月になりますが，まだよくなりません。

> 病程が長い場合，邪気となる要素と邪正の盛衰をはっきりさせなければならない。

医師：発病したときは，どのような状況だったのですか？
患者：発病する前に，しばらくの間，1歳の孫の面倒をみていて，少し疲れていたのです。いつも，孫が昼寝をするときには，一緒になって私も少し休んだりしていました。あの日，昼寝のときにぐっすり眠ってしまって，起きてみたらフトンをかけていなくて，そのとき顔の半分が少し痺れていたのです。でも，特に気にも留めていませんでした。翌日朝起きて，食事のときに具合がおかしいことに気づいて，右目も閉じられなくて，鏡を見たら口元が歪んでいました。慌てて病院に行って診てもらったのですが，医者からは顔面神経麻痺だといわれ，針灸治療がよいと勧められました。でも，当時SARS騒ぎで，怖くて病院に行けなかったのです。副腎皮質ホルモンとビタミン剤を飲んで，7月になってからやっと病院に行って針灸治療を始めました。今は治療を始めて2カ月になります。少しはよくなりましたが，まだ口元は歪んだままですし，右目も完全には閉じられなくて，ものを食べるときもとても不便です。

> 患者は涼気の邪気にあたり面癱が発生し，すぐに治療をしなかったため病状を長引かせてしまった。

医師：食事をするのに不便というのは，どういった状況なのですか？
患者：ものを食べると，すぐ右側の歯と頬の間に食べものが挟まってしまい，口をすすいで出そうと思っても，今度は口がちゃんと閉じられなくて，水が下に流れてきてしまうので，仕方なく，スプーンで挟まったものをかき出しています。1回の食事ですごく時間がかかってしまいます。

> ものを食べると患部側にものが挟まってしまい，口をすすぐのが困難というのは，顔面の筋肉が麻痺していることを示している。

医師：手や足はまったく問題なく動くのですね？
患者：はい。

> 風中臓腑による口眼喎斜の可能性はない。

医師：顔で，他に具合の悪いところはありますか？
患者：顔の右半分が痺れています。手で触っても，左ほど感覚がありません。それと，寝ているときも，右から涎が垂れてしまって，枕がいつも濡れています。

> 口角から涎が流れるのは，顔面の筋肉が麻痺して，きちんと口が閉じられないということである。患者は高齢でもあるので，疲労で正気が損傷し，さらに発病してからも長いので，顔面の筋肉が麻木*してしまった。これは，気血が損傷することによって邪気を受け風痰を引き起こしたか，あるいは痰湿か瘀血が絡脈を阻滞させたことから発生したものであると考えられる。その他に併発している症状などを尋ね，分析しなければならない。

医師：では，舌を出してみてください。
　（同時に脈を診る）
［舌診］舌を出すと左に傾く。舌質淡で周囲に歯痕。
［脈診］脈細で無力

> 舌と脈の状態は気血不足の象である。

医師：食欲はありますか？
患者：以前より食べる量は減りました。
医師：食べたくないということですか？
患者：そうです。それにものを食べるのがとにかく不便なもので。

> 食欲低下は，陽明経絡が滞り，脾胃の納運機能が失職したことから起こる。

医師：夜はよく眠れますか？
患者：よく眠れなくなります。眠れないときは，胸がドキドキしてきてすごく辛いのです。夜よく眠れないので昼間も元気が出なくて，いつもめまいがして，ときには耳鳴りもしますし，顔の麻痺もちっともよくならないし，もう気分がすっかり減入ってしまいます。

> 心悸・不眠・疲労感・力が入らない・耳鳴りが現れ，さらに顔色に艶がない，舌質淡などの症状を合わせて考えると，気血が不足し絡脈が失養していることを示している。

医師：便と尿の調子はいかがですか？
患者：尿は問題ありませんが，便は形になりません。
医師：便通は1日に何回ありますか？
患者：少なくとも2回はあります。もう長いこと，ずっとこういう状態が続いています。

> 大便溏薄は，脾の運化*機能の失調によって，水湿が下焦に流れ込むために起きている。患者は長年便溏*が続いており，これはもともとが脾気不足の体質で，気血生化の源が欠乏していることを示しており，治癒に時間がかかっていることも患者の体質と関係がある。

医師：汗はよくかくほうですか？

> 気虚の患者は自汗*の症状が現れやすい。よってこの質問をしたのである。

患者：それほどかきません。

医師：寒がりなほうですか？
患者：それほどでもないと思います。

> 陽虚による疾患の可能性はない。

望・聞・問・切の四診の結果を合わせて得られた病状記録・証名および診断結果は，以下のとおりである。

【カルテ】
主訴：右側の口眼喎斜が発生して5カ月余り。
現病歴：患者は脾虚の体質で，便がゆるくなりやすい。5カ月前に，過労と涼気を受けたことから，その翌朝起きたときに口と目が歪んでいた。その後すぐに治療を受けなかったため，病状を長引かせ，現在もまだ完治していない。
所見：口角が左に傾き，右の眼瞼が完全には閉じられない。右側の顔面の筋肉が麻痺し，右の口角から涎が流れ，食べものが挟まったり，口をすすぐのが困難である。体型はやや太り気味，顔色淡白で艶がなく，心悸・不眠・疲労感・力が入らない・めまい・耳鳴り・食欲低下・大便稀溏・舌を出すと左に傾く・舌質淡で周囲に歯痕・脈細で無力などの症状が現れている。
【証名】 気血虧虚証
【治法】 補気養血・活血通絡
【処方】 帰脾湯合牽正散加減
[参考処方]
帰脾湯（『済生方』）：党参・黄耆・白朮・茯神・酸棗仁・竜眼肉・木香・炙甘草・当帰・遠志・生姜・大棗
牽正散（『楊氏家蔵方』）：白附子・白僵蚕・全蝎

【弁証分析】
患者は体質的に形盛気虚〔身体は太っているが気は虚している〕であり，そのため体型がやや太り気味で，便がゆるくなりやすい。5カ月前に，疲労でさらに正気が損傷していたところに風寒の涼気を受け，正虚邪侵〔正気が虚して

いることろへ邪気が侵入する〕の状態となり，気血が阻滞して，顔面部の経脈が失養し，口眼歪斜・口角が左に傾く・右眼瞼が完全に閉じない・右側顔面の筋肉が麻痺する・右口角から涎が流れる・食べたものが口の中に残ってしまう・口をすすぐのが困難・舌を出すと左に傾くなどの顔面神経麻痺の諸症状が現れた。脾は筋肉を主っている。患者はもともと脾虚の体質のうえに，発病後すぐに治療をしなかったため，病状を長引かせ，気血をさらに虚損することになった。脾気虚によって運化機能が失調し，水穀を受け入れなくなるため，食欲低下・大便稀溏が起こる。脾気不足によって気血生化の源が不足し，そこから心血不足を引き起こし，心が失養し，心に宿っている神が不安定になるため，心悸や不眠が起こる。清陽*が上昇しなくなると清空*が失養するため，めまいや耳鳴りが起こる。顔色淡白で艶がない・疲労感・力が入らない・舌質淡で周囲に歯痕・脈細で無力は，すべて気血不足の象である。四診の結果を総合して考えると，気血虧虚証の症候の特徴に符合する。よってこの診断を下す。

【解説】

虚証の口眼歪斜には，この他に気虚陽衰証があり，疲労感・力が入らない・畏寒*・四肢の冷え・自汗・悪風・舌質淡胖・舌苔白または滑・脈沈遅などの症候を特徴とする。治療には温陽益気・活血通絡を用いる。

また，血虚陰虧により起きたものであれば，身体が痩せる・潮熱*・盗汗*・心煩*・不眠・舌質紅・舌苔少・脈細数などの症候を特徴とし，病状が重くなれば腰膝酸軟*も現れる。治療には滋陰益腎・養血通絡を用いる。

臨床では，複数の証を兼ねる場合や，虚実夾雑の場合も少なくないので，証のタイプをはっきり弁別し臨機応変に治療をする。

まとめ

口眼歪斜は別名を「面癱(めんたん)」といい、片側または両側の口角が歪み、瞼が完全に閉じられない症状を指す。これは中風の一種であり、風中経絡と風中臓腑の2つに分けられる。前者はいわゆる顔面神経炎のことであり、後者は中風または中風の後遺症の症状である。本篇では主に風中経絡による「面癱」について述べた。

本証は、主に虚弱体質・過労・七情による損傷・または勢力の盛んな邪気を受けるなどの原因から、体内の正気が衰弱していることに乗じて風邪が経絡に入り込んだために起こる(風邪単独ではなく、他の邪気とともに入り込む場合もある)。ここから気血が阻滞し、脈絡の流れが滞り、筋脈が失養して発病にいたる。臨床でよくみられる証型には、風寒阻絡証・風熱阻絡証・肝鬱気滞証・熱毒壅(よう)滞証・瘀血阻絡証・気血虧虚証・気虚陽衰証・血虚陰虧証などがあり、多くは複数の証を兼ねるため、それぞれの証の特徴的な症状を十分把握して、正確な弁証をし、臨機応変に治療を施すことが大切である。

本症の患者には、内服薬治療の他に、外治療法を重視し、針灸治療および外用薬(湿布など)による治療も合わせると、治療効果は非常に高くなる。さらに、初期治療が非常に重要であり、それによってさらに高い治療効果が期待できる。

それに加え、生活指導を施すことも忘れてはならない。動作を慎重にし、気持ちをリラックスさせ、風寒を避け、飲食の栄養バランスにも十分に注意する。患者本人が自宅で顔面マッサージするのも治癒を早めるのに非常に有効な手段である。

【参考文献】

① 『霊枢』
[原　文]「足陽明之筋,……其病……,卒口僻,……」
[口語訳] 足陽明の筋は,……その病は……,にわかに口がゆがみ,……

②『景岳全書』

[原　文]「凡非風口眼歪斜，有寒熱之弁。在経曰：「足陽明之筋引缺盆及頬，卒口僻，急者目不合，熱則筋縦，目不開。頬筋有寒則急，引頬移口。有熱則筋弛縦，緩不勝収，故僻」。此経以病之寒熱言筋之緩急也。然而血気無虧，則雖熱未必緩，雖寒未必急，亦総由血気之衰可知也」

[口語訳]　風が原因でない口眼歪斜は，すべて寒熱の違いがある。『黄帝内経』には，「足陽明の筋が欠盆部および頬を引くために，にわかに口が歪むのである。筋が緊張したものは眼を閉じられなくなり，熱があれば，筋が緩み，目が開かなくなる。頬の筋肉に寒があれば筋は緊張し，頬が口の方に引っぱられる。熱があれば，筋は弛緩する。筋が緩むと，引く力には勝てず，よって歪みが出るのである」とある。ここでは，疾患の寒熱から筋の緩急を述べている。ただし，血や気が虚損していなければ，熱があっても必ず弛緩するわけではなく，寒があっても必ず緊張するわけではない。常に，気血の盛衰により状況は決定する。

⑥ 歯茎の出血（歯衄）

症例 1

- 患者：男性，28 歳，工員／●診察日時：2003 年 10 月 8 日

青年が診察室に入ってくる。体型は筋肉質である。

医師：どうしましたか？
患者：歯茎からすぐに血が出るのです。歯医者に行ったら，歯周病だといわれました。
（話しているときに口臭がする）

> 歯茎から出血し，口臭がある。これは胃熱と関係があると考えられる。ただし，発病の状況や病変の経過を詳細に尋ね，証の寒熱や虚実を判断しなければならない。

医師：今の症状が現れてからどのくらい経ちますか？
患者：2 年前くらいから始まり，とにかくよく悪化します。歯を磨くときも気をつけないとすぐ血が出てしまいます。

> 患者はこの症状が現れてから 2 年になり，局部の病変は常に現れている。症状はときによって悪化しているが，単純な歯ブラシの刺激だけではなさそうである。

医師：今回，症状が悪化したのはいつ頃ですか？
患者：国慶節（10 月 1 日〜 10 月 7 日）の間に悪化して，今日で 3 日になります。自分で消炎剤を飲んだのですが，全然効かないのです。それで診察を受けに来ました。
医師：国慶節のときの食事はどうでしたか？

患者：肉類が多かったですね。私は友達が多いのですが，国慶節の前の3日間で3人の友達が結婚しまして，その他にも職場の仲間の一人が結婚したので1日に2ヵ所の披露宴に出たときもあって，酒もずいぶん飲みましたし，食べる量も多かったですね。医者からは，日頃から食事にも気をつけるようにいわれていたのですが，不義理をするわけにもいかないので仕方ありません。

> 今回の発症は国慶節の期間に飲食が過剰になり，胃に熱が溜まり，熱が火と化し，血絡を傷つけたと考えられる。

医師：出血量は多いですか？
患者：多いです。特に朝起きたときは，口の中が血なまぐさいほどです。
医師：出る血はどんな色ですか？
患者：真っ赤です。

> 出血量が多く，血の色が鮮明な赤というのは，血熱の証であると考えられる。

医師：では，口を開けて見せてください。
　（口の中を見ると，歯茎が上下とも腫れて，血がにじんでいる）
医師：痛みはありませんか？
患者：すごく痛いです。ときには氷でも口の中に入れたくなります。

> 足陽明胃経は歯茎を通っており，歯茎が赤く腫れ，熱をもって痛むのは，胃熱が盛んなことと密接な関係がある。

医師：では，舌を出して見せてください。
　（同時に脈を診る）
　[舌診] 舌質紅・舌苔黄燥
　[脈診] 脈数

> 舌質紅・舌苔黄・脈数というのは，すべて裏熱の象である。

医師：今は食欲はどうですか？
患者：もともと食欲はあるほうですが，このところ特に食欲旺盛です。

> 食べてすぐ空腹を感じやすいのは胃熱と関係がある。

医師：水はよく飲みますか？
患者：ここ数日，やたらとのどが渇きます。飲む水の量も多くなりました。
医師：便と尿はどうですか？
患者：便のほうは便秘気味です。もう2日間出ていません。尿は色が濃くて量が少ないです。
医師：体力が落ちたりしていませんか？
患者：それはないですね。身体は丈夫なので，力も衰えていません。

> のどが渇いてよく水を飲む・便秘・尿黄というのは，火熱が内に盛んで津液を消耗している象である。消渇*の患者は，食べてすぐ空腹を感じやすい・すごくのどが渇きよく水を飲むという症状の他に，身体が痩せてきたり，尿量が増えるといった症状も現れる。さらに，病程が長いという特徴もあるので，はっきりと区別をすることである。必要ならば，血液検査などを行ってもよい。

医師：その他に何か具合の悪いところはありませんか？
患者：特にありません。

　望・聞・問・切の四診の結果を合わせて得られた病状記録・証名および診断結果は，以下のとおりである。

【カルテ】

主訴：歯茎からの出血が現れて2年。悪化してから3日。

現病歴：患者は歯周病と診断され，国慶節の期間，結婚披露宴に続けて数回出席し，飲食が過剰になり，病状が悪化した。

所見：左側歯茎の出血。出血量は多く，色は鮮明。歯茎が赤く腫れ，熱をもって痛み，口臭もある。さらに，発汗・消化がよく空腹を覚えやすい・のどが渇き水をよく飲む・大便乾結*・小便短黄*・舌質紅・舌苔黄燥・脈弦数という症状が現れている。

【証名】 胃熱熾盛証
【治法】 清胃瀉火止衄*
【処方】 清胃散合瀉心湯加減

[参考処方]

清胃散（『蘭室秘蔵』）：当帰・生地黄・牡丹皮・升麻・黄連
瀉心湯（『金匱要略』）：大黄・黄連・黄芩

【弁証分析】

患者はもともと歯周病であり，国慶節の期間，多くの婚礼に参加し，飲酒や油の多い食事が過剰となり，熱が火と化し，胃腸の火熱が盛んになった。歯茎は足陽明胃経が通る部位であるため，火熱が歯茎にまわり，血絡を損傷して気血があふれて滞まり，歯茎からの出血・歯茎が赤く腫れ痛む・出血量が多い・血の色は鮮明などの症状が現れる。胃火が内に盛んになることによって，灼熱の気が口の中にまで上り，口臭がするようになる。火熱が盛んなことから，津液が外に追いやられるため，発汗の量が多い。胃火が盛んで，胃の水穀を受納*・腐熟する機能が亢進するため，消化がよく空腹を覚えやすい。熱が盛んで津液を損傷するため，のどが渇き水をよく飲む・大便乾結・小便短黄などの症状が現れる。舌質紅・舌苔黄燥・脈弦数というのは，すべて火熱が内に盛んな象である。四診の結果を総合的に考えると胃熱熾盛証の症候の特徴に符合する。よってこの診断を下す。

【解説】

足陽明胃経は歯茎の間を通っているため，歯茎からの出血は，主に胃経の病変と関係がある。臨床でよくみられるのは，①胃熱熾盛証と，②胃陰虚証の2つである。

①胃熱熾盛証は，比較的大量に出血し，血の色は鮮明な赤である。また，歯茎の腫れ・痛み・潰瘍などもみられる。その他に，口臭・上腹部の灼痛・消化がよく空腹を覚えやすい・のどが渇いて水をよく飲む・便秘・尿黄・舌苔黄または黄膩・脈洪数または滑数などの症候を特徴とする。治療には清胃瀉火止衄を用いる。

②胃陰虚証は，歯茎から滲むような少量の出血があり，歯茎がやや紅く腫れ痛みは少ない，あるいは痛みを伴わないこともある。その他に，胃のつかえ・空腹を感じるが食べる量は少ない・のどの渇き・大便乾結・小便短少・舌質紅・舌苔少燥・脈細数などの症候を特徴とする。治療には養陰清熱止衄を用いる。

症例2

●患者：女性，41歳，幹部／●診療日時：2002年3月28日

中年女性が診察室に入ってくる。体型は痩せ型で，元気がない様子である。

医師：どうしましたか？
患者：歯茎から血が出るのですが，もう何年もよくなりません。
医師：最近，その症状が出るようになってからは，どのくらい経ちますか？
患者：もう，最近とかではなく，5年以上同じような状態が続いています。いつも量は少しですが出血があります。ふだんから，食事とか歯磨きのときは気をつけているのですが，それでも出血してしまいます。

> 患者は，病程が長く，虚証である可能性が高い。もう少し詳しく尋ねる必要がある。

医師：この5年の間に，何か薬を飲まなかったのですか？
患者：飲みました。病院にも何度も通いました。いつも歯周病だといわれ，消炎剤をもらうのですが，少しも効かないのです。しょっちゅう出血して，口の中は血の臭いがするし，口をすすぐと，必ず血が混じっています。

医師：その他に，何か病気に罹っていますか？　検査などしたことはありますか？

患者：最近，職場で身体検査をしたのですが，少し胆嚢結石がある以外は，特に異常はありませんでした。でも，体質的にいってあまり健康ではないと思います。

医師：どういうことですか？

患者：よくめまいがしますし，いつも元気が出ないですし，夕方になると身体の中がほてってきて，鏡を見ると両頬の辺りが赤くなっています。手や足も熱くなりますし，それにいつもイライラしていて，すぐカッとなってしまいます。

医師：そのような症状が始まって，どのくらい経ちますか？

患者：やはり5年くらいになります。あと，夜よく眠れなくなります。これも5年くらいです。寝汗もすごくかきます。医者によっては，神経衰弱だというのですが，特に治療はしていません。処方された鎮静剤や誘眠剤も，副作用が怖くて飲んでいません。

> 午後になると両頬が紅潮する・五心煩熱*・不眠・盗汗*は，すべて陰虚内熱の症候であり，陰虚から虚火*が生じ，経絡が損傷したことから起きた歯茎の出血であると考えられる。陰虚によって頭目が失養し，陽亢によって清空*がかき乱されるため，めまいが起こる。身体全体が失養するため，元気が出ない。

医師：出血量は多いのですか？

患者：多くはないのですが，いつも出ています。それに，最近は歯も調子がよくなくて，ちょっとグラグラしています。

医師：ちょっと口の中を見せてください。

（歯茎が多少萎縮しており，赤みがさしている。歯を押さえると，少しグラグラと動く）

> 歯茎が萎縮し赤みがさしているのは，陰が損傷していることから起きている。歯は「骨余」であり，歯がグラグラし，歯根が露出しているのは，腎虚である可能性がある。

医師：その他に何か具合の悪いところはありますか？
患者：よく腰が痛くなります。歩くと膝も痛んで，足に力が入りません。

> 腰膝酸軟*で力が入らないのは，腎虚によって腰と膝が失養しているものである。

医師：では，舌を出して見せてください。
（同時に脈を診る）
[舌診] 舌質紅・舌苔少
[脈診] 脈細でやや数

> 舌と脈は陰虚内熱の表れである。

医師：食欲はありますか？
患者：もともと食欲はあまりないほうで，お腹が空いたときでも，それほど量は食べられません。

> 空腹は感じても食べる量は少ないというのは，胃陰虚と関係がある。ただし，患者の病状全体からみて，本疾患に対する影響は腎陰不足のほうが大きい。

医師：のどは渇きますか？
患者：そうですね。いつも口の中やのどが乾いた感じがします。ですから，よく水を飲むようにしているのですが，1回に飲む量は多くありません。そうでないと，胃が気持ち悪くなるのです。

> 口やのどが乾くのは，陰津不足から虚火が発生し内をかき乱すことによって起きている。水を飲む量が少ないというのは，実火により津液を大量に消耗したものではないことを示している。

医師：便と尿はいかがですか？
患者：長い間，ずっと便秘気味です。2～3日に1回くらいしかありません。尿も少ないほうだと思います。

> 大便乾結・小便短少というのは，虚熱*が津液を消耗していることの表れである。

医師：生理は順調ですか？
患者：量は少なめですし，いつも早めに来ます。そういえば，生理中は歯茎の出血がいつもより多くなります。それにめまいや午後に顔がほてるのも，ふだんよりひどくなります。

> 腎陰虚によって衝任が満たされなくなるため，月経量が少なくなる。陰虚によって陽を抑えることができなくなり，虚火が妄動するため，月経が早まる。経期には陰血がさらに不足するため，虚火が内をかき乱すという状態がいっそう重くなり，各症状が悪化する。

　望・聞・問・切の四診の結果を合わせて得られた病状記録・証名および診断結果は，以下のとおりである。

【カルテ】
主訴：歯茎からの出血が繰り返し現れるようになって5年。めまい・力が入らない・午後の潮熱*などの症状を伴う。
現病歴：患者はこの5年間，繰り返し歯茎から出血し，めまいや力が入らないなどの症状を伴い，西洋薬の消炎剤などを服用しても効果がみられない。

所見：歯茎からの出血が繰り返し現れ、歯茎が萎縮し赤みを帯び、歯が少しグラグラしている。さらに身体が痩せる・めまい・力が入らない・午後に両頬が紅潮する・五心煩熱・不眠・盗汗・腰膝酸軟・口やのどの乾き・空腹を覚えるが食は細い・大便乾結・小便短少・月経が早まり経量が少ない・経期に各症状が悪化するなどの症状を伴う。舌質紅・舌苔少・脈細でやや数。

【証名】 腎陰虚証（胃陰不足証も兼ねる）
【治法】 滋陰清熱止衄
【処方】 知柏地黄丸合益胃湯加減

[参考処方]

知柏地黄丸（『医宗金鑑』）：知母・黄柏・熟地黄・山茱萸・山薬・茯苓・牡丹皮・沢瀉

益胃湯（『温病条弁』）：沙参・麦門冬・生地黄・玉竹・氷砂糖

【弁証分析】

患者は5年間にわたり、腎陰不足によって虚熱に内をかき乱され、脈絡が虚火に損傷されたため、長期にわたり歯茎からの出血が繰り返し現れている。腎は骨を主り、歯は「骨余」であるため腎陰虧虚によって歯が失養し、さらに歯茎が萎縮して歯がグラグラするようになる。虚火が上部に上るため歯茎が赤みを帯びる。陰虚によって虚火が清空をかき乱し、身体全体が失養するため、めまい・力が入らない・身体が痩せるという症状が現れる。腎虚によって腰や膝が失養するため、腰膝酸軟が現れる。午後の潮熱・五心煩熱・不眠・盗汗は、すべて陰虚から虚熱が発生し内をかき乱すために現れる象である。胃陰不足によって津液が上部に行きわたらず、口やのどが乾く・空腹を覚えるが食は細いという症状が現れる。腎陰虚によって衝任が充たされなくなるため、月経量は少なくなる。陰虚によって陽を抑えることができなくなり、虚火が妄動するため、月経が早まる。経期には陰血がさらに不足するため、虚火が内をかき乱すという状態がいっそう重くなり、各症状が悪化する。大便乾結・小便短少・舌質紅・舌苔少・脈細でやや数は、すべて陰虚内熱から津液が損傷した象である。四診の結果を総合的に考えてみると、腎陰虚証（胃陰不足証も兼ねる）の症候や症状の特徴に符合する。よってこの診断を下す。

【解説】

歯茎からの出血がなかなか治らず，繰り返し現れるのは，①腎陰虧虚証，または②気血不足証などが考えられる。

①腎陰虧虚証は，歯茎から滲み出るような出血が繰り返し現れ，歯がグラつくようになったり，歯茎の萎縮・歯茎が赤くなるなどの症状が現れる。また，口やのどが乾く・めまい・耳鳴り・腰膝酸軟・潮熱・盗汗・舌質紅・舌苔少・脈細数などの症候を伴い，男性の場合は遺精*，女性の場合は月経不順が現れる。治療には滋陰降火止衄を用いる。

②気血不足証は，歯茎からの出血が繰り返し現れ，血の色は薄く，歯茎の萎縮・歯茎の色が白っぽいなどの特徴がある。また，顔色萎黄*・少気*・懶言*・めまい・力が入らない・心悸・不眠・健忘・食少*・腹脹・大便溏薄・舌質淡嫩・脈細弱などの症候を伴う。治療には益気健脾摂血を用いる。

まとめ

「歯衄」とは，外傷性ではなく，繰り返し歯茎から出血することをいい，「歯茎出血」「牙衄」ともいう。歯衄は，歯周局部病変でよくみられる症状であり，また，さまざまな全身性疾患の局部的な症状でもある。足陽明胃経は上部の歯茎を通っており，手陽明大腸経は下部の歯茎を通っており，さらに腎は骨を主り，歯は「骨余」であるため，本症は胃・大腸・腎との関係が最も密接である。

歯衄は，辛いものや油っこいもの・味の濃いものを食べすぎて胃に熱が溜まったか，胃陰不足によって虚火が生じ炎上したか，もしくは腎陰不足によって虚火が上部をかき乱したか，脾気虚衰によって脾の統摂機能が低下したなどにより起こる。この疾患には虚実の別があり，実証は胃熱熾盛証であり，虚証は陰虚火旺*か気血不足である。具体的な症候や治療法などは，各症例の記述を参考にされたい。本症の治療には，内服治療以外にも，中薬の煎じ薬で口をすすいだり，散剤*を歯茎に直接塗布したり，針灸治療などを合わせても治療効果を高めることができる。

注意すべきことは，歯衄は多くの危険な全身性疾患の局部症状としても現れる場合があるということである。特に全身の症状が比較的重く，さまざまな治療を施しても症状が改善されない場合は，弁証論治の他に，早急に各種検査を行い，病因を明確にして，時機を逃さず治療し，極力，誤診・誤治を避けるようにする。

【参考文献】

① 『証治準縄』

[原　文]「亦有胃熱牙疼而歯間出血以致崩落，口臭不可近人者，内服清胃散・甘露飲，外用大黄，生地黄二味，旋切，各用一二片合定，貼所患牙上，一夜即愈。忌説話」

[口語訳] 胃熱があり，歯が痛み，歯茎から出血し，重症であれば歯が抜け，口臭がするものは，清胃散や甘露飲を内服し，大黄・生地黄を外用する。外用には，薬剤を薄く切り，2種類の薬を合わせて患部に直接貼る。そうすれば，一晩で治癒

する。その間，話をしてはならない。

② **『外科正宗』**
[原　文]「又有胃虚火動，腐爛牙齦，以致淡血常常滲流不已」
[口語訳] 胃中で虚火が盛んになると，歯茎が炎症を起こしてただれ，色の薄い血が絶えず滲むようになる。

7 口内炎（口瘡）

症例

- 患者：男性，47歳，幹部／● 診察日時：2002年5月28日

中年男性が診察室に入ってくる。表情は苦しそうであるが，元気はまだある様子である。

医師：どうしましたか？
患者：口内炎ができ始めて2年になるのですが，ずっと完全にはよくなりません。この1週間でまた悪化して，薬を飲んだのですが，よくなるどころか，かえってひどくなってしまいました。もう痛くて仕方ありません。

> 反復性の口内炎を，中医では「口瘡」と呼ぶ。繰り返し現れ，なかなか完治しないという特徴がある。病位は口や舌であるが，その本は心・脾・腎などの臓腑機能と密接な関係がある。臨床では，発病の状況および症状を詳しく尋ね，虚実などを正確に弁証していかなければならない。

医師：ふだんの食生活はいかがですか？　野菜・果物などをたくさん食べていますか？
患者：昔は肉が大好きで，あと辛いものも好きで，野菜や果物をほとんど食べなかったのですが，口内炎ができるようになってからは，医者も食習慣を変えるようにと言うので，注意するようになりました。

> 本症は辛いものや味の濃い油っこいものを好んで食べることで，湿熱を生むのを助長するため発生する。繰り返し口内炎ができるのは，ビタミン不足とも関係がある。

医師：どのような薬を飲んだのですか？

患者：この2年間で飲んだのは，ビタミンC・B₂・複合B類などの薬で，その他に外用で，三七（田七人参）粉や西瓜霜（トローチ）などです。すべて医師が処方したものです。はじめの頃は，それでも多少効いている感じがしたのですが，最近はまったく効きません。特にこの1週間はかえって口内炎が増えてしまって，痛みも激しいです。食事もろくにできません。

医師：だいたい，どのくらいの割合で悪化するのですか？

患者：以前は，数カ月に1回くらいだったのですが，ここ数カ月は毎月のように出ます。今回の症状が今までで一番ひどいです。ですから，中薬を飲んでみたいと思いまして。

医師：痛みはひどいのですね？

患者：はい。火で焼かれているようです。話をしたり，唾を飲み込むだけでも痛みます。この2日間は固形物がまったく食べられなくて，スープを飲んだり，お粥を少し食べたりするのがやっとです。

> 口の中や舌が痛むのは，口瘡の特徴である。その痛みがひどいものは，多くが実証であり，軽いものは虚証が多い。灼痛は火熱が上部をかき乱していることと関係がある。

医師：では，ちょっと口の中を見せてください。

（同時に切診・聞診を行う）

[**望診**] 唇の裏・舌・上顎に，淡黄色の緑豆大の潰瘍が多数できており，その周囲は赤く腫れている。

[**舌診**] 舌質紅で尖端が特に赤い・舌苔黄膩

[**聞診**] 口臭が強い

[**脈診**] 脈数で有力

> 口臭が強いのは，胃熱が盛んである場合が多い。舌質紅・舌苔黄膩は，湿熱があることを示している。潰瘍や舌脈の状況から判断すると，実熱であることはほぼ間違いない。心は舌に開竅し，脾は口に開竅する。舌と多くの臓腑は経絡を通じて関わりあっているため，さらに詳しく問診を進め，臓腑の病位を明確にしなければならない。

医師：今回，悪化したのは，どのようなことが原因だったのですか？
患者：ある朝起きてみたら，口の中にいくつも口内炎ができていたのです。その後，どんどん数が増えて，どんどん痛くなってきました。あ，そういえば，その前日に同窓会があって，20年ぶりに会った友達もいて，ついつい飲みすぎてしまいました。

> 患者はもともと胃熱が盛んな体質であり，過度の飲酒で湿熱を生んだというのが，今回の誘因であると考えられる。

医師：夜はよく眠れますか？
患者：舌が痛くて，あまりよく眠れません。気分的にもイライラするし，昼間も元気が出ないし，それになんだかすぐカッとなってしまうのです。

> 心は神明〔精神活動〕を主り，舌に開竅する。患者は常にイライラし，不眠も現れている。さらに舌尖が一番赤くなっており，舌にも潰瘍ができている。これは心火が盛んであることを示している。

医師：水はよく飲みますか？
患者：のどがすごく渇くので，水を飲みたくなるのですが，飲むとまた口内炎が痛くなるのであまり飲めません。

> 熱が盛んで津液を損傷するため，のどが渇き水を欲しくなる。

医師：食欲はありますか？

まとめ

　口瘡は口腔内の唇・舌・頬および上顎部などの粘膜に，1つもしくは複数の淡黄色あるいは灰白色の潰瘍ができるもので，潰瘍の大きさは緑豆または大豆大であり，周囲が赤く腫れ，局部的な痛みを伴う。多くは反復して発生する。病巣の範囲が広く，潰瘍が大きくなったものは「口糜」と呼ぶ。

　一般的には，実証の口瘡は心脾に熱が溜まって起こる場合が多い。本篇の症例がまさにそれである。臨床では，口・唇・舌・歯茎などに潰瘍ができ，痛みが激しく飲食にも影響して，心煩・不眠・口が乾き水を飲みたがる・大便乾結・小便短黄・舌質紅・舌苔黄・脈数で有力などの症候を特徴とする。治療には清瀉心脾・涼血解毒を用いる。

　虚証の口瘡は，陰虚火旺*によって起こる場合が多く，病位により，①心陰虚証，②胃陰虚証，③腎陰虚証に分かれるが，複数の証を兼ねる場合もある。多くは反復して現れ，完治しにくい。疼痛の程度は実証に比べれば軽く，飲食などの刺激を受けると痛みが増すという特徴がある。
①心陰虚証は，潰瘍が舌にできることが多く，数は少なく，潰瘍の色は淡黄色で周囲がやや赤い。さらに，心悸・心煩・不眠・多夢・舌尖が特に赤い・潮熱*・盗汗*・脈細数などの症候を特徴とし，治療には滋陰降火・養心安神を用いる。
②胃陰虚証は，唇・頬の裏および上顎部に潰瘍が多くでき，色は淡黄色で周囲がやや赤くなり，軽度の疼痛がある。さらに，口が乾き水を飲みたがる・空腹を感じるがあまり食べられない・便乾*・尿少・舌質紅・舌苔少・脈細数などの症候を特徴とする。治療には養陰清熱・和胃降逆を用いる。
③腎陰虚証は，潰瘍が舌根部または舌下に現れ，色は灰白色，周囲は淡紅色で凹凸がある。口燥・咽乾・めまい・耳鳴り・不眠・盗汗・腰膝酸軟*・舌質紅・舌苔少で乾・脈細数などの症候を特徴とする。治療には滋養腎陰・清降虚火を用いる。

注意しなければならないのは，伝統的にこの3つの証は潰瘍の色やできる場所に違いがあるとしているが，弁証する場合は，潰瘍の状態に頼るだけではなく，その他の症候にもとづいて病位を定めなければならないという点である。この3証はすべて陰虚証であるが，病位の違いにより，症候に違いが現れるので，そこを見きわめ，誤診しないようにする。

　この他に口瘡が長引けば，正気が損傷するため，①脾胃気虚証が現れることもあり，さらに重症になると，②脾腎陽虚証が現れる。これは病程が長引いているため，脾胃気虚になり，陰火*が内生したものか，陽気が虚し，虚陽*が上昇して起こるものである。

①脾胃気虚証は，口内炎が反復してでき，その症状がときに重くときに軽く，潰瘍の色が薄く，疼痛も比較的軽い。さらに，上腹部が張る・腹満・疲労感・力が入らない・納少*・便溏*・舌質淡で周囲に歯痕・脈細弱などの症候を特徴とする。治療には益気健脾を用いる。

②脾腎陽虚証は，潰瘍の色が灰白色で，腫れ・赤み・痛みは軽く，繰り返し現れ，治癒までに時間がかかる。さらに，顔色㿠白*・畏寒*・四肢の冷え・少腹部の冷痛・便がゆるくなりやすい・完穀不化*・舌質淡・舌苔白滑または膩・脈沈弱または虚数などの症候を特徴とする。治療には温補脾腎を用いる。

　このように，口瘡の弁証は虚実を明確にし，病位がどの臓腑にあるのかを見きわめることがポイントとなる。さらに，病機の変化は必ず火と関わってくる。虚火*でなければ実火である。虚火には，陰虚火旺や陰火が乗じる・虚陽が浮上するというものがある。口瘡の病位は口や舌であるが，標が口舌であり，本は臓腑にある。多くは心・脾・腎の3つの臓に病変がみられる。弁証では，上部の局部症状と全身症状を結合して，病因をつきとめ，治療にあたる。

【参考文献】

①『仁齊直指方』
[原　文]「唇舌焦燥，口破生瘡，蓋心脾受熱所致也」
[口語訳] 唇や舌が乾燥し，口の中に潰瘍ができるのは，心脾に熱があるためである。

②『景岳全書』
[原　文]「口舌生瘡，固多由上焦之熱，治宜清火。然有酒色労倦過度，脈虚而中気不足者，又非寒涼可治。故雖久用清涼，終不見効。此当察其所由，或補心脾，或滋腎水，或以理中湯，或以蜜附子之類，反而治之，方可痊愈。此寒熱之当弁也」
[口語訳] 口や舌に潰瘍ができるのは，多くの場合，上焦の熱によるものである。治療には清火の法を用いる。ただし，過度の飲酒や房事または過労から虚脈が現れたり中気が不足になっている場合は，寒涼薬では治療できない。そのため，いくら寒涼の薬を用いて治療しても，効果は一切みられないはずである。この場合，病因をしっかりと見きわめて，補心脾・滋腎水の法や，理中湯・蜜附子などの薬を用いると，かえって治癒するのである。このように，診断の際，寒熱を見きわめるのは，非常に重要なことである。

8 副鼻腔炎（鼻淵）

症例 1

●患者：男性，19歳，学生／●診察日時：2003年3月17日

青年が診察室に入ってくる。顔色がやや赤く，元気がない。

医師：どうしましたか？
患者：鼻炎が再発しました。

> 副鼻腔炎は，中医では「鼻淵」と呼ぶ。臨床では，さらに急性鼻淵と慢性鼻淵に分けられる。急性は実証が多く，慢性は虚証が多い。

医師：症状が現れてからどのくらい経ちますか？
患者：今回の症状は1週間くらいです。ずっと点滴をしているのですが，あまり効果がなく，痛みがひどいのです。鼻が詰ってしまって，匂いがまったくわかりません。それで，中薬も試してみたいと思いまして。
医師：カルテを見せてください。
患者：これです。

（カルテを見ると，副鼻腔炎の診断に間違いない。治療には主に抗生剤の静脈点滴注射を行っており，すでに1週間続けている）

> この患者は発病してからの期間が短く，頭痛もひどく，鼻も詰っていることから，実証の可能性が高い。

医師：炎症はよく起こるのですか？ はじめて炎症が起きたのはいつですか？
患者：小さいときからです。カゼを引くと炎症が起きて，1年に少なくとも1〜2回は出ます。毎回，完治するのに，半月以上かかります。

> 副鼻腔炎は，多くは外邪を受けて発病するものであり，この患者も発病からの期間は長いが，炎症の再発が比較的急であり，治療をすれば，とりあえずそのときの炎症は治まっている。さらに年も若く正気も盛んであるので，もし，虚損の症候がはっきりと現れていなければ，実証である可能性が高い。

医師：今回もカゼを引いて炎症が起きたのですか？
患者：そうです。先々週，友達と山へ遊びに行って，帰り道に雨に降られてしまって，その晩から頭痛がひどく，全身もだるくなりました。体温を測ると39℃ありました。その翌日から鼻が詰り始めたのです。それで慌てて病院に行きました。
医師：今は具合はどうですか？　体温をちょっと測ってみましょうか。
（体温 37.8℃）
患者：今もまだ少し熱っぽいです。
医師：さむけはしますか？
患者：今はありません。でも，高熱が出ていたときは，さむけがひどかったです。
医師：はじめの頃の鼻水はどんな色でしたか？
患者：水みたいでした。少し白っぽいところもありました。でも，ここ何日かは黄色に変わっています。

> 患者は発病当時，悪寒が強く発熱は軽く，頭痛・全身がだるい・鼻づまり・薄い鼻水が出るなどの症状が現れており，風寒表証であったことは間違いない。雨に濡れ，風寒を受けたことによって発病したものである。現在，悪寒は消え，表証は解消され，鼻水も薄い鼻水から黄色い鼻水に変わり，但熱不寒*の症状が現れたことから，表邪がすでに裏に入り熱と化していると判断できる。

医師：今は鼻水は多いですか？
患者：多いです。それにすごく濃くて，臭いも強いです。たぶん膿が出ている

のだと思います。

医師：どんな臭いですか？

患者：うまくいえませんが，何か生臭いような臭いです。

> 鼻水が黄色く，粘り気があり，多量で，生臭いような臭いがするということから，裏実熱証であることは間違いない。湿熱が集積し滞ったことによる疾患であろう。肺は鼻に開竅するが，本証の病位がその他の臓腑にも及んでいるかどうかは，明確に判断しなければならない。

医師：咳は出ますか？

患者：出ません。

医師：さっき頭痛がひどいといっていましたね。

患者：そうです。朝から晩まで痛くて仕方がありません。

医師：どの辺りが痛むのですか？　ちょっと指で示していただけますか？

患者：（指で額およびその両側を指差しながら）主にはこの辺りです。

> 疼痛のある部分は足少陽胆経が通っている部分であり，肝胆は表裏の関係であるため，この病位は肝胆と関係があると判断できる。

医師：頭部では，他にどこか具合の悪いところはありますか？

患者：他には耳鳴りがします。すごく大きな音です。以前はこういうことはありませんでした。それとめまいがします。ちょっと本を読んだだけで，頭が腫れぼったい感じになって，クラクラします。

> 発病が急で，期間が短く，大きな音の耳鳴りがするというのは，実証の特徴に符合する。めまい・目のかすみ・耳鳴りは，外邪を受け，それが裏に入り熱と化し，火熱が清空*をかき乱したために起きたものである。この他に飲食・睡眠・二便についても尋ねなければならない。

医師：夜はよく眠れますか？

患者：全然眠れません。鼻は通らないし，頭痛はするし，何だかイライラして

第2章◇頭部・頸部の症状

眠れないのです。
医師：食事や飲みものなどはどうですか？
患者：頭痛と鼻づまりで，食欲はまったくありません。のどが渇くし，口の中が苦くなるので，水は結構，飲んでいます。

> 邪熱が津液を損傷し，肝胆の火が盛んで胆気が上逆している場合の特徴と一致する。

医師：便と尿の調子はどうですか？
患者：便は便秘気味です。以前は毎日出ましたが，今は2～3日に1回くらいです。尿はかなり黄色いです。
医師：では，舌を出して見せてください。
（同時に切診・聞診を行う）
[**舌診**] 舌質紅・舌苔黄でやや膩
[**聞診**] 声が重く濁っている
[**切診**] 脈弦数

> 舌質紅・舌苔黄でやや膩というのは，湿熱の象である。声が重く濁っているというのは，鼻竅の閉塞から起きているものである。脈弦数というのは，肝胆の火が盛んな象である。

望・聞・問・切の四診の結果を合わせて得られた病状記録・証名および診断結果は，以下のとおりである。

【カルテ】

主訴：鼻づまりと濁涕*が出る症状が再発して1週間。比較的激しい頭痛を伴う。
現病歴：患者は幼少から副鼻腔炎を患っており，カゼを引くたびに発作が起こっている。1週間前に雨に降られカゼを引き，悪寒が重く熱が軽い・頭痛・全身がだるいという症状が現れ，翌朝から，鼻づまりや鼻水が出る・頭痛がひどくなるといった症状が現れた。抗生剤の点滴注射を1週間ほど受けたが，

効果は思うように現れなかった。
所見：鼻づまりが重く匂いがわからない・黄色い鼻水が出る（量は多く臭いが強い）・声が重く濁っている・額とその両側の疼痛が激しい・発熱・顔と目がやや赤い・めまい・目のかすみ・耳鳴り（雷のような音）・不眠・心煩*・口苦・咽乾・食欲不振・大便乾結*・小便短黄*・舌質紅・舌苔黄でやや膩・脈弦数。

【証名】 肝胆湿熱証（熱が湿より重い）
【治法】 清肝泄胆・利湿通竅
【処方】 竜胆瀉肝湯合猪胆藿香丸加減

[参考処方]

竜胆瀉肝湯（『医方集解』）：竜胆草・黄芩・山梔子・沢瀉・木通・車前子・当帰・柴胡・生地黄・生甘草

猪胆藿香丸（『医宗金鑑』）：藿香・猪胆

【弁証分析】

患者は幼い頃から副鼻腔炎を患っているため，湿熱が体内に潜伏し，カゼを引くたびに症状が悪化していた。1週間前に雨に濡れ，風寒の邪気を受け，肺衛の宣発機能が失調し，悪寒が重く発熱が軽い・頭痛・全身がだるい・鼻づまり・薄い鼻水が流れるなどの症状が現れた。風寒邪が裏に入り熱と化したため，悪寒は軽減したが熱は引かず，顔や目が赤くなる。外邪が体内に潜伏している疾病を動かし，肝胆の湿熱が上部に上昇したため，鼻づまりや黄色く粘り気のある鼻水が多く出る。鼻竅が通らなくなるため，匂いがわからなくなり，声が重く濁る。湿熱が鼻道を傷つけ，熱が盛んで化膿してしまうため，鼻水の臭いが強くなる。足少陽胆経は目尻から起こり額の両側を通っている。このため，肝胆の熱邪が上部につき上がり，額の両側の疼痛が激しく，口苦・咽乾になる。めまい・目のかすみ・雷のような音の耳鳴りは，すべて肝胆の火熱が清空をかき乱すために起こる。火熱が内部をかき乱すことによって，心に宿っている神が不安定になるため，不眠が現れる。肝胆が疏泄機能を失い，それが胃の受納*機能にも影響を与えるため，食欲不振になる。大便乾結・小便短黄・舌質紅・舌苔黄・脈弦数は，すべて肝胆の火熱が盛んな象である。また，舌苔黄膩は湿熱の象である。四診の結果を総合的に考えると，肝胆湿熱証（熱が湿

より重い）の症候の特徴に符合する。よってこの診断を下す。

【解説】

臨床でよくみられる実証の急性鼻淵には，本症例のような①肝胆湿熱証の他に，②風熱犯肺証と③湿熱蘊脾証がある。
①肝胆湿熱証は，膿のような黄色く濃い鼻水（臭いが強い）が出て，重症になると，鼻水に血が混じり，その臭いは臭く，鼻づまりがひどく，匂いがわからなくなる。その他に，ひどい頭痛（特に額の両側か，額から目尻にかけて）・発熱・口苦・咽乾・耳鳴り・難聴・心煩・不眠・便秘・尿黄・舌尖辺紅あるいは舌質紅・舌苔黄あるいは厚膩・脈弦数あるいは弦滑数などの症候を特徴とする。治療には清肝泄胆・利湿通竅を用いる。
②風熱犯肺証は，濃い鼻水が大量に出て（黄色か白），鼻づまりがひどく，嗅覚が低下する。また，頭痛・発熱・軽い悪風悪寒・咳・痰が多い・口が乾き水を飲みたがる・舌質紅・舌苔薄白あるいはやや黄・脈浮数あるいは浮滑などの症候を特徴とする。治療には疏風散熱・清肺通竅を用いる。
③湿熱蘊脾証は，黄色く濃い鼻水（臭いが強い）が大量に出て，鼻づまりがひどく，匂いがまったくわからなくなる。その他に，ひどい頭痛・頭や身体が重く感じる・全身の倦怠感・食欲不振・上腹部が張る・便溏*・排便後もすっきりしない・舌質紅・舌苔黄膩・脈滑数あるいは濡などの症候を特徴とする。治療には清熱利湿・健脾通竅を用いる。

症例2

●患者：女性，24歳，幹部／●診察日時：2000年3月1日

女性が診察室に入ってくる。顔色淡白で，元気がない。

医師：どうしましたか？
患者：慢性の副鼻腔炎がもう何年も続いているのですが，去年の9月にまた症状がひどくなって，もう半年になるのですが，ちっともよくならなくて，と

ても辛いのです。

[聞診] 患者の声が重く沈んでいる。

> 患者は症状が重くなってから半年も経っており，これは**慢性鼻淵**に属する。期間が長い疾患は虚証が多いが，虚実夾雑の可能性もあるので，病状を詳しく尋ね，病位や邪正の盛衰を明確にしなければならない。

医師：慢性の副鼻腔炎になってからどのくらい経ちますか？
患者：16歳のとき，ひどいカゼを引いて，そのときからです。ですからもう8年になります。その間，何度も再発して，ちょっとカゼを引くとすぐ出るのです。それに，私は特にカゼを引きやすいものですから。でも，以前は，1カ月以内にだいたい治っていたのですが，今回はこんなに長い間治りません。

> 急性鼻淵が繰り返し発症したり，治療が徹底していないと，慢性に移行しやすい。今回は発病してからの期間が長いため，正気を損傷していることや，治療に問題があったことが考えられる。さらに，患者はカゼを引きやすいというのは，体質的に**肺や衛気が虚している**ことを示している。

医師：今回，発病してからどのように治療したり，休養をとってきましたか？
患者：それが，発病当時，仕事が特に忙しくて，毎日残業で，それに，私自身仕事を始めたばかりで，休みもとりにくく，ちゃんと休養をとれていません。それで，薬を飲んでも全然効かないのです。

> 発病後，きちんとした休養がとれていないというのは，病状を長引かせていることと大いに関係がある。

医師：今は主にどのような症状が出ているのですか？
患者：鼻が詰って匂いがまったくわかりません。それと鼻水もすごく多いです。

第2章◇頭部・頸部の症状

> 鼻づまり・鼻水が出る・匂いがわからないというのは，鼻淵の主要な症状である。さらに質問を続け，寒熱虚実を明確にしなければならない。

医師：鼻水はどんな色ですか？　質は濃いですか，それとも水っぽいですか？

> 白く水っぽい鼻水は寒に属し，濃く黄色い鼻水は熱に属する。そのため，鼻水の色や質を尋ねなければならない。

患者：色は白っぽく，やや濃い感じです。
医師：熱とか，さむけはしますか？
患者：熱は出ていませんし，さむけもあまりしません。

> 鼻水の色や寒熱の状態は実熱証でないことを示している。

医師：頭痛はしますか？
患者：はじめの頃は痛かったのですが，今は特に痛くありません。でも，めまいはよく起こります。一日中，頭が脹ってクラクラするし，仕事の効率も全然上がりません。

> 頭昏・頭脹は，鼻竅が不通となり，気血が壅滞して清空が失養したことと関係がある。ただし，さらに詳しく尋ね，虚実を明確にしなければならない。

医師：その他に何か具合の悪いところはありますか？
患者：このところ体力がなくなっている感じがします。一日中元気が出ないし，それに今回は別にカゼも引いていないのに，鼻づまりや鼻水などの症状が悪化したのです。とにかく鼻はずっと詰っています。あ，それと，私はちょっと疲れが溜まると，すぐ胸が詰った感じがして，息苦しくなるのですが，先日の会社の健康診断では，心臓に異常はみられないという結果が出ました。
医師：動悸はしますか？

> 心悸は心病の主な症状である。

患者:それはありません。

> 鼻は肺の竅である。また，この患者は，疲れると胸悶*・息切れが現れるが，心悸はない。これは発病からの期間が長いため，肺気が損傷して気機がスムーズでなくなっていることが考えられる。

医師:汗はよくかくほうですか？

> 肺は皮毛を主り，自汗*と盗汗*は，気虚もしくは陰虚の判断に対し重要な意義をもつ。

患者:座っているだけならいいのですが，ちょっと動くとすぐに汗をかきます。朝も時間がギリギリのときなどは，会社に着くと全身に汗をかいています。
医師:寝汗はかきませんか？
患者:それはありません。

> 昼間，少し動いただけで汗が出るのは，気虚と関係がある。患者は声も低く重く，疲れると胸悶・息切れが現れ，外邪を受けやすい。これは肺気虚損と関係がある。

医師:食欲はありますか？
患者:食欲はあまりなくて，食事も完全に義務で食べている感じです。昼も職場で出される食事を半分しか食べられません。食べなくてもお腹が空きませんし，お腹がいつも張っている感じがするのです。
医師:便と尿はどうですか？
患者:尿は普通ですが,便はゆるいほうです。1日に少なくても2回はあります。今までほとんど形になったことはありません。

> 食欲不振・腹脹・便が水っぽいというのは，脾気虚の症状である。

医師：では，舌を出して見せてください。
（同時に脈を診る）
  [舌診] 舌質淡・舌苔白膩
  [脈診] 脈弱

> 舌質淡・脈弱は，気虚であることを証明している。もし滑苔が現れていれば，脾気虚によって水液を運化*できなくなり，水津が舌にあふれてしまっている。

望・聞・問・切の四診の結果を合わせて得られた病状記録・証名および診断結果は，以下のとおりである。

【カルテ】

主訴：鼻づまりと鼻水が出る症状が再発して6カ月になる。めまい・胸悶・便溏を伴う。

現病歴：患者はふだんからカゼを引きやすく，副鼻腔炎を患ってからも8年余りになり，カゼを引くたびに再発している。今回は仕事が忙しく休む時間がとれなかったため，発病後半年経っても，症状が改善されていない。

所見：鼻が詰り，白く濃い鼻水が大量に出て，匂いがまったくわからない。症状は重くなったり軽くなったりを繰り返し，完全に治癒しない。その他に，頭がクラクラして張る・顔色淡白・疲労感・力が入らない・声が低く重い・疲れが少しでも溜まると胸悶や息切れが起こる・自汗・食欲不振・腹脹・便溏*などの症状を伴う。舌質淡・舌苔白膩・脈弱。

【証名】 肺脾気虚証
【治法】 補益脾肺・昇陽通竅
【処方】 補中益気湯・玉屏風散・蒼耳子散加減

［参考処方］
補中益気湯（『脾胃論』）：人参・黄耆・白朮・甘草・当帰・陳皮・升麻・柴胡
玉屏風散（『世医得効方』）：黄耆・白朮・防風
蒼耳子散（『医方集解』）：蒼耳子・辛夷花・白芷・薄荷

【弁証分析】

　患者は長年，副鼻腔炎を患っており，体質的にカゼを引きやすく，肺気虚でもあるため，カゼを引くたびに鼻づまりや鼻水が出た。今回の発病は仕事が忙しく十分な休養をとれず，さらに，体質的に虚弱で，正気が邪気と戦えずに，病気を長引かせるにいたった。鼻竅が不通になるため，鼻づまり・鼻水・匂いがわからないという症状が現れる。脾気虚によって水湿の運化機能が失調し，清陽*が上昇せず・濁陰*が下降しなくなり，湿濁が鼻竅に溜まるため，白く濁った濃い鼻水が多く出る。湿濁が清空をかき乱すため，頭がクラクラして張るといった症状が現れる。肺気不足によって，胸部の陽気や気機がスムーズに循環しなくなるため，声が低く重くなり，少し疲れただけで胸悶・息切れが現れる。肺は皮毛を主ることから，肺気虚になると肌表の固摂*機能が失調するため，自汗が現れる。脾気虚によって運化機能が失職し，水湿が下焦に降りるため，腹脹・納少*・大便溏薄*になる。脾は四肢の筋肉を主ることから，脾虚になると水穀の精微が身体に行き渡らなくなり，身体が失養するため，顔色淡白・疲労感・力が入らないという症状が現れる。舌質淡・舌苔白滑・脈弱というのは，すべて気虚により湿が阻滞した象である。四診の結果を総合的に考えると，肺脾気虚証の症候の特徴に一致する。よってこの診断を下す。

【解説】

　虚証の鼻淵は慢性鼻淵に多く，臨床では①肺脾気虚証以外に，②腎陽虚証と③腎陰虚証がよくみられる。

①肺脾気虚証は，鼻水・鼻づまりが現れ，白く濁って濃い鼻水が常に出ており，その症状は，ときに軽くときに重く，匂いがわからなくなる。さらに，カゼを引きやすく，めまい・頭部が張る・咳・白く濃い痰が出る・少し疲れると胸悶・息切れが現れる・顔色淡白・腹脹・納少・便溏・舌質淡紅・舌苔薄白・脈緩弱などの症候を特徴とする。治療には補益脾肺を用いる。

②腎陽虚証は，鼻づまり・鼻の痒み・薄く白い鼻水が絶えず出る・あるいはくしゃみが出るなどの症状が現れ，気候の変化によって悪化し，舌質淡白・脈沈細弱の他に，畏寒*・四肢の冷え，あるいは遺精*・早泄*・夜間の頻尿などが現れる。治療には温補腎陽を用いる。

③腎陰虚証は，鼻づまりが長い間続き，匂いがわからなくなり，黄色または白い鼻水が出る。さらに，めまいや耳鳴り・難聴・午後潮熱*・手足の中心が熱い・両頬の紅潮・口乾・腰膝酸軟*・舌質紅・脈細でやや数などの症候を特徴とする。治療には補腎填精を用いる。

証が異れば治療法も変わってくるので，臨床では詳細に鑑別する。

まとめ

　鼻淵は，鼻水・鼻づまり・頭痛あるいは頭が脹ったように感じる・匂いがわからなくなるなどの症状が反復して現れる疾患である。鼻水が上から下に絶えず流れるため，その昔は，「脳崩」「脳漏」「脳滲」「脳瀉」とも呼ばれていた。一般的に鼻淵の発作ははっきりとした季節性がない。子供から老人まで，どんな年代の人でもかかるが，なかでも青少年のかかる比率が高い。

　本疾患は，発病の緩急や期間の長短，症状の特徴により，慢性と急性に分けられる。急性鼻淵は発病が急で，期間が比較的短く，濃く濁った鼻水（色は黄色か白）が出て，ひどい頭痛を伴うのが特徴である。ほとんどが実証に属し，病位は肺・脾・肝胆にあり，風熱犯肺証・湿熱薀脾証・肝胆湿熱証などがある。慢性鼻淵の発病は緩慢で，期間が長い。濃く濁った白い鼻水か，白い水のような鼻水が大量に出るようになり，隠痛*の頭痛を伴う。ほとんどが虚証で，病位は肺・腎・脾にあり，肺脾気虚証・腎陽虚証・腎陰虚証などがある。慢性鼻淵は急性鼻淵の後，治療が適切でなかったか，患者の体質が弱く邪気がなかなか抜けずに長引いてしまって慢性に変化した場合が多い。

　急性鼻淵の治療が適切でなく，病程がのびてしまうと，慢性に変化してしまうだけでなく，膿が咽頭部に流れ込み，喉痺*や扁桃腺炎などその他の病変を引き起こしてしまう。もし，邪毒が熱と化し，脳に伝わり心竅を犯すと，「熱入心包」〔熱が心包に入る〕という危険な状態に陥る。そのため，本疾患は予防と適切な治療が非常に重要となる。ふだんから正しい生活習慣を身につけ，衣服も適切に選び，寒さや湿気を受けないようにする。また，適度な運動をして過労や安逸に注意し，抵抗力を高めるように努める。発病してしまった場合は，あっさりした栄養のある食事を心がけ，きちんと休息をとり，あまり強く鼻をかみすぎないようにして，その他の続発性疾患を防ぐ。また，針灸などの外治法も組み合わせて治療効果を高めるのもよい。

【参考文献】

① 『聖済定点』

[原　文]「夫脳為髄海蔵於至陰，故蔵而不写〔瀉〕，今胆移邪熱上入於脳，則陰気不固，而蔵者写〔瀉〕矣。故脳液下滲於鼻，其証濁涕出不已。若水之有淵源也」

[口語訳] 脳は髄海であり，至陰に蓄えられる。よって「蔵而不瀉」である。ただし，胆の邪熱が移動して脳に入ると，陰気が不固となり，本来，蔵すべきものが瀉してしまう。よって，脳液が鼻に滲み出て，濁涕が止まらなくなるのである。これは，あたかも水の流れには必ずその源があるということのようである。

② 『幼幼集成』

[原　文]「鼻流濁涕不止，名曰鼻淵，乃風熱在脳故也」

[口語訳] 鼻から，濁涕が出て止まらないものを，鼻淵と呼ぶ。これは，脳に風熱があって起こるものである。

⑨ 扁桃腺炎（乳蛾）

症例1

● 患者：男性，19歳，学生／● 診察日時：2003年8月26日

青年が診察室に入ってくる。顔色がやや赤く，元気がない。

医師：どうしましたか？
患者：のどがすごく痛くて，熱も出ています。

> のどの痛みは，慢・急性咽頭炎や扁桃腺炎の患者に非常によくみられる症状である。中医では前者を，「喉痺*」と呼び，後者を「乳蛾*」といい，乳蛾が化膿した場合は，「爛乳蛾」と呼ぶ。両者は同時に存在する場合もあるので，明確に判断しなければならない。

医師：今の症状はいつ頃から始まったのですか？
患者：もう5日になります。はじめは1〜2日すれば治るだろうと思って，自分で消炎剤を飲んだのですが，まったく効果がありませんでした。3日目には，のどがさらに痛くなっただけでなく，熱も39℃まで上がってしまいました。それで慌てて病院に行きました。検査の結果，病院の先生は扁桃腺炎と診断したのですが，今日で3日も点滴をしているのに，さっき体温を測ったら，まだ38.9℃もあるのです。それに，のどもまだすごく痛いです。
医師：では，ちょっとのどを見せてください。はい，あー，と言ってください。
患者：あー。
　［望診］のどが赤く腫れて，両側の喉核〔扁桃腺〕の腫れはⅢ度，さらに黄白色の腐点〔化膿した部分〕がみられる。

第2章◇頭部・頸部の症状

> 中医では,扁桃腺を「喉核」と呼ぶ。この患者は扁桃腺が炎症を起こし,肥大して化膿しており,「爛乳蛾」であると診断できる。乳蛾は虚実に分けられ,実証は肺胃の熱が盛んであることが多く,虚証は虚火*が炎上していることが多い。爛乳蛾は実熱証が多いが,やはり全面的に病状の資料を集め,明確に診断する必要がある。

医師:この2日間のカルテを見せていただけますか?
患者:これです。
(カルテを見ると,急性化膿性扁桃腺炎の診断が出されており,治療は主に抗生剤の静脈点滴注射と,外用で「西瓜霜潤喉片」(トローチ)が処方されている)
医師:以前にも今回と同じような症状が起きたことがありますか?
患者:僕は覚えていないのですが,両親が言うには,僕が小さい頃に1回,同じようなことがあったそうです。

> 患者は発病が急であり,実熱証の可能性が高い。

医師:のどの痛みは,今のほうがひどいですか? それとも2〜3日前のほうがひどかったですか?
患者:今のほうがひどいです。特に何かを食べたり話したりするとすごく痛いです。ときには耳の中まで痛い感じがします。ここ数日は耳鳴りもひどくて,他の人の話も聞きづらいくらいです。

> のどの疼痛がひどく,徐々に悪化しており,痛みが耳にまで及んでいる。さらに耳鳴りや聴力低下を伴うというのは,実熱証の乳蛾によくみられる症状である。患者は発病からすでに5日経っているため,現在の証の表裏を明確にしなければならない。

医師:さむけはしますか?

> 「悪寒が一分あれば表(寒)証が一分ある」という言葉があるが,特に外感病で発熱がある場合は,まさにその通りである。

患者:今はありませんが,2日前には少しさむけがしました。
医師:当時,自分でさむけがひどいと思いましたか? それとも熱のほうがひどかったですか?
患者:熱のほうがひどかったです。
医師:では,舌を出して見せてください。
(同時に脈も診る)
　[**舌診**] 舌質紅・舌苔黄厚
　[**脈診**] 脈数で有力

> 発病当時は,発熱・悪寒があり,発熱が重く悪寒が軽かった。これは発病当時は風熱表証であったことを示している。現在は,但熱不寒＊・舌質紅・舌苔黄・脈数で有力などの症候が現れており,風寒がすでに裏に入り〔風熱証が顕著に現れていたが,当初は悪寒もしており,風熱と風寒が同時に体内を侵したと考えるのが妥当である〕,熱と化し,肺の熱が盛んになっていることを示している。

医師:咳は出ますか?
患者:ほとんど出ません。
医師:食事はどうですか? 食欲はありますか?
患者:今は毎日お粥を食べるくらいで,量もそれほど食べられません。少し食べるだけで,のどがさらに痛くなってしまうので,食欲もありません。のどはすごく渇いて,水がすごく欲しくなります。それに冷たいものが飲みたくなります。
医師:便と尿はいかがですか?
患者:のどが痛くなってから,便は1回しか出ていません。それにすごく硬いです。尿はすごく黄色いです。量も少ないです。でも,点滴をしているときは量が少し増えました。

第2章◇頭部・頸部の症状

> 食欲がない・のどが渇き冷たいものを飲みたがる・便秘・尿黄というのは，胃腸の熱が盛んなため，津液を損傷し起きているものである。また，のどは肺の門戸であるため，肺胃熱盛証である可能性が高い。

医師：汗は出ますか？
患者：すごくよくかきます。

> 上・中焦の熱が盛んで，津液が外に押し出されるため，汗をよくかく。

医師：夜はよく眠れますか？
患者：わりとよく眠れます。
医師：他に具合の悪いところはありますか？
患者：ありません。

　望・聞・問・切の四診の結果を合わせて得られた病状記録・証名および診断結果は，以下のとおりである。

【カルテ】
主訴：両側の扁桃腺が腫れて5日。高熱・便秘を伴う。
現病歴：患者は5日前に高熱と咽頭痛が現れた。当時は，発熱が重く悪寒が軽く，すぐに治ると思ったが，3日前から疼痛が悪化し，熱も下がらなかったため，病院に行き診察を受けた。急性化膿性扁桃腺炎と診断され，抗生剤の静脈点滴注射を受けたが，咽頭痛はさらに悪化し，熱も下がらない。
所見：のどの疼痛がひどく，耳にまで痛みが及んでいる。話や咳をすると，痛みがさらに増し，ものを飲み込むのが困難である。扁桃腺が赤く腫れ，黄白色の腐点もみられる。その他に，壮熱*・顔が赤い・耳鳴り（波のような音）・聴力低下・発汗・口渇・上腹部の脹痛・食欲低下・大便秘結*・小便短赤*・舌質紅・舌苔黄厚・脈数で有力などの症候を伴う。体温38.9℃。
【証名】 肺胃熱盛証（爛乳蛾）
【治法】 清咽利膈・消腫止痛

【処方】消咽利膈湯加減

[参考処方]

消咽利膈湯（『経験喉科紫珍集』）：連翹・山梔子・黄芩・薄荷・牛蒡子・防風・荊芥・玄明粉〔無水硫酸ナトリウム〕・金銀花・玄参・大黄・甘草・桔梗・黄連

【弁証分析】

　風熱を外感すると，まず肺・衛気を侵すため，発病当初は悪寒・発熱が起こり，発熱が重く悪寒が軽い。肺熱が経絡に沿ってのどに入り，邪毒が扁桃腺に絡みつき，脈絡が塞がり，気血がうっ滞したため，のどの腫痛がひどくなった。発病後，すぐに適切な処置をとらなかったため，邪熱が裏に入り，陽明を犯したため，肺胃の熱が盛んになった。邪熱が盛んになり，のどが熱に焼かれたため，のどの疼痛がひどく，ときには痛みが耳にまで及び，話しや咳をすると痛みがひどくなり，ものを飲み込むのも困難となり，扁桃腺の腫れや赤みが激しくなる。熱が粘膜を腐乱させるため，扁桃腺に黄白色の腐点（膿）がみられる。身体の内部の熱が盛んで，それが表にも伝わるため，壮熱が出て顔が赤くなる。邪熱が上部をかき乱すため，清竅*が犯され耳道が不利となり，波のような音の耳鳴りや聴力低下が現れる。熱が津液を外へ追いやるため発汗する。熱が盛んで津液を損傷するため，口渇して水を飲みたがり，小便短赤が現れる。胃腑の熱が盛んで，腑気が通じなくなるため，上腹部の脹痛・食欲低下・大便秘結が起こる。舌質紅・舌苔黄厚・脈数で有力というのは，すべて肺胃の熱が盛んな象である。四診の結果を総合的に考えると，肺胃熱盛証の症候の特徴に符合する。よってこの診断を下す。

【解説】

　実証の乳蛾のなかで臨床でよくみられる証には，①風熱犯肺証と，②肺胃熱盛証がある。両証とも，のどの乾燥・片側もしくは両側の扁桃腺が赤く腫れて痛む・何かを飲み込んだり話をしたり咳をしたりすると痛みが増すという症状がみられる。ただし，両証には以下のような違いがある。

①風熱犯肺証は，発熱・悪寒・鼻水・鼻づまり・咳・やや黄色く粘り気のある痰が出てなかなか吐き出せない・舌周囲と尖端が赤い・舌苔薄白もしくは

やや黄・脈浮数などの症候を特徴とする。治療には疏風清熱・消腫利咽を用いる。

②肺胃熱盛証は，のどの疼痛が激しく，重症になると痛みが耳にまで及び，扁桃腺には黄白色の腐点がみられる。その他に，壮熱・発汗・顔が赤く特に頬の辺りが赤い・口渇して水をよく飲む・上腹部の脹痛・食欲低下・便秘・尿黄・舌質紅・舌苔黄厚・脈洪大などの症候を特徴とする。治療には清咽利膈・消腫解毒を用いる。

ここからもわかるように，表証の有無と，局部症状が軽いか重いかが，この2つの証を鑑別するポイントとなる。どの証にしても，時機を逃さず適切な処置をしないと，証が変わってしまったり，病気が長引くと邪熱が陰を損傷し虚証に移行して治療がさらに難しくなる。

症例2

● 患者：女性，48歳，教師／● 診察日時：2002年6月15日

中年女性が診察室に入ってくる。体型は痩せ型で，両頬が紅潮しており，元気のない様子である。

医師：どうしましたか？
患者：のどの痛みがもう何年も続いていて，今もまた悪化しているのです。
医師：以前，病院で治療を受けたことはありますか？
患者：あります。もう何度も通いました。皆さん，慢性の扁桃腺炎だといって，消炎剤など薬もいろいろ飲んだのですが，ちっとも効かないのです。それで，一度中薬を試してみたいと思いまして。
医師：では，ちょっと口を開けてのどを見せてください。はい，あー，と言ってください。
患者：あー。
　[**望診**] のどがやや赤く，両方の扁桃腺の腫れはⅡ度である。
医師：この症状が始まってどのくらい経ちますか？

患者：もう十数年になります。
医師：今回の発作が起こってどのくらいになりますか？
患者：10日以上です。

> 乳蛾が始まって何年にもなるのは，虚証もしくは虚実夾雑の可能性が高い。

医師：今は主にどのような症状があるのですか？
患者：主には常にのどの痛みがあることです。1年のうちほとんど毎月痛みが起こって，のどがすっきりしているときがほとんどありません。ひどいときは声がかれてしまって，話ができなくなるときもあります。

> のどの痛み・声のかすれは，乳蛾の患者によくみられる症状である。

医師：一般にどういうときに痛みが出るのですか？
患者：それはなんともいえません。季節の変わりめのときもあれば，寒さを受けたときもありますし，疲れが溜まると出るときもあります。
医師：痛みは激しいですか？
患者：ひどく痛むというのではありませんが，常に痛むというのも辛いものです。

> 疼痛や赤み・腫れがひどくないというのは，虚証に多い。

医師：のどには痛み以外に何か他の症状がありますか？
患者：いつも乾いた感じで，痒くなることも多いです。
医師：咳は出ますか？
患者：のどが痒くなったときには2～3回出ますが，それ以外はほとんど出ません。
医師：痰は出ますか？
患者：咳が出ると痰も出ますが，量は少ないです。痰はわりと濃い痰です。
医師：痰の色はどんな色ですか？

患者：白いときもあれば，黄色っぽいときもあります。

> のどが乾燥し，痒みや咳が現れ，濃い痰が少量出るというのは，燥邪が肺を犯したか肺陰不足の可能性がある。ただしこの季節は梅雨であり，陰雨が続き湿気も多いので，燥邪が肺を犯したという可能性は少ない。しかし，さらに質問を続け，明らかに違うということを見きわめなければならない。

医師：最近，熱が出たり，さむけがしたことはありますか？
患者：さむけはありません。むしろ午後になると手や足の中心が熱くなって，顔もほてってくるのです。鏡を見ると頬の辺りは赤くなっています。今も少し赤みがさしていると思うのですが，午後になるともっと赤くなるのです。でも，体温を測ると平熱しかありません。

> 悪寒と発熱が同時に起こるような表証の状態はみられず，咳も出ていない。さらに季節的にみても，燥邪による疾患である可能性はないと考えてよい。午後潮熱＊・両頬の紅潮が現れるのは，陰虚陽亢＊の典型的な症状である。

医師：のどの痛みはどのようなときに一番ひどくなりますか？
患者：午後になると少しひどくなる気がします。もしかしたら，疲れと関係があるのではないでしょうか。

> 午後になると痛みなどが悪化するのは，午後には陰虚陽亢となり，虚火＊がいっそう激しく経絡を傷つけるようになることと関係がある。

医師：夜はよく眠れますか？
患者：あまり眠れないです。夜中の3時過ぎに目が覚めることもしょっちゅうで，そうすると，もうその後は眠れません。あと，目が覚めるとすごく汗をかいていて，寝巻きが湿っていることもあります。
医師：昼間も汗をよくかきますか？

患者：昼間はそうでもありません。

> 虚熱*が内をかき乱すため，不眠や盗汗*が起こる。

医師：食欲はありますか？
患者：それはまあまあですが，でも，たくさん食べても太れません。何だか体力がついていかないというか，がんばりが効かないのです。それに，イライラすることもよくあります。

> 陰液不足・虚火*が内部を灼くことによって身体が失養するため，身体が痩せて力が入らなくなる。イライラするのは，陰虚火旺*によって心神*がかき乱されるために起こる。

医師：便と尿の具合はいかがですか？
患者：尿は少ないですし，便は硬いほうです。2日に1回あるくらいです。それにとにかく硬くて，排便にすごく時間がかかります。
医師：ふだん水をよく飲むほうですか？
患者：いつものどが乾いているので，飲みたくなるのですが，水を飲むとのどが痛いので，結局あまり飲みません。

> 陰津不足によってのどが渇いて水を飲みたくなり，大便乾結*・小便短少*という症状が現れる。

医師：今回，発病してから何か薬を飲みましたか？
患者：「草珊瑚含片」（トローチ）を舐めているくらいです。
　[舌診] 舌質乾紅・舌苔少
　[脈診] 脈細数

　望・聞・問・切の四診の結果を合わせて得られた病状記録・証名および診断結果は，以下のとおりである。

【カルテ】

主訴：扁桃腺の腫痛が繰り返し現れるようになって10年余り。再発して10日余り。

現病歴：患者は乳蛾が繰り返し起こるようになって10年余りになる。気候が突然変化したり、疲れが溜まったりすると再発する。治癒には時間がかかり、ひどいときには声がかすれたり出なくなったりする。10日ほど前から再発し、自分でトローチを舐めて治そうとしたが、まったく効果が現れなかった。

所見：のどの乾燥・痒みがあり、痛みはひどくない。何かを呑み込むと痛みが増す。ときには空咳が出るが、痰は濃い痰が少量出る程度である。扁桃腺はやや赤く腫れており、午後になると症状が悪化する。その他の症状は、身体が痩せる・四肢がだるい・力が入らない・午後に潮熱が出る・五心煩熱*・不眠・盗汗・口渇があり水を飲みたがる・大便乾結・小便短黄*など。舌質紅で乾・舌苔少・脈細数。

【証名】肺陰虚証（虚火乳蛾）
【治法】養陰清肺・生津潤燥
【処方】養陰清肺湯合甘露飲加減

[参考処方]

養陰清肺湯（『重楼玉鑰』）：生地黄・麦門冬・白芍薬・牡丹皮・貝母・玄参・薄荷・甘草

甘露飲（『閻氏小児方論』）：生地黄・熟地黄・茵蔯蒿・枳殻・黄芩・炙枇杷葉・石斛・天門冬・麦門冬・生甘草

【弁証分析】

患者は扁桃腺炎を患うようになってから十数年経っている。熱病後、邪熱が完全に去らず、肺陰を犯し、陰虚から内火が旺盛になったため、扁桃腺炎がいつまで経っても完治しない。気候が突然変わると、邪気が侵入し正気が損傷する。また、疲労が重なると、陰液がさらに虚し、陽が亢進するのを制御できなくなる。そのため、気候が変わったり疲労が重なると、症状が悪化し、声がかすれたり出なくなったりする。肺陰虚・津液不足になると、津液が上昇してのどを潤すことができなくなり、さらに、陰虚から虚火が扁桃腺を犯すため、のどの渇きや痒みや、軽い痛みが起こり、ものを呑み込むと痛みが増す。肺陰不

足によって肺の清粛機能が失調すると，ときに空咳が出たり，粘り気のある痰が少量出る。虚火が炎上することによって気血がうっ滞するため，扁桃腺がやや赤く腫れる。午後になると，陰虚陽亢がさらに進むため，諸症状が悪化する。陰虚によって身体が失養するため，身体が痩せる・疲労感・力が入らなくなるなどの症状が現れる。陰虚によって陽を抑制できなくなるため，虚熱が盛んになり，午後の潮熱や五心煩熱が現れる。熱が営陰をかき乱すため，盗汗が現れる。虚火が炎上するため，両頬の紅潮が現れる。熱が津液を損傷するため，のどが乾き，水が飲みたくなり，便乾＊・尿黄が現れる。舌質紅乾・舌苔少・脈細数というのは，陰虚内熱の象である。四診の結果を総合的に考えると，肺陰虚証の症候の特徴に一致する。よってこの診断を下す。

【解説】

虚証の乳蛾は，臨床では，①肺陰虚証と，②腎陰虚証がよくみられる。両者はともに，のどの乾きや痒み・疼痛がそれほどひどくない・扁桃腺の腫れ（あるいは黄白色の膿がみられる）・舌質紅・舌苔少・脈細数・治癒に時間がかかり繰り返し発病する・午後に症状が悪化するなどの特徴がある。ただし，両者には以下のような違いがある。

①肺陰虚証の場合は，さらに空咳・痰は出ないかあるいは粘り気のある痰が少量出る・両頬の紅潮・盗汗・五心煩熱・午後に潮熱が出る・不眠・心煩＊・身体が痩せる・口燥・咽乾などの症候が現れる。治療には養陰清肺・生津潤燥を用いる。

②腎陰虚証の場合は，咽喉部の諸症状が肺陰虚証よりやや重く，扁桃腺が萎縮もしくは腫れる・潮熱・盗汗・めまい・耳鳴り・難聴・腰膝酸軟＊・心煩・不眠などの症候を伴う。治療には滋陰益腎・降火潤咽を用いる。

同じ陰虚証であっても，程度や病位に違いがあるので，臨床では詳しく鑑別する。

まとめ

　乳蛾は，またの名を喉蛾という。発病の部位は両側の扁桃腺であり，片側もしくは両側に病変が現れる。この疾患は扁桃腺が腫れて痛み，蚕蛾の腹のような状態になることからこの名がついた。実証の乳蛾は発病が急で，病程も短く，風火と熱毒が咽喉で組み合うために起こる。臨床では風熱犯肺証と肺胃蘊熱証がよくみられる。虚証の乳蛾は発病が緩慢で，病程が長く，繰り返し発病し，なかなか完治しない。多くは陰虚から虚火が上昇し，扁桃腺に結びついて起こる。臨床では肺陰虚証と腎陰虚証がよくみられる。具体的な症候や治療法については，本篇の各症例を参考にされたい。

　乳蛾と喉痺*の症状は非常に似ているが，喉痺は咽喉が赤く腫れて痛む，もしくは痒痛があり，異物がつかえているような感覚があるというのが特徴である。乳蛾と似ているが，片側もしくは両側の扁桃腺が肥大するという症状はないので，注意して鑑別する。また，乳蛾と喉痺は同時に発生することもある。

　急性乳蛾については徹底した治療を行うべきであり，ネブラーゼ・うがい・トローチや，針灸・推拿などを組み合わせるのが有効な治療法である。これにより変証や失治による慢性化を防ぐことができる。病状が重かったり，反復して炎症を起こすようであれば，手術によって，扁桃腺を切除することも考える。慢性の乳蛾で，鼻淵や喉痺を併発しているものは，関連する疾患を同時に治療するとよい。患者には，ふだんから良好な生活習慣を身につけ，飲食にも気を配り，辛いものを食べ過ぎないようにし，適度な運動をして身体を鍛え，免疫力を高めるように指導し再発を防ぐ。

【参考文献】
① 『重楼玉鑰』
[原　文]「此症由肺経積熱，受風邪凝結，感時而発」

[口語訳] この症は，肺経に熱が溜まったり，風邪を受けその熱が凝結したり，時節の邪気を受けて発病するものである。

② 『喉科秘旨』
[原　文]「此症感胃肺二経而発生」
[口語訳] この症は，肺と胃の2つの経が邪気を受け発生するものである。

10 声のかすれ（音唖）・失声（失音）

症例 1

● 患者：男性，29歳，教師／● 診察日時：2001年6月19日

青年が診察室に入ってくる。家族に付き添われているが，元気のある様子である。

医師：どうしましたか？
患者の家族：声が出なくなってしまって，話ができないのです。
（患者は声が出せなくなっており，以下の医師との会話は，患者の家族と患者本人が共同で行ったものである）

> 声のかすれや失声は虚実ともにあり，いわゆる「金実不鳴」〔金＝肺に痰が溜まり，声が出なくなる〕，「金破不鳴」〔咽喉＝肺の門戸が傷つき声が出なくなる〕のことである。急性のものは実証が多く，慢性のものは虚証が多い。そのあたりを詳しく尋ねなければならない。

医師：いつから声が出なくなったのですか？
患者：昨日からです。昨日の朝起きたとき，鼻水が出るようになって，のどが痛くなっていました。午前中，2時間授業をした後に，声が嗄れ始め，今朝起きたときには，話ができなくなっていました。

> 患者は発病が急で，のどの痛みが起きた後，のどを使いすぎて発病している。その他の症状についても詳しく尋ね，表証の有無を確認しなければならない。

医師：最近，カゼを引いたということはありませんでしたか？
患者：一昨日の晩，クーラーを低めに設定していたので，それでカゼを引いたのかもしれません。それに家族の者もカゼを引いています。

医師：発熱とか，さむけはしますか？

患者：さっき看護師さんが測ってくれたときは37.8℃でした。昨日の晩よりは下がりました。昨日の晩から熱が出て，そのときは38.9℃まで上がりました。でも，そのときは自分ではさむけのほうがひどかった気がします。今はだいぶよくなりました。

医師：他に何か具合の悪いところがありますか？

患者：頭痛がして，全身がだるくて痛いです。あと，水っぽい鼻水が出ます。量はそれほど多くありませが，常に出ています。あと，鼻がつまっています。

医師：汗はかきますか？

患者：汗は全然でなくて，昨日解熱剤を飲んで，少しかいたくらいです。

医師：では，舌を出して見せてください。

（同時に脈を診る）

［舌診］舌質淡紅・舌苔薄白

［脈診］脈浮緊

医師：では，口を大きく開けて，のどを見せてください。はい，あーと言ってください。

患者：あー。

［望診］のどはやや赤く腫れ，扁桃腺はⅡ度の肥大である。

患者は寒さにあたり，悪寒が強く発熱が軽いという自覚症状があり，無汗・頭痛・全身がだるく痛む・薄い鼻水が出る・舌質淡・舌苔薄白・脈浮緊という風寒表証の各症状が現れている。さらに扁桃腺が肥大しているため，既往症についても，詳しく尋ねなければならない。

医師：のどの痛みもありますね？　以前，同じような症状が起きたことはありますか？

患者：以前から，よくのどが痛くなります。カゼを引くとすぐ痛くなって，医者からは慢性扁桃腺炎だと言われました。扁桃腺はもともと大きいです。でも，声が出なくなったのは今回がはじめてです。

> 患者は慢性の乳蛾*を患っている。余毒が身体に潜んでおり，カゼを引くたびに乳蛾も引き起こされ，肺の清粛機能が失調し，邪気が清竅*を塞ぐため，声のかすれや失声が起きる。

医師：今はのどの痛みはひどいですか？
患者：はい。唾を呑み込むだけで痛いです。

> 今回の発病は急であり，痛みも激しく，さらに患者がまだ若いことも考慮に入れると，陽気が亢進していると考えられる。確かに慢性扁桃腺炎もあるが，正気の損傷もそれほどみられないことから，実証である可能性が高いといえる。

医師：咳は出ますか？
患者：はい，出ます。
医師：痰は出ますか？
患者：少し出ます。白い痰です。
医師：痰は水っぽいものですか，それとも濃いですか？　量は多いですか？
患者：多くありません。やや水っぽいです。

> 咳や薄く白い痰が少量出るのは，風寒犯肺証の症候である。

医師：食欲はありますか？
患者：この２日間はあまり食欲もありません。お粥しか食べていません。それに，何か食べるとのどがすごく痛いです。
医師：便と尿はどうですか？
患者：それは正常です。
医師：のどは渇きますか？
患者：渇きません。でも，熱が高いので，なるべく飲むようにしています。
医師：飲むときは，温かいものを飲みますか，それとも冷たいものですか？
患者：温かいものです。

> のどの渇きはなく，熱いものを好んで飲むというのは，風寒を受け，津液は損傷していないことを示している。

望・聞・問・切の四診の結果を合わせて得られた病状記録・証名および診断結果は，以下のとおりである。

【カルテ】
主訴：声のかすれ・失声が現れて1日。咳・悪寒・発熱を伴う。
現病歴：患者は慢性扁桃腺炎の既往症があり，カゼを引くたびにのどの炎症を起こしていた。2日前に寒さにあたり，翌朝起きたときにのどが痛くなっており，その午前中には声がかすれ，その後声が出なくなった。
所見：声が出なくなり，のどはやや赤く腫れており，痛みが激しい。扁桃腺もやや赤く肥大している。ものを呑み込むと痛みがさらに増す。さらに，悪寒が強く発熱が軽いという自覚症状があり，発汗はなく，頭痛・全身がだるく痛む・水っぽい鼻水が出る・鼻づまり・咳・白く薄い痰が出るなどの症状を伴う。のどの渇きはない。舌質淡・舌苔薄白・脈浮緊。体温37.8℃。
【証名】 風寒犯肺証
【治法】 疏風散寒・宣利肺気
【処方】 三拗湯加減
[参考処方]
三拗湯（『太平恵民和剤局方』）：麻黄・杏仁・生甘草

【弁証分析】
患者は外邪を受け，その邪気の勢いが盛んであったことに加え，すぐに治療をしなかったため，肺気がうっ滞して，邪気が声門を犯し，「金実不鳴」となり，声門の開合が不利となった。そのため声のかすれ・失声が現れた。患者は慢性扁桃腺炎の既往症があり，邪毒が体内に長い間潜んでいるため，カゼを引くたびにのどの痛みが現れる。さらに今回は寒邪に襲われ，その邪気がのどに集まり，気血がうっ滞してスムーズに流れなくなり，のどに絡みついたため，のど

が赤く腫れ，疼痛があり，扁桃腺も肥大し，ものを飲み込むのが困難になった。風寒邪が肺を犯し，肺の清粛機能が低下し，肺気が上逆するため，咳が出るようになる。寒は陰邪であることから，白く薄い痰が少量出たり，のどの渇きがない。鼻は肺の竅であり，肺気が宣発しなくなると，鼻道も不利になるため，鼻づまりや，水っぽい鼻水が出るようになる。風寒が表を襲い，衛陽が妨げられ，肌表を温煦*できなくなるため，悪寒が強くなる。衛陽が肌表で邪気と抗戦するため発熱する。風寒が表を襲うため，経絡が凝滞して経気が不利になるため，頭痛が現れ全身がだるく痛む。寒はその性質が収・引であるため，腠理が塞がり，無汗になる。舌質淡紅・舌苔薄白・脈浮緊というのは，すべて風寒を外感した象である。四診の結果を総合して考えると，風寒犯肺証の症候の特徴に符合する。よってこの診断を下す。

【解説】

実証の声のかすれ・失声には，①風寒犯肺証，②風熱犯肺証，③痰湿阻肺証，④痰熱蘊肺証，⑤気滞血瘀証などがある。証が異なれば治療法も変わる。この5つの証は，急性の場合が多いが，慢性でも起こりうる。

① 風寒犯肺証は，声の嗄れや，失声の他にのどが痛痒く，やや赤く腫れ，ものを呑み込むのが困難になる。その他に，鼻づまり・水っぽい鼻水が出る・咳のときの声が重い・白く薄い痰が少量出る・悪寒が重く発熱が軽いという自覚症状がある。また，頭や全身の痛み・無汗・のどの渇きはない・舌苔薄白・脈浮緊などの症候を伴う。治療には疏風散寒・宣利肺気を用いる。

② 風熱犯肺証は，のどが焼けるように熱く痛み，乾いて痒い感じがして咳が出る。その他に，発熱・軽度の悪風悪寒・頭痛・鼻づまり・舌の周囲と尖端が赤い・舌苔薄黄・脈浮数などの併発症を特徴とする。治療には疏風清熱・宣肺利喉を用いる。

③ 痰湿阻肺証は，軽度の咽喉の疼痛があり，咳や白い痰が出て，痰は量が多く，吐き出しやすい。さらに，胸悶*・気喘*・舌質淡・舌苔白膩・脈滑などの症候を特徴とし，治療には化痰止咳・宣肺利竅を用いる。

④ 痰熱蘊肺証は，咽頭痛が激しく，ものを呑み込むのが困難で，咽喉部が真っ赤に腫れる。さらに，発熱・口渇・煩躁・精神的に落ち着かない・便秘・尿黄・舌質紅・舌苔黄膩・脈洪数などの症候を特徴とする。治療には清熱宣肺・

化痰利喉を用いる。
⑤気滞血瘀証は，声が嗄れるようになってからの期間が長く，なかなか完治せず，のどに何かがつかえているような感覚があり，軽度の咽喉痛があり，痛むところは一定している。咽喉部の色は黒ずんだ赤で，結節がある場合もある。また，胸・脇・胃の辺りに張った感じがあり，ときに軽くなったり重くなったりする。その他にのどが乾くがあまり水を飲みたがらず，舌質暗淡で瘀点があり，脈細渋などの症候を特徴とする。治療には活血祛瘀・化痰散結を用いる。

症例2

- 患者：女性，48歳，教師／●診察日時：2001年10月30日

中年女性が診察室に入ってくる。体型は痩せ型で，両頬がうっすら紅潮しており，元気のない様子である。

医師：どうしましたか？
患者：声がかすれるようになって半年以上経ちます。いろいろな薬を試したのですが，まったく効果がありません。
[聞診] 声はかすれている。

> 患者は声がかすれるようになって半年以上経っており，虚証か虚実夾雑の可能性が高い。病気の経過や病状についてさらに詳しく尋ね，虚実寒熱を判断しなければならない。

医師：声がかすれるようになったのはどのような状況からですか？
患者：突然声がかすれるようになったのです。でも，これは昔からで，病院に行って薬をもらうのですが，いつもすっきりとは治りません。

> 「昔から」ということは，声がかすれるようになったのは，半年では済まないということである。病状についてさらに詳しく尋ねなければならない。

医師：ということは，以前にも同じような症状が起きたことがあるのですね？

患者：そうです。最初は8年前で，その当時授業が多くて，おそらくのどを使いすぎたのだと思います。突然声が出なくなったのです。そのときの医者は急性咽喉炎だと診断しました。声帯に水腫ができているということで，薬を飲んで，休養すれば大丈夫だと言ったのですが，その後，何度も再発しています。ちょっと授業が増えたり，辛いものを食べるとすぐ起こるのです。数年前にかかった医者はもう慢性化していると言いました。

医師：ふだんはどのような状況で再発するのですか？

患者：仕事で疲れが溜まると再発します。今回も最近授業が多くて，1日に8時間も授業があって，その後に発病しました。

> 患者は8年前に急性で発病している。治療を受けた後，症状は改善しているが，長期にわたりのどを過度に使っているため，咽喉が濡養されなくなり，繰り返し発病し，なかなか完治しない。病程が長くなると病状がさらに悪化するため，今回は発病後，半年経っても治癒しない。

医師：この半年の間にどんな薬を飲みましたか？

患者：中成薬はほとんどすべて飲みつくしました。「西瓜霜潤喉片」や「草珊瑚含片」（ともにトローチ）や，煎薬も何種類か飲みました。でも，どれも大して効きめがありません。

医師：以前のカルテを見せていただけますか？

患者：これです。

（カルテを見ると，主に清熱利咽の薬を使用している）

> 患者は今まで主に局部の病変に対する治療を行っているが，慢性の疾患は正気を損傷している場合が多いので，標本双方に配慮して治療に当たるべきである。

医師：声がかすれる以外に何か具合の悪いところがありますか？
患者：いつものどが乾いた感じがして，水を飲んでもその感覚は消えません。
医師：のどは痛みますか？
患者：ものを呑み込むと少し痛くなります。そういえば，よくのどが痒くなります。痒くなると咳が出ます。
医師：痰は出ますか？
患者：痰がからんでいる感じはするのですが，吐き出そうとしても出てきません。

> 口乾・咽燥・のどの痒み・軽度の疼痛・咳が少し出る・痰の粘り気が強くなかなか吐き出せないというのは，燥邪が肺を犯したまたは肺陰虚と関係がある。

医師：最近，カゼを引きませんでしたか？
患者：引いていません。

> 燥邪犯肺証は外感の証であり，外邪を受けていることが多く，一般に病程も短い。そのため燥邪犯肺証である可能性は低い。この患者の場合は，肺陰虚によってのどの乾燥などの諸症状が引き起こされていると考えられる。

医師：その他に調子の悪いところはありますか？
患者：夜よく眠れません。眠れたとしても悪い夢ばかり見て，夜中に起きることが多いです。起きると，寝汗で寝巻きがびっしょりになっています。
医師：昼間もよく汗をかきますか？
患者：昼間はほとんどかきません。でも，めまいや目のかすみはよくあります。

第2章◇頭部・頸部の症状

これは夜よく眠れないからということもあると思います。あとは，腰や両膝がよくだるくなって，出かけても，こわくて長時間は歩けません。そうでなければ，疲れてどうにもならなくなってしまうのです。あとは，ふだんからイライラしやすく，あれこれクヨクヨと考えやすいほうです。

> 不眠・盗汗*・めまい・目のかすみ・イライラ・腰膝酸軟*・歩くとすぐ疲れるというのは，腎陰不足と大いに関係がある。

医師：では，のどを見せてください。はい，あー，と言ってください。
患者：あー。
　［望診］咽喉部がやや赤くなっている
医師：では，舌を出して見せてください。
　（同時に脈を診る）
　［舌診］舌質乾紅・舌苔少
　［脈診］脈細でやや数，尺脈は沈細でやや数

> すべて陰虚内熱の象である。尺脈が沈細でやや数というのは，腎陰不足を示している。

医師：食欲はありますか？
患者：まあ，あるほうです。
医師：便と尿の調子はいかがですか？
患者：便秘気味で2〜3日に1回くらいです。尿も少なくて午前中1回もトイレに行かないときもあります。

> 大便乾結*・小便短小は肺腎陰虚によって腸の潤いがなくなり，膀胱の尿のもとになるものが不足したことと関係がある。

医師：顔はいつも今のように赤いのですか？
患者：そうです。いつも赤くて，自分でも顔がほてっている感じがします。夕方になると特に顕著で，手足の中心もよく熱くなります。

> 両頬の紅潮や手足の中心が熱くなるのは，ともに陰虚内熱の象である。

望・聞・問・切の四診の結果を合わせて得られた病状記録・証名および診断結果は，以下のとおりである。

【カルテ】
主訴：声のかすれが反復して起きるようになって8年。再発して6カ月。

現病歴：患者は8年前から，仕事の関係上，のどを酷使し，声がかすれるようになった。治療を受けるといったんは治まるが，少しのどを使いすぎたり，辛いものを食べると，すぐ同じような症状が再発し，なかなか完治にいたらない。半年ほど前に再び同じような症状が現れ，清熱利咽の中薬による治療を受けたが，一向に症状の改善がみられない。

所見：声のかすれ・口乾・咽燥・のどが痒くやや痛みがある・咳が少し出る・粘り気の強い痰がのどにからむが吐き出しにくい・咽部がやや赤い。さらに身体が痩せる・両頬の紅潮・不眠・盗汗・めまい・目のかすみ・イライラしやすい・腰膝酸軟・歩くとすぐ疲れる・大便乾結・小便短少などの症状を伴う。舌質乾紅・舌苔少・脈細でやや数。尺脈は沈細でやや数。

【証名】 肺腎陰虚証

【治法】 滋養肺腎・降火清音

【処方】 百合固金湯合知母地黄丸加減

[参考処方]

百合固金湯（『慎斉遺書』）：百合・熟地黄・生地黄・当帰・白芍・甘草・桔梗・玄参・貝母・麦門冬

知母地黄丸（『医宗金鑑』）：知母・黄柏・熟地黄・山茱萸・山薬・茯苓・牡丹皮・沢瀉

【弁証分析】

患者はのどの使いすぎや，辛いものを食べすぎると，声が嗄れるという症状が現れる。病程が長く，患者の年齢も「七七」（49歳）に近いため，肺腎陰虚

となり，虚火*が炎上し，のどが濡養されなくなり，声門の開合が不利*になった。このため，声がかすれ，疲れが重なるとその症状が現れ，なかなか治癒しない。肺陰虚によって虚火がのどを襲い，気血がうっ滞するため，口乾・咽燥や軽度ののどの痛みが起こる。虚火が津液を焼き，焼かれた液が痰に変わりのどを塞ぐため，のどが痒くなり咳が出る。また痰は少なく，粘り気が強く，吐き出そうとしてもなかなか出てこない。腎陰不足によって身体が失養し，身体が痩せる・腰膝酸軟・歩くとすぐ疲れるなどの症状が現れる。陰虚によって虚火が炎上し，頭や目が失養するため，めまい・目のかすみ・両頬の紅潮が現れる。虚火が心神をかき乱すため，不眠・イライラが起こる。夜間は陰が支配し，虚熱*が営陰を擾わし，津液が外へ追いやられるため，盗汗が現れる。陰虚によって腸道が潤いを失い，膀胱も化源不足となるため，大便乾結・小便短少となる。舌質乾紅・舌苔少・脈細でやや数というのは，すべて陰虚内熱の象である。また，尺脈が沈細でやや数というのは，腎陰不足の象である。四診の結果を総合的に考えると，肺腎陰虚証の症候の特徴に符合する。よってこの診断を下す。

【解説】

　虚証の声のかすれや失声は，臨床では①肺腎陰虚証と，②肺脾気虚証がよくみられる。ともに病程が長く，反復して起こり，なかなか治癒しにくいのが特徴である。

①肺腎陰虚証は，のどの乾きや痒みがあり，軽度の疼痛も伴う。また，咳や粘度の高い痰が少量出て，痰は吐き出しにくく，のどはやや赤くなる。さらに，身体が痩せる・両頬の紅潮・盗汗・めまい・目のかすみ・イライラ・不眠・腰膝酸軟・便乾*・尿少・舌質乾紅・舌苔少・脈細数・尺脈は特にその傾向が顕著などの症候を特徴とする。治療には滋養肺腎・滋陰降火を用いる。

②肺脾気虚証は，声がかすれ，疲れが重なると悪化し，話すときも声に力がなく，咽喉の色は薄い。その他に顔色淡白または萎黄*・倦怠・力が入らない・カゼを引きやすい・口渇はなく味がしない・痰（白く粘り気のあるもの）の量が多い・食少*・腹脹・便がゆるくなりやすい・舌質淡嫩・舌苔白・脈緩などの症候を特徴とする。治療には補益脾肺・昇清降濁を用いる。

まとめ

　「音唖」とは声がかすれる症状であり,「失音」とは声が出なくなることである。発病が急なものは「急喉暗」といい,またの名を「暴暗」「卒唖」と呼ぶ。発病が緩慢なものは,「慢喉暗」といい,または「久暗」ともいう。「暴暗」は実証が多く,「久暗」は虚証が多い。ただし,発病してからの期間が長くても,邪実の病症である場合もある。妊娠中の女性に声のかすれや失声が現れたものは「子暗」という。これは胎児が成長するにつれ脈道を圧迫し,腎精が舌咽を滋養できなくなるために起こるものであり,分娩後には自然治癒するので,一般に治療を必要としない。また,臨床では「失音」と「失語」に分けられるので注意が必要である。「失音」とは,神志*ははっきりしているが声が出せず,すなわち「語而無声」〔言葉にはなるが声は出ない〕の状態である。「失語」とは,神志がはっきりせず,話ができなくなるものであり,多くは中風や脳の外傷の後遺症として現れる。この2つははっきりと区別しなければならない。

　一般的に,急性の音唖や失音の多くは実証に属し,主に風寒犯肺・風熱襲肺・痰湿阻肺・痰熱蘊肺あるいは慢性病の気滞血瘀などの証がある。これらの病機は邪気により清竅が閉鎖された,または肺の清粛機能が失調した場合が多く,いわゆる「金実不鳴」の状態である。慢性の音唖や失音の多くは,虚証に属し,各種の原因から肺・脾・腎の精や気が内傷している場合が多い。例えば,肺腎陰虚証や肺脾気虚証などがそれであり,これはいわゆる「金破不鳴」にあたる。また,単純に激怒して大声を出しすぎたり,大きな声で長時間話し続けたために起きた急性の音唖や失音は,ほとんどの場合,局部の気陰が消耗されたために起きており,全身性の実証とは異なるので,局部的な治療を主に行う。ただし,急性の疾患で失治・誤治によって反復して発病するようになったり,慢性へ移行してしまった場合は,全身の状況と結びつけて弁証しなければならない。

　暴暗にしても久暗にしても,飲食については,辛いもの・揚げもの・

脂っこいものや，喫煙・飲酒（特にアルコール度数の高い酒）を避け，気や陰を消耗したり，動火*・動血*などの弊害が起こらないようにしなければならない。さらに，ふだんから風寒を避け，規則正しい生活習慣を身につけ，心を穏やかに保ち，適度な運動を続け，体力増強をはかり，傷風感冒にかからないようにする。また，正確な発音方法を身につけ，のどを使いすぎないようにする。

【参考文献】

① 『医碥』

[原　文]「又有外感風寒入肺，鬱熱成痰，痰火窒塞，肺竅不利，声亦嘶啞重濁」

[口語訳]（もともと肺経に熱があったところへ）さらに，風寒を受けそれが肺に入り，熱が鬱して痰に成り，痰火が肺を塞ぐために，肺竅が不利*になり，声がかすれ重く濁るのである。

② 『素問玄機原病式』

[原　文]「暴暗，猝啞也。肺金主声，……熱乗金肺，而神濁気鬱，則暴暗無声也」

[口語訳] 暴暗とは，突然声が出なくなることである。肺金は声を主り，……熱が金肺に乗じ，神は濁り，気は鬱し，暴暗無声となるのである。

11 目の充血

症例

● 患者:男性,21歳,学生／● 診察日時:2003年7月28日

青年が診察室に入ってくる。両方の白目が赤くなっており,やや腫れている。元気はある。

医師:どうしましたか?
患者:昨日,プールに行って泳いだのですが,夜,帰ってきてから目が痒くなり,さらに痛くなりました。家族のものが目が赤くなっていると言うので,鏡を見ると確かに少し赤くなっていたのですが,そんなに気に留めませんでした。でも,今朝起きたら,もっと赤くなっていて,両目の痛みや痒みも昨日よりひどくなっていました。もしかしたら,「紅眼病」なのでしょうか?

> 患者はある程度の医学知識があるようである。「紅眼病」は現代医学でいうところの急性流行性結膜炎である。中医では「天行赤眼」ともいう。多くは紅眼病患者との接触により発病する。夏季は紅眼病が発生しやすい季節であり,患者はプールで泳いだ後に,白目の充血・両目が乾燥して痛痒い・軽度の腫れなどの症状が現れており,発病も速く,伝染性疾患の可能性が高い。さらに関連する症状を尋ね,明確に診断しなければならない。

医師:では,ちょっと目を見せてください。
　[**望診**]白目が赤くなっており,眼瞼に点や塊状のものができ,やや腫れている。目の縁には黄色く粘り気のある目やにが出ている。

> 眼瞼・結膜に充血と水腫がみられ、疼痛・痒みがある。これは「天行赤眼」(流行性結膜炎)の診断が成り立つ。ただし、その他の症状を詳しく尋ね、証を確定し、治療にあたらなければならない。

医師：目やには多いですか？
患者：すごく多いです。朝起きたとき、目が開かないほどです。
医師：涙はどうですか？
患者：そうですね。多いほうだと思います。家にいるときはそれほどでもありませんが、病院に来る途中、涙がすごく出ている感じがしました。あと、光が当たるのがすごく辛かったです。

> 目やにや涙が多く、光を見るのが辛いというのは、天行赤眼によくみられる特徴である。

医師：目以外のところで、調子の悪いところはありますか？
患者：それはありません。目が気持ち悪いだけです。
医師：食欲はありますか？
患者：あります。
医師：便と尿はどうですか？
患者：正常です。
医師：口が乾いたりしませんか？
患者：少し乾いた感じがします。
医師：では、舌を出して見せてください。
　(同時に脈を診る)
　[**舌診**] 舌前部やや紅・舌苔薄白
　[**脈診**] 脈有力

　望・聞・問・切の四診の結果を合わせて得られた病状記録・証名および診断結果は、以下のとおりである。

【カルテ】
主訴：白目が赤くなって1日。
現病歴：患者はもともと健康体であり，昨日プールへ行き泳いで帰ってきたところ，白目が赤く，軽度の痒みと痛みが現れた。
所見：白目の充血・痒痛・眼瞼の腫れ・光を恐れる・涙や黄色く粘り気のある目やにが多い・軽度の口渇・食欲と二便は正常・舌前部やや紅・舌苔薄白・脈有力。
【証名】風熱犯肺証（天行赤眼）
【治法】疏風散邪・清熱涼血
【処方】疏風散熱飲子加減
[参考処方]
疏風散熱飲子（『審視瑶函（しんしようかん）』）：連翹・牛蒡子・羌活・薄荷・大黄・赤芍・防風・当帰尾・甘草・川芎・山梔子

【弁証分析】
　季節は夏であり，患者はプールに行って泳いだときに天行の時邪〔季節特有の邪気〕を外感し，熱毒が目を襲い，熱が血絡を傷つけたため，白目の充血・ひどい痒みや痛み・光を恐れる・涙や黄色く粘り気のある目やにが多いなどの症状が現れた。邪熱が津液を損傷するため，軽度の口渇が現れる。白目は肺に属し，肺は上焦にあり，また患者は若いため陽気が盛んであり，そこに加えて熱毒の時邪を受けたため，舌前部が赤くなる。病程が短く，正気も損傷していないことに加え，本証は実証に属するので，脈有力となる。本疾患はまだごく初期であり，病位もごく局部であるため，風熱表証や臓腑の病状が現れていない。四診の結果を総合的に考えると風熱犯肺証の症候の特徴に符合する。よってこの診断を下す。

【解説】
　天行赤眼には，①風熱犯肺証，②肺胃熱盛証，③疫熱傷絡証が臨床でよくみられる。3証とも，白目の充血・痒痛・光を恐れる・涙や濃い目やにが多いという共通の症状があるが，その他の症候にはそれぞれ特徴がある。
①風熱犯肺証は，発病の初期に多くみられ，病状も軽く，眼局部の症状は現れ

ても，まだそれほど重症ではなく，全身症状はみられない。治療には疏風散邪・清熱涼血を用いる。
②肺胃熱盛証は，眼部の症状が比較的重く，眼瞼に水泡ができ赤く腫れ，白目の充血も赤みがひどくなる。さらに頭痛・イライラ・便秘・尿黄・発熱などの症状が現れ，舌質紅・舌苔黄で脈数となる。治療には清熱瀉火・解毒散邪を用いる。
③疫熱傷絡証は，白目や瞼に点状もしくは片状の出血などが現れる重症の症状がみられ，舌質紅・舌苔黄・脈数などを特徴とする。治療には清熱涼血・解毒散邪を用いる。

まとめ

　古人は目のそれぞれの部分を五臓に帰属した。例えば，『霊枢』大惑論篇には，「眼は臓腑の精気が集まる宿である。そのうち，骨（腎）の精気は瞳を，筋（肝）の精気は黒目を，血（心）の精気は血絡を，肺の精気は白目を，筋肉（脾）の精気は瞼を養う」との記載がある。後世の医家たちはこの理論をもとに「五輪学説」を打ち出した。五輪主病学説では，瞼は肉輪といい脾に属し，目頭と目じりは血輪といい心に属し，白目は気輪といい肺に属し，黒目は風輪といい肝に属し，瞳は水輪といい腎に属すると考えている。五輪の形態や色の変化を観察することにより，相応する五臓の病変を知ることができる。これにより，本症例は風熱犯肺証であると診断する。

　天行赤眼は，またの名を「暴発火眼」といい，俗に「紅眼病」という。突然白目が赤くなり，粘り気のある目やにが増えるという症状を特徴とする。これは伝染性が強く，広範囲に流行しやすい。本症は接触感染し，例えば，患者が使ったタオルや洗面用品・水道の蛇口・ドアノブ・プールの水・公共のおもちゃなどに触れることで感染する。主に，幼稚園・学校・病院・工場など集団内で広がることが多い。本症は1年のどの季節でも発病の可能性があるが，夏季が最も発生しやすい季節だといえる。

　天行赤眼は強い伝染性があるため，流行しやすい季節には予防が大きな意味をもつ。例えば，公共のプールに行っても，できるだけ保菌者が使った可能性のあるもの（タオル・洗面器・ドアノブなど）との接触を避け，個人のタオルやハンカチを使い，幼稚園・学校・理髪店・浴場などの公共用品については消毒を心がけ，手洗いなどを励行する。

　患者には手で目をこすらないように注意し，眼帯をしないようにする。眼帯をしてしまうと目やにが出にくくなり，さらに眼部の温度と湿度を上げてしまうことになり，細菌の繁殖に有利となり，病状を悪化させる可能性がある。内服薬の他に，抗生剤含有の点眼薬を合わせると，より効果が高くなる。

【参考文献】

『医宗金鑑』

[原 文]「天行赤眼者,四時流行風熱之毒,伝染而成」

[口語訳] 天行赤眼は,四季の風熱の毒が流れ,それに感染して起こるものである。

12 味覚異常

症例 1

- ●患者：女性，27 歳，公務員／●診察日時：2003 年 7 月 21 日

若い女性が診察室に入ってくる。憂鬱そうな表情で元気がない。

医師：どうしましたか？
患者：この頃いつも口の中が苦くて，何を食べても味がしないのです。

> 口が苦くなるというのは，多くの疾患でよくみられる症状である。その証は実証・熱証が多いが，患者の既往症・発病の状況や経過などを詳しく尋ね正確に診断しなければならない。

医師：その症状が出てからどのくらい経ちますか？
患者：この月のはじめに高熱を出してから，その後ずっと口が苦いのです。もう半月以上になります。

> 口苦は肝胆の火熱か心火の炎上から起こる場合が多いが，病後の調整が悪く，邪気が体内に残っている可能性もまだ排除できない。

医師：その当時の状況を話していただけますか？
患者：月初めにひどいカゼを引いて，3 日間も熱が出ました。熱が下がってから口の中がすごく苦く感じるようになって，その後ずっとよくならないのです。
医師：何か慢性の病気をおもちですか？
患者：ありません。上半期の健康診断でもすべて異常なしと出ました。
医師：熱が出てから休みをきちんと取りましたか？
患者：そんな時間はありません。熱が出たその日はいつもどおり出勤しました。

次の日はさすがに家で寝ていましたが，3日目は熱が少し下がったので，また出勤しました。仕事が忙しくて休みが取れないのです。
医師：口が苦い以外に，何か具合の悪いところがありますか？
患者：よくめまいがしますし，頭痛もします。特に怒ったときはそうです。あと，（両脇肋部を指して）この両側が張って痛むときがあります。
医師：最近，精神的に何か特別なことがありましたか？
患者：このところ家でゴタゴタがありまして，気分がよくないことは確かです。すぐイライラするし，家では特にカッとなりやすいです。よく，胸の辺りが息苦しくなって，ため息をつくと少し楽になります。もともと私はせっかちなほうでしたが，でも，以前はここまでではありませんでした。

> 心煩*・易怒*・胸が苦しくため息をつきがち・脇肋部の脹痛は，肝火が盛んになり肝が疏泄しなくなったことと関係がある。めまい・頭痛は，肝火の炎上によって清空*の流れがスムーズでなくなったことと関係がある。注意すべきことは，現代社会では，競争が激しく仕事や勉強のストレスが溜まり，緊張感・怒り・イライラ・焦り・恐れを感じると口が苦くなるという症状が現れる人が少なくない。これは肝鬱が長期にわたったため火と化し，胆熱が上部を犯し起きていると考えられる。

医師：夜はよく眠れますか？
患者：最近はあまりよく眠れません。よく悪い夢を見てうなされ，いったん目が覚めるともう眠れなくなってしまいます。
医師：寝汗はよくかきますか？
患者：それほどでもありません。

> 不眠・多夢というのは，火熱が心神を擾わしているものと考えられる。盗汗*がみられないことと，発病からの時間がそれほど長くないことから，陰虚の可能性は低い。

医師：食欲はありますか？

患者：あまりありません。特に肉類を食べたくありません。胃の中がいつもグルグルしている感じで，お腹も張って，お腹が空いたという感覚がないのです。

> 納呆*・腹脹・油っこいものを食べたくないというのは，脾胃湿熱証と肝胆湿熱証によくみられる症状である。前述の口の苦さや疼痛なども考えに入れると，病位は肝胆にあると考えるのが妥当であろう。

医師：では，舌を出して見せてください。
（同時に脈を診る）
[**舌診**] 舌質紅・舌苔黄膩
[**望診**] 強膜に黄疸はみられない
[**脈診**] 脈濡数

> 目が黄色くなるのは，肝胆湿熱あるいは湿熱蘊脾証に現れる症状の1つである。舌と脈の状態は湿熱の証であることを示している。

医師：便と尿はいかがですか？
患者：便は多くないのですが形になりません。それとなんだか便が粘るというか，排便後もまだ残っているような気がしてスッキリしません。尿は少なくて，色は黄色いです。
医師：便通はどのくらいの割合でありますか？
患者：基本的には1日に1回ですが，2日に1回のときもあります。

> 便に粘り気があり，排便後にすっきりしないというのは，湿熱が下焦へ流れ込んでいることと関係がある。患者は食欲不振で，食べる量も少ないので，便も少ない。小便短赤というのも湿熱と関係がある。

医師：のどは渇きますか
患者：渇くのですが，あまり水は飲めません。たくさん飲むと気持ちが悪くなるのです。

第2章◇頭部・頸部の症状

> 熱が盛んで津液を損傷しているため，のどが渇く。湿濁が集積しているため，水を飲みたくても量はあまり飲めない。

医師：最近，生理は順調ですか？
患者：生理は順調なのですが，おりものが以前より多くなって，しかも色が黄色っぽくて，濃いものが出ます。
医師：おりものの臭いは強いですか？
患者：それほどでもないと思います。特に気にしたことはありません。

> 帯下が多く，その色が黄色く粘り気があるというのは，湿熱が下焦へ流れ込んで，帯脈の固摂*機能が失調したことと関係がある。

望・聞・問・切の四診の結果を合わせて得られた病状記録・証名および診断結果は，以下のとおりである。

【カルテ】

主訴：口の中が苦く感じるようになって半月余り。めまい・頭痛・脇肋部の脹痛を伴う。

現病歴：患者はふだんから仕事が忙しく，さらに家庭内でも問題が発生し，情志不遂*となった。半月前にカゼを引き高熱が3日間出たが，きちんと休養を取らなかったため，熱が下がってから口の中が苦いという症状が現れるようになった。その他にめまい・頭痛を伴い，現在もまだよくならない。

所見：口が苦く，食べものの味がしない。食欲不振・油っこいものは食べたくない・上腹部が張る・胃がグルグル鳴り吐き気がする。さらに，めまい・頭痛・脇肋部の脹痛・胸の辺りが苦しくため息をつきがち・心煩・不眠・急躁*・易怒などの症状が現れ，気分がすぐれないときに諸症状が悪化する。その他に，口渇はあるが水はあまり飲めない・便が粘り気を帯び排便後に不快感が残る・小便短赤・帯下が多くその色は黄色く粘り気がある・舌質紅・舌苔黄膩・脈濡数などの症候が現れている。

【証名】 肝胆湿熱証
【治法】 清肝利湿・化湿和胃
【処方】 竜胆瀉肝湯合左金丸加減
[参考処方]
竜胆瀉肝湯（『医方集解』）：竜胆草・黄芩・山梔子・沢瀉・木通・車前子・当帰・
　　　柴胡・生地黄・生甘草
左金丸（『丹渓心法』）：黄連・呉茱萸

【弁証分析】

　患者は半月ほど前にカゼを引き，3日間高熱を出したが，仕事が忙しくきちんと休養を取らなかったため，体内に邪気が残ってしまった。さらに，家庭内で問題があり，情志不遂*となり，そこから肝の疏泄機能が失調し，脾の運化*機能も低下したため，湿熱が盛んになり，胆気が上部にあふれ，口が苦いという症状が現れた。湿熱が内に滞っているため，胃気が降下しなくなり，上逆するようになった。このため，食欲不振・油っこいものは食べたくない・胃がグルグル鳴り吐き気がするなどの症状が現れる。肝胆の疏泄機能が低下するため，気機がスムーズに循環しなくなり，脇肋部の脹痛が起こり，胸の辺りが苦しくため息をつきがちになる。肝胆湿熱が上部を攻め，清空が犯され，清陽*が上昇しなくなるため，めまい・頭痛が起こる。肝は魂を宿し，心は神を宿す。熱が神魂を擾わすと，心に宿っている神が不安定になり，また魂も肝を守れなくなるため，心煩・不眠・多夢・急躁・易怒などが現れる。情志不遂になると肝鬱がさらにひどくなるため，各症状が悪化する。湿熱が滞ることにより，脾の運化機能が失調し，気機がスムーズに循環しなくなるため，上腹部が張る。熱が盛んで津液を損傷するため，のどが渇く。湿熱の疾患のため，のどが渇いてもあまり水を飲めない。湿熱が下焦に入り，大腸の伝化*機能が失調するため，便が粘り気を帯びて排便後に不快感が残る。湿熱が膀胱に入り込むため，小便短赤となる。肝経は両脇を通り，下腹部から陰器を回る。その肝経に湿熱が入ったため，帯下が増え，その色は黄色く粘り気が強い。舌質紅・舌苔黄膩・脈濡数というのは，すべて湿熱が集積している象である。四診の結果を総合的に考えると肝胆湿熱証の症候の特徴と一致する。よって，この診断を下す。

【解説】

　口苦は，多くは実熱証にみられ，臨床では①肝胆火熱証と，②心火上炎証が多い。

①肝胆火熱証は，口苦の症状が重い・急躁・易怒・脇肋部の脹痛・めまい・頭痛・心煩・口が乾き水を飲みたがる・便乾*・尿黄・舌辺尖紅・舌苔黄薄または黄膩・脈弦数などの症候を特徴とする。治療には清肝利胆を用いる。

②心火上炎証は，顔が赤い・口が苦い・心煩・不眠・口や舌に口内炎ができる・のどが渇き冷たいものを飲みたがる・便秘・尿黄または排尿がスムーズでなく灼痛を伴う・舌尖紅・脈細数などの症候を特徴とする。治療には清心瀉火を用いる。

　本症例は肝胆鬱熱に湿邪が重なっており，さらに脾胃が湿熱に犯されている状態が比較的顕著なため，病状がやや複雑である。肝胆火熱証の治療の他に，化湿を加え脾胃の治療も兼ねなければならない。特筆すべきことは，肝胆湿熱と湿熱蘊脾の症候は現代医学でいう肝臓病でよくみられる症状と一致する。場合によっては，血液検査なども合わせ，弁証と弁病を結合させ，正確に診断することも必要となってくる。

症例2

●患者：男性，66歳，退職幹部／●診察日時：2002年3月27日

老年男性が診察室に入ってくる。顔色萎黄*で体型は痩せ型である。

医師：どうしましたか？
患者：最近，何を食べても味がしません。

> 食べものの味がしないというのは，多くの疾患もしくは高齢で虚証の患者によくみられる症状である。患者は年齢が古稀に近いこともあり，既往症などについても詳しく尋ねなければならない。

医師：今の症状が現れてからどのくらい経ちますか？
患者：だいたい……3 カ月くらいになると思います。
医師：何か慢性の病気をおもちですか？
患者：糖尿病を患ってからもう十数年になります。でも，血糖降下薬を飲み始めてからは血糖値はわりと安定していますし，ふだんから食事にも気をつけています。あとは，慢性前立腺炎もあって，これも 10 年以上になります。ただ，こちらは特に治療をしていません。

> 患者は糖尿病を患ってからの期間が長く，現在，病状は安定している。ここでは患者の現在のその他の症状から弁証を進めていくべきであろう。

医師：味がしないという以外に，何か他に具合の悪いところはありますか？
患者：身体全体がだるい気がします。毎朝，家内と一緒に運動に出かけるのですが，歩くのが精一杯で，しかも，大して歩かないうちに休みたくなってしまいます。そうしないと，息苦しくなって，めまいがしたり，目がかすむようになるのです。特に，歩いたり，何か用事をしたときにはそうなります。

> 疲労感・力が入らない・胸悶*・息切れ・めまい・目のかすみが現れ，身体を動かすと諸症状が悪化するのは，気虚の表れである。

医師：ふだん，さむがりなほうですか？
患者：そうでもありません。

> 畏寒*怕冷*は陽虚の代表的な症候である。したがって陽虚の可能性は低い。

医師：食事を制限しているということですが，自分で食べたいという感覚はありますか？
患者：食事制限を始めた頃に比べると，それほどお腹が空いたという感覚はなくなりました。特に我慢しなくてもそれほど食べたくなりません。どちらか

というと一日中お腹が張った感じで，お腹が空くという感覚がないのです。

> 納少*・腹脹というのは，脾胃気虚によって受納*・運化機能が失調していると考えられる。

医師：便と尿はいかがですか？
患者：便はここ何年も形になりません。それに1日に少なくても2回はあります。尿はいつも出きっていない感じがします。

> 大便溏薄*も脾虚によって運化機能が低下していることと関係がある。残尿感があるのは，腎気虚によって膀胱の固摂*機能が低下し，開合機能が失調していることと関係がある。

医師：ふだん，汗はよくかくほうですか？
患者：そういえば，大して暑くもないのに，ちょっと動いただけですぐ汗が出ます。ときにはろくに動かないときでも汗をかいています。
医師：昼間，汗をかくときが多いですか？ それとも夜寝ているときのほうが多いですか？
患者：昼間ですね。夜は基本的に汗をかきません。

> 自汗*は気虚によって肌表が固摂作用を失調することで現れる。

医師：のどはよく渇くほうですか？
患者：あまり渇きません。水もほとんど飲みません。

> 消渇*は一般的に陰虚が「本」で燥熱が「標」であるが，脾・腎の陽虚もしくは気虚の場合もある。特に患者の年齢が高い場合，このケースはよく現れる。

医師：夜はよく眠れますか？
患者：わりとよく眠れているほうだと思います。

医師：では，舌を出して見せてください。
（同時に脈を診る）
[**舌診**] 舌質淡白でやや暗・舌周囲に歯痕・舌苔薄白で中心部がやや膩
[**脈診**] 脈緩弱

> 舌と脈の状態は脾胃気虚を示している。舌質がやや暗というのは，高齢によって気血が不足し，運行がスムーズでなくなっているためである。

　望・聞・問・切の四診の結果を合わせて得られた病状記録・証名および診断結果は，以下のとりである。

【カルテ】
主訴：食事のとき味がしなくなり3カ月余り。力が入らない・便溏*を伴う。
現病歴：患者は糖尿病および慢性前立腺炎の既往症があり，ともに10年以上になる。現在，血糖降下薬の内服と食事制限によって病状は安定しているが，3カ月ほど前から，ものを食べても味を感じなくなった。
所見：食べものの味がしない。その他に身体が痩せる・顔色萎黄・疲労感・力が入らない・めまい・目のかすみ・胸悶・息切れ・活動後諸症状が悪化・納呆・腹脹・大便溏薄・排尿後の残尿感・のどの渇きがない・舌質淡暗で周囲に歯痕・舌苔薄白で中心部がやや膩・脈緩弱などの症候を伴う。
【証名】 脾胃気虚証
【治法】 益気健脾・理気和胃
【処方】 香砂六君子湯加減
[**参考処方**]
香砂六君子湯（『古今名医方論』）：人参・白朮・茯苓・甘草・陳皮・半夏・砂仁・木香・生姜

【弁証分析】
　患者は糖尿病と慢性前立腺炎の既往症があり，ともに発病から十数年経って

いる。血糖降下薬の内服や食事制限により病状は安定しているが，高齢のため身体自体が虚弱になり，さらに長期間，慢性疾患を抱えていることから，脾胃気虚となり，運化機能が低下したため，食べものの味がしない・食欲不振・上腹部が張るなどの症状が現れるようになった。脾虚によって水湿の流れが滞るため，のどの渇きを感じなくなり，舌苔白・中心部がやや膩となる。脾虚によって運化機能が低下し，清濁を分けられなくなり，水湿が腸道に入り込むため，大便溏薄となる。脾は気血生化の源であり，脾虚になると，気血生化が充分に行われず，全身に気血が行き渡らなくなるため，身体が痩せる・疲労感・力が入らなくなるという症状が現れる。気血が頭部を滋養できなくなるため，顔色萎黄・めまい・目のかすみが現れる。気虚によって胸部の陽気がスムーズに流れなくなるため，胸悶・息切れが起こる。気虚によって肌表の固摂作用が低下し，玄府〔汗孔〕が開き，津液が外に流れ出してしまうため，自汗が現れる。「労すれば気を消耗する」の言葉どおり，活動すれば余計に気虚がひどくなるので，諸症状が悪化する。気虚によって膀胱の気化*および固摂機能が低下し，開合機能が失調するため，排尿後に残尿感がある。舌質淡で周囲に歯痕・舌苔薄白・脈緩弱というのは，すべて脾胃気虚の象である。舌質がやや暗というのは，高齢と慢性疾患によって気血不足になり，その運行がスムーズでなくなっているためである。四診の結果を総合的に考えると脾胃気虚の症候の特徴に符合する。よってこの診断を下す。

【解説】

味がわからなくなる原因はさまざまであるが，臨床では①脾胃気虚証，②湿困脾胃証，③気陰両虚証がよくみられる。

①脾胃気虚証は，食べものの味がしない・食欲不振・上腹部が張る・大便溏薄・身体が痩せる・顔色萎黄・疲労感・力が入らない・自汗・めまい・目のかすみ・舌質淡・舌苔白・脈緩弱などの症候を特徴とする。治療には益気健脾・理気和胃を用いる。

②湿困脾胃証は，食べものの味がしなくなり，口の中がネバネバする感じがし，納呆・便溏・胸脘痞悶*・吐き気・舌苔白膩または黄膩・脈濡などの症候を特徴とする。治療には芳香闢濁・化湿醒脾を用いる。

③気陰両虚証は，口淡*乏味・のどや口が乾く・食少*・倦怠・自汗または盗

汗・力が入らない・息切れ・舌質紅・舌苔少・脈細数などの症候を特徴とする。治療には益気養陰・健脾和胃を用いる。

人の味覚と脾胃の機能とは非常に密接な関係にあり，上述の3つの証以外にも，脾胃機能に影響を与える証であれば，食べものの味がしない症状が現れる可能性がある。例えば，脾胃陽虚証・寒湿中阻証などによって脾胃の機能が低下した場合でも，食べものの味がしなくなることがある。

まとめ

　味覚異常は脾胃の機能の失調，あるいはその他の臓腑の病変を反映している。臨床でよくみられるのは，口淡・口甜・口黏膩・口酸・口苦・口渋・口鹹(かん)など多種にわたる。口淡は口中の食べものの味を感じなくなることで，舌の味覚低下の症状である。その病機は脾胃虚弱または寒湿が中焦に滞ることと関係がある。口甜は口の中が甘く感じられる症状であり，多くは脾胃湿熱・脾胃気虚・気陰両虚と関係がある。口膩は口の中がネバネバする症状であり，痰熱内盛・湿熱中阻・寒湿困脾などの証によくみられる。口酸は口の中が酸っぱく感じ，重症になると，ものが腐ったような酸っぱい味がする。多くは食積*胃腸・肝鬱脾虚・肝鬱化火もしくは肝胃不和などの証にみられる。口苦は口の中が苦く感じる症状であり，心火上炎または肝胆火熱証によくみられる。口渋は口の中に，渋柿を食べたときのような渋みを感じる症状で，口舌の乾燥とともに現れる場合が多い。これは燥熱が津液を傷つけたまたは臓腑の陽熱が盛んなことから，気火が上逆し起こることが多い。口鹹は口の中が塩辛く感じる症状であり，多くは腎陰虚・腎陽虚および寒水上泛と関係がある。

　古人は異なる臓腑の疾患から，違った飲食の嗜好が現れると考えていた。具体的には，肝病の患者は酸っぱいものを好み，心病の患者は苦いものを好み，脾病の患者は甘いものを好み，肺病の患者は辛いものを好み，腎病の患者は塩辛いものを好むとしている。これは五行説の関係から成り立っており，臨床でも弁証の際，参考にできる。

　また，味覚異常は患者の年齢・性別・情緒や気温とも関わっており，これらの要素がないことを確認してから，はじめて疾患と結びつけることができる。例えば，味覚の敏感さは個人差が大きいが，一般的にいえば，子供は大人より敏感であり，青年は老人よりも敏感である。その他に，同じ人であっても，一日のうち，時間帯によって味覚は異なり，一般に，夜は朝よりも味覚が敏感である。また，怒り・恐れ・焦り・悲しみがあるとき，または疲労しているときなどは，味覚は鈍感になりやすい。気

温は 20 〜 30℃の間が人間の味覚が一番敏感になる温度である。また，過度の喫煙・飲酒・空腹や睡眠不足のときなども味覚異常が起こりやすい。この他に，口腔衛生の不良，あるいは口腔内が外界の物質の影響を受けたとき，例えば，ある薬物の影響で暫時味覚異常が発生した場合などは，本節で述べた味覚異常の範囲には属さない。

【参考文献】

① 『霊枢』
[原　文]「脾気通於口，脾和則口能知五穀矣」
[口語訳] 脾気は口に通じ，脾が和していれば，五穀の味を知ることができる。

② 『世医得効方』
[原　文]「口之味，熱盛則苦」
[口語訳] 味覚は，熱が盛んになれば苦くなる。

③ 『中医臨床備要』
[原　文]「胆熱或肝熱証，多見口苦，治宜竜胆瀉肝湯加減」
[口語訳] 胆熱または肝熱の証では，口苦がよくみられる。治療には竜胆瀉肝湯を加減して用いる。

13 頸部の肥大

症例1

●患者：女性，29歳，工員／●診察日時：2002年3月12日

若い女性が診察室に入ってくる。憂うつそうな表情であるが，比較的元気はある。

医師：どうしましたか？
患者：去年の8月に，首が太くなったような気がして病院に行ったのですが，そのとき医者から「甲状腺嚢腫」だといわれました。この数カ月で，なんだかまた太くなってきているみたいです。西洋医の医者は手術を勧めるのですが，私はまず中薬を飲んでみて，腫瘍を小さくできないものかと思って来ました。
（カルテの記載を見ると患者の言うとおりである）

> 甲状腺腫は中医でいうところの「瘿病*」である。痰気の凝結が本症の基本病理であるが，病程が長くなると血脈の瘀阻も招いてしまう。患者は発病後，半年以上経っており，腫瘍も徐々に大きくなっていることから，全身および局部の関連症状を尋ね，総合的に分析し弁証を進めなければならない。腫瘍を触ってみると比較的硬いので，血脈瘀滞になっているとも考えられる。

医師：ふだん，精神的に何か問題はありませんか？
患者：私は昔はわりと穏やかな性格だったのですが，子供を産んでからしばらくの間は精神的にとても不安定でした。医者からは産後の抑うつ症だといわれ，だいぶ長い時間かかってようやく回復したのです。そして，今回こんな病気になってしまって，また精神的に不安になってしまい，すぐイライラしてしまいます。
医師：お子さんは何歳ですか？

患者：3歳になりました。

> 女性の月経・妊娠・出産・授乳など生理的特性と肝経の気血とは，密接な関係がある。そのため，「癭病」は女性によくみられる疾患である。患者は産後の気鬱から肝が疏泄しなくなり，その期間が長いので，痰が凝結して，本症が発生した。

医師：この腫瘍の他に何か具合の悪いところはありますか？
患者：首が張った感じがして，よく胸が苦しくなります。（両脇を指して）あとはこの辺りもよく張って痛くなります。ため息をつくと少し楽になるので，よくため息をつきます。
医師：そういう症状は気分によって現れたりするのですか？
患者：それはあります。今，言った症状はイライラしたときなどに特にはっきり現れます。

> 胸悶*・ため息をつきがち・両脇部の脹痛などの症状が，気分の悪いときに悪化する。これは肝鬱による気滞によって起きていると考えられる。そして，これらの症状は癭病によくみられる症状である。

医師：この病気は精神的なものとの関係がとても深いのです。ですから，自分でも気をつけて，気分をリラックスさせることがとても大切ですよ。
患者：はい。自分でもわかってはいるのですが，どうしてもコントロールできないときもあって，ついイライラしてしまうのです。でも，今後は十分に気をつけます。

> 問診中，適切な心理指導を行うことも非常に重要なことである。

医師：のどは渇きやすいですか？
患者：そうでもありません。
医師：便と尿のほうはいかがでしょう？
患者：よく便秘をします。尿は正常です。

第2章◇頭部・頸部の症状

> この患者の大便秘結*は「気秘」に属する。気機の阻滞によって大腸の伝化*機能が不利*となり起きている。

医師：夜はよく眠れますか？
患者：夜はわりとよく眠れます。一日のうちで寝ているときが一番気持ちよいと思えます。
医師：生理は順調ですか？
患者：生理はずっと遅れがちで，順調ではありません。一番ひどいときは2カ月半来なかったときがあります。その後，中薬を飲んでやっときたのです。
医師：生理の量は多いですか？
患者：量は多くないのですが，1回の生理の期間が長くて7〜8日続いてやっと終わる感じです。
医師：血の塊が混じることはありますか？
患者：あります。毎回血の塊が出てきます。あと，色も少し黒っぽいです。

> 月経の量が少なく，経血の色が紫暗色で血塊があり，経期が長くなるということと前述の症状を合わせて考えると，肝鬱気滞から起こる血瘀である可能性が高い。

医師：では，舌を出して見せてください。
（同時に脈を診る）
[**舌診**] 舌質暗紅・舌苔白でやや膩
[**脈診**] 脈弦細

> 舌と脈は気滞血瘀であることを示している。

　望・聞・問・切の四診の結果を合わせて得られた病状記録・証名および診断結果は，以下のとおりである。

【カルテ】

主訴：頸前部左側に腫瘍が現れて6カ月余り。

現病歴：患者は産後に情志不遂*になり，半年前の身体検査で，頸前部左側に腫瘍があることを発見。「甲状腺嚢腫」と診断された。

所見：左側頸部下方やや右寄りに隆起がみられ，大きさは鳩の卵大である。さらに，イライラ・胸悶・ため息をつきがち・両脇部の脹痛などの症状を伴い，精神状態がよくないときは諸症状が悪化する。また大便秘結・月経後期*で量が少ない・1回の経期が長い・経血の色は暗紫色で血塊が混じるなどの症状も現れている。舌質暗紅・舌苔白でやや膩・脈弦細。

【証名】 気鬱痰凝血瘀証（癭病）

【治法】 疏肝活血・化痰消癭

【処方】 海藻玉壺湯合四海舒鬱丸加減

[参考処方]

海藻玉壺湯（『医宗金鑑』）：海藻・陳皮・貝母・連翹・昆布・半夏・青皮・独活・川芎・当帰・甘草・海帯

四海舒鬱丸（『瘍医大全』）：海蛤粉・海帯・海藻・海螵蛸（烏賊骨）・昆布・陳皮・青木香

【弁証分析】

　患者は産後に情志不遂になり，肝気の疏泄機能が低下し，気機が鬱滞して，津液の運行がスムーズでなくなったため，痰が凝結し頸部の腫瘍となった。時間が経つにつれ痰がさらに凝結して気滞が激しくなる。そこから血行の瘀滞が起こり，腫瘍が少しずつ大きくなり，触ると硬く痛みはないという状態になった。肝の疏泄機能が失調し，経気が通りにくくなるため，胸悶・ため息をつきがち・両脇部脹痛という症状が現れる。情志不遂になると肝鬱により気滞がさらにひどくなるため，精神状態がよくないときは諸症状が悪化する。肝の疏泄機能が失調するため，イライラしやすくなる。脾胃の納運機能が失調するため，食欲低下が起こる。大腸の伝化機能がスムーズでなくなるため，大便秘結となる。女性は「血をもって本とする」のであり，また，衝・任脈は肝に属するため，肝鬱から気滞になると血行がスムーズでなくなり，血瘀を招き衝任が失調する。このため，月経不順・月経量が少ない・経血中に紫暗色の血塊があ

る・経期が長いなどの症状が現れる。舌質暗紅・舌苔白やや膩・脈弦細というのは、すべて痰凝血瘀証の象である。四診の結果を総合的に考えると気滞痰凝血瘀証の症候の特徴に符合する。よってこの診断を下す。

【解説】

　瘿病の病機はほとんどが肝鬱・気結・痰凝に属するため、実証が多い。臨床では①気鬱痰阻証、②痰凝血瘀証、③肝火熾盛証がよくみられる証である。
① 気鬱痰阻証は、頸部前面の中心が腫れ、触ってみると軟らかく痛みはなく、頸部全体もやや腫れる。その他に、胸悶・ため息をつきがち・胸脇部に脹痛または竄痛*があり、これらの症状が精神状態に従って悪化したり軽減したりする。また、舌質淡・舌苔薄白または白膩・脈弦などの症候を特徴とする。治療には疏肝理気・化痰消瘿を用いる。
② 痰凝血瘀証は、頸部の前面に腫瘍が現れ、触ってみるとやや硬いまたは結節がある。その腫瘍はなかなか治癒せず、胸悶・食欲低下・または月経不順が現れ、舌質暗紅・舌苔薄白または白膩・脈弦または渋などの症候を特徴とする。治療には理気活血・化痰消瘿を用いる。
③ 肝火熾盛証は、頸部前面に軽度または中度の腫脹がみられ、触ってみると軟らかい。その他に、煩熱*・汗出・急躁*・易怒*・眼球が突出・指が震える・顔や目が赤い・口乾・口苦・便乾*・尿黄・舌質紅・舌苔黄・脈弦数などの症候を特徴とする。治療には清肝泄火・化痰消瘿を用いる。

症例2

●患者：女性，26歳，教師／●診察日時，2002年9月20日

若い女性が診察室に入ってくる。両頬がやや紅潮し，眼球が突出しており，頸部の前面がやや腫れている。

医師：どうしましたか？
患者：先週，こちらの病院の内分泌科で甲状腺機能亢進症だと診断されました。

もう，西洋薬は処方してもらっているのですが，中薬も合わせて飲んでみたいと思いまして。
（カルテの記載によると検査結果は甲状腺機能亢進症であることを示している）

> 「甲状腺機能亢進症」の診断が明確になっていても，中医ではさらに詳しく症候などを探り，証を明確にして，それに従い治療方法を決定しなければならない。

医師：はじめはどのような状況からこの病気を発見したのですか？
患者：この1カ月間で急に暑がりになって，すごく汗をかくようになりました。あとは，すごく怒りっぽくなってしまって，ちょっとしたことで他人と喧嘩になりそうになるのです。いつもイライラして，最初は暑さのせいかと思ったのですが，でも，だんだんそうではないことに気づきました。あと，すごく疲れやすいし，これはおかしいと思い始めて病院に検査に行ったのです。

> 汗をよくかく・心煩*・急躁・易怒は，熱証の特徴である。汗は心の液であり，肝は疏泄を主り，情志を調整する。そのため病位は心と肝にあると考えられる。さらにその他の方面の症状を尋ね，虚実を確定しなければならない。疲労感や力が入らないというのは，虚証によくみられる症状である。

医師：汗は昼間に出ることが多いですか？　それとも夜寝ているときにかくことが多いですか？
患者：昼間も寝ているときもよくかきます。最近は一日に何回も着替えなければいけないほどです。特に夜中に目が覚めると，寝巻きがびっしょりになっています。

> 自汗*は気虚，盗汗*は陰虚によくみられる。患者は自汗と盗汗が同時に現れており，気陰両虚である可能性が高い。

医師：夜中に目が覚めるということは，あまりよく眠れないということですか？
患者：そうです。ここ1カ月間でよく眠れなくなって，夢ばかり見ます。夜中に夢にうなされて目が覚めてしまうと，もうあとは眠れません。そういうときは心臓がドキドキして，すごく不安な気持ちになってしまいます。

> 心悸・不眠・多夢というのは，病位が心にあることを示している。心陰・心気の不足により心神*が失養していると考えられる。

医師：両手を胸の前に平らに上げてみていただけますか？
（両手を平らに上げてみると，手の指が少し震える）

> 風には「動」の性質がある。手の指が震えるのは風証であることを示している。風証には外風と内風があり，患者のこれまでの経過や症状を考えると，肝風内動〔肝風が内生した〕であると判断できる。肝風内動はさらに肝陽化風・熱極生風・陰虚生風・血虚生風という証に分けられるので，これを明確に判断しなければならない。

医師：他には何か具合の悪いところがありますか？
患者：よく，めまいや目がかすむことがあります。目が乾いてものがはっきり見えなくなります。

> めまい・目のかすみ・目の乾き，さらに両頬の紅潮や盗汗を考えに入れると，陰虚から虚陽*が上部で盛んになり，清竅*が失養したと考えられる。

医師：食欲はありますか？
患者：最近，食欲はすごくあるのですが，かえって痩せてしまいました。この1カ月で2～3kgは痩せました。

> 食欲があってよく食べるのに身体は痩せるというのは，胃火が盛んになったことと陰液不足が重なって，機体が失養したためである。

医師：便と尿の調子はいかがですか？
患者：それは正常だと思います。
医師：自分で身体が熱っぽいと感じることはありませんか？
患者：あります。特に午後になると手足の中心がすごく熱くなります。顔もほてってくるし，そういうときにはすごくイライラしやすくなります。
医師：のどはよく渇きますか？
患者：はい。よく水を飲みたくなります。

> 潮熱*・頬の紅潮・五心煩熱*・口渇して水を飲みたがるのは，すべて陰虚の典型的な症状である。

医師：最近，生理は順調ですか？
患者：ここ数カ月はいつも遅れがちで，量も少ないです。
医師：どんな色ですか？ 中に血の塊など混じっていませんか？
患者：色は真っ赤で，血の塊は特にありません。

> 月経後期で量が少ないのは，陰虚によって衝任が充たされなくなり，気血生化の源が不足しているためである。陰虚内熱のため経血の色は鮮明な赤となる。

医師：では，舌を出して見せてください。
（同時に切診を行う）
　[**舌診**] 舌質紅・舌苔少
　[**切診**] 頸部前面に軽度の腫脹がみられる。腫脹は全体にわたり，質は軟らかい。
　[**脈診**] 脈弦細数

第2章◇頭部・頸部の症状

> 舌と脈は陰虚内熱を示している。頸部前面に全体的で軽度の腫脹がみられ，その質は軟らかいというのは，痰気が凝結していることを示している。

　望・聞・問・切の四診の結果を合わせて得られた病状記録・証名および診断結果は，以下のとおりである。

【カルテ】

主訴：頸部前面に軽度の腫脹が現れ，眼球の突出が現れて1カ月余り。心悸・心煩・易怒を伴う。

現病歴：患者は1カ月ほど前から，発汗異常と心煩・易怒が現れ，本院の内分泌科を訪れ，診察・検査の結果，甲状腺機能亢進症であると診断された。

所見：頸部前面に全体的で軽度の腫脹がみられ，その質は軟らかい。眼球の突出・手の震えも現れている。さらに，心悸・不眠・多夢・心煩・易怒・自汗・盗汗・めまい・目のかすみ・目の乾き・疲労感・力が入らない・午後に潮熱や両頬の紅潮または五心煩熱が現れる・口渇して水を飲みたがる・食欲は旺盛であるが身体は痩せてきた・月経後期で量は少ない・舌質紅・舌苔少・脈弦細数などの症状を伴う。

【証名】　心肝陰虚兼気虚証（瘿病）
【治法】　滋陰益気・寧心柔肝消瘿
【処方】　天王補心丹合一貫煎加減

[参考処方]

天王補心丹（『摂生秘剖』）：人参・玄参・丹参・茯苓・五味子・遠志・桔梗・当帰・天門冬・麦門冬・柏子仁・酸棗仁・生地黄・朱砂

一貫煎（『柳州医話』）：沙参・麦門冬・当帰・生地黄・枸杞子・川楝子

【弁証分析】

　本症例は発病が緩慢であり，痰気が鬱結して火と化し，肝腎の陰を徐々に損傷した。陰精が消耗し，虚熱*が内をかき乱し，津液が外へ追いやられたため，

発汗が多く，心煩・易怒が現れ，診察に訪れたときにはすでに瘰癧を患っていた。気鬱によって津液の運行がスムーズでなくなり，湿が溜まり痰を生み，痰気が頸部前面に凝結したため，頸部前面に全体的で軽度の腫脹がみられ，その質は軟らかい。また眼球の突出も現れる。発病までに時間がかかっているため，気陰両虚になり，汗液の排泄が失常するため，自汗や盗汗が現れ，疲労感・力が入らなくなるという症状も現れるようになる。心肝陰虚によって虚火*が心神・肝魂をかき乱すため，心悸・不眠・多夢・心煩・易怒が現れる。陰虚によって頭目が失養し，虚熱が清竅を擾わすため，めまい・目のかすみ・目の乾きが現れる。陰が陽を抑制できなくなり，虚熱が内に蒸し上がるため，午後に潮熱・頰の紅潮・五心煩熱が現れる。火の勢いが盛んで津液を焼き，生体が失養するため，口渇して水を飲みたがり，食欲は旺盛であるが，身体は痩せてくる。陰虚内熱によって衝任が充たされなくなるため，月経後期で量は少なく，経血色は鮮明な赤色となる。舌質紅・舌苔少・脈弦細数はすべて陰虚内熱の象である。陰精が消耗されることによって虚風が内部に発生し，手が震えるようになる。四診の結果を総合的に考えると，瘰癧の心肝陰虚証の特徴に符合し，さらに気虚の症候も現れている。よってこの診断を下す。

【解説】

本症例は諸症状が現れてから1カ月余りであるが，実際には発病（実証）からの時間は長く，陰津が徐々に消耗されたため，虚証の範疇に属する。虚証の瘰癧は，臨床では①陰虚火旺*証と，②気陰両虚証がよくみられる。病状・病位は違っても，病機はすべて陰虚火旺に属する。

①陰虚火旺証は，頸部に腫脹もしくは結節がみられ，手指の震え・眼球の突出も現れる。また，めまい・目のかすみ・目の乾き・心悸・多夢・心煩・不眠・手足の中心が熱い・口乾・咽燥・食欲が旺盛でよく食べるが身体は痩せる・月経不順・舌紅苔少または苔剝・脈細数などの症候を特徴とする。治療には滋陰清熱・柔肝消瘰を用いる。

②気陰両虚証は，発病からの期間が長く，頸部の腫脹・眼球の突出がみられる。また，手の震え・足や身体全体に力が入らない・身体が痩せる・疲労感・息切れ・自汗・精神の抑うつ・口乾・咽燥・五心煩熱・心悸・不眠・健忘・多夢・上腹部が張る・食少*・便溏*・顔色淡白・舌質紅少津または舌苔少・脈細

数で無力などの症候を特徴とする。治療には益気養陰・化痰散結を用いる。
　注意しなければならないことは，この2つの証は単独で現れることもあれば，同時に現れることもあり，同時に現れた場合には主次がはっきりしていることもある。本症例はそのよい例である。

まとめ

　本篇の頸部の肥大とは主に「癭病」のことである。癭病は頸部前面両側に腫脹が現れる，もしくは結節ができる疾患である。古人は結節または腫脹の特徴によって「気癭」「肉癭」「石癭」に分類した。このうち「気癭」と「肉癭」は，現代医学でいう甲状腺機能亢進症・単純性甲状腺腫・甲状腺嚢腫などで，「石癭」は甲状腺がんによくみられるもので，「石癭」についてはまず早期に手術することを考えなければならない。

　癭病は情志の過度な起伏による内傷や，偏食または環境による飲食の偏りから脾胃の機能が低下した，または肝鬱による気滞や痰の凝集が原因で起こることが多く，重症化すると瘀血の阻滞を招く。そのため，癭病は発病初期は実証が多いが，病気が長引いたり，もともと正虚*の体質だと，陰虚や気陰両虚などに変わる場合もあるので，臨床では患者の具体的な病状・症候によって弁証し治療しなければならない。

　また，癭病は，①「瘰癧るいれき」，②「頸瘻けいろう」，③「項癰こうよう」，④「頸癰」と鑑別しなければならない。

①瘰癧は，頸部の側面の下顎部に豆のような腫瘍が数珠つなぎに現れ，現代医学でいうところの頸部リンパ節結核などにあたる。多くは肺腎陰虚や虚火によって津液が煉られ痰が生まれ，頸部に凝結したものか，または肝鬱気滞によって気血の運行がスムーズでなくなり，そこへ毒邪が機に乗じて侵入し，毒邪が火と化し，津液が煉られ痰が生まれて起こる。

②頸瘻は，頸部の癰腫，または瘰癧が潰れ，長いこと傷口が塞がらず，瘻道*が形成されたものをいう。またの名を「鼠瘻そろう」という。多くは気鬱によって痰が凝結し，日が経つにつれ火と化し，痰火が内結し，気血が凝滞するため，傷口が塞がらずに現れる。

③項癰・④頸癰は，項部または頸部が赤く腫れ，比較的激しい灼痛を伴い，重症化するとただれて膿が流れ出てくる。多くは風熱の邪毒が集積し，そこから気血がうっ滞して，痰熱と邪毒が項・頸部で互いに結

びつき現れる。臨床では弁証と弁病を結びつけ適切な治療をしなければならない。

【参考文献】
『三因極一病証方論』
[原　文]「堅硬不可移者，名曰石癭，皮色不変，即名肉癭，筋脈露結者，名筋癭，赤脈交絡者，名血癭，随憂愁消長者，名気癭」

[口語訳]〔腫瘍が〕硬く，位置が動かないものは「石癭」という。皮膚の色が変わらないものは，「肉癭」という。筋に露〔＝痰〕が結したものは，「筋癭」という。血管に現れたものは，「血癭」という。憂愁にしたがって消長するものは，「気癭」という。

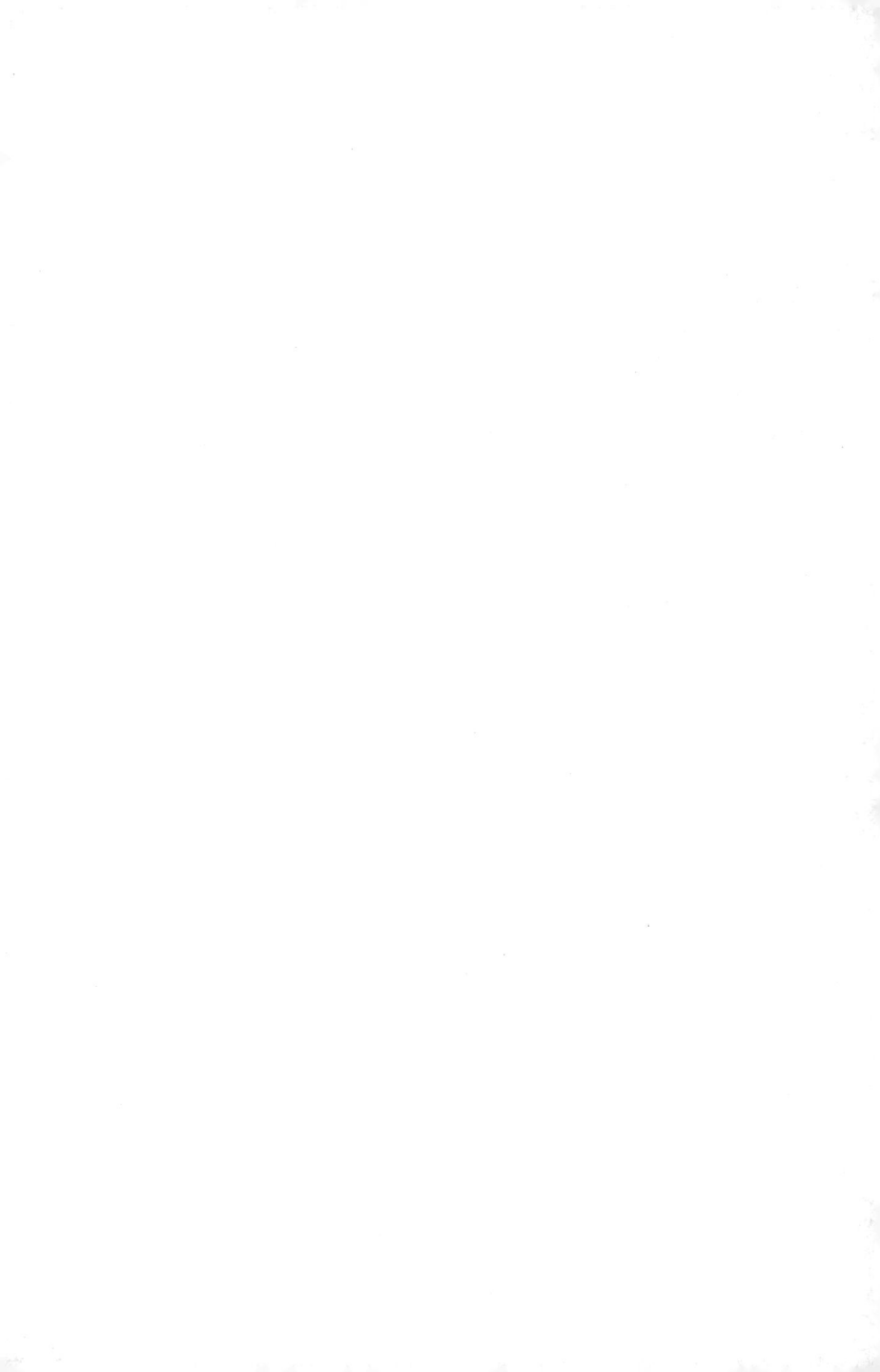

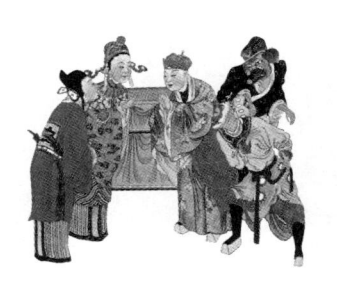

# 第3章
胸部・腹部の症状

1 心悸

症例1

● 患者:男性,32歳,営業員／● 診察日時:2003年9月10日

青年が診察室に入ってくる。顔色淡白で唇に血の気がなく,精神的にも疲労した感じである。

医師:どうしましたか?
患者:動悸がします。(心臓部を指して)ここがいつもドキドキして,とても辛いです。
医師:その症状が現れてからどのくらい経ちますか?
患者:半月以上になります。

> 心悸のなかで軽症のものは驚悸*という。これは驚いたときなどに起こるものであり,全身の状態は比較的良好である。重症になると怔忡*といい,明確な誘因もなく起こり全身の状態もあまりよくない。心悸の弁証はまず虚実をはっきりさせなければならない。そのためには過程や病因をはっきりさせるだけでなく,併発する症状についても詳しく尋ねなければならない。

医師:半月前,どのような状況から今のような症状が起こるようになったのか覚えていますか?
患者:今年は何だかひと夏中あまり体調がよくありませんでした。今年の夏は特に暑かったじゃないですか。私は8月は屋外で仕事をしていたのですが,1週間すぎた頃から動悸がして胸が苦しくなるようになりました。でも,はじめは疲れたか,天気が暑すぎたせいだろうと大して気にしていませんでした。でも,その後だんだんひどくなってきて,いつもすごく疲れた感じがして,ちょっと動いただけですぐ動悸がするようになってしまったのです。

医師：その症状が起こる前にカゼを引いたり，熱が出たりしませんでしたか？
患者：それはありません。

> 外邪を受け，それが心包まで伝わったという実証からくる変証の可能性はなくなった。現段階でまず考えられるのは，酷暑のため汗をかきすぎて気血を損傷し，胸悶*・胸がドキドキする・精神的な疲労といった症状が現れ，動くとこれらの症状が悪化するようになったということである。しかも大きなショックを受けたという形跡はない。心悸の症状だけを取り上げてみると，本証は虚証に属すると考えられる。心悸で虚証に属するものは，主に気・血・陰・陽の虚損が含まれるが，本証が虚証なのか虚実夾雑なのか，あるいは気血・陰陽ともに虚しているのか，それとも単純な気・血・陰・陽の虚損なのかはまだ確定できない。このため，患者の発病以降の状況についてさらに全面的に詳しく尋ねなければならない。

医師：この半月の経過について詳しく話していただけますか？
患者：はじめの頃はちょっと動くとすぐ動悸がして，休んでも治まらなかったので，すぐ薬局に行って，薬局の人が勧めた「朱砂安神丸」を何瓶か買って飲み始めました。飲み始めの頃は多少効果があって，動悸も治まったので，もうすっかりよくなったものと思っていました。でも，その後，また出張に行ったのですが，2日行っただけなのに帰ってきたらまた動悸がするようになって，以前よりもっとひどくなってしまいました。薬を飲んでも全然効かないし，夜もなかなか眠れないし，何回かは睡眠薬を飲んでやっと眠れるという感じでした。この何日か，特に動悸が激しいときに，自分で心拍数を計ってみたのですが，だいたい1分間で100回くらいでした。家は3階にあるのですが，階段を上るのもすごくたいへんで，ちょっと動いただけで胸が苦しくなって，息ができなくなってしまいます。この半月，眠れないし，食べられないしで，顔色も紙のように白くなってしまいました。
医師：今も動悸がしていますか？ （患者がうなずく）では，ちょっと腕を出してください。脈を診てみましょう。
　[**切診**] 心拍数110回/分，不整脈はない。脈弱で無力。

> これまでの過程や，朱砂安神丸を服用しても効果があまりみられなかったことから，虚証の可能性が高いといえる。

医師：汗をよくかきますか？ かくとしたら，昼間と夜寝ているときのどちらが多いですか？
患者：昼間に汗をかくことが多いです。ときには大して暑くもないのに汗が出て，汗をかいた後は全身がすごくだるくなります。
医師：熱っぽい感じはありますか？
患者：それはありません。

> 自汗*が現れており，発熱の自覚症状はない。陰虚の可能性はないと考えてよい。この証は心気虚・心陽虚・心血虚のいずれかに属するはずであり，この3つの証を鑑別するには，その他の症状を尋ねるほかに，舌象と脈象もしっかりと観察しなければならない。

医師：さむけはしますか？
患者：それもありません。

> 畏寒*が現れていないことから，心陽虚の可能性もほぼないと考えてよい。

医師：眠れないといっていましたが，どういった状況なのですか？
患者：主には寝つきが悪いのです。眠ってしまえば夢もそれほど見ません。
医師：その他に何か具合の悪いところはありますか？
患者：ときどきめまいがします。
医師：それでは，舌を出して見せてください。
（同時に脈を診る）
 [**舌診**] 舌質淡・苔白
 [**脈診**] 脈弱で無力

> めまい・疲労感・力が入らない・胸悶・心悸・自汗・動くと各症状が悪化・顔色淡白・唇の色が薄い・舌質淡・舌苔白・脈弱で無力というのは，すべて心気虚証の症候である。

望・聞・問・切の四診の結果を合わせて得られた病状記録・証名および診断結果は，以下のとおりである。

【カルテ】
主訴：動悸がし始めて半月余り。

現病歴：患者は半月前に暑熱の邪気を受け，過度の発汗により気を損傷し，胸悶・心悸が現れ，動くと症状が悪化した。薬の内服によりいったんは症状が好転したが，その後再度疲労し，動悸が再発した。

所見：心悸・めまい・胸悶・息切れ・活動すると各症状が悪化・心拍数110回/分・疲労感・力が入らない・自汗・口唇淡白・頭がボーッとする・舌質淡・舌苔白・脈弱で無力。

【証名】 心気虚証
【治法】 補益心気
【処方】 養心湯加減

[参考処方]
養心湯（『証治準縄』）：柏子仁・酸棗仁・五味子・茯苓・人参・黄耆・茯神・半夏・当帰・川芎・遠志・肉桂・甘草

【弁証分析】
患者は暑熱の邪気を受け，過度の発汗により気を損傷し，心気不足を招き，鼓動が無力となったため，心悸・怔忡が現れた。心気虚から宗気の循環が無力となるため，胸悶・息切れが現れる。動けば気が消耗されるため，活動後には諸症状が悪化する。気虚によって機能が低下し，衛外が固摂*できなくなり，疲労感・自汗が現れる。心気虚によって心神が失養するため頭がボーッとする。心気不足によって血液を頭部にまで運んで栄養することができなくなるため，

めまい・顔や唇の色が白い・舌質淡が現れる。心気虚によって鼓動が無力となるため，弱脈になる。患者の症状からみて，心気虚証の特徴に符合する。よってこの診断を下す。

【解説】

心悸によくみられる証型のなかで，心気虚証と心陽虚証の症状は非常によく似ており，注意して鑑別しなければならない。両者の病因はほとんど同じで，一般には高齢により臓気が衰弱したり，長期に及ぶ疾患が回復しなかったり，過度の発汗や瀉下薬の過度の使用により気血を損傷して起こる場合が多く，心陽虚証は心気虚証から発展する場合が多い。

この２つの証はともに心の機能が衰弱して起こるものであり，共通の症状として心悸・息切れ・自汗・活動後に各症状が悪化するなどがあげられる。ただし，心陽虚証はこれらの症状に加え，虚寒の症候，例えば畏寒・四肢の冷え・遅脈などが現れ，心気虚証にはこれらの寒象が現れない。この点がこの２つの証を区別する重要なポイントである。その他に，心陽虚証の顔色は多くが㿠白*であり，舌質淡白で胖嫩が多いが，心気虚証の多くは顔色淡白で舌質淡であるが胖大ではない。この点も注意して区別するとよい。

症例2

● 患者：女性，28歳，工員／● 診察日時：2002年1月4日

若い女性が診察室に入ってくる。顔色・唇の色はともに淡白である。元気はない。

医師：どうしましたか？
患者：何だか身体が弱っているみたいです。
医師：身体が弱っているというと？
患者：いつも動悸がして全体的に具合が悪いのです。
医師：今のような症状が現れてからどのくらい経ちますか？ どういった状況から始まったのですか？

患者：1カ月以上になります。私は子供を産んだばかりで，まだ2カ月経っていないのですが，産後1カ月経たないうちに動悸がするようになりました。今はさらにひどくなってきています。

医師：動悸はたまに起こるくらいですか？　それとも頻繁に起こるのですか？

患者：頻繁に起こります。産後1カ月の頃からしょっちゅう動悸がするようになり，1日中気分が悪いのです。それに子供が泣き出したりするともっと激しくなってしまいます。昨日，自分で心拍数を計ってみたのですが，1分間で100回近くありました。

> 女性の場合，出産時の出血過多や産後の悪露が尽きなかったり，さらにはじめての出産で肉体的・精神的に過労になると，気血両虚になり，心神が失養し心悸が起こりやすくなる。ただし，この患者がこの証であると確定するには，さらに詳しくその他の症状についても尋ねる必要がある。

医師：その他にどこか具合の悪いところはありますか？

患者：夜もあまりよく眠れません。

医師：発病してからの状況を詳しく話してください。

患者：わかりました。私は11月2日に子供を出産したのですが，出産のとき出血が多く，10日間入院してやっと退院できました。退院後，家に帰ってからずっと具合が悪くて，子供が生後1カ月になってもまだ出血が止まりませんでした。その頃は，常に動悸がしていて，その後，不眠が始まりました。食欲もないし，よく眠れないし，ずっと便秘気味で，3～4日に1回やっと出るくらいです。とにかく，もう全身の具合が悪いという感じです。

> この患者は主な症状が心悸であり，さらに，不眠・食欲不振・便秘を伴っている。このことから最初に考えられるのは，過度の出血により心血が損傷したため，心が失養し，神が居場所である心を守れなくなった。ただし，さらにその他の症状が現れているかどうかを確認しなければならない。

医師：では，手を出してください。脈を診てみましょう。
[脈診] 脈拍 105 回/分，脈細弱。
医師：産後の分泌物の色は鮮明な赤でしたか？ それとも暗い赤でしたか？
中に血の塊は見られませんでしたか？
患者：色は薄い赤でした。はじめの頃は少しだけ血の塊がありましたが，その後は基本的になくなりました。でも，とにかく量が多くて，いつまでも止まりませんでした。

> 産後の悪露の色が薄くて量が多く，脈細弱ということから，この患者の疾患が虚証であることが確定できる。ただし，具体的な証を確定するには，さらに併発する症状などを詳しく尋ねなければならない。

医師：その他に具合の悪いところはありますか？
患者：ときどきめまいや頭痛がします。いきなり立ち上がったりすると，目の前が真っ暗になって，何度か倒れそうになったことがあります。

> めまい・頭痛や，立ち上がったとたんに目の前が真っ暗になるというのは，血虚によって頭や目が失養したために起こる。

医師：汗をよくかきますか？
患者：それほどでもありません。

> 気虚の自汗や陰虚の盗汗*は現れていない。

医師：夢をよく見ますか？
患者：よく見ます。ただでさえ寝つきが悪いのに，眠ったと思ったら夢ばかり見てすぐに目が覚めてしまいます。

> 心悸の併発症状のなかでも，不眠・多夢・めまいが主な場合，心血虚証もしくは心陰虚証に属する。この２つの証については，その他の症状や舌および脈の状態によって鑑別するとよい。

医師：自分で熱っぽいと感じることはありませんか？　例えば手の中心が熱いとか。
患者：それはありません。

> この患者には五心煩熱*が現れていない。さらに顔色淡白で両頬の紅潮などもみられないので，心陰虚証の可能性はないとみてよい。

医師：具合が悪くなってから何か薬を飲みましたか？
患者：「烏鶏白鳳丸」や「十全大補丸」などの中成薬を飲みました。まだ，授乳をしているので，西洋薬は飲みたくなかったものですから。でも，これだけいろいろな薬を飲んでも効果はあまりみられませんでした。

> 患者の治療過程を理解するのは診断の助けになる。患者の言うことから判断すると，滋陰補気の中薬はこの証に合っていないことがわかる。したがって，気虚や陰虚ではないと判断できる。

医師：ちょっと目を見せてください。やはり，瞼の裏の色も薄いですね。それに唇や顔も血の気があまりありませんね。では，舌を出して見せてください。
[**舌診**] 舌質淡白・苔薄白

> 顔色淡白・舌質淡・舌苔薄・脈細弱というのは，心血虚証の症候である。

　望・聞・問・切の四診の結果を合わせて得られた病状記録・証名および診断結果は，以下のとおりである。

【カルテ】

主訴：心悸・不眠が1カ月余り。

現病歴：患者は出産時の出血が多く，さらに産後の悪露がなかなか止まらなかったり，精神的な疲労が続いたりしたことも加わり，心悸・不眠・多夢・めまい・頭痛を引き起こすにいたった。

所見：心悸・脈拍105回/分・不眠・多夢・めまい・頭痛，眼瞼の裏・顔色・唇すべてに血の気がない，精神的な疲労・食欲不振・便秘（3～4日に1回）・舌質淡・舌苔薄・脈数細弱。

【証名】 心血虚証

【治法】 養血安神

【処方】 四物湯加減

[参考処方]

四物湯（『太平恵民和剤局方』）：当帰・白芍・熟地黄・川芎

【弁証分析】

　心血虚証は急性の大量出血から起こる場合以外は，ほとんどは発病が緩慢で病程が長いという特徴がある。多くは出血・長期の疾患によって身体が失養した，あるいは過度の精神的疲労があったという病歴がある。本症例の患者は出産の際に出血が多く，さらにはじめての子育てで精神的な疲労が重なり，血を消耗したことによって心血虧虚を招き，心が失養したため心悸が現れた。血が心を養うことができず，神が居場所である心を守ることができなくなるため，不眠・多夢が現れる。血虚によって脳竅を濡養することができなくなると，めまい・頭痛が現れるようになる。血虚になると大腸を潤滑できなくなるため，大便乾結*になる。血虚によって舌・顔・目に血液が行き渡らなくなるため，顔色・眼瞼の裏・唇に血の気がなく，舌質も淡白になる。心血が不足していても，身体の需要を満足させなければならず，心気が力を振り絞って身体の要求に応じようとするため脈拍が速くなる。正気・血ともに虚損しているため脈を十分に満たすことができないので，脈が細弱になる。これらの結果から心血虚証の診断を下す。

【解説】

①心血虚証の心悸と，②心陰虚証の心悸の症状はよく似ており，病因も非常に似通っている。一般には陰血生化の源が不足することによるものか，もしくは出血後（出産時や崩漏*，外傷の出血など）に継発する場合や，過度の精神的疲労によって営血の虧損を招き起こる場合もある。この2つの証には，すべて心悸・不眠・多夢などの症状が現れる。

① 心血虚証は心血不足から，心が養われなくなり，神が居場所である心を守れなくなることを基本的病理変化とし，心悸・不眠・多夢・顔色が白っぽい・舌質淡・細脈を主な症状とする。
② 心陰虚証は心陰が損傷して，心が養われなくなり，虚熱*が内をかき乱すことを基本の病理変化とし，臨床では心悸・不眠・多夢の他に，虚熱の症候が現れる。例えば，潮熱*・盗汗・五心煩熱・舌紅少津・脈細数などを特徴とする。

症例3

● 患者：男性，72歳，退職者／● 診察日時：2004年1月11日

老年の男性が家族に付き添われて診察室に入ってくる。顔色㿠白で，息切れしており，元気がない様子である。

医師：どうしましたか？
患者：動悸がひどくて，足もむくんでいます。
医師：では，ちょっとズボンの裾をめくってみてください。足を診てみましょう。
　[按診所見] 両下肢の脛骨前部および踝部に，軽度の陥没性浮腫がみられる。回復にもやや時間がかかる。

> 患者は心悸・怔忡が現れ，下肢の浮腫も現れている。この病証の緩急や虚実を知るには，発病の過程や状況について詳しく尋ねなければならない。

医師：この症状が起きてからどのくらい経ちますか？
患者：今回は1週間になります。
医師：以前にも，同じようなことがあったのですか？
患者：糖尿病を患っていてもうすぐ20年になります。3年前にも検査をして心臓と腎臓も悪いといわれました。
医師：以前のカルテを見せていただけますか？
患者：はい，これです。
（カルテを見ると，その記載事項と患者の叙述は一致している。何度も入退院を繰り返しており，各検査の結果，2型糖尿病・心機能低下・腎機能不全と診断されている）

> 患者は糖尿病を長期間患っているため，陰の損傷が陽にも及んだり，瘀血が脈絡に阻滞しやすい。病が長期化し，心悸・水腫が現れているので，ここでは，正気が虚して実邪が侵入し，陽虚により水液が停滞して，水気が心を犯したと考えられる。

医師：自分では，どのようなときにこういう症状が起こりやすいと思いますか？
患者：寒さにあたるとダメですね。いつも寒くなると発作が起きます。今回も急に気温が下がったため発作が起きました。
医師：ふだんから寒がりのほうですか？
患者：寒がりです。服も必ず他の人より多く着ています。それにいつも手足が冷たいです。

> 畏寒・四肢の冷えが現れ，心悸が主症ということから，心陽虚損であると考えられる。

医師：その他に何か具合の悪いところがありますか？
患者：よく胸が苦しくなって，めまいがしたり，目がかすんだりします。あとは全身に力が入らなくて，ちょっと動いただけで冷や汗が出ます。それに空気が足りない感じがしてきます。ですからふだんなかなか外出できません。

> 胸悶・息切れ・疲労感・力が入らない・自汗が現れ，活動後は諸症状が悪化する。これは陽気不足と関係がある。清陽*が上昇しなくなり，めまいや目のかすみが現れる。

医師：ふだん，腰や膝がだるくなることはありませんか？
患者：あります。よく，腰や足がだるくなります。

> 腰膝酸軟*は腎虚の象である。

医師：食欲はありますか？
患者：あまりありません。すぐ気持ちが悪くなります。ちょっとでも食べすぎると吐いてしまいます。

> 湿濁が上部にあふれることによって食欲不振や悪心が現れる。

医師：のどはよく渇きますか？
患者：のどが渇いた感じはするのですが，あまり水を飲みたくありません。入っていかない感じがするのです。

> 水飲が阻滞することによって津液が上部に行きわたらなくなるため，のどが渇きやすい。しかし，飲邪による疾患のため，水を飲みたくてもあまり飲めない。

医師：尿の調子はいかがですか？
患者：尿は少ないです。利尿剤を飲めば少しは多くなりますが。

> 陽虚によって気化*機能が失調し，水液が停滞するため，小便短少が現れる。

医師：便はどうですか？

患者：便は正常です。
医師：では，舌を出して見せてください。
（同時に脈を診る）
[**舌診**] 舌質暗淡で胖嫩・苔白滑
[**脈診**] 脈沈弱

> 舌と脈は陽虚水停の象である。

　望・聞・問・切の四診の結果を合わせて得られた病状記録・証名および診断結果は，以下のとおりである。

【カルテ】
主訴：心悸が反復して現れ，下肢の浮腫を伴う。この症状が現れるようになって3年。今回の発作が起きてからは1週間。
現病歴：患者は糖尿病を患って20年になり，3年前から心悸・下肢の浮腫が現れるようになった。また，寒さにあたるとこれらの症状が再発し，何度も入退院を繰り返し治療にあたっている。現在の診断は2型糖尿病・心機能低下・腎機能不全である。
所見：心悸・怔忡・両下肢の陥没性浮腫が現れ，押した手を離してもすぐにはその陥没が元に戻らない。さらに，疲労感・力が入らない・胸悶・息切れ・めまい・目のかすみ・自汗を伴い，活動後は各症状が悪化する。その他に，顔色㿠白・畏寒・四肢の冷え・腰膝酸軟・食欲不振・悪心・口渇はあるが水を飲みたくない・小便短少・舌質暗淡で胖嫩・舌苔白滑・脈沈弱などが現れている。

【証名】 心腎陽虚証
【治法】 温陽散寒*・化気利水
【処方】 苓桂朮甘湯合真武湯加減

[**参考処方**]
苓桂朮甘湯（『金匱要略』）：茯苓・桂枝・白朮・甘草
真武湯（『傷寒論』）：茯苓・白朮・生姜・附子

【弁証分析】

　患者は 20 年近く糖尿病を患っている。病が長期化すると陰虚が陽にも影響し，腎陽虚を引き起こし，水液を正常に気化・代謝することができなくなり，水湿が内停し肌膚にあふれる。また，水湿は下に下がる性質があるため，下肢に陥没性の浮腫が現れ，小便短少が現れる。心陽が虚衰するため，温運が無力となり，水気が心を犯すようになる。このため心動が失調し心悸・怔忡が起こる。寒邪は陽を傷つけるため，寒さにあたるたびに繰り返し発作が起こる。陽虚によって胸部の陽気がスムーズに流れなくなり，肺気の宣発機能も低下するため，胸悶・息切れが起こる。陽気不足によって肌体が失養し，清陽が上昇しなくなるため，疲労感・力が入らない・めまい・目のかすみが起こる。温煦*機能が失調し，衛外が固摂できなくなるため，畏寒・四肢の冷え・自汗が起こる。「労すれば気を消耗する」ため，活動後は各症状が悪化する。腎陽不足によって腰や膝が失養するため，腰膝酸軟が現れる。湿濁が上部にあふれるため，食欲不振・悪心が現れる。水飲が阻滞し，津液が上部に行き渡らなくなるため，口渇はあるが水を飲みたがらない。顔色晄白・舌質暗淡・舌苔白滑・脈沈弱というのはすべて陽虚により水液が停滞した象である。四診の結果を総合的に考えると，心腎陽虚証の症候の特徴に符合する。よってこの診断を下す。

まとめ

　心悸とは，動悸が激しく自分でコントロールできない自覚症状をいう。この名称は伝統的に病名としても使われている。そのなかで症状が比較的軽いものを驚悸といい，多くは驚いたり疲れたりすると動悸がし，動悸が起きたり起きなかったりを繰り返し，発作が起きていないときはまったく正常人と変わらない。病状は比較的軽く，全身状況も良好である。もし，明らかな誘因もなく一日中動悸が激しく，上は胸・心臓部，下は腹部にいたるまで動悸が伝わり，少しでも動くと症状が悪化し，全身状況も良好でなく，症状が重いものは怔忡（せいちゅう）と呼ぶ。驚悸が長引き治癒しないでいると，怔忡に移行する場合もある。

　心悸の弁証は，まずはじめに虚実の鑑別をしなければならない。一般に心悸は虚証が多く実証は少ない。ただし，内虚に外因が加わり誘発され，虚実ともにみられる証も存在する。虚証の心悸は，気血や陰陽の虧損，または心神の失養から起こる場合が多く，臨床でよくみられる証は心気虚証・心血虚証・心陰虚証・心陽虚証・心虚胆怯証であり，多くの証が重なって現れる場合もある。症状としては，心悸以外に各証それぞれに気・血・陰・陽の虚損の症状が現れる。実証の心悸は，痰火が心を擾（わずら）わした・水飲が心を犯した・瘀血が脈絡を阻害したといった気血の運行不調から起こる場合が多く，臨床でよくみられる証としては水気凌心証＊・心血瘀阻証・痰火擾心証などがある。これらの証は心悸以外に痰・飲・瘀・火の症状がみられる。

　注意しなければならないことは，心悸の諸証は，虚実間で互いに夾雑したり，転化することがあるということである。例えば，実証が長引けば正気が損傷し，気・血・陰・陽の虧損の証を兼ねてしまう場合があり，虚証も虚が実を招き，痰・飲・瘀・火などの実証の症状が現れるようになる場合もある。そのため，「本虚標実」の証も多く，「本」は気血不足・陰陽の虧損，「標」は気滞・血瘀・痰濁・水飲という虚実夾雑の証が臨床ではよくみられる。治療には補虚を主に，祛邪を補として行うとよい。

虚証は益気・養血・滋陰・温陽を主にし，さらに寧心安神の薬を加えるのもよい。実証は清火化痰・行瘀鎮驚を主にする。虚実兼夾の場合は主次・緩急を明確に見きわめたうえで治療にあたる。その他に，心悸の患者で胸痛を兼ねる場合もあるが，胸痛が主な症状のものは本書の「胸痛」の節で紹介しているので，そちらも参考にされたい。

【参考文献】
①『雑病源流犀燭』
[原　文]「怔忡,心血不足病也……心血消亡,神気失守,則心中空虚,怏怏動揺不得安寧, 無時不作，名曰怔忡，或由陽気内虚，或由陰血内耗，或由水飲停於心下，水気乗心……，或事故煩冗，用心太労……或由気鬱不宣而致心動……，以上皆怔忡所致由也」

[口語訳]　怔忡は心血不足の病である……心血が消亡し，神気失守となり，心中空虚となるため，怏怏(おうおう)として動揺し安寧が保てなくなり，その症状が現れないときがない。これを怔忡という。また，陽気内虚・陰血内耗・または水飲が心下に留まり，水気が心に乗じたなどにより……，また，長期に渡り心配事が多く，精神的過労となり，……また，気鬱から気機不暢になり心悸を引き起こし……，以上は，すべて怔忡を引き起こす原因である。

②『医林改錯』
[原　文]「心跳心慌，用帰脾安神等不効，用此方百発百中」

[口語訳]　動悸が激しく気分が落ち着かないときは，帰脾安神などの方を用いても効きめがなく，この方を用いれば百発百中である。

第3章◇胸部・腹部の症状

2 咳・喘・哮

症例1

●患者：男性，30歳，工員／●診察日時：2003年12月25日

青年が診察室に入ってくる。顔色がやや赤く，元気がない。

医師：どうしましたか？
患者：咳が止まりません。
医師：どのくらい経ちますか？
患者：10日くらいです。

> 咳という症状は，まず外感の咳か，内傷の咳かを見きわめなければならない。この患者の場合，症状が現れてからの時間だけでは外感か内傷かを判断できない。発病の原因やその他の症状を詳しく尋ねることによって，証を判断することができる。

医師：10日前，どのような状況から咳が出るようになったのかまだ覚えていますか？
患者：たぶん，カゼを引いたのだと思います。10日前，急に寒くなって，一気に10℃以上気温が下がったのですが，そのとき私は薄着をしていました。それでこんなに長引いてしまったのだと思います。それに最近もずっと寒い日が続いているので，ちっともよくなりません。

> 患者には寒邪を受けたというはっきりした病因があるが，現段階では表証なのか，表邪が裏に入ってしまった裏証なのかを判断することはできない。証を確定するにはその他の症状を知る必要がある。

医師：さむけはしますか？　熱はどうですか？

患者：さむけもしますし，熱もあります。さきほど看護師さんが熱を測ってくれました。

（体温記録：38.5℃）

> この患者には，発熱と悪寒が現れていることがわかったが，悪寒発熱*であるのか，寒熱往来*であるのかを見きわめ，その病位を判断する。

医師：さむけと発熱は同時に起きているのですか？　それとも交互に現れるのですか？
患者：同時ですね。自分でも不思議なのは，熱が高いのにすごくさむけがすることです。
医師：汗は出ますか？
患者：出ません。解熱剤を飲んだときに少し出るくらいです。

> 悪寒と発熱が同時に現れるのは表証の特徴である。さらに，寒邪を受けたという事実があり，汗が出ず，悪寒が重く熱が軽いという自覚症状があるので，基本的に風寒表証であると判断して間違いない。ただし，発病からすでに10日も経っているため，邪気が裏に入っている症候が現れているかどうかによって表裏同病の証の可能性もでてくる。そのため，発病以来の病状の変化についても詳しく尋ねる必要がある。

医師：発病してからの状況について詳しく話していただけますか？
患者：わかりました。10日前にカゼを引いたばかりの頃は，咳が出て，熱も出てさむけもしました。あとは，鼻も詰っていましたし，鼻水も出ましたし，頭痛もひどかったです。そのときは自分で家にあるカゼ薬を探して飲みました。その後，鼻づまりと鼻水はだいぶよくなったのですが，咳がかえってひどくなってしまいました。それに少し息切れもします。ここ何日かは，咳をすると胸が痛くなります。夜寝ているときも咳で目が覚めてしまいます。

> 現在，患者の主症状は咳のようである。咳の病程や特徴についてさらに詳しく尋ねなければならない。空咳なのか，痰を伴う咳なのか，もし痰が出るのなら，痰の性質の違いなどが診断する際の助けになる。

医師：咳が出るとき痰は出ますか？
患者：出ます。
医師：どんな痰ですか？
患者：白くて，薄い痰です。量も多いです。それにいつものどがむず痒い感じがします。

> 咳・悪寒・発熱・頭痛といった表証の症状が現れており，さらに咳が激しく，白く薄い痰が出ていることから，現在は表裏ともに侵されていると考えられる。

医師：その他に具合の悪いところはありますか？
患者：あとは全身が痛いですね。首などはこわばった感じがして，すごく痛いです。

> 体中が痛むのも表寒証の症状である。

医師：食欲はありますか？
患者：あまりありません。食べても味がしません。
医師：便はどうですか？
患者：便秘気味です。2日に1回くらいです。それに，出ても硬くてすごく出にくいです。
医師：では，舌を出して見せてください。
（同時に脈を診る）
[**舌診**] 舌質淡紅・苔薄白
[**脈診**] 脈浮緊

> 患者は現在，咳が主な症状であり，さらに白い痰が出て，咳がひどくなると息切れがし，のどの痒み・全身の痛み・食欲不振・便秘・舌質淡・舌苔薄白・脈浮緊という症候が現れており，これらは風寒犯肺証の症候に一致する。

　望・聞・問・切の四診の結果を合わせて得られた病状記録・証名および診断結果は，以下のとおりである。

【カルテ】
主訴：咳が出始めて 10 日余り。
現病歴：患者は 10 日ほど前に寒邪を受け，咳・発熱・悪寒・無汗・頭痛・鼻づまり・鼻水などの症状が現れるようになった。市販のカゼ薬を服薬後，鼻水・鼻づまりの症状は軽減した。
所見：咳がひどく，やや息切れもする。薄く白い痰が出て，悪寒・発熱・無汗・頭痛・のどの痒み・全身の痛み・食欲不振・便秘・舌質淡紅・舌苔薄白・脈浮緊などの症状が現れている。体温 38.5℃。
【証名】 風寒犯肺証
【治法】 散寒解表・宣肺化痰
【処方】 杏蘇散加減
［参考処方］
杏蘇散（『温病条弁』）：杏仁・紫蘇・陳皮・生姜・苦桔梗・茯苓・半夏・甘草・前胡・枳殻・大棗

【弁証分析】
　風寒を受け，まず皮毛が邪気に侵され，そこから肺に及び，肺気が宣発しなくなったため，咳が出るようになり，悪化すると息切れがした。のどは肺の門戸であり，肺の宣降機能が衰えたため，のどの痒みが現れる。津液が肺全体に行き渡らず，一カ所に溜まって痰となり，肺気の上逆に従い上に上がってくるので，白い痰が出る。邪気が肺と衛気を侵し，衛陽が滞るため悪寒がし，正気

が邪気に抵抗するため，発熱が起こる。寒は収・引の性質があり，腠理が閉塞するため，無汗になる。風寒が表を侵し，経絡が凝滞し経気の流れが悪くなるため，頭痛・全身の痛み・首のこわばりなどが現れる。肺と大腸は表裏の関係なので，肺気が壅滞すると大腸の気機もスムーズでなくなるため，便秘が現れる。舌質淡紅・舌苔薄白・脈浮緊というのはすべて風寒を受けた象である。これらの結果より，風寒犯肺証という診断を下す。

【解説】

①風寒犯肺の咳と，②風熱襲肺の咳は，どちらも外邪を受けて起こるため，ともに表証の症候がみられる。

① 風寒犯肺の咳は，風寒の邪気が表を締めつけ肺を犯すため，肺の宣発機能が失調し咳が出るようになる。肺気がスムーズに流れなくなり，津液が肺全体に行き渡らなくなるため，白く薄い痰が出て，水のような鼻水が出る。風寒が表を締めつけることにより，腠理が閉塞するため，頭痛・発熱・悪風寒などの症状が現れる。

② 風熱襲肺の咳は，風熱の邪気が肺を犯すため，肺の清粛機能が失調し，また，熱が津液を損傷するため，咳が出るが，咳の後もすっきりせず，痰は黄色く濃い痰が出る。また，口渇・咽喉痛も現れる。風熱が清空*を擾わし，頭部の気血が逆乱するため頭痛が起こり，正邪が交争し機能が亢奮するため，発熱する。邪気が表を襲い，衛外機能が失調するため，悪寒がするようになる。風熱の邪気は昇発・疏泄の性質があり，腠理を開かせるため，発汗がある。

このように2つの証は，咳の特徴や痰の状態および併発する表証の違いなどが，鑑別の際のポイントとなる。

症例2

● 患者：女性，58歳，退職工員／● 診察日時：2001年1月5日

初老の女性が診察室に入ってくる。体型は痩せ型であり，両頬が紅潮し，元気のない様子である。

医師：どうしましたか？
患者：咳がなかなか止まりません。

> 咳は，まず外感の咳か，内傷の咳かを見きわめなければならない。そのため病因と発病過程は必ず尋ねなければならない。

医師：咳が出るようになってどのくらい経ちますか？
患者：2〜3年になると思います。日によってよくなったり，悪くなったりするのですが，今回は症状が出てからもう1カ月以上になります。

> 発病の状況からみて，この患者はもともとが虚の体質であり，さらに外邪を受け，咳が出るようになったと考えられる。ここではさらに，その病因や過程について詳しく尋ねる必要がある。

医師：では，今回はどのようにして咳が出るようになったのですか？
患者：それがはっきりしません。特別な原因はなかったと思います。以前からそうで，毎回どうしてかはよくわからないのですが，咳が出るようになるのです。
医師：ちょっと腕を伸ばして見せてください。脈を診てみましょう。
　[脈診] 脈細数

> 今回の発病は特にはっきりした外感の要因もないため，外感の咳である可能性はない。脈細数というのは虚証であることを示している。

医師：咳が出るようになってからの経過を詳しく話していただけますか？
患者：3年前から咳が発作的に出るようになり，毎回よくなるまでに最低でも1カ月はかかります。原因はカゼを引いて起きたこともあったと思いますが，特に何も原因がないのに咳が出るようになることが多いです。毎年，同じような症状が5〜6回は起きます。毎回，とにかく咳がひどくて，横になれないほどのときもあります。ちょっと動くとさらにひどくなります。痰は多くありません。空咳のときもありますし，痰の中にほんの少しですが血が混じっている

こともあります。あと，熱が出たこともありました。でも，そんなに高い熱ではありません。いつも 38℃以下ですね。一昨年の検査のとき肺結核だといわれて，抗生物質を飲んだこともありましたが，まもなくそうではないということがわかり薬を止めました。その後，胸のX線を撮った結果，気管支拡張症だといわれたこともありました。そんなこんなで私もいろいろな薬を使いました。点滴を打ったり，消炎剤を飲んだり，数え切れないほどです。それに何度も入院をしましたが，結局，根本的な治癒はできませんでした。

医師：毎回，どんな薬を使って治療をしているのですか？

患者：毎回，消炎剤か化痰止咳の中薬を飲んで少しずつ回復していきます。咳が出なくなったら薬を止めて，また出るようになると飲むというのを繰り返しています。

> 患者は咳が出るようになってからが長く，痰は少なく，痰が出ないときもある。また，あるときには痰の中に少量の血が混じる。これは肺陰虚にみられる症状だが，具体的な証を確定するには，さらに併発する症状などについて尋ねなければならない。

医師：咳以外に他に何か具合の悪いところはありますか？

患者：食欲もあまりありませんし，便秘気味で，あとは汗がすごく出ます。

医師：汗は昼間出ることが多いですか？　それとも夜ですか？

患者：夜ですね。

医師：夜はよく眠れますか？

患者：ああ，夜もよく眠れませんね。いつもイライラしていますし。

医師：以前から今のように痩せているのですか？

患者：以前は今よりずっと太っていました。たぶん，今より 10kg は重かったと思います。この何年かで病気を繰り返し，ずいぶん痩せてしまいました。今は 50kg ありません。

> 患者には，盗汗*・五心煩熱*・両頬の紅潮・身体が痩せるといった症状が現れている。これにより陰虚証であると判断できる。

医師：のどはよく渇きますか？
患者：口の中ものども渇きます。声までかすれてしまいます。
医師：では，ちょっと口を開けて見せてください。ああ，のどが少し赤いですね。でも，腫れてはいませんね。のどは痛くないですか？
患者：それはありません。

> 口乾・声がかすれる・のどが赤いといった症状も陰虚の症状である。

医師：では，舌を出して見せてください。
　[**舌診**] 舌質紅・少津・舌苔少

> 盗汗・五心煩熱・両頬の紅潮・身体が痩せる・舌質紅で少津・舌苔少・脈細弱数というのは，すべて肺陰虚証の象である。

　望・聞・問・切の四診の結果を合わせて得られた病状記録・証名および診断結果は，以下のとおりである。

【カルテ】
主訴：咳の発作が出るようになって3年近く。今回の発作が再発し，悪化してから1カ月。
現病歴：咳が繰り返し出るようになって3年，ときには治まり，ときには発作が現れる。1カ月前にも，特にこれといった原因もなく発作が起きた。
所見：咳が出て呼吸が苦しくなる。痰は少なく，場合によっては空咳が出たり，痰の中に少量の血が混じるときもある。また，不眠・盗汗・五心煩熱・両頬の紅潮・身体が痩せる・口乾・声がかすれる・食欲不振・便秘・舌質紅で少津・舌苔少・脈細弱数という症候が現れている。
【証名】 肺陰虚証
【治法】 潤肺止咳・滋陰降火
【処方】 百合固金湯加減

第3章◇胸部・腹部の症状

[参考処方]
百合固金湯（『慎斉遺書』）：百合・熟地黄・生地黄・玄参・貝母・桔梗・甘草・麦門冬・芍薬・当帰

【弁証分析】

　肺陰不足によって虚火*が発生し，肺が熱され，気機が上逆するため咳が出る。津液が煉られ，痰が生まれるため，痰の量が少なく粘り気を帯びる。もし，熱から肺絡が焼かれて損傷すれば，痰の中に血が混じるようになる。咽喉が陰津によって潤されなくなり，さらに虚火によって蒸されるため，声がかすれるようになる。肺陰虧虚によって口やのどを潤せなくなるため，口燥・咽乾となる。陰虚によって筋肉を栄養できなくなるため，身体が痩せる。陰虚によって陽を制御できなくなるため，虚火が盛んになり，午後の潮熱*・五心煩熱が現れる。熱が営陰をわずらわすため，盗汗が現れる。虚熱*が炎上することによって両頬の紅潮が現れる。舌質紅・舌苔少・脈細数というのはすべて陰虚火旺*の象である。よって肺陰虚証の診断を下す。

【解説】

　①肺気虚の咳と，②肺陰虚の咳はともに病程が長い虚証の咳である。
①肺気虚の咳は気虚の症状を伴う。例えば，声が低い・息切れ・顔色㿠白*・自汗*・畏風・カゼを引きやすいなどである。
②肺陰虚の咳は，午後の潮熱・五心煩熱・盗汗など，陰虚の症状が現れる。
　燥邪犯肺証と肺陰虚証はともに，空咳・痰が少なく吐き出しにくいという症状が現れるが，両者の鑑別は次の症例3を参照。

症例3

● 患者：女性，34歳，農業／● 診察時間：2003年10月10日

女性が診察室に入ってくる。顔色は正常であり，元気もある様子である。

347

医師：どうしましたか？
患者：咳が1週間も止まりません。

> 「新病*」「久病*」とは相対的にいう言葉であり，1週間という時間は特に長くはないが，これだけで証の性質を判断できるものではない。咳という症状は，痰の量や状態の違いが診断の手がかりになることが多い。

医師：痰は出ますか？
患者：ほとんどは空咳です。たまに痰が出ることもありますが，量は少ないです。それに吐き出しにくいですし，やっと出たと思うとほんの少しで，色は白くて，ネバネバしています。

> 咳の各症候のなかで，空咳・痰が少ないか出ない・痰が濃くなかなか吐き出せないというのが主症の場合，燥邪犯肺証か肺陰虚証であることが多い。この2つの証は，病因・発病の季節・発病からの期間の長さが異なる以外に，併発する症状が違うことも2つの証を鑑別する際の大事なポイントとなる。

医師：最初，どのようにして咳が出るようになったかわかりますか？　あと，咳以外に何か具合の悪いところはありますか？
患者：たぶん，数日前にカゼを引いたのだと思います。はじめは頭痛とさむけがして，熱もあったと思います。それでカゼ薬を飲んだら，だいぶよくなったのですが，咳だけが残ってしまいました。あとは唇がカサカサになって，のどや鼻もすごく乾いた感じがします。のどが渇いてすごく水が飲みたくなりますし，便秘もしています。2～3日に1回出るくらいで，便が硬くて出すのに苦労します。

第3章◇胸部・腹部の症状

> のどが渇いて水を飲みたがり，便秘をしているという症状が現れている場合，糖尿病なのか胃火亢盛証であるのかをしっかり鑑別しなければならない。

医師：のどの渇きや便秘はいつから始まったのですか？ あと，尿のほうはどうでしょう？
患者：咳が出るようになってからそうなりました。尿も少ないです。

> 病程は長くないので，今回の疾患と関係があると考えてよい。

医師：食欲はありますか？
患者：それは特に変わりありません。

> この患者は外邪を受けたという病因があり，悪寒と発熱が同時に現れてもいる。これは表証の特徴である。糖尿病は内傷の病であり，期間も長く，多飲・多食・多尿・羸痩(るいそう)＊といった症状が現れる。よって，その可能性はないとみてよい。

医師：以前の体調はいかがでしたか？ その他にも具合の悪いところはありますか？
患者：その他にはありません。以前はとても健康でした。ほとんど病気もしたことがありません。
医師：では，舌を出して見せてください。
（同時に脈も診る）
 [**望診**] 唇がややひび割れている。舌質淡紅・苔薄白で乾燥
 [**脈診**] 脈細数でやや浮

> 燥邪犯肺証の症候に一致する。

発病の季節や原因，四診の結果を合わせて得られた病状記録・証名および診断結果は，以下のとおりである。

【カルテ】
主訴：空咳（痰は少ない）が現れて約1週間。
現病歴：数日前，風寒の邪気を受け，頭痛・悪寒・発熱が現れた。薬の内服により，頭痛・悪寒・発熱は軽減したが，咳が治まらない状態である。
所見：空咳が出る。痰は出ないか白く濃い痰がごく少量出る。痰は粘り気が強く吐き出しにくい痰である。さらに，唇・鼻・のどが渇き水を飲みたがる，便秘（数日に1回）・小便短少・舌質淡紅・舌苔薄白で乾燥・脈細数でやや浮などの症状が現れている。その他は正常。
【証名】　燥邪犯肺証
【治法】　疏風清肺・潤燥止咳
【処方】　桑杏湯加減
［参考処方］
桑杏湯（『温病条弁』）：桑葉・杏仁・沙参・浙貝母・豆豉・梔皮・梨皮

【弁証分析】
　肺は「嬌臓*（きょうぞう）」「喜湿悪燥」の臓であり，清粛を主る。さらに季節は秋であり，空気が乾燥しており，肺津を傷つけやすい。そのため空咳が出るようになり，痰は出ないか，粘り気が強く吐き出しにくい痰が少量出る。燥邪が津液を損傷し，潤いがなくなるため，唇・鼻・のどが乾き，水を飲みたがり，便秘・小便短少が現れる。燥邪が風熱とともに人体を侵したため，頭痛・悪寒・発熱などの表証の症候が同時に現れる。舌質淡紅・舌苔薄白で乾燥・脈細数でやや浮というのは，燥邪犯肺証の症状に符合する。よってこの診断を下す。

【解説】
　咳が現れる証のなかでも，①肺陰虚証と，②燥邪犯肺証の主な症状は非常によく似ている。ともに空咳が出て痰は出ない，もしくは粘り気があり吐き出しにくい痰が少量出る，または痰の中に少量の血が混じるというのが主症状である。このため特に注意して鑑別する必要がある。

病因・病程からいうと、①肺陰虚証は内傷の疾患であり、虚証である。病程は長い場合が多い。②燥邪犯肺証は外感の疾患であり、実証で病程が短い。

発病の季節からいうと、①肺陰虚証は特にはっきりした季節性はなく、四季のいずれにも発病する可能性がある。②燥邪犯肺証は空気が乾燥している季節に多く起こるため、秋に発病することが多い。

併発する症状からいうと、①肺陰虚証は身体が痩せる・五心煩熱・両頬の紅潮・盗汗・舌紅少苔・脈細など陰虚内熱の症状が現れる。②燥邪犯肺証は津液を損傷し潤いがなくなった「燥」の象が顕著に現れる。例えば、唇・鼻の乾き、のどが渇き水を飲みたがるなどである。さらに表証の症状も同時に現れる場合が多い。

ただし、以上の鑑別ポイントも臨機応変に考えなければならない。例えば、燥邪犯肺証も津液を損傷するので、長引けば「由実致虚」〔実証から虚証にいたる〕となったり、虚実夾雑証に移行することもある。また、肺陰虚証は四季のいずれにも発病する可能性があるので、当然、秋に発病する可能性もある。

症例4

●患者：男性，70歳，幹部／●診察日時：2001年11月9日

老年男性が家族に付き添われて診察室に入ってくる。顔色は暗く、呼吸がやや荒く、元気のない様子である。

医師：どうしましたか？
患者：喘息の発作がまた起きました。もう昔からの病気で、ちょっと寒くなるとすぐ起こるのです。
医師：いつからですか？
患者：1週間くらいです。1週間前、気温が急に下がってからです。

> 患者は喘咳が主な症状で、発作が起きてから1週間だという。天候の変化により起こっていることから、まずは外感の疾患であると考えられる。邪気の性質が何であるかは、痰の量・色・質、および併発する症状などを尋ねることで判断できる。

医師：痰はどのような感じですか？

患者：白い痰です。ときによって薄かったり濃かったりしますが、量は非常に多いです。この病気なってからたぶん4〜5年になると思います。毎年入院して、気管支喘息だと診断されています。これが前回入院したときのカルテです。あと、これが胸のX線写真です。

医師：今、一番辛いのはどういったことですか？

（カルテを見ながら尋ねる。カルテの記載によると、患者は今年の2月に某医院にて入院治療を受け、気管支喘息の診断が出ている。抗痙攣剤・抗菌消炎剤などを用いて治療をしている。症状が好転したため退院）

患者：とにかく呼吸をするのが苦しいです。ちょっと動くとゼイゼイします。痰もとても多くて、のどでグルグルいいます。寝るときなどは、横になるより、何かに寄りかかっているほうが楽です。

> 患者は長年喘息を患っており、もともと痰が多い体質で、今回は寒邪を受け発病し、息切れ・喀痰・喘鳴などが現れている。中医でいう「哮証」である。外感による疾患には寒熱の別がある。寒邪を受けた場合であっても、すでに熱化して裏に入っていないかを考えなければならない。寒熱を見分けるには併発する症状を尋ねるとよい。

医師：熱は出ていませんか？　さむけはしませんか？

患者：熱はありませんがさむけはします。

> 患者は発熱と悪寒を併発していない。寒邪束表証である可能性はないとみてよい。まずは寒痰阻肺証を考える。

第 3 章◇胸部・腹部の症状

医師：のどはよく渇きますか？　水はよく飲みますか？
患者：それほど渇きません。ですから水もそれほどたくさん飲みません。

> 悪寒がして口渇がない・白い痰が大量に出ることから，熱痰阻肺証の可能性はないとみてよい。まずは寒痰阻肺証であると考えられる。ただし，患者は病程が長いため陽虚の要素があるかどうかを考えなければならない。

医師：ふだんからさむけはしますか？
患者：冬に発病したとき以外は，特にさむけがするということはありません。でも，もう年なので寒さにあたらないようにしています。
医師：汗をよくかきますか？
患者：あまりかきません。

> 患者は寒邪を受け発病し，無汗・ふだんから畏寒*も顕著でないことから，陽虚ではないと判断できる。

医師：便と尿はいかがですか？
患者：便は 1 日に 1 回あります。尿も普通です。
医師：では，ちょっと手を出してみてください。脈を診てみましょう。
（同時に舌診も行う）
[**舌診**] 舌質淡・苔白潤
[**脈診**] 脈滑

> 舌質淡・舌苔白潤・脈滑というのは，すべて寒痰阻肺証の症候に符合する。

　望・聞・問・切の四診の結果を合わせて得られた病状記録・証名および診断結果は，以下のとおりである。

【カルテ】

主訴：喘息を患って4～5年になる。発作が起きてから1週間。

現病歴：患者はもともと哮証があり，発作が起きたり治まったりを繰り返している。1週間前に寒邪にあたり，発作が起きた。

所見：痰が多く色は白く質は濃く，喘鳴を伴う。呼吸は荒く，動くとさらに悪化する。さらに胸膈部が張って苦しい・息苦しくて横になれない・悪寒（発熱はない）・のどの渇きはないなどの症状が現れている。舌質淡・舌苔白潤・脈滑。

【証名】 寒痰阻肺証

【治法】 温肺散寒・化痰平喘

【処方】 射干麻黄湯合小青竜湯加減

[参考処方]

射干麻黄湯（『金匱要略』）：射干・麻黄・細辛・紫菀・款冬花・半夏・五味子・生姜・大棗

小青竜湯（『傷寒論』）：麻黄・桂枝・乾姜・半夏・五味子・芍薬・甘草

【弁証分析】

寒痰阻肺によって肺の宣降機能が失調し，肺気が上逆するため，喘息が現れ痰（吐き出しやすい痰）も多くなる。痰濁は有形の邪気であり，胸中に溜まると気機の昇降出入に影響するため，胸膈部が張って苦しい・息苦しくて横になれない・喘鳴などが現れる。寒は凝滞の性質があり，陽気が内鬱し，外に達することができなくなるため，悪寒がする。舌質淡・舌苔白潤・脈滑というのは，すべて寒痰内阻の象である。これにより寒痰阻肺証の診断を下す。

【解説】

一般的にいえば，喘息は，①寒痰阻肺証と，②熱痰阻肺証が臨床上最もよくみられる。

①寒痰阻肺証の喘息の痰は，色が白く粘り気があるか，薄く泡が多い。②熱痰阻肺の喘息の痰は，黄色く粘り気が強く，吐き出しにくい。

全身の症状からいえば，①寒痰阻肺証の喘息は，顔色が暗いか青く，のどの渇きはなく，熱いものを好んで飲むなどの寒証の象が現れる。また，併発する

表証も,悪寒など寒の象が主になる。②熱痰阻肺の喘息は,顔が赤く,口渇があり,水を飲みたがり,舌質紅・舌苔黄などの熱証の象が現れ,表証も発熱が重く,悪寒は軽い。

まとめ

　中医では，声が出て痰が出ないものを「咳がい」，痰が出て声が出ないものを「嗽そう」という。現在はまとめて「咳嗽がいそう」と呼ぶ。「喘ぜん」は息切れがすることで，呼吸困難・短・促・急・迫を特徴とし，重症になると呼吸をするときに口を開け肩を上下し，鼻翼がヒクヒクと動くようになり，横になれなくなる。咳嗽と気喘*は中医の病名としても通用する。

　咳喘はまず外感と内傷，虚証と実証に分けられる。一般的にいえば，外感の咳喘ははっきりとした原因があり，発病も急で，病程は短く，表証を兼ねるという特徴がある。これは実証に属する。内傷の咳喘ははっきりとした原因がなく，発病が緩慢で，病程は長い。特に肺陰虚と腎陽虚の咳喘はなかなか治らないか，もしくは反復して発作が起こる。これらはほとんどが虚証に属する。咳喘の弁証には咳と痰の特徴がポイントとなる。例えば，咳が昼間ひどくなるのはほとんどが熱と燥によるものであり，夜に咳がひどくなるのは腎虚・脾虚・痰湿による場合が多い。痰の特徴からいえば，薄い痰は寒や湿に属し，粘り気の強い痰は熱や燥に属する。また，白い痰は風・寒・湿に，黄色い痰は熱に属する。痰が多いものは痰湿・脾腎虚が多く，痰が少ないものは風寒束表もしくは陰虚が多い。燥咳は痰が少なく吐き出しにくいか，無痰になる。咳喘の治療は，実証の場合は祛邪利気を主にし肺に重点を置く。虚証の場合は培補摂納を主にし腎に重点を置く。

　「哮こう」は呼吸が荒く「喘」に似ているが，のどでヒューヒューという音がすること（哮鳴ともいう）を特徴とし臨床でもよくみられる症状である。多くは痰飲が体内に潜伏していたことに加え，再度外邪を受けたことが誘因になり起こるか，湿地に長いこと居住していたか，または飲食が不適当なことから誘発されることもある。「哮」は必ず「喘」を兼ねることから，一般には「哮喘こうぜん*」〔喘息〕と呼ばれる。

　「哮」は一種の発作性の喘鳴・呼吸困難を伴う呼吸器疾患であり，病理要素は主に痰である。痰が肺に潜伏し外邪によって誘発される。そのた

め，発作時には邪実が主な病理要素となる。発作が反復して起こると徐々に臓腑が虚損するため，発作のないときは正虚*の症候が現れ，発作が起こると虚実錯雑の象が現れる。発作期の「哮喘」には，主に寒哮と熱哮の２つの証がみられ，寛解期は主に肺・脾・腎の虚損がみられる。臨床では発作期と寛解期の違いや，虚実をはっきりと見きわめ治療を行わなければならない。発作期には邪実が主になるので攻邪治標を用い，寛解期には正虚が主になるので扶正固本を用いる。

臨床では，咳・喘・哮の寒熱の併発・転化，寒包火証・寒痰から熱と化した・熱証から寒化したものなどに対して，特に注意しなければならない。一般的にいうと，発病からの期間が短いものや発作期では邪実が主であり，長期の疾患では正虚が主になるか，もしくは虚実錯雑が多くみられる。治療の際はその疾患の新旧，発作が起きているかどうか，邪正の緩急や虚実の主次を見きわめ，発作期には「標」を治療し，寛解期には「本」を治療する。「本」を治療する際には肺・脾・腎の主次を明らかにし，重点部を基礎にその他の部分も合わせて治療していく。そのなかでも補腎が最も重要なポイントとなる。なぜなら，腎は「先天の本」「五臓の根」であり，精気が充足すれば根本がしっかりするからである。補肺は衛外機能を強化し外邪の侵入を防ぐことができる。補脾は痰が生まれる源を断ち切ることできる。このため，「本」の治療は喘息の発作が起こるのを軽減・抑制することができる。喘息の発作が継続して起こるようになったり，大きな発作が起きたときは，「喘脱」〔咳が激しく陽気が虚脱する〕や「内閉外脱」〔痰・瘀などが阻滞し昏迷状態となる〕という危険な状態にならないよう，時機を逃がさず治療しなければならない。

【参考文献】
① 『症因脈治』
[原　文]「諸経皆令人喘，而多在肺胃二家。喘而咳逆嗽痰者，肺也，喘而嘔吐者，胃也」
[口語訳] 諸経は，すべて喘を起こさせるが，肺と胃の二経が原因となることが一番多い。喘・咳が常に激しく痰も出るものは，肺が原因であり，喘が出て嘔吐する

ものは,胃が原因で起こるものである。

② 『医学三字経』

[原　文]「『内経』云:「五臓六腑皆令人咳,非独肺也」。然肺為気之主,諸気上逆於肺則嗆而咳,是咳嗽不止於肺,而亦不離乎肺也」

[口語訳]『内経』には,「五臓六腑すべてが,咳を引き起こす原因となり得る。肺のみが咳の原因ではない」とある。ただし,肺は気を主っており,諸気が上逆し肺を犯すと,咳が出るようになる。咳は,肺のみが原因で起こるものではないが,肺とまったく関わりがないということもあり得ない。

③ 『景岳全書』

[原　文]「喘有夙根,通寒即発,或遇労即発者,亦名哮喘。未発時以扶正気為主,既発時以攻邪気為主。扶正気須弁陰陽,陰虚者補其陰,陽虚者補其陽。攻邪気者,須分微甚,或散其風,或温其寒,或清其痰火,然発久者,気無不虚,故於消散中宜酌加温補,或於温補中宜量加消散。此等証候,当瞪瞪以元気為念,必使元気漸充。庶可望其漸愈,若攻之太過,未有不致日甚而危者」

[口語訳] 喘のなかでも,もともと体質的な要素があり,寒さにあたったり,疲労が重なると発病するものを哮喘という。発作が起きていないときは,正気を助けることを主にし,発作が起きているときには,邪気を祛うことを主にする。正気を助けるときは,必ず陰陽を鑑別しなければならない。陰虚のものは陰を補い,陽虚のものは陽を補う。邪気を祛うときには,邪気の勢いが強いかどうかを見極めなければならない。そして,風を散らすのか,寒を暖めるのか,痰火を清すのかを決定しなければならない。発病からの時間が長い場合は,必ず気が虚してしまうものである。そのため,消散のなかに温補を酌量して加えるか,温補のなかに消散を適宜加えるのもよい。そのようにして,元気を徐々に回復させる。そうすれば病も徐々に癒える。もし,邪気への攻撃がすぎると,危険な状態になることもある。

③ 胸痛・胸悶

症例1

● 患者：男性，38歳，工員／● 診察日時：2000年12月15日

男性が診察室に入ってくる。顔色は暗く，元気がない様子である。

医師：どうしましたか？
患者：(胸の辺りを指して) ここが痛むのです。
医師：どのように痛いのですか？
患者：何かが塞がっているような感じがして，息苦しいのです。それにシクシク痛みます。

> 患者は胸痛が主な症状である。胸痛は実証・虚証および正虚*邪実に分かれる。この患者の疼痛は悶痛であるが，この1点だけで証の虚実を判断するわけにはいかない。さらに，病因やその他の症状について詳しく尋ねなければならない。

医師：いつから，どのようにして今の症状が現れるようになったのですか？
患者：1カ月前にカゼを引いて，本当にひどいカゼでした。治るのに大体1カ月くらいかかりました。薬を飲んで，カゼはほとんど治ったのですが，10日くらい前から胸が痛くなり始めて，息苦しさもあります。病院で診てもらうと，「心筋炎」だと言われました。

> カルテを見ると患者の言うとおりであり，各種検査結果からもウイルス性心筋炎であることがわかる。患者は胸痛が始まって10日ということで診察を受けに来ており，外邪を受けた形跡も明らかである。ただし現段階では，まだ実証であると確定はできない。さらにその他の主な症状について詳しく尋ねなければならない。

医師：胸痛以外に何か具合の悪い所はありますか？
患者：すごくさむけがします。ほら，手足がこんなに冷たいのです。

> 患者には外邪を受けた事実があり，加えて畏寒*・四肢の冷える症状も現れており，現段階では寒邪凝滞証である可能性が高いが，さらに続けて観察をしていく必要がある。

医師：今までどんな薬を飲んだか教えていただけますか？
患者：具体的な薬の名前はわからないのですが，中薬も西洋薬もかなりいろいろ飲みました。でも，何日か経ったら，効果もそれほどではなくなりました。それに，ここ何日かで症状がまた悪化した気がします。
医師：どのように悪化したのですか？ 胸痛がひどくなったのですか？ それとも別の場所の具合が悪くなったのですか？
患者：胸がシクシク痛むのもあるのですが，体力がなくなったというか，何をするにも力が入らなくて，歩いたり階段を上るのでさえ辛いのです。ちょっと動くと，（胸を指して）すぐここが苦しくなって，めまいもするし，全身がだるいのです。ときには話をするのもおっくうなことがあります。

> 胸痛の症候のなかでも，胸痛・胸悶*・畏寒・四肢の冷えが現れ，さらに疲労感・力が入らない・少気*・懶言*・動くと諸症状が悪化するという症状を伴うのは，心陽虚証である可能性が高い。

医師：では，脈を診てみましょう。
　[脈診] 脈結沈遅で無力

> 本症の結脈は，心陽が虚衰したことで脈気が続かなくなるため，脈の往来が緩慢・無力になり，断続的に止まってしまうものである。

医師：では，舌を出して見せてください。
[**舌診**] 舌質淡白でやや青みがかる・舌体胖嫩・舌苔薄

> 舌と脈は陽虚血瘀の象であり，心陽虚証の症候に符合する。

医師：食欲はありますか？
患者：あまりありません。
医師：便と尿の調子はいかがですか？
患者：便はここ何日か出ていません。尿は正常です。

> 食欲不振は，陽虚によって中陽*の運行が滞り，脾の健運機能や胃の受納*機能が失調したために起こる。大便秘結*は，陽虚によって推動が無力になったことから起きた。上述の症状は心陽虚証の診断の根拠となる。

　望・聞・問・切の四診の結果を合わせて得られた病状記録・証名および診断結果は，以下のとおりである。

【カルテ】

主訴：胸痛が起きて10日余り。
現病歴：患者はカゼを引いた後に胸悶が起きている。心前部に隠痛*があり，西洋医学ではウイルス性心筋炎の診断が出ている。
所見：心胸に憋悶(べつもん)*が現れ疼痛もある。心悸・怔忡*・畏寒・四肢の冷え，さらに疲労感・力が入らない・めまい・少気・懶言・食欲不振・大便秘結・面色滞暗・舌質淡白でやや青みがかる・舌体胖嫩・舌苔薄・脈結沈遅で無力などの症候も現れている。

【証名】心陽虚証
【治法】温補心陽
【処方】保元湯合桂枝甘草竜骨牡蛎湯加減
[参考処方]
保元湯（『博愛心鑑』）：黄耆・人参・肉桂・甘草・生姜
桂枝甘草竜骨牡蛎湯（『金匱要略』）：肉桂・甘草・竜骨・牡蛎

【弁証分析】

　外邪が体内に侵入し心まで伝わり，心陽虧虚を引き起こし，血行遅滞となり，心が栄養されず，また心脈が阻滞したため，心痛が現れた。気虚によって鼓動する力が不足するため，心悸・怔忡が起こる。心陽不足によって胸部の陽気が不振となり，気の循環が無力となるため，胸悶・息切れが起こる。「動則耗気」〔動けば気を消耗する〕のため，活動後には心悸・胸悶が悪化する。心陽虚によって血を上部に行き渡らせることができなくなり，また水湿の気化*も不充分になるため，舌淡胖嫩となる。陽虚によって血が上部へ行き渡らなくなるため，めまいが起こる。血行遅滞のため，面色滞暗となり，舌質淡でやや青みがかる。脈結沈遅で無力というのは，心陽虚によって血行が無力になり現れるものである。これにより心陽虚証の診断を下す。

症例2

● 患者：男性，45歳，幹部／● 診察日時：2003年4月8日

中年男性が診察室に入ってくる。顔色が青黒く，元気がない様子である。

医師：どうしましたか？
患者：今は症状が治まっているのですが，よく胸が痛くなります。
医師：詳しい状況を話していただけますか？
患者：この胸痛は発病してから長く，4〜5年になると思います。何年か前に入院して治療を受けたのですが，そのときは狭心症だと言われました。冠状動脈

の血流が少なくなっているそうです。当時は薬を飲んで症状が軽くなったので退院したのですが，その後もしょっちゅう発作が起きます。痛みがひどくなければ，外来で薬をもらって飲んでいればよいのですが，痛みがひどくなったらと思うとちょっと怖くて，中薬を試してみたいと思ったのです。

医師：発作が起きたとき，どのような状況になるのですか？

患者：（胸を指して）ここが刺すように痛くなります。それに同じ側の肩や背中のほうまで痛くなって，動悸も激しくなります。

医師：胸痛の発作が起こるとき，何か原因があるのですか？

患者：疲れが溜まったときに起こることもあれば，カゼを引いて起こることもありますし，はっきりとはわかりませんが，疲れたときに出ることが多いような気がします。

> この患者は発病からの期間が長く，ほとんどが疲労により誘発されていることから，まず本虚標実の証であると判断できる。

医師：この何年間，胸痛の発作のときの状況はほとんど同じなのですか？

患者：そうですね，ほとんど一緒だと思います。合計すると，この病気のために3年分くらいは仕事を休んでしまっています。

医師：発作のときに胸痛がある以外，ふだん，どこか他に具合の悪い所はありますか？

患者：ふだんから動悸や胸が苦しくなることはよくありますし，すごく疲れやすいと思います。

医師：ふだんからさむけがしたり，イライラしやすいということはありませんか？

患者：それはないと思います。

> 心血瘀阻証は，心気虚または心陽虚から発展したものが多い。そのため，心気虚や心陽虚の症状はないということを確認する必要がある。

医師：では，脈を診てみましょう。舌も出してみてください。

[**舌診**] 舌質やや青紫で舌尖に瘀斑がみられる。舌苔薄白。

[**脈診**] 脈渋で無力

望・聞・問・切の四診の結果を合わせて得られた病状記録・証名および診断結果は，以下のとおりである。

【カルテ】
主訴：胸痛が反復して現れるようになって4年余り。
現病歴：患者は胸痛が現れるようになって4～5年になる。某医院において狭心症・冠状動脈の血流が少なくなっているとの診断を受ける。ふだんから疲労感・力が入らない・心悸という症状が現れ，疲労から発作が誘発されることが多い。発作時には，胸部に刺痛が現れ，患部側の肩や背中まで痛みが及び，痛む場所が一定している。さらに胸悶や心悸が激しくなる。
所見：心悸・胸悶・顔色が暗い・唇が青紫色をしている・舌質やや青紫で舌尖部に瘀斑がみられる。舌苔薄白・脈渋で無力。
【証名】 心脈痺阻証（気虚血瘀）
【治法】 益気養心・活血化瘀*
【処方】 血府逐瘀湯合炙甘草湯加減
[参考処方]
血府逐瘀湯（『医林改錯』）：桃仁・紅花・当帰・生地黄・川芎・赤芍・牛膝・桔梗・柴胡・枳殻・甘草
炙甘草湯（『傷寒論』）：炙甘草・生姜・人参・生地黄・桂枝・阿膠・麦門冬・麻子仁・大棗

【弁証分析】
本症例はまず正気が虚し，そこから心陽不振になり，血行が悪くなったため，気滞・瘀血・痰濁・陰寒などの邪気がうっ滞し，心脈が閉阻されるにいたった。このため，本症の性質は「本虚標実」に属する。心の陽気が虚衰することによって鼓動する力が不足するため，心血瘀阻が起こり，瘀血が心臓の脈絡を阻滞するため，「不通則痛」〔通ざれば即ち痛む〕となり心胸の刺痛が起こり，疼痛の場所は一定している。陽虚によって鼓動する力が不足するため，心悸が現れる。肺は百脈を集めるため，血が滞ると肺気がスムーズに流れなくなり，そこから胸悶が起こる。血行不良から，顔色が暗い・唇が青紫色・舌質やや青紫で舌尖に瘀斑がみられる・渋脈などの症状が現れる。これらより心脈痺阻証の診

断を下す。

症例3

●患者：女性，19歳，学生／●診察日時：6月15日

若い女性が診察室に入ってくる。憂うつそうで，元気がない。

医師：どうしましたか？
患者：（胸を指して）ここが苦しいのです。
医師：どのように苦しいのですか？ 痛みはありますか？ 詳しく話していただけますか？
患者：何だか息苦しいとうか，張ったような，塞がったような感じがします。でも痛いというのではありません。

> 胸悶が主な症状で胸痛はない。

医師：どのような状況から今の症状が現れるようになったのか，詳しく話していただけますか？
患者：もう1年以上になると思います。去年の夏，大学入試に失敗して気分的に落ち込んでいたのですが，それからまもなく胸が塞がったような感じがするようになりました。でも，大きくため息をつくと少しは楽になります。あと，（脇腹を指して）ここもときどき張って痛くなりますし，（両方の乳房を指して）ここもやはり張って痛くなります。あとは，めまいもしょっちゅうですし，口の中は苦いし，のどはカラカラになるし，精神的にもすぐイライラしてしまいます。生理も不順で，量も多かったり少なかったりしますし，早く来たり遅れたりとバラバラで，来月また入試があるのにこんな状態では勉強にも身が入らないので，診察を受けに来ました。

> 患者は入試に失敗して気分が落ち込み，胸悶が現れるようになった。本症が発生してからすでに1年以上経っており，主な症状は胸悶である。上述の症状から情志不遂*から起きた肝気鬱結証であると判断できる。続けて併発する症状などを尋ね診断を確定する。

医師：今は胸が塞がって，張ったような感じがする以外，他にはどこか具合の悪い所はありますか？

患者：あとは，（脇腹を指して）ここが張って痛むのと，（両方の乳房を指して）ここもやはり張って痛くなります。

医師：では，脈を診てみましょう。

[**切診**] 脈弦でやや数

> 肝気鬱結証では，経気がスムーズに流れないことによって，肝が主っている脇部・乳房・少腹部に脹痛が現れる。また，脈が弦数というのも肝気鬱結の象である。

医師：この2カ月くらい生理はいかがですか？

患者：先月は20日くらいしか経っていないのに生理が来てしまいました。でも，今月は30日以上経ってやっと来ました。それに色も黒っぽくて，血の塊が混じっています。あと，生理の前には下腹部がすごく痛くなります。

医師：初潮はいつでしたか？

患者：13歳の頃ですから，6年は経っています。

医師：以前は生理は順調だったのですか？

患者：そうですね。大体は30日周期で来ていました。それに痛みもそれほどなかったですし，量も普通で，血の塊が混じることもありませんでした。

> 月経周期が定まらず経期前に腹痛があるというのは，肝気鬱結によって，気機が逆乱し，気滞による血瘀が生じている表れである。

医師：では，舌を出して見せてください。

[舌診] 舌周囲やや紅・舌苔薄で黄色っぽい
医師：口の中に何か味がしますか？　食欲はいかがですか？
患者：口が苦くて乾いた感じがします。食欲もありません。
医師：便と尿はいかがですか？
患者：便秘気味で，何日かに1回しか出ません。尿は特に変わりありません。

> 舌周囲やや紅・舌苔薄で黄色っぽいというのは，肝鬱気滞によって気鬱が火と化した象である。口の中が苦く乾くのは，肝火が胆気を挟んで上逆したために起きたものである。食欲不振は肝鬱が脾に乗じることによって，脾の運化*機能が失調したために起きている。便秘は気滞から伝導機能が緩慢になり起きているものである。以上の諸症状は肝気鬱結証の症候に符合する。

　望・聞・問・切の四診の結果を合わせて得られた病状記録・証名および診断結果は，以下のとおりである。

【カルテ】
主訴：胸部が張って苦しい症状が起こるようになって1年余り。
現病歴：患者は去年の夏，大学入試に失敗し情志不遂となり，その後，胸悶（ため息をつくと胸悶は軽減）・脇痛・両乳房の脹痛・めまい・口苦・咽乾・急躁*・易怒*・月経不調などの症状が現れた。学習にも大きく影響するため，入試を目前にして診察を受けに訪れた。
所見：胸悶・脇肋部や両乳房の脹痛・ため息をつきがち・めまい・口苦・咽乾・食欲不振・月経の周期が定まらない・経血の色が黒っぽく血の塊が混じる・経期の前に腹痛がある・大便秘結・尿は正常・舌周囲やや紅・舌苔薄で黄色っぽい・脈弦でやや数。
【証名】 肝気鬱滞証
【治法】 疏肝解鬱
【処方】 柴胡疏肝散加減

[参考処方]
柴胡疏肝散（『景岳全書』）：柴胡・芍薬・陳皮・香附子・川芎・枳殻・炙甘草

【弁証分析】

　肝は脇下に位置しており，その経脈は陰部をめぐり，少腹を通り，両脇や両乳房に分布している。さらに肝は疏泄を主り，気機を調節しているため，情志不遂・鬱怒などがあると，肝を傷つけ，肝気が鬱結し，疏泄機能が失調する。そこから胸悶・ため息をつきがち・情志の抑うつ・煩躁・易怒などが現れるようになる。肝気が鬱結すると，肝が主っている脇部・乳房・少腹の経気も必然的にスムーズに流れなくなるため，同部分の脹痛が現れる。肝気が鬱結すると，胆気を挟んで上逆するため，めまい・口苦・咽乾が起こる。肝鬱が脾に乗じることによって脾の運化機能が低下するため食欲不振になる。月経周期が定まらない・経期前に腹痛がある・経血色が黒っぽく血の塊が混じるというのは，すべて肝気鬱結によって気機が逆乱し，気滞により血瘀が生じている表れである。肝気鬱滞によって伝導緩慢になるため，便秘が起こる。舌周囲やや紅・舌苔薄で黄色っぽい・脈弦でやや数というのは，すべて肝気がスムーズに流れなくなることによって気鬱が生じ，それが火と化した症状である。これにより肝気鬱滞証の診断を下す。

第3章◇胸部・腹部の症状

まとめ

　胸痛は，心脈痺阻証の主要な症状の1つであり，胸痺*・真心痛*〔狭心症〕の主要な症状でもある。心脈痺阻証の胸痛では，心胸部の発作性憋悶・疼痛が現れる。軽いものは，ときにより胸部に軽度の沈悶*や隠痛が現れる程度であるが，重いものでは痛みが激しく，胸痛が背部に及び，背部の痛みがさらに心に達するようになる。その痛みは絞られるような「絞痛」である。多くは，心悸・息切れ・息苦しい（重症になると喘促〔息切れがして呼吸が速くなる〕が現れる）・ちょっとしたことにも驚きやすく精神的に落ち着かない・顔色蒼白・冷や汗が流れるように出るなどの症状を伴う。疲労・過食・寒冷・情緒の激動などによって誘発される場合が多いが，はっきりとした誘因がなく発病することもある。

　心脈痺阻証の胸痛は，本虚標実や虚実夾雑の場合が多い。

　「本虚」とは，気虚・陽虚であり，陰虚・血虚や，陰損が陽に及んだり，陽損が陰に及ぶこともある。その症状は気陰両虚・気血両虚・陰陽両虚の症状が現れ，重症になると陽微陰竭〔陽（気を含む）がわずかになり陰（血を含む）が絶える〕・心陽外越〔心陽が正常な場所（血管など）にいかずそれ以外の場所にいってしまう〕などの症状が現れる。

　「標実」とは，気滞・寒凝・痰濁・血瘀などが多く，複数が同時に現れる場合もある。例えば，気滞血瘀・寒凝気滞・痰瘀互阻などである。

　また，臨床では虚実夾雑証も多くみられる。例えば，陰虚と痰熱が同時に現れたり，陽虚が痰飲を兼ねるなどである。したがって，治療法を決定するときは具体的な状況によって温陽補気・滋陰養血・行気や化痰を選択し，さらに活血化瘀を結合させるようにする。発作時に痛みが激しく，発作がいつまでも治まらず，息切れ・喘促・面色青灰〔顔色が青くやや暗い色になり艶もなくなる〕・手足青冷〔手足が青く冷たくなる〕など，「真心痛」の症状が現れた場合は，時期を逃さず中西医結合により急を救わなければならない。

　胸悶は胸痛とともに現れ，「胸痺」の症状として現れることが多いが，

その他の疾患の症状として現れる場合もある。例えば，症例3などがその例であり，これは胸悶が主症状の鬱証である。胸悶の性質は虚もあれば実もある。実証の場合は気滞・邪熱・痰飲・瘀血内阻から起こる。虚証は心気虚や肺気虚から起こる場合が多い。

　注意しなければならないことは，多くの古代文献のなかでは上腹部痛を「心痛」と称し，上腹部が張って苦しい症状を「心下痞満*」「胸痞」と呼んでいるので，臨床ではその病位や寒熱・虚実を明確に判断しなければならない。

【参考文献】

① 『霊枢』

[原　文]「真心痛，手足青至節，心痛甚，旦発夕死，夕発旦死」

[口語訳] 真心痛とは，手足が関節まで青くなり，心痛が激しく，朝方に発病したものは，夜に死亡し，夜に発病したものは，朝に死亡する。

② 『金匱要略』

[原　文]「胸痺，心中痞気。気結在胸，胸満脇下逆搶心，枳実薤白桂枝湯主之」

[口語訳] 胸痺とは，心中に気が痞えるものである。気が胸部で結し，胸満脇下〔胸や脇下が張る〕となり心を襲う。治療には，枳実薤白桂枝湯を用いる。

第3章◇胸部・腹部の症状

④ 乳房の痛み・乳腺腫瘍（乳痛・乳癖）

症例1

●患者：女性，26歳，教師／●診察日時：2001年4月18日

若い女性が家族に付き添われて診察室に入ってくる。体型はやや太っており，顔色が赤く，苦しそうな表情をしている。

医師：どうしましたか？
患者：今，子供が生後1カ月になったばかりで授乳をしているのですが，2日ほど前に子供に乳首を嚙まれて，少し痛かったのでお乳を少なめにしかあげなかったら乳房が張ってきて，昨日の晩にはひどく張って，痛みも激しくなってきました。子供にお乳をあげたら少しよくなったのですが，夜中になって左の乳房がものすごく痛くなってしまって，ちょっと何かが当たっただけですごく痛みます。それにさむけがして全身がだるかったので，熱を計ったら39.1℃ありました。そのあとお乳も出なくなってしまいました。朝起きてみたら乳房全体が赤く腫れていて，それで慌てて診察を受けに来ました。さっき看護師さんが体温を測ってくれたのですが，まだ38.9℃ありました。

> 患者の説明によると，乳癰〔化膿性乳腺炎〕の可能性が高い。ただし，さらに詳しい状況を尋ね明確に診断しなければならない。

医師：まだ寒さむけはしますか？
患者：今はまったくさむけはしません。むしろ全身が熱くてたまりません。特に胸の辺りが熱っぽいです。

> 患者は乳頭を傷つけ，そこから邪毒が侵入したため，発病当初は悪寒・発熱が現れた。また，乳汁のうっ積によって乳絡がスムーズに流れなくなり，肝鬱から熱と化したため，外邪がすばやく裏に入り込み，診察時には但熱不寒*となっていた。

医師：では，ちょっと胸を診てみましょうね。

[望診および按診] 左乳房の外側から腋下にかけての皮膚が紅潮して腫脹もみられ，触れるとやや熱い。また，乳房の外側に鳩の卵大の結節があり，境界ははっきりせず，やや硬いが，脈動は感じられない。触れると痛みが顕著になる。

> 乳癰は乳房の外側に多く現れ，産後の授乳期に発病する場合が最も多い。患者は乳房が赤く腫れ，熱痛があり，局部に硬い結節が現れ，触れると痛みが増し，発熱・悪寒・全身がだるいなどの症状を伴っており，乳癰であることはほぼ間違いない。発病してから日が浅く，結節も硬く，まだ化膿していないことから，乳癰の初期であると判断できる。さらに続けて併発の症状などを尋ね明確に弁証し，治療方法を決定しなければならない。

医師：では，舌を出して見せてください。
（同時に脈を診る）
[舌診] 舌質紅・舌苔薄黄
[脈診] 脈弦細数

> 患者の舌と脈から考えると，裏熱実証に属すると判断できる。脈弦数というのは，肝鬱化熱の証であることを示している。細脈は産後で身体が虚していることと関係がある。

医師：のどは渇きますか？
患者：昨日の晩からのどの渇きがひどくなりました。それに水をいくら飲んで

ものどの渇きがとれません。あとは口の中が苦いです。

> 口渇は熱が盛んで津液を損傷した象である。口が苦いのは，肝胃の熱が集積しているためである。

医師：この2日間，食欲のほうはいかがですか？
患者：産後，ずっと食欲がなくて，食べようとしても入っていきません。それにげっぷばかりが出て，家族のものも心配しています。
医師：ふだん精神的にはいかがですか？
患者：あまりよくありません。今，夫は留学していて，私が妊娠3カ月のときから家にいません。子供が1カ月になってもまだ帰ってこられなくて，これでは精神的に不安でたまりません。

> 肝経は胸脇を通っている。患者は情志不遂*になっており，そこから肝の疏泄機能が失調し，経気がスムーズに流れなくなったことが，今回の発病と大いに関係がある。肝気が脾胃を犯し，脾胃の機能が失調したため食欲不振となる。また，胃気が上逆するためげっぷが現れる。

医師：この2日間，尿と便の調子はいかがですか？
患者：尿は正常ですが，よく便秘になります。今日まで丸3日便通がありません。お腹もすごく張っています。でも，ガスが出れば少しは楽になります。

> 肝鬱の期間が長く，腸道の気滞が現れ，便秘が起こる。この3日間，熱が盛んで津液を損傷したため，腸の乾燥がさらにひどくなり，3日も便通がない。

医師：汗はよくかきますか？
患者：多少は出ますが，それほど多くありません。
医師：では薬を出しますので，まずそれを飲んでください。あと，外用薬も出しますからね。必ずよくなりますから安心してください。あと2日間は左側ではお乳をあげないようにしてください。でも，決まった時間にお乳は搾っ

て出すようにしてください。
患者：わかりました。

　望・聞・問・切の四診の結果を合わせて得られた病状記録・証名および診断結果は，以下のとおりである。

【カルテ】
主訴：左側乳房に紅潮・腫脹・熱痛が現れて２日。
現病歴：患者は産後に情志不遂になり，さらに，数日前，授乳時に乳頭を傷つけ，数回授乳を減らしたことから乳房が張るようになり，昨晩より症状が悪化した。乳房の紅潮・腫れ・熱痛が顕著であり，悪寒・発熱を伴う。
所見：顔色がやや赤く，左の乳房が熱をもち脹痛がある。左乳房の外側から腋下にかけて，皮膚の紅潮・腫脹がみられ，触れるとやや熱い。乳房の外側には鳩の卵大の結節があり，境界は不鮮明で，やや硬く，脈動はない。乳房に触れると痛みが顕著になる。さらに発熱・発汗・食欲不振・げっぷが頻繁に出る・口が苦く乾く・大便秘結*・ガスを出すと腹部の張りが軽減する・舌質紅・舌苔薄黄・脈弦細数という症状が現れている。
【証名】 気滞熱壅証
【治法】 疏肝清熱・通乳消腫
【処方】 栝楼牛蒡湯合柴胡疏肝散加減。さらに外用で金黄散を使用。
[参考処方]
栝楼牛蒡湯（『医宗金鑑』）：栝楼根・牛蒡子・天花粉・黄芩・陳皮・生山梔子・皂角刺・金銀花・青皮・柴胡・甘草・連翹
柴胡疏肝散（『景岳全書』）：柴胡・芍薬・陳皮・香附子・川芎・枳殻・炙甘草
金黄散（『医宗金鑑』）：大黄・黄柏・姜黄・白芷・天南星・陳皮・蒼朮・厚朴・甘草・天花粉

【弁証分析】
　乳房は足厥陰肝経が通っている部分である。患者は産後に情志不遂になり，肝鬱が長引いて熱と化した。さらに数日前，授乳時に乳頭を傷つけ，数回授乳の量を減らしたことから乳汁が鬱積し，さらに外部から邪毒が侵入したため乳

房の脹痛・悪寒・発熱が現れた。もともと裏熱が盛んであったため，表の邪気がすばやく裏に入り熱と化し，そのため悪寒はすぐになくなり，但熱不寒となった。邪熱が盛んなことによって乳絡がスムーズに流れなくなったため，左側乳房が熱を帯び脹痛を伴う・左乳房の外側から腋下にかけて皮膚の紅潮や腫脹がみられ触れるとやや熱い・乳房の外側に境界が不鮮明でやや硬い鳩の卵大の結節があるなどの症状が現れる。「不通則痛」のため痛みが顕著になる。熱が津液を蒸し上げるため発汗がある。肝鬱による気滞が胃にも影響を与えるため，食欲不振となりげっぷが頻繁に現れるようになる。顔がやや赤い・口が苦くて乾く・腹脹（ガスが出るとやや軽減する）・便秘・舌質紅・舌苔薄黄・脈弦数というのは，邪熱内盛および腸道気滞の象である。四診の結果を総合的に考えると，肝鬱化熱証の症候の特徴に符合する。よってこの診断を下す。

症例2

●患者：女性，38歳，職員／●診察日時：2002年11月21日

女性が診察室に入ってくる。憂うつそうな表情であるが，元気はありそうである。

医師：どうしましたか？
患者：最近，乳房に何かできているのに気づいて，外科に行って診てもらったのですが，乳腺小葉が増殖していると言われました。
（カルテの記載を見ると患者の述べるとおりである）
医師：気づいてからどのくらい経ちますか？
患者：半年ほど前に少し痛みがあって，自分で触ってみて気づきました。でも，仕事が忙しかったし，あまり気にも留めていなかったのですが，この2日でちょうど休暇が取れたので，診察を受けに来ました。
医師：では，ちょっと診てみましょう。
　［按診］両側乳房の外側上方に数個の片状または顆粒状の結節がみられる。硬いが，まだ境界が不明確であり，まだ「堅」〔石のように硬く境界がはっきりしている〕までには達していない。また，1つ1つの結節がそれぞれ

移動し，結節同士がつながっているということもない。軽度の圧痛がある。

> 乳腺小葉の増殖は中医の「乳癖」の範疇である。多くは肝鬱から痰が凝固することによって起こり，女性によくみられる疾患である。さらに，発病の状況やこれまでの病変の経過について詳しく尋ねなければならない。

医師：確かにいくつか結節がみられますね。この結節は生理の前後で何か変化がありますか？
患者：あります。生理が始まる数日前から乳房が張って痛くなります。それに結節も今より大きくなって，押さなくても痛くなります。でも，生理が終わってしまえば，今と同じように押さなければ痛くありません。

> 月経前に結節が大きくなり，痛みも激しくなるというのは，衝任が失調し，肝胃の経気が阻滞することと関係がある。

医師：この結節を見つけたときと比べて，何か変化はありますか？
患者：特に変化はないと思います。
医師：生理は順調ですか？
患者：いいえ。いつも10日から半月ほど遅れます。量も少ないし，色も紫っぽいし，あと黒っぽい血の塊も混じっています。

> 月経後期*・経量が少ない・経血の色が紫っぽく黒っぽい血の塊も混じるというのは，衝任失調・気滞血瘀の症状である。

医師：では，舌を出して見せてください。
（同時に脈を診る）
　[**舌診**] 舌質紅・舌両側に瘀斑がみられる・舌苔薄黄でやや膩
　[**脈診**] 脈弦細でやや数

> 舌質紅・舌苔黄・脈弦細数というのは，肝鬱から熱と化していることを示している。舌両側に瘀斑がみられるのは気滞血瘀の症状である。膩苔は痰凝の象である。

医師：ふだん精神的にはいかがですか？
患者：この半年，いつも身体の調子悪くて，怒りっぽくなっているかもしれません。
医師：調子が悪いとはどのような状態なのですか？
患者：うまく説明できないのですが，とにかく気分が悪いのです。ちょっと忙しくなると頭や目が腫れぼったく痛くなって，それにちょっとしたことですぐイライラしてしまいます。家ではすぐカッとなってしまうし，最近は職場でも同僚とよくぶつかってしまいます。周りの人は私が変わったと言います。それと，（両脇を指して）ときどきこの両側が張って痛くなります。

> 脇肋部の脹痛は肝鬱気滞の典型的な症状である。

医師：この病気は怒るとよけい悪化します。自分でも注意して，気持ちをコントロールするようにしてください。
患者：わかってはいるのですが，自分でも抑えきれません。今回の休暇も少しのんびりしようと思って取りました。最近ちょっと疲れが溜まっていましたから。
医師：仕事は忙しいのですか？　どうして半年間も放っておいたのですか？
患者：私は保険会社で保険審査の仕事をしているのですが，仕事がとても細かくて，しょっちゅう残業しなければなりませんし，責任も重く，まったく自分の時間が取れないのです。今回も思い切ってやっと休みを取りました。そうでなければ本当に身体がもちません。

> 患者は長期にわたり負担が大きい仕事をしており，ストレスが溜まっていた。これは今回の発病と大きな関係がある。肝が疏泄機能を失調し，気血がスムーズに流れなくなったため，肝気が鬱して火と化し，その火が神魂をかき乱すため，頭や瞼の脹痛・心煩*・易怒*が現れる。

医師：夜はよく眠れますか？
患者：あまり眠れません。仕事が忙しくなればなるほど眠れなくなってしまいます。眠れたとしても夢ばかり見て，夢のなかに出てくるのはいつも仕事のことや，仕事に関係ある人ばかりです。

> 不眠・多夢は，肝鬱気滞によって痰が凝滞して血瘀を招き，そこから熱と化して内をかき乱していることと関係がある。

医師：食欲はありますか？
患者：まったくありません。何も食べなくても，お腹が空いたという感覚がありません。

> 足陽明胃経は乳中を通っており，肝の疏泄機能が失調し，さらに乳絡がスムーズに流れなくなっているため，食欲不振が起こる。

医師：便と尿の調子はいかがですか？
患者：それは普通だと思います。
医師：では，薬を出しますので，しばらく飲んでみてください。今後は定期的に検査を受けに来てください。
患者：わかりました。

望・聞・問・切の四診の結果を合わせて得られた病状記録・証名および診断結果は，以下のとおりである。

【カルテ】

主訴：乳房に結節が現れて6カ月。脹痛があり，月経前になると悪化する。

現病歴：患者はふだんから仕事が忙しく，ストレスも多い。半年前に両側乳房に結節を発見し，心煩・易怒・月経不調を伴う。まだ治療を始めていない。

所見：両乳房の外側上方に数個の片状または顆粒状の結節がみられる。硬いが境界は不明瞭であり，結節を手で押すと移動するが，結節同士がつながるようなことはない。また軽度の圧痛がある。月経前になると結節が大きくなり，脹痛も激しくなるが，経期が過ぎると次第に小さくなり，痛みも軽減する。さらに，頭や瞼の脹痛・心煩・易怒・脇肋部の脹痛・不眠・多夢・食欲不振・月経後期・経量が少ない・経血の色が紫っぽく黒っぽい血塊も混じるという症状を伴う。便・尿は正常。舌質紅・舌両側に瘀斑がみられる・舌苔薄黄でやや膩・脈弦細でやや数。

【証名】 気滞血瘀証

【治法】 理気活血・化痰散結

【処方】 逍遙楼貝散合桃紅四物湯加減

[参考処方]

逍遙楼貝散（経験方）：柴胡・当帰・白芍・茯苓・白朮・栝楼・貝母・半夏・
　　天南星・生牡蛎・山慈菇

桃紅四物湯（『医宗金鑑』）：桃仁・紅花・当帰・川芎・熟地黄・白芍

【弁証分析】

患者はふだんから仕事が忙しく，ストレスも多いため，肝鬱の状態が長く続き，気滞から痰の凝結を引き起こし，両乳房の外側上方に数個の片状または顆粒状の結節がみられるようになった。結節は硬く境界が不明瞭であり，結節を手で押すと移動するが，結節同士がつながるようなことはなく，軽度の圧痛がある。足陽明胃経は乳中を通っており，足厥陰肝経は腹部から胸脇部に分布し乳頭をめぐっている。また，衝・任脈は胞中〔子宮または骨盤腔内〕を起点として下腹部から上行し胸部に至っている。月経前になると肝・胃・衝・任脈の経気がさらに阻滞するため，月経前には結節が大きくなり脹痛が激しくなる。また，月経が終わると気血の循環が回復するため，結節は次第に小さくなり，痛みも軽減する。肝の疏泄機能が失調し，経気がスムーズに流れなくなるた

め，脇肋部の脹痛・全身の不調・食欲低下などが現れる。肝鬱が熱と化し，清空*をかき乱し，神魂を擾(わずら)わすため，頭や瞼の脹痛・心煩・易怒・不眠・多夢が現れる。月経後期・経量が少ない・経血の色が紫っぽく黒っぽい血の塊も混じるというのは，気滞血瘀・瘀阻衝任の象である。舌質紅・舌両側に瘀斑がみられる・舌苔薄黄でやや膩・脈弦細でやや数というのは，気滞が血瘀を招き，痰と瘀がうっ滞して熱と化した象である。四診の結果を合わせて考えると，気滞血瘀証の症候の特徴に符合する。よってこの診断を下す。

第3章◇胸部・腹部の症状

まとめ

　乳癰とは，乳房が突然赤く腫れ，熱痛を伴う症状（紅腫熱痛）であり，この名称は病名でもある。多くは肝気が鬱結して，乳絡がスムーズに流れなくなった，あるいは毒邪を外感したことにより発生する。発生する場所は乳房の外側下方が多く，若年の授乳期の女性に最も発病しやすい。現代医学でいう急性乳腺炎に相当する。乳癰は発病段階によって，①初期，②化膿期，③潰瘍後期の3段階に分けられる。

①初期では，気滞熱盛証が多く，乳汁の排泄がスムーズでない・乳房が赤く腫れて熱痛がある・境界がはっきりしない結節が現れるなどの症状が現れ，さらに，発熱（悪寒を伴う場合もある）・全身の疼痛・頭痛・食欲低下・舌質または舌尖紅・舌苔白あるいは薄黄・脈浮数あるいは弦数などの症候が現れる。治療には疏肝清熱・通乳消腫を用い，表証が顕著な場合は解表散邪を合わせる。

②化膿期では，熱毒壅盛証が多く，乳房の結節が次第に大きくなり，境界もはっきりするようになり，皮膚の赤みや発熱また痛みも激しくなる。結節を触ってみて中心が軟らかくなっていたら，すでに化膿していると考えてよい。熱が引かず，心煩・口渇・便秘が現れ，尿が黄色くなる。また，舌質紅・舌苔黄厚または黄膩・脈洪大または滑数などの症候を特徴とする。治療には清熱排膿・托裏透毒〔体内の毒を外部に引き出す〕を用いる。

③潰瘍後期では，結節が消え，痛みが軽減し，熱が下がるなど，症状の改善がみられる。もしも熱が下がらず，腫れや痛みも軽減しない場合は，そのときの症状に合わせて治療法を調節していく。

　乳癖は，乳房に単数または複数の形状や大小の異なる硬い結節が現れる。この結節は手で押すと場所が移動するという特徴がある。乳癖という名称は症状を表すこともあれば，病名を表すこともある。この結節は，喜怒哀楽の感情や月経によって消長し，現代医学でいう乳腺小葉増殖症や乳腺線維腺腫に相当する。

乳癖は，臨床では，①肝鬱気滞証，②気滞血瘀証が多くみられる。

①肝鬱気滞証は，卵型で皮膚表面に光沢のある結節が単数現れることが多く，境界がはっきりとしており，ほとんどが圧痛を伴わない。情緒の変化により結節が増減し，情志の抑うつ・急躁＊・易怒・胸脇部の脹痛・胸悶＊・ため息をつきがち・舌苔薄白・脈弦などの症候を特徴とする。治療には疏肝解鬱・化痰散結を用いる。

②気滞血瘀証は，両側の乳房に大小の異なる片状もしくは固まり状の結節が現れ，圧痛を伴う。月経期には症状が悪化し，胸脇部に脹痛もしくは刺痛が現れ，舌質暗または瘀点・瘀斑が現れ，脈弦細または渋などの症候を特徴とする。治療には理気活血・化痰散結を用いる。

【参考文献】

①『女科経論』

[原　文]「婦人以衝任為本，若失於将理，衝任不和，陽明経熱，或為風邪所客，則気壅不散，結聚乳間，或硬或腫，疼痛有核，皮膚焮腫，寒熱往来，謂之乳癰。風多則硬腫色白，熱多則焮腫色赤，不治則血不流通，気為壅滞，与乳内津液相搏，腐化為膿，宜速下乳汁，導其壅塞，散其風熱，則病可愈」

[口語訳]　婦人は衝任を本とし，もしそれが失調し，衝任不和となれば，陽明経が熱をもち，気壅不散となり乳間に集結するようになる。この状態は風邪に侵されても起こりうる。それ〔結節〕は，硬いかまたは腫脹し，疼痛や核があり，皮膚が赤く腫れ熱をもち脈をうち，寒熱往来する。これを乳癰という。風〔邪〕が強ければ腫れた部分が硬く色は白い。熱〔邪〕が強ければ腫れの色は赤くなる。治療を施さなければ血流が悪くなり，気が壅滞し，乳内の津液と交戦し，腐化し膿となる。このため早い時期に乳汁を搾り出し，壅塞を導き出し，風熱を散らしてやれば，この病は治癒する。

②『瘍科心得集』

[原　文]「乳中結核，形如丸卵，不疼痛，不発寒熱，皮色不変，其核随喜怒為消長，此名乳癖」

[口語訳]　乳中に結節があり，形は卵形で，疼痛がなく，寒熱も現れず，皮膚の色に

変化もなく，喜怒により結節が消長するものを乳癖という。

③ 『瘍医大全』
[原　文]「乳癖……多由思慮傷脾，怒悩傷肝，鬱結而成也」
[口語訳] 乳癖は，……多くは思慮により脾を傷つけ，怒悩により肝を傷つけたため，〔肝気が〕鬱結し起こるものである。

5 げっぷ・しゃっくり・胃酸過多

症例1

● 患者：男性，27歳，職員／● 診察日時：2000年3月15日

青年が診察室に入ってくる。元気はある。

医師：どうしましたか？
患者：げっぷがしょっちゅう出るのです。食事の後に出るのはまだいいのですが，お腹が空いているときにもげっぷが出るというのは，いったいどういうことでしょう？
医師：よくげっぷが出るようになってからどのくらい経ちますか？
患者：1年以上です。去年，胃カメラを飲んだとき慢性胃炎と診断されたのですが，当時は胃が張って痛くって，（両脇を指して）ここまで痛くなっていました。でも，げっぷをすると胃がだいぶ楽になったものですから，よくげっぷをしていました。それから，逍遙散や斯達舒〔西洋薬の胃薬〕などの薬を飲んで病気もほとんど治ったのですが，でも半月前に仕事がうまくいかなくてストレスが溜まってから，また症状が悪化しました。

> 患者が言う病状から判断すると，この噯気*は1年以上反復して現れている。今回のこの症状は情志の刺激によって再発しており，また胃痛を伴い，それが両脇にまで及んでいる。これらのことから病位は胃と肝であると考えられる。

医師：（診察時にも患者は続けざまにげっぷをしている。げっぷの音はかなり大きい）いつも，今のように頻繁にげっぷが出るのですか？　音もこんなふうに大きいのですか？
患者：はい。大体こんな感じです。ときにはしゃっくりが本当に止まらないこともあります。音もこのくらいの大きさです。

医師：そうですか。胃はまだ痛みますか？
患者：はい。張った感じがして痛みます。

> げっぷとしゃっくりは症状に差はあるが，両方とも胃気が上逆することによって現れる。この患者はげっぷが主症状であり，胃の脹痛が両脇にまで及び，呃逆（あくぎゃく）＊などの症状を伴っている。また，げっぷの音は大きい。これらのことから実証であると判断できる。実証では，食滞胃脘証と肝気犯胃証の２つが臨床でよくみられる。ただし，この患者の場合，空腹時にもげっぷがよく現れることや，情緒の変化が発病に大きく影響していることを考えに入れると，食滞胃脘証の可能性は低いといえる。

医師：げっぷのとき，何かものが腐ったような，すっぱい臭いはしますか？
患者：それはないです。

> 食滞胃脘証である可能性はないと考えてよい。

医師：食欲はありますか？
患者：あまりありません。あと，口の中がよく苦くなります。
医師：便と尿の調子はいかがですか？
患者：特に変わりありません。
医師：では，舌を出して見せてください。
（同時に脈を診る）
[舌診] 舌質淡紅・舌苔薄
[脈診] 脈弦

> げっぷが頻繁に出る・げっぷの音が大きい・胃の脹痛が両脇にまで及ぶ・胸悶＊・げっぷをすると胃痛が和らぐ・ときにはしゃっくりも現れる・舌質淡紅・舌苔薄・脈弦というのは，すべて肝気が胃を犯した胃腑気滞証の症候に符合する。

望・聞・問・切の四診の結果を合わせて得られた病状記録・証名および診断結果は，以下のとおりである。

【カルテ】
主訴：げっぷが頻繁に現れるようになって1年余り。症状が悪化して半月。
現病歴：患者は慢性胃炎を患って1年余り経つ。脹痛が脇にまで及び，げっぷが頻繁に現れ，げっぷが出ると胃痛がやや緩和される。半月前に仕事のことが原因で情志不遂*となり，症状が悪化した。
所見：げっぷが頻繁に出る・げっぷの音は大きい・胃の脹痛が両脇にまで及ぶ・胸悶・げっぷが出ると胃痛がやや緩和される・ときにはしゃっくりも現れる・口が苦い・舌質淡紅・舌苔薄・脈弦。
【証名】 肝気犯胃証
【治法】 疏肝理気和胃
【処方】 四逆散合左金丸加減
[参考処方]
左金丸（『丹渓心法』）：黄連・呉茱萸
四逆散（『傷寒論』）：甘草・枳殻・柴胡・芍薬

【弁証分析】
　胃は受納*を主り，「通」「降」が正常な状態である。肝は木に属し，疏泄を主り，条達*を好む。生理上，肝気が正常に疏泄していると胃気はスムーズに降りる。また逆にいえば，胃の気が通り正常に降りていれば，肝気の流れもスムーズになり，両者は互いに影響し合っている。もし，飲食の不摂生から胃を傷つけ，胃気が「通」「降」できなくなれば，「土壅則木鬱」〔土＝脾が滞れば木＝肝が鬱する〕の言葉のとおり肝気が鬱する。また逆に，肝気がうっ滞すれば「木鬱則伐土」〔木が鬱すれば土を打つ〕となる。この患者はまさにこのパターンに当てはまる。胃気が滞ると気が散越できなくなるため，胃の脹満が現れる。肝脈は脇肋部を通っているため，肝気がスムーズに流れなくなると，疼痛が両脇に及ぶようになる。胃失和降*となり，胃気が上逆するためげっぷやしゃっくりが頻繁に現れる。胃気が滞ると，胃の受納機能が低下するため食欲不振になる。胃中に気が鬱し，その状態が長く続くと熱を発生するため口が苦

くなる。肝が条達できなくなると気機が鬱塞し，脈が柔らかさを失うため弦脈が現れる。これらの症候から判断して肝気犯胃証の診断を下す。

【解説】

①胃腑気滞証と，②食滞胃脘証はともに実証であり，病位は胃であり，上腹部に拒按*の脹痛があり，げっぷ・悪心・嘔吐・食欲不振・排便後の爽快感がないなどの症状が現れる。両者は似通っているが大きな違いもみられる。鑑別のポイントは以下のとおりである。

①胃腑気滞証は，七情が鬱結し，肝気が胃を犯したために起こる胃気の上逆であり，げっぷの音が大きい・げっぷが頻繁に現れる・上腹部の脹痛・疼痛の場所が移動する・痛みが胸や脇にまで及ぶ・脈弦などが主な症候であり，気鬱や怒りなど情志の変化により症状が悪化する。

②食滞胃脘証は，暴飲暴食によって食べものが胃内に留まったために起こるものであり，上腹部がつかえて苦しい・噯腐*・呑酸*・食べものを受け付けなくなる・悪心・嘔吐・舌苔厚膩・脈滑など食滞の象が主に現れる。また，食事をすると諸症状が悪化する。

このように両者の鑑別は難しくない。

症例2

● 患者：男性，65歳，退職幹部／● 診察日時：2002年11月21日

老年の男性が診察室に入ってくる。顔色淡白で，元気のない様子である。

医師：どうしましたか？
患者：最近，しゃっくりばかり出るようになり，一度出だすとなかなか止まりません。
医師：原因があれば話していただけますか？
患者：わかりました。私は前立腺肥大になってもう十数年になります。頻尿で，排尿のときもまるで細い糸のようで，それにいつまでもチョロチョロと出て，

なかなか終わりません。一時は相当症状が悪化し，医者が手術をしてはどうかと勧めたので手術をしました。手術は成功したのですが，術後3週間経ったときにうっかりカゼを引き，熱も出て，食欲もなくなりました。そのときからしゃっくりが出るようになりました。ときには食事をしているときなどしゃっくりが出て，吐いてしまうこともあるほどです。それで何度か診察を受けに行ったのですがよくなりません。それにこの2日間でしゃっくりがひどくなってしまいました。

> 患者は老人であり，術後カゼを引きしゃっくりが出るようになり，その後，反復して現れている。これは病理性のしゃっくりに属する。さらに弁証を続け治療法を決定しなければならない。

医師：しゃっくりは連続して出るのですか？ それとも断続的に出るのですか？
患者：断続的に出ます。
医師：しゃっくりの音はどのような音か表現できますか？ 例えば，すごく大きな音であるとか，力強い音であるとか。
患者：大きな音ではありません。低く，長く，力のない音です。しゃっくりがひどくなると息が続かない感じがします。
医師：何かしゃっくりを止める方法を試したことはありますか？
患者：あります。しゃっくりが出たときに水を飲んだりもしましたが，まったく効きめがありませんでした。
医師：温かいものをよく飲みますか？ それとも冷たいものですか？
患者：温かいものをよく飲みます。冷たいものを飲めば，しゃっくりはもっとひどくなってしまいますし，胃も耐えられません。

> しゃっくりが断続的に出て，その音が低く，長く，力がなく，息が続かなくなるというのは虚証に属する。また，しゃっくりの音が低く小さく，身体を温めれば軽減し，冷やすと悪化するというのは寒に属する。

医師：他にどこか具合の悪い所はありますか？

患者：身体がなかなか温まらなくて，手足がいつも冷たいです。

> 手足が冷たいというのは陽虚の症状である。

医師：その他にありますか？
患者：ものをあまり食べられなくて，胃の辺りが冷たい感じがします。ときには吐いてしまうこともあります。吐くものは水のようなものです。それに疲れやすくて，よく居眠りをしてしまいます。

> 上腹部が冷たい感じがする・食少*・力が入らない・水状のものが口の中にあふれ吐いてしまう・疲労感・眠気は，中焦虚寒の症状である。

医師：便と尿はいかがですか？
患者：便は形になりません。尿は色が透明に近いです。
医師：では，舌を出して見せてください。
（同時に脈も診る）
[**舌診**] 舌質淡で舌周囲に歯痕・舌苔白潤
[**脈診**] 脈沈細弱

> 脾胃陽虚の症状に符合する。

　望・聞・問・切の四診の結果を合わせて得られた病状記録・証名および診断結果は，以下のとおりである。

【カルテ】
主訴：前立腺肥大症の手術から6週，しゃっくりが頻繁に出るようになってから3週になる。
現病歴：患者は前立腺肥大症を患って10年余り。最近，頻尿・排尿後の爽快感がないなどの症状が悪化したため，切除手術を受けた。術後の経過は順調であったが，3週間後にカゼを引き，発熱・胃の受納機能不振・しゃっくり

が出る・食事をすると吐きやすいなどの症状が現れ,さらに3週間経過後の現在も症状が治まらない。しゃっくりが出たときに水を飲むなどの方法も試したが効きめがない。ここ2日間でさらに悪化。

所見:しゃっくりが断続的に出て,その音は低く,長く,力がなく,そのうち息が続かなくなる。顔色㿠白*・手足が冷たい・上腹部が冷たい感じがする・食少・力が入らない・水状のものが口の中にあふれて吐いてしまうなどの症状が現れ,舌質淡・舌周囲に歯痕・舌苔白潤・脈沈細弱。

【証名】 脾胃陽虚証
【治法】 温補脾胃・和中降逆
【処方】 理中丸加丁香・白豆蔲など
[参考処方]
理中丸(『傷寒論』):乾姜・人参・白朮・炙甘草

【弁証解説】

患者はもともと陽虚の体質であり,術後に寒邪を受け,さらに陽気を損傷したため,脾胃が温養されなくなった。このため,脾は「昇」を,胃気は「降」を主ることが難しくなり,胃気が虚し上逆するようになって低く力のない音のしゃっくりが出るようになり,息が続かなくなる。脾・胃がともに虚し納運機能が無力となり,生化の源が不足するため,食少・力が入らないという症状が現れる。中焦陽虚によって水飲が胃に停留するため,上腹部が冷たい感じがする・水状のものが口の中にあふれて吐いてしまう・便溏*という症状が現れる。四肢の冷え・舌質淡・舌苔白潤・脈沈細弱というのは,すべて陽虚の象である。患者の症状からみると,脾胃陽虚の特徴に符合する。よってこの診断を下す。

症例3

●患者:**女性,43歳,工員**/●診察日時:**2002年5月20日**

中年女性が診察室に入ってくる。何かに悩んでいる様子であるが,元気はまだ

ある。

医師：どうしましたか？
患者：胃が焼けるような感じがして，口の中に胃液が上がってきます。気が上がってくると胃液も一緒に上がってきて，のどや口にあふれて，でも吐き出そうとするとまた胃に戻ってしまいます。胃酸の味がすごく刺激的で，とても辛いのです。
医師：焼けるような感覚とはどの辺りにあるのですか？
患者：（胸骨の後ろ，食道から胃の上部までを指して）この辺りずっとです。
医師：いつからですか？
患者：1週間くらい前からです。
医師：その感覚は1日にどのくらい起こりますか？
患者：とにかくしょっちゅうで，少なくとも10回はあると思います。
医師：主にどのような状況のときに起こるのですか？
患者：食後横になったり，何かを拾おうとして腰をかがめたりするとよく起こります。一度は西洋医学の病院に行って胃カメラも飲んだのですが，医者からは逆流性食道炎だと言われました。
（カルテを見ると，患者の説明するとおりである）
医師：口の中が苦くなりませんか？
患者：苦いです。あと，のどが渇いた感じがします。
医師：他に何か具合の悪い所はありますか？
患者：あとは，（指で胸と脇を指して）この辺りが気持ち悪いです。気がちゃんと流れていないような感じがして，手で触ったりなでたりすると少し楽になります。
医師：最近，何か精神的な問題がありましたか？　ちょっと舌を見せてください。
（同時に脈を診る）
患者：最近，いつもイライラしてすぐ怒ってしまいます。イライラしたり，自分で悶々としたりすると，とにかく自分でもコントロールできなくなって爆発してしまいます。私もこれではいけないと思うのですが，我慢ができないのです。

[舌診] 舌苔薄黄
[脈診] 脈弦数

> 胸脇部の不快感・心煩*・易怒*というのは，肝気鬱結の症状である。肝気が胃を犯したまたは飲食の積滞による呑酸*にはともに焼けるような感覚がある。ただし，肝気が胃を犯した場合には肝気鬱結の症状が現れ，飲食の積滞には傷食*の症状が現れる。両者を鑑別するのは難しくない。

医師：もしイライラしたら，家にいないでちょっと出かけてみるとか，お喋りをするとか，運動をするとか，気を紛らわすようにしてみてはいかがでしょう？　大体のことはそんなことをしているうちにそれほど気にならなくなると思いますよ。

> 肝鬱の患者には，適当な心理指導をすることが非常に重要である。患者が実行可能な方法を提案するということも治療のうえで大きな助けになる。

　望・聞・問・切の四診の結果を合わせて得られた病状記録・証名および診断結果は，以下のとおりである。

【カルテ】
主訴：1週間ほど前から胃液が逆流し，胃に焼けるような感覚がある。
現病歴：患者は1週間ほど前から，ときどき胃液が逆流するようになり，胃が焼けるような感覚を伴う。検査の結果，逆流性食道炎と診断された。
所見：胃液の逆流が断続的に現れる・胃が焼けるような感覚がある・胸脇部に不快感がある・口が苦い・のどが渇く・心煩・易怒・舌苔薄黄・脈弦数。
【証名】 肝気犯胃証
【治法】 清肝理気・和胃降逆
【処方】 左金丸加柴胡・山梔子・瓦楞子〔サルボウなどフネガイ科の貝殻。清

化熱痰薬〕・青皮・鬱金

[参考処方]

左金丸（『丹渓心法』）：黄連・呉茱萸

【弁証分析】

　患者は情志不遂・抑うつによって肝を傷つけ，肝鬱から気滞を招き，それが胃にも影響を与えた。気が胃中に滞り鬱して熱を生じるため，断続的に胃液が逆流し胃が焼けるような感覚がある。肝脈は脇肋部に分布しているため胸脇部に不快感がある。気滞が長引くと肝が柔軟・条達という性質を失うため，心煩・易怒が現れるようになる。気鬱によって熱を生じ，その熱が経絡に沿って上行するため口が苦くなりのどが渇く。胃中で気が鬱結し，その期間が長くなれば，熱を生じるため舌苔薄黄となる。気機が鬱塞し，脈気が緊張するため脈弦数となる。患者の症状は肝気犯胃証の特徴に符合する。よってこの診断を下す。

まとめ

しゃっくりとげっぷは，ともに胃気上逆の症状であるが，両者の特徴は異なる。げっぷ〔噯気〕は，「噫」「噫気」ともいい，胃中の気体が上昇し，のどから長く緩やかな音が出るという症状である。ものが腐ったような酸っぱい臭いがあるものは，「噯腐」という。しゃっくり〔呃逆〕は，気がのどに向かって上昇し，その音は短く，頻繁に起こり，自制ができないものをいう。俗に「打呃」という。ときどき食後に1～2回げっぷが出たり，暫時しゃっくりが出て，その他の症状を伴ないものは病態に属さない。

げっぷは虚証と実証に分かれる。実証のげっぷは音が高く大きく，食滞胃脘証・肝気犯胃証・寒邪犯胃証などがよくみられる。虚証のげっぷは音が低く，力もなく，脾胃虚弱証・胃陽虚証である場合が多い。臨床では，げっぷの音や臭い，さらに随伴症状から寒熱・虚実を判断する。一般的にいえば，げっぷのときにものが腐ったような酸っぱい臭いがし，上腹部に脹痛があり，食欲不振・舌苔厚膩・滑または実脈などが現れているものは，食滞胃脘証である場合が多い。げっぷが頻繁に現れ，その音が大きく，げっぷをすると上腹部の膨満感が軽減し，情緒の変化によりげっぷの発作が増減し，脇肋部に隠痛*を伴うものは，肝気犯胃証が多い。げっぷが断続的に現れ，その音は低く沈んでいて，薄い水状の唾液を吐き，疲労感・力が入らない・顔色萎黄*・食欲不振・大便溏薄*・舌質淡・舌苔白・虚脈を伴うものは，脾胃気虚証が多い。げっぷが頻繁に現れ，上腹部に冷痛があり，温めると症状が軽減するものは，寒邪犯胃証または胃陽虚証が多い。両者は併発する症状により鑑別することができる。

しゃっくりが，反復して現れ，併発する症状が顕著であるか，もしくは急・慢性疾患の過程のなかで現れたものは，病理性のしゃっくりである場合が多い。その病因は飲食の不摂生や，情志の不和・正気の虚弱などがある。臨床では，しゃっくりの音の特徴や随伴する症状により，虚

実・寒熱，および病状の軽重を判断する。一般的にいえば，実証のしゃっくりは，音が大きく，力があり，連続して発作が起こる。虚症のしゃっくりは，発作が断続的であり，音が低く長く，力がない。寒証のしゃっくりは，音が沈んでいて緩やかであり，顔色が白い・四肢の冷え・便溏などを伴う。熱証のしゃっくりは，音が高く短く，顔色が赤い・身体が熱っぽい・イライラする・のどが渇く・便秘などの症状を伴う。

　一般的にしゃっくりは治療をすれば治癒するものであり，病状は軽いものであるが，もし高齢者の正虚*もしくは重病の後期，あるいは大病や急病中にしゃっくりが現れ，しゃっくりが途切れず，その音が低く微かであり，息切れがし，食事もあまり食べられず，脈が細沈伏である場合は，元気が衰敗し，胃気がまもなく絶えようとしているという危険な状態である。この場合は，単純にしゃっくりを止めようとしても無効であり，積極的に原発の疾患の治療に当たらなければならない。

　氾酸〔胃酸過多〕は吐酸*と呑酸に分かれ，ともに胃液が逆流する症状である。すぐに飲み込めるものは呑酸といい，量が多く吐き出さなければならないものは吐酸という。氾酸は単独で現れる場合もあるが，多くは胃痛や上腹部のその他の症状を伴う場合が多い。

　氾酸には，肝気犯胃証・飲食積滞証・寒湿内阻証の3証がよくみられる。肝気犯胃証は情志が原因で起こるものであり，胸や脇の不快感，心煩・易怒・口が苦い・のどの渇きなどといった肝気鬱結の症状を伴う。飲食積滞証は飲食の不摂生により起こるものであり，ものが腐ったような臭いのげっぷや，胃がつかえものを食べたくない・舌苔黄厚または腻・滑脈といった傷食*の症状を伴う。寒湿内阻証は生ものや冷たいものの過食，もしくは湿邪を受け，湿が中焦に阻滞し，気機が滞り，脾胃の納運機能が低下したことから起こるものであり，胸がつかえて苦しい・まったく食欲がない・気機がスムーズに流れない・呑酸が断続的に起こる・舌苔白滑・脈弦滑などの症候を伴う。

【参考文献】

① 『素問』
[原　文]「諸嘔吐酸，暴注下迫，皆属於熱」
[口語訳] 胃酸を嘔吐し，暴注下迫*が現れる者は，すべて熱に属する。

② 『類証治裁』
[原　文]「凡病後及老人脾胃虚弱者多有之。顧亦有肝気逆乗，噯酸作飽，心下痞硬，噫気不除者，仲景謂胃虚，客気上逆，必仮重墜以鎮逆（旋覆代赭湯）。亦有肺気失降而作噯者（蘇子降気湯去桂加杏仁貝母之属）。其胃虚気滞而作噯者（十味保和湯）。……如脾腎虚寒，命門火衰，濁陰不降，致痞満噯気者（理陰煎加減）。如胃有痰火噯気者（星夏梔子湯）。専由脾胃陽虚，中気為陰邪阻格者，和中為要（健脾散）」
[口語訳] すべての病後および老人の脾胃虚弱者の多くはこの症状が現れる。肝気が〔脾に〕乗じ，げっぷが出て，ほんの少し食べただけで満腹になり，心下〔上腹部〕に痞硬が現れ，しゃっくりが止まらないものは，張仲景は胃虚であるといっている。気機が失調し本来降りるべき気が上逆している場合は，重墜の剤を用いて上逆した気を降らさなければならない。（旋覆代赭湯）また，肺気が上逆して起こるげっぷもある。（蘇子降気湯から桂枝を取り除き，杏仁・貝母などを加える）胃虚気滞からげっぷが出るものは（十味保和湯）。……脾腎虚寒から命門の火が衰え，濁陰が降りなくなるために痞満が現れ，げっぷが出るもの（理陰煎加減）。胃に痰火がありげっぷが出るもの（星夏梔子湯）。脾胃陽虚から，中気が陰邪に阻害された場合は，和中が治療の鍵となる（健脾散）。

③ 『景岳全書』
[原　文]「然致呃之由，総由気逆。気逆於下，則直衝於上，無気則無呃，無陽亦無呃，此病呃之源所為必由気也」，「然病在気分，本非一端，而病之大要，亦惟三者而已，則一曰寒呃，二曰熱呃，三曰虚脱之呃。寒呃可温可散，寒去則気自舒也，熱呃可降可清，火静而気自平也，惟虚脱之呃，則危殆之証，其或免者亦万幸矣」
[口語訳] しゃっくりの原因は，すべて気逆によるものである。これは気逆によりいったんは下部に降りた気が，上部にまっすぐ勢いよく上昇するものである。気機の上逆がなければ，しゃっくりは起こらず，また，陽気がなくても起こり得ない。このようにしゃっくりの原因はすべて気によるものである。また，この病は気分にあり，原因は1つだけではないが，しゃっくりの大きな原因は3つに分けられる。

1つは寒呃であり，2つめは熱呃，そして3つめは虚脱のしゃっくりである。寒呃は「温」「散」の法を用いればよい。寒が去ればしゃっくりは自然に止まる。熱呃は「降」「清」の法を用いればよい。火が静まれば症状は自然と治まる。唯一虚脱のしゃっくりは非常に危険な状態の証である。ただし，時機を逃さず治療に当たれば，死亡に至らないこともある。

6 悪心・嘔吐

症例 1

- 患者：女性，27歳，幹部／● 診察日時：2002年5月23日

若い女性が診察室に入ってくる。顔色淡白で，元気のない様子である。

医師：どうしましたか？
患者：気持ちが悪くて，（胃の部分を指差して）吐きたいのですが，吐いても何も出てきません。胃の中がグルグルして，とても辛くて，まったく食欲が湧きません。
医師：どのくらいになるのですか？
患者：3日ほどです。
医師：何か原因は思い当たりますか？
患者：このところずっと忙しくて，一昨日ソファで横になっているうちに，つい眠ってしまいました。それでカゼを引いたのだと思います。その日から気分が悪くなって，生姜湯を飲んだのですが，やはり気持ちが悪いのが治まりません。
医師：その他にどこか具合の悪い所はありますか？
患者：ときどき胃が痛くなります。でも，それほどひどい痛みではありません。寒さにあたるとひどくなります。いつも，（胃の辺りを指して）ここが冷たい感じがして，服を選ぶときはここを温かくするように注意しています。食べものも温かいものしか食べないようにして，冷たいものはほとんど食べません。この点はふだんからとても気をつけています。

> 悪心は，まず虚実・寒熱を明らかにしなければならない。実邪の悪心はその邪気が去れば止まる。発病も急だが治癒するのも比較的速い。虚症の悪心は必ず胃気を回復させなければならず，胃気が回復すれば症状も自然と治まる。本症例は寒邪を外感したことが誘因となっており，飲食の不摂生などの傷食*はみられない。吐き気がするが吐けない・噯腐*・吞酸*・食べものの臭いをかぐのを嫌がる・上腹部の脹満・食欲不振といった傷食の症状が現れていない場合は，往々にして舌脈は正常であることが多い。ここでは傷食による悪心である可能性は排除してよい。

医師：食欲はありますか？
患者：あまりありません。食べる量も以前に比べてかなり少なくなりました。
医師：その他に何か具合の悪い所はありますか？
患者：いつも疲れている感じがして，話をするのも辛いときがあります。それに一日中とても眠くて。

> 患者は体質的に中焦陽虚であり，そのため悪心に胃痛を伴うことが多く，ときには水状の薄い唾液が口の中にあふれ，寒さにあたると諸症状が悪化し，温めると緩和する。少気*や眠気は中焦陽虚の症状である。もともと脂っこいものや味の濃いものを好んだり，暑熱の外邪が裏に入って胃熱が盛んになって気が上逆して起こる悪心は，口臭・吞酸・尿の色が赤に近いほど黄色い・便秘・舌苔黄・数脈といった熱証の症候が現れ，中焦陽虚の症状とは明らかに異なる。

医師：その他にどこか具合の悪い所がありますか？
患者：生理の量がわりと多く，色はやや薄めです。
医師：のどはよく渇きますか？
患者：それほどではありません。でも，あまり長い時間何も飲まないと，やはり温かいものを少しだけ飲みたくなります。

> 口渇がなく温かいものを好んで飲むというのは，虚寒証の表れである。

医師：便はいかがですか？
患者：やや軟らかいです。形になりません。
医師：尿はいかがですか？
患者：色が透明に近く，量は多いほうです。

> 便溏*や小便清長*も虚寒の象である。

[**舌診**] 舌質淡
[**切診**] 脈弱

　望・聞・問・切の四診の結果を合わせて得られた病状記録・証名および診断結果は，以下のとおりである。

【カルテ】
主訴：悪心欲吐が3日。
現病歴：患者はもともと中焦陽虚であり，さらに不注意から寒邪を受けた。
所見：吐き気がするが吐けない，ときに胃痛を伴い，温めると痛みが緩和され，寒さにあたると諸症状が悪化する。さらに顔色淡白・食少*・便溏・少気・眠気・舌質淡・脈弱などの症候を伴う。
【証名】 胃虚寒証
【治法】 温中散寒降逆
【処方】 附子理中湯，あるいは呉茱萸湯加減
[**参考処方**]
附子理中湯（『閻氏小児方論』）：人参・白朮・乾姜・甘草・炮附子
呉茱萸湯（『傷寒論』）：呉茱萸・人参・大棗・生姜

【弁証分析】
　患者はもともと中焦陽虚であり，さらに不注意から寒邪を受け，悪心が起こ

るようになった。さらに患者はよく胃痛を起こしている。胃陽不足から寒湿不化となり，ときに口の中に水のように薄い唾液があふれ，寒さにあたると諸症状が悪化し，温めれば緩和される。中陽が不足しているため，顔色淡白・食少・便溏・少気・眠気・舌質淡・脈弱などの中焦陽虚の症状が現れる。

症例2

●患者：女性，53歳，工員／●診察日時：2002年11月21日

中年女性が診察室に入ってくる。顔色は暗く，痩せており，元気のない様子である。

医師：どうしましたか？
　（同時に脈を診る）
患者：ここ1カ月で，またいつもの病気が出てきました。よく，食事の後に吐いてしまいます。
医師：どんなものを吐くのですか？　量は多いですか？　ちょっと舌を見せていただけますか？
　[舌診] 舌質淡・舌苔白膩
　[切脈] 脈緩滑
患者：直前に食べたものです。それから白くて薄い痰も出ます。量は多くありません。
医師：食欲はありますか？
患者：食べられることは食べられるのですが，量は少ないです。胃の中が膨れている感じがして，あまり入っていきません。
医師：いつ頃からこのような症状が出ていますか？　何か規則性のようなものはありますか？
患者：この症状が出たり出なかったりするようになって，だいたい20年くらいになります。いつも秋と冬に起こります。

秋冬は気候が寒冷であり，この季節になると発作が現れるという状態が20年も続いており，舌や脈の状態も合わせると，まず痰飲と関係があり，病性は寒に属し，病位は胃であると考えられる。ただし，さらに併発する症状などを尋ねる必要がある。

医師：その他に何か具合の悪い所はありますか？
患者：ときどき胃が痛くなったり，げっぷが出ます。あとは胃の辺りが冷えている感じがします。それに寒がりで，着るものもいつも他の人より多いです。あまり体力もありませんし。
医師：水分はよく取るほうですか？
患者：あまり飲まないほうです。たまにのどが渇くときは温かいものを飲むのが好きです。

これらの症状はすべて胃寒の象である。

医師：便と尿の調子はいかがですか？ どのような色をしていますか？
患者：便は黄色いです。ときどき形になりません。大体，1日に2回くらいあります。それにお腹がよくグルグル鳴ります。尿は普通です。

望・聞・問・切の四診の結果を合わせて得られた病状記録・証名および診断結果は，以下のとおりである。

【カルテ】

主訴：嘔吐が反復して現れるようになり20年。発作が起きてから1カ月。
現病歴：患者は嘔吐の発作が反復して起こるようになってから20年近く経っている。発作が起こるのはいつも秋から冬である。ここ1カ月でまた発作が起き，食後に直前に食べた未消化物が少量と，薄く白い粘液を吐く。
所見：よく食後に嘔吐する。さらに顔色が暗い・身体が痩せる・畏寒*・四肢の冷え・力が入らない症状を伴い，口渇はなく，熱いものを好んで飲む。また，あまり味を感じない・納少*・食後の膨満感・げっぷ・腸鳴・便溏で1

日に2回程度便通がある・舌質淡・舌苔白膩・脈緩滑などの症候を伴う。
【証名】 胃陽不足・寒飲内停
【治法】 温胃散寒降逆
【処方】 附子理中湯加減
[参考処方]
附子理中湯（『閻氏小児方論』）：人参・白朮・乾姜・甘草・炮附子

【弁証分析】

　長期の疾患によって陽気を傷つけ，中陽不足を招き，寒飲内停を引き起こした。そこから胃気が降りなくなり，胸や上腹部がつかえて苦しいという症状が現れ，水状の痰を嘔吐する。飲は陰邪であるため，毎年，秋から冬の季節に発作が起こる。陽虚によって納運機能が失調するため，胃気が上逆し，食後に嘔吐・げっぷが現れる。中焦の陽気が循環しなくなるため，あまり味を感じない・納少・食後に胃の膨満感がある・便溏などの症状が現れる。脾胃は気血生化の源であり，その陽気が不足するため身体が痩せる・四肢がだるいといった症状が現れる。陽気不足のため，畏寒・四肢の冷えが現れる。飲が胃腸に留まっているため，上腹部が張って苦しく，腸鳴が現れる。舌質淡・舌苔白膩・脈緩滑というのは，陽気不足・寒飲内停の象である。患者の症状から判断すると胃陽不足・寒飲内停の特徴に符合する。よってこの診断を下す。

症例3

●患者：男性，23歳，学生／●診察日時：2002年7月23日

青年が診察室に入ってくる。顔色に艶がなく，元気のない様子である。

医師：どうしましたか？
患者：吐き気がします。胃がムカムカすると同時に込み上げてきて，もう2度も吐いてしまいました。
医師：ものを食べてからすぐに吐いてしまうのですか？　それとも朝に食べた

ものを午後になってから吐くとか，夜に食べたものを翌朝吐くとか，だいぶ時間が経ってから吐くのですか？　吐くものはどういうものですか？

患者：食べるとすぐ吐いてしまいます。吐くものは直前に食べたものです。

医師：下痢はしていませんか？

患者：していません。

医師：いつ頃から始まったのですか？

患者：昨日の夜から気持ちが悪くなりました。吐いたのは今朝です。

医師：以前，何か病気をしたことはありますか？　これまでにこのような症状が現れたことはありますか？

患者：何もありません。ずっと健康でした。

> もともと健康体であり発病が急で期間も短い。このことから実証であると考えられる。

医師：どのような状況からこういった症状が起こるようになったのですか？

患者：ここ数日ずっと暑かったじゃないですか。それで，夜，屋上で寝たのですが，ちょっとカゼを引いたみたいで，でも，特に気にしなくて，昨日も川に泳ぎに行って，夜遅くまで遊んでから帰ってきました。それで，夜になって気持ち悪くなって，今朝，ちょっと食べただけで吐いてしまいました。

> 患者には寒湿邪を受けたという事実があり，まず寒湿が胃を犯したものであると考えられる。

医師：その他に何か具合の悪い所はありますか？

患者：身体が冷たくて，頭痛もします。

医師：では，体温を測ってみましょう。ああ，38.4℃ありますね。さむけはひどいですか？

患者：ひどくはありませんが，風に当たりたくないというか，ちょっとゾクッとする感じです。

第 3 章◇胸部・腹部の症状

> 発熱と悪寒が同時に現れているというのは表証の症状である。

医師：汗は出ますか？
患者：出ます。でも，じっとりとした汗で，すっきり出てこない感じがします。
医師：その他に何か具合の悪い所はありますか？
患者：身体が重くて，吐き気がして，胃がムカムカしますし，それにいつも胃の中がグルグルしているような感じがします。

> これらは湿邪による症状である。ここからこの症例は湿邪が胃を犯したものであると考えられる。

医師：便はいかがですか？
患者：やや軟らかいです。
医師：では，舌を見せてください。
（同時に脈も診る）
[**舌診**] 舌質やや紅・舌苔白膩
[**脈診**] 脈濡数

> 舌や脈の状態は湿邪の症状に符合する。

望・聞・問・切の四診の結果を合わせて得られた病状記録・証名および診断結果は，以下のとおりである。

【カルテ】

主訴：発熱を伴う激しい嘔吐が 1 日。
現病歴：患者は暑湿の邪気を受け嘔吐するようになった。下痢は現れていない。
所見：今朝から 2 度にわたり嘔吐。吐く勢いは比較的急であり，発熱・悪風・発汗はあるがすっきりとは出ない・頭痛・身体が重い・上腹部がつかえて苦しい・顔色に艶がない・舌質やや紅・舌苔白膩・脈濡数。体温 38.4℃。

【証名】 湿邪困阻証（表裏同病）
【治法】 解表化湿
【処方】 藿香正気散加減
[参考処方]
藿香正気散（『太平恵民和剤局方』）：藿香・紫蘇・白芷・桔梗・白朮・厚朴・半夏麹・大腹皮・茯苓・陳皮・炙甘草・大棗・生姜

【弁証分析】

　患者は夏の暑さを受け，さらに夜間暑さを避けて外で眠ったため，暑湿に衛気を犯されてしまった。さらに暑湿は表を犯すため，表衛不和となり，発熱・軽度の悪風寒・発汗はあるがすっきりと出ないといった症状が現れる。風暑が湿を伴い侵入したため，経絡が阻滞し，気血が充分に行き渡らなくなるため，顔色に艶がなくなり頭痛が現れる。暑湿が阻滞することによって気機がスムーズに流れなくなるため，身体が重い・倦怠感といった症状が現れる。湿が中焦を侵すため，嘔吐・上腹部がつかえて苦しい・納呆*・身体や四肢が重く感じる・便溏・舌苔膩などの症状が現れる。暑邪は陽邪であり湿邪とともに人体を侵すため，舌質やや紅・舌苔白膩・脈濡数などの症状が現れる。患者の症状から判断すると，湿邪困阻証・表裏同病の特徴に符合する。よってこの診断を下す。

まとめ

　悪心と嘔吐は，単独で現れる場合もあれば，同時に現れる場合もある。さらに，さまざまな疾患の症状の1つとして現れる場合もある。病機はすべて胃失和降*・胃気上逆に属する。

　悪心は，臨床では①胃寒証・②胃熱証・③胃陰虚証・④食滞胃脘証・⑤肝胃不和証などがよくみられる。

①胃寒証は，ときとして悪心が現れ，胃痛や水状のものが口の中にあふれて吐いてしまうという症状などを伴い，温めれば症状が和らぎ，寒さにあたると悪化する。さらに食少・倦怠感・舌質淡・弱脈といった症候の特徴がある。治療には温中散寒・和胃降逆を用いる。

②胃熱証は，悪心が現れ，胃の灼痛・嘈雑*・呑酸・口臭などを伴う場合があり，さらに便秘・尿黄・舌苔黄・弦脈または滑脈といった症候の特徴をもつ。治療には清熱導滞・和胃降逆を用いる。

③胃陰虚証は，悪心が現れ，激しい嘔吐を伴う場合もあり，口渇して水を飲みたがる・食少もしくは食べものを受け付けない・舌質紅・舌苔少・細脈などの症候の特徴がある。治療には養陰清熱・益胃降逆を用いる。

④食滞胃脘証は，悪心欲吐・噯腐・呑酸・食べものの匂いをかぐのを嫌がるという症状が現れ，上腹部が張る・食欲不振などの症候を伴う。治療には消食導滞・和胃降逆を用いる。

⑤肝胃不和証は，悪心が現れ，嘔吐を伴う場合もあり，胸悶*・脇痛・口苦・咽乾・食欲不振・舌苔薄黄・脈弦細などの症候を伴い，女性であれば月経不調が現れることもある。治療には疏肝理気・和胃降逆を用いる。

　嘔吐の病因も多方面にわたる。六淫*の外感・飲食による内傷・情志の不調・臓腑の虚弱など，すべて嘔吐を引き起こす可能性があり，さらにこれらの病因が互いに影響し合い，兼ね合って疾患を引き起こす場合もある。このため，弁証の際にはその主次をはっきりさせ，証や病因を見きわめなければならない。嘔吐の病位は胃であるが，病変の臓腑は胃以外に肝・脾とも密接な関係をもつ。基本病機は胃失和降・胃気上逆で

ある。弁証はまず虚実をはっきりさせる。実証の嘔吐は外邪・飲食・痰飲などの邪気が胃を侵すために起こる。虚証の嘔吐は気虚・陽虚・陰虚など正気不足から起こるものである。

嘔吐物の性質は，往々にして病変の寒熱・虚実や，病変の臓腑を反映することが多い。例えば，嘔吐物がものが腐ったような酸っぱい臭いのする場合，食積内腐であることが多い。黄色い水を吐き苦い味がする場合は，胆熱が胃を犯していることが多い。酸っぱく緑っぽい水状のものを吐く場合は，肝気が胃を犯していることが多い。痰濁・涎沫を吐く場合は，痰飲が中焦に阻滞していることが多い。水状のものが口の中にあふれ吐いてしまう場合は，胃中の虚寒もしくは虫積であることが多い。黏沫物を吐き量が少ない場合は，胃陰不足に属することが多い。

また，嘔吐は生体が胃の中の有害物質を排除しようとする反応でもある。例えば，胃中に癰膿・痰飲・食滞・毒物などがある場合は，けっして嘔吐を止めてはならない。これらの嘔吐は有害物を排泄するためのものであり，毒物が出てしまえば嘔吐は自然と止まる。もし毒物が徹底して排泄できなかった場合，さらに涌吐法*を用いてもよい。この際，邪気が留まることを避けるためにも，けっして降逆止嘔の法を用いてはならない。

一般的にいえば，実証の嘔吐は病程が短く，病状が軽く，治癒しやすい。虚証の嘔吐は病程が長く，病状が重く，嘔吐が反復して現れ，比較的治癒しにくい。また，失治・誤治があれば，実証から虚証に移行したり，虚実夾雑になったり，軽症から重症になったりする場合もある。さらに疾患が長引けば，脾胃が衰敗し，化源不足にもなるので，変証が起こりやすくなる。その他に嘔吐・悪心は多くの疾患に併発する症状であるため，臨床では診断を明確にし，必要に応じて時期を逃さずに原発疾患に対して治療を行う。

【参考文献】

①『丹渓心法』

[原　文]「悪心有痰, 有熱, 有虚, 皆用生姜, 随症佐薬。……悪心, 欲吐不吐, 心中兀兀, 如人畏舟船, 宜大半夏湯, 或小半夏茯苓湯, 或理中湯加半夏亦可。又胃中有熱悪心者, 以二陳加生姜汁炒黄連・黄芩各一銭, 最妙」

[口語訳] 悪心が現れ, 痰・熱・虚がみられるものは, すべて生姜を用いる。併発する症に従い佐薬を選ぶ。……悪心がして, 吐きたいのに吐けずに, まるで船に乗っているように, 心中〔胃〕がムカムカする場合は, 大半夏湯あるいは小半夏茯苓湯を用いるか, 理中湯に半夏を加えてもよい。また, 胃中に熱があり, 悪心するものは, 二陳〔湯〕に, 生姜汁で炒めた黄連・黄芩を各一銭ずつ加えたものが非常によく効く。

②『三因極一病証方論』

[原　文]「嘔吐雖本於胃, 然所因亦多端, 故有飲食寒熱気血之不同, 皆使人嘔吐」

[口語訳] 嘔吐の根本は胃にあるが, その原因は多端に及ぶ。そのため, 飲食・寒熱・気血の違いがあっても, すべて嘔吐を引き起こす可能性がある。

7 食欲不振

症例1

● 患者：男児，3歳／● 診察日時：2000年1月5日

男児が母親に付き添われて診察室に入ってくる。痩せており，肌が乾燥し，髪の毛もやや黄色く艶がないが，元気はある。

患児の母親：先生，この子は食が細くて，こんなに痩せています。それに背もちっとも伸びません。

医師：（子供に向かって）年はいくつですか？

患児：3歳。

患児の母親：この子は一日中お腹が空いたと言いません。食べるのも遅くて，あやしても食べないし，私がスプーンなどで食べさせても食べません。一度消化剤を飲ませたら少しは食べるようになったのですが，次に飲ませても今度は効かなくて。仕方がないので毎食私が怒りながら食べさせています。2～3回たたくと何口かは食べるという感じです。でも，いつも泣きながら食べるというのもどうかと思いますし。

医師：子供がものを食べないというのはわりとよくあることですし，たたくというのはあまり感心しませんね。やはり原因が何かをしっかり突き止めなければいけません。飲食の習慣がよくないのか，身体に何か問題があるのか，またはその両方ともあるという場合もあります。どちらにしても，お母さんが根気をよくしないと問題は解決しませんよ。

患児の母親：私はもう散々辛抱してきました。この子は1歳すぎからもう食が細くなってしまって，毎食，最初から最後までずっと私が食べさせているのです。1回の食事で1時間もかかってしまいます。この子が遊んで気分がよくなっている隙に，食べものを一口口に押し込むという感じです。これではこちらもたまったものではありません。友達や親戚も，「お腹が空けば自然に食べるわよ」というのですが，この子は違うのです。たとえ「お腹が空い

た」と叫んでも，一口食べるともう食べなくなってしまいます。
医師：では，ちょっと診てみましょう。ふだん何か具合の悪い所はありますか？
患児の母親：のどが渇くようで，水をよく飲みます。
医師：ボク，ちょっと服を脱いでもらえるかな？
患児：はい。
 [**望診**] 皮膚が乾燥し艶がない。軀幹・四肢ともに脂肪がほとんどついていない。
医師：やはり一度検査をしたほうがいいですね。
（微量元素や検便などの検査票を渡す）
患児の母親：わかりました。

> 食欲不振・身体が痩せるのは，微量元素の欠乏や寄生虫との関連が深い。検査結果で異常がわかれば，その疾患に的確に合った治療が行えるようになる。

医師：その他に具合の悪い所はありますか？
患児の母親：便が比較的硬いのと，寝汗をよくかくことでしょうか。あとは特にありません。
医師：ボク，舌を出して見せてくれるかな？
（同時に脈も診る）
 [**舌診**] 舌質やや紅・少津・舌苔光剥
 [**脈診**] 脈細
医師：薬を飲む以外にも生活や飲食を調整することも非常に大事なことです。ぜひ積極的に改善するようにしてください。
患児の母親：わかりました。ありがとうございました。

　望・聞・問・切の四診の結果を合わせて得られた病状記録・証名および診断結果は，以下のとおりである。

【カルテ】
主訴：食欲不振が2年余り。

現病歴：患児は1歳すぎから食が細く，その状態が2年以上改善されていない。
所見：身体が痩せる・皮膚や髪が乾燥し艶がない・食欲不振・口渇があり水をよく飲む・大便乾結*・舌質やや紅・少津・舌苔光剝・脈細。

【**証名**】 胃陰不足証
【**治法**】 養胃育陰
【**処方**】 養胃増液湯加減
[**参考処方**]
養胃増液湯（経験方）：石斛・烏梅・北沙参・玉竹・甘草・白芍

【**弁証分析**】

　胃は陽腑に属し，「体陰而用陽」〔器質的には陰で機能的には陽〕である。胃陰とは胃の清津を指し，陰液の根本である。また，胃は「水穀の海」であり，十二経絡はすべて胃の気を受けている。さらに，胃は水穀の受納*と腐熟を主り，胃陰が充足していれば飲食は正常になり，精気にあふれ，脾気が精気を全身にめぐらせ，生化の源も充足して全身を栄養する。小児は「稚陰未充，常陽有余」〔子供は陰が十分ではなく陽は常に余りある〕であり，陰は常に不足しがちである。この患児は胃陰不足によって水穀の吸収が少なくなり，津液も生化の源を失うため，納少*・口乾となる。気血生化の源が不足しているため，皮膚の潤いがなく，身体が痩せる。陰液が損傷し欠乏するため，便乾*・舌質やや紅・少津・舌苔光剝となる。これらはすべて胃陰不足の症状である。よってこの診断を下す。

症例2

●**患者**：女性，39歳，営業員／●**診察日時**：2002年9月23日

女性が診察室に入ってくる。顔色に艶がなく，身体は痩せており，元気のない様子である。

医師：どうしましたか？

第3章◇胸部・腹部の症状

患者：何を食べても味がしなくて，一日中何も食べなくても，お腹が空いたという感覚がなく，食べても食べなくても同じという感じなのです。
医師：吐き気はしますか？
患者：しません。食欲がないというだけです。
医師：最近，何か悪いものを食べて胃を荒らしたということはありませんでしたか？
患者：それもありません。
医師：胃が張るということはありませんか？
患者：ありません。食べすぎたりすれば，（胃の部分を指して）ここが張って吐きたくなることはありますが。
医師：げっぷはよく出ますか？
患者：あまり出ません。

> 傷食*証の可能性はない。

医師：食欲のよしあしは情緒の変化と関係がありますか？
患者：特に関係はありません。気分がよければ，自然と多少食べる量は増えますが，食べすぎれば，また気分が悪くなります。

> 情緒との関係は顕著ではない。肝気犯胃証の可能性は排除してよい。

医師：いつ頃からこのような症状が現れていますか？
患者：3～4年になります。

> 発病からの期間が長いと虚証であることが多い。

医師：発病してからの状況を少し詳しく話していただけますか？
患者：特に大きな原因はありません。食欲がないと食べる量がどんどん少なくなって，食べる量が少なくなれば，さらに食欲がなくなってきてしまいます。本当に悪循環です。
医師：その他に何か具合の悪い所はありますか？

患者：胃がときどきシクシク痛みます。ここ（胃）は特に温かくしていなければならなくて，絶対に冷やしてはダメです。痛むときは手で押さえると少し楽になります。

> この患者は畏寒*や，上腹部を温めたり押さえたりすると多少気持ちがよくなるという症状が現れており，これは寒・虚に属することを示している。

医師：他に何かありますか？
患者：すごく疲れやすいですね。ちょっと歩いたり動いたりするだけで息が切れます。それに手足がすぐ冷えて，すごく寒がりです。
医師：便はどうですか？
患者：便はゆるいほうです。
医師：では，舌を出して見せてください。
（同時に脈も診る）
　[舌診] 舌質淡・舌苔白
　[切診] 脈沈遅で無力

> これらの症状はすべて胃虚寒証の象である。

　望・聞・問・切の四診の結果を合わせて得られた病状記録・証名および診断結果は，以下のとおりである。

【カルテ】

主訴：食べものの味がしない・食欲不振が3年余り。
現病歴：患者は食べものの味を感じなくなり，食欲不振になってから3年以上になる。
所見：食欲不振・味を感じない・食べる量が少ない・少しでも食べすぎると上腹部が張って苦しくなり吐き気がする。また，上腹部に隠痛*があり，さらに上腹部は温かくすることを好み寒さに弱く，痛みがあるときは手で押さえ

るとやや楽になる。その他に疲れやすい・力が入らない・四肢の冷え・大便溏薄*・舌質淡・舌苔白・脈沈遅で無力などの症状が現れている。

【証名】 脾胃虚寒証
【治法】 温中祛寒・暖胃健脾
【処方】 理中丸合良附丸加減
［**参考処方**］
理中丸（『傷寒論』）：人参・白朮・乾姜・炙甘草
良附丸（『良方集腋』）：高良姜・香附子

【弁証分析】

　脾胃陽虚によって納運機能が失調し，食少*・納呆*・上腹部が張って苦しいという症状が起こる。中陽不振によって虚寒が内生し，寒が凝滞して気滞となるため，上腹部の冷痛が起き，その痛みは温めたり手で押さえることにより緩和する。陽虚によって外寒が生まれ，温煦*機能が低下するため，畏寒・四肢の冷えが現れる。中陽がスムーズに循環しないことによって水湿が盛んになり，水湿が腸内にも入りこむため大便溏薄となる。脾胃の受納・運化*機能が失調することよって気血生化の源が不足し，精微物質が身体全体に行き渡らなくなるため身体が痩せる。舌質淡・舌苔白・脈沈遅で無力というのは，すべて虚寒の象である。この患者の諸症状は脾胃虚寒の症状と一致する。よってこの診断を下す。

まとめ

　食欲不振は，またの名を「不欲食」「納呆」「納差」「不思食」などといい，重症になると，食べものの匂いを嗅いだり，食べものを見ただけで吐き気を催すようになり，このような状態になると「悪食」「厭食」と呼ぶ。

　食欲不振には，虚実・寒熱の別がある。実証は外感・飲食の不摂生や肝気が胃を犯すことから起こるものであり，病歴や併発する症状をみれば，鑑別は難しくない。虚証では，①脾胃虚寒，②脾腎陽虚，③胃陰不足，④脾胃気虚の4つの証がよくみられる。これらの各証はきちんと鑑別しなければならない。

①脾胃虚寒と，②脾腎陽虚はともに脾胃気虚から変異したものであり，両者とも食後に胃の膨満感がある・疲れやすい・息切れ・懶言*など脾胃気虚の症状が現れる。ただし，両者には以下の違いがある。

①脾胃虚寒証の症状の特徴は，上腹部の疼痛がいつまでも続く，もしくはときにより腹痛もあり，その痛みは手で押さえたり，温めると緩和され，冷えると悪化する。また，便溏*・遅脈なども現れる。治療には温中袪寒を用いるのが大原則である。

②脾腎陽虚の食欲不振というのは，脾陽虚の期間が長く，それが積もって腎陽に影響し，脾腎陽虚を招いたものである。その症状の特徴は病程が長く，腹部に冷痛があり，満腹になると腹脹が起こるが，温めると痛みが軽減し，口の中に水状のものがあふれてくる・気怯*および畏寒・四肢の冷え・腰酸膝軟・完穀不化*もしくは五更泄*などの症状が現れる。治療には温補脾腎を用いる。

③胃陰不足の症状の特徴は，空腹になっても食べたくなく，口渇・唇舌乾燥・乾嘔・呃逆*・大便乾結・舌乾少津などの胃陰不足の症状が現れる。治療には滋陰養胃を用いる。

④脾胃気虚の食欲不振の特徴は，食欲が徐々に落ち，重症になるとまったく空腹感がなくなる。さらに，食後に上腹部が張って苦しいという症状が現れ，食べ過ぎると吐き気がし，息切れ・疲れやすいといった

脾胃気虚の症状が現れる。治療には健脾益気を用いる。

【参考文献】
①『景岳全書』
[原　文]「病後胃口不開，飲食不進者，有二証，蓋一以濁気未浄，或余火未清，但宜以小和中飲加減主之。一以脾胃受傷，病邪雖去而中気未復，故或有数日不能食，或旬日不能開，或胸喉中若有所哽，如梅核気者，此中本無停積，但以陽気未舒，陰翳作滞，胃気太虚，不能運化而然，軽則温胃飲，甚則必加人参，附子，但使陽気得行，則胃口自開也」

[口語訳]　病後に食欲がなく，食が進まないものは，2つの証がある。1つは，濁気もしくは余火が完全に去っていない場合である。この場合，小和中飲を加減して用いるとよい。もう1つは，脾胃が損傷し，病邪は去ったけれどもまだ中気が回復していないため，食欲が湧かない，もしくは10日以上も食べられない，もしくは胸や喉中に何かがつかえている感覚がある（梅核気など）場合である。これは，実際には何も停留していないのだが，陽気の流れが悪く陰邪が鬱滞しているために胃気が虚し，スムーズに運化できないということである。この場合，軽症であれば温胃飲を用い，重症になれば，それに人参・附子などを加える必要がある。陽気が流れるようになれば，自然と食欲も出てくる。

②『雑病源流犀燭』
[原　文]「不能食，脾胃俱虚病也，……惟審知脾胃中或有積滞，或有実火，或有寒痰，或有湿飲而元気未衰，邪気方甚者，方可稍用消導，而仍以補益為主」

[口語訳]　食べられないというのは，脾胃に虚病があるためである。……脾胃に積滞・実火・寒痰・湿飲など，どのような邪気があるのかを見きわめればよい。さらに，まだ元気が衰えていない，あるいは邪気が盛んな場合は消導薬を少量加えるのもよいが，基本は補益を主に用いるのがよい。

8 吐血

症例1

●患者：男性，45歳，工員／●診察日時：2001年7月23日

中年男性が家族に付き添われて診察室に入ってくる。緊張した面持ちであるが，まだ元気はある様子である。

医師：どうしましたか？
患者：突然吐血しました。数回吐きました。
　[聞診] 口臭がやや強い。
医師：どんな色の血でしたか？　量は多かったですか？
患者：黒っぽい色でした。量も結構多かったです。数回続けて吐きましたから。
医師：吐いたときには血液以外に何か混じっていましたか？
患者：他には食べたものを吐きました。
医師：吐血の前にどのような感覚がありましたか？
患者：吐き気がしました。

> 喀血（詳しくは「まとめ」を参照）の可能性はないと考えてよい。

医師：どうしてこのような症状が起こるようになったのですか？　どのような状況だったか詳しく話していただけますか？
患者：ここ数日間で酒を結構飲んで，2食続けて「火鍋」を食べました。そうしたら今日の午前中になって吐き気がして，それに胃の中に熱気があるような感じがして，その熱気が上ってきました。その後，込み上げてきて吐いてしまいました。

> まずは酒と辛いものの刺激が胃出血の誘因であると考えられる。

第3章◇胸部・腹部の症状

医師：以前に胃の病気をしたことがありますか？
患者：2年前に検査をしたとき，胃潰瘍だと言われたことはあります。でも，それほどひどくはありませんでした。
医師：その他に何か具合の悪い所はありますか？
患者：胃が燃えているような痛みがあります。それに張ったような感覚やムカムカすることもあります。特に，ここ数日は胃の中が熱をもって，グルグル動いている感じがしますし，のどもすごく渇きます。

> 患者の症状によると，胃熱から起きた吐血であると考えられる。

医師：胃酸が込み上げてくるというようなことはありましたか？
患者：ときどきあります。それに最近口臭もひどいです。
医師：のどが渇くと言いましたが，水はよく飲みますか？
患者：飲みます。ガブガブ飲んでいます。

> 胃熱熾盛証の症状に符合する。

医師：便はいかがですか？
患者：今日は少しゆるかったです。色は黒っぽかったです。ふだんは便秘気味で色は黄色っぽいです。
医師：尿はどうですか？
患者：尿は黄色っぽいです。
医師：では，舌を出して見せてください。
（同時に脈を診る）
[舌診] 舌質紅・舌苔黄燥
[脈診] 脈数

> 胃熱熾盛の遠血*の症状に符合する。

望・聞・問・切の四診の結果を合わせて得られた病状記録・証名および診断

結果は，以下のとおりである。

【カルテ】

主訴：突然吐血してから半日。

現病歴：患者は2年前に胃潰瘍と診断され，数日前に過度の飲酒と辛いものを過食し，本日突然吐血した。

所見：本日，突然吐き気がして，嘔吐物の中にやや多量の暗紅色の血液が混じっていた。吐く前に悪心が現れ，胃の中から熱が逆上してくる感覚があった。さらに胃中に灼痛・つかえるような感覚・嘈雑*があり，その他に呑酸*・唇が赤い・口臭・口渇・大便秘結*（ただしこの日は便がややゆるく色が黒っぽい）・小便黄・舌質紅・舌苔黄燥・脈数などの症状を伴う。

【証名】 胃熱熾盛証
【治法】 清泄胃熱・涼血止血
【処方】 瀉心湯合十灰散加減

[参考処方]

瀉心湯（『金匱要略』）：大黄・黄芩・黄連

十灰散（『十薬神書』）：山梔子・大黄・大薊・小薊・側柏葉・荷葉・白茅根・牡丹皮・棕櫚炭・茜草根

【弁証分析】

患者は飲酒と辛いものの食べ過ぎにより，胃に熱が蓄積され，熱が火と化して血を動かしたため，胃絡を損傷した。また，胃失和降*となり胃気が上逆し，血も気に従い上逆したため，吐血した。熱が中焦に結し，胃失和降になり，気機がスムーズに流れなくなったため，胃中に灼痛が現れる。胃絡からあふれ出た血が吐き出しきれずに大腸に流れ込んだため，便の色が黒っぽくなる。胃中の濁気が口中に上ってくるため，口臭がある。熱が津液を損傷するため，のどが渇き，便秘になる。舌質紅・舌苔黄燥・数脈はすべて胃中に熱がある症状である。患者の諸症状から判断すると，胃熱熾盛証の特徴に符合する。よってこの診断を下す。

【解説】

吐血証のなかの火熱の証には，実火と虚火*の違いがある。①胃熱熾盛の吐血と，②肝火犯胃の吐血はともに実熱証である。

①胃熱熾盛の吐血は，ふだんから飲酒・辛いものや揚げもの・味の濃いものを好むため，胃に熱が蓄積し，熱が火と化し，血を妄動させて起こるものであり，口渇・口臭・便秘・脈滑数など，陽明実火の症状が顕著に現れる。

②肝火犯胃の吐血は，怒りが肝を傷つけた，もしくはもともと胃熱があり，さらに肝鬱が加わり，肝火が旺盛となり，血を妄動させるために起こるものである。この場合，口苦・口酸・脈弦数など肝胆実火の症候や，胸悶*・脇痛など肝気横逆〔肝気が盛んで胃やその他の臓腑を犯す〕の特徴が現れる。

陰虚火旺*の吐血は虚証に属し，発病からの期間が長く，反復して現れ，なかなか完治しないなどの特徴がある。多くは実証の吐血を繰り返し，虚証に変化したものであり，陰虚の特徴を兼ねる。

症例2

● 患者：男性，53歳，幹部／● 診察日時：2003年5月23日

中年の男性が家族に付き添われて診察室に入ってくる。顔色淡白で，元気がない様子である。

医師：どうしましたか？
患者：以前からの持病なのですが，最近また血を吐きました。
医師：吐いたものは，血液以外に他にも何かありましたか？
患者：その前に食べたものを吐きました。
医師：血を吐く前に何か感覚がありましたか？ 例えば，のどが痒いとか，咳が出るとか。
患者：ありません。吐き気がしただけです。

> 喀血の可能性はない。(「まとめ」を参照)

医師：血を吐くようになってどのくらい経ちますか？ 出血の量は多いですか？
患者：2カ月くらいになります。毎回，量はそれほど多くないのですが，繰り返し血を吐くというのも辛いものです。
（話す声は低く，まだ気はあるが力が入らないという感じである。顔色が蒼白で唇も血色がなく，失血があったことを表している）

> 吐血を何度も繰り返し，その症状が重かったり軽かったりするのは，虚証に属する場合が多い。

医師：今まで検査や治療をしたことはありますか？
患者：胃潰瘍になってからもう十数年経っていて，以前にも出血したことはあるのですが，薬を飲めば血は止まりました。今になってまた悪くなるとは思いもしませんでした。最近，西洋医学の病院に入院もしたのですが，退院してからまた出血するようになりました。

> 繰り返し発作が起き，なかなか完治しないため，気血も徐々に虚してしまった。

医師：吐く血の色はどんな色ですか？
患者：黒っぽい色です。
医師：その他に何か具合の悪い所はありますか？
患者：（胃の辺りを指して）ここがシクシクと痛みます。痛むときには手で押さえると少し楽になります。

> 隠痛*・手で押さえると少し楽になるというのは，虚証の象である。

医師：他に何か具合の悪い所はありますか？

患者：全身がだるくて，ちょっと動いただけですぐ息が続かなくなります。それに大きな音が怖くて，もし突然大きな音がすると心臓がドキドキしてしまいます。

医師：では，舌を出して見せてください。

（同時に脈を診る）

[**舌診**] 舌質淡・舌苔薄

[**脈診**] 脈細弱

> 気血不足の症状に符合する。

医師：夜はよく眠れますか？

患者：周りが静かなら何時間か眠れますが，ちょっとでも大きな音がすると，びっくりして目を覚ましてしまいます。

> これは気血不足によって心が失養したために起こる症状である。

医師：食欲はありますか？

患者：ありません。毎食，無理やり食べている感じです。出血がないときでもあまり食べないほうです。

> 食欲不振は脾胃気虚の症状である。

医師：腰はだるくなりませんか？

患者：それほどでもありません。

医師：手足が冷たくなることはありませんか？

患者：冬には冷たくなりますが，今はありません。

> 陽虚は顕著ではない。気虚が主な証のようである。

医師：便はいかがですか？

患者：このところ便は色が黒っぽいです。ふだんはお腹が張って便がゆるいほ

うです。

> 腹脹・便溏*は脾虚の象である。

医師：尿はいかがですか？
患者：それは異常ありません。

> 気虚による出血の症状に符合する。

望・聞・問・切の四診の結果を合わせて得られた病状記録・証名および診断結果は，以下のとおりである。

【カルテ】
主訴：吐血が反復して現れるようになってから2カ月余り。
現病歴：患者は胃潰瘍になってから十数年経っており，ここ2カ月で出血が反復して現れるようになった。
所見：吐血が反復して現れ，その症状は軽くなったり重くなったりする。血の色は暗淡色である。さらに疲労感・力が入らない・いきぎれ・声が低い・顔色淡白・舌質淡・舌苔薄・脈細弱などの症状を伴う。
【証名】 気不摂血証
【治法】 健脾益気・養血摂血
【処方】 帰脾丸加減

[**参考処方**]

帰脾湯（『済生方』）：人参・茯神・白朮・甘草・黄耆・当帰・竜眼肉・酸棗仁・遠志・木香

【弁証分析】
気虚によって摂血機能が低下したため，血の色が暗淡色の吐血を繰り返した。吐血は気虚の軽重により変化するため，症状が重くなったり軽くなったりする。正気不足のため，疲労感・力が入らない・息切れ・声が低いといった症状が現

れる。「気は血の帥であり,血は気の母である」という言葉があるように,失血過多によって気血が上部を栄養しなくなるため,顔色淡白になる。血が心を養わなくなるため,心悸が現れ,睡眠の質が低下するようになる。舌質淡・舌苔薄・脈細弱というのは気血不足の症状である。患者の諸症状から判断すると,気不摂血証の特徴に符合する。よってこの診断を下す。

症例3

● 患者:男性,43歳,工員／● 診察日時:2000年10月23日

中年男性が診察室に入ってくる。顔色淡白で,元気のない様子である。

医師:どうしましたか？
患者:この2カ月の間よく吐くのですが,昨日は少し血も吐いてしまいました。
医師:どんなものを吐くのですか？
患者:食べたものです。
医師:嘔吐と同時に血を吐いたのですか？ それとも嘔吐の前後ですか？
患者:まず何回か吐いて,その後で吐いたものに血が混じっていることに気づきました。
医師:吐いたときどのような感覚がありましたか？
患者:吐き気がして,胃がムカムカしました。
医師:吐いた血の色はどんな色でしたか？ 真っ赤でしたか,それとも黒ずんでいましたか？
患者:黒ずんでいました。コーヒーのような色でした。
医師:咳は出ませんか？
患者:出ません。

> 喀血の可能性はない。

医師:以前,何か胃の病気をしたことはありませんか？

患者：あります。(上腹部を指して)私はよくここが痛くなります。もう8〜9年になると思います。2カ月前によく吐いていたので入院したのですが，そのとき胃カメラの検査もしました。入院の前にも吐血しましたが，出血性胃潰瘍だといわれました。これが退院時のカルテです。退院後は吐血はしないのですが，しょっちゅう吐いてしまいます。(上腹部)ここも，痛いときもあれば，痛くないときもあって，痛みも，ひどいときとそれほどでもないときがあります。

医師：この発作は何か規則性がありますか？　どのような状況のとき発作がひどくなりますか？

患者：気分がよく，精神的に充実しているときは胃の調子もよくなります。もし気に病むことがあったり，仕事が忙しくなったり，家の者といざこざがあったときなどは，特にひどく吐いてしまいます。今回も怒ったためにこんなにひどく吐いてしまいました。あと，食事に気を使わなかったりすると胃の痛みが出ます。ですからふだんから食事には気をつけています。

> 毎回，精神的な原因から発病しており，情緒が激動すると嘔吐の症状が悪化している。これは肝の疏泄機能が失調していることを示している。

医師：ふだん，他に具合の悪い所はありますか？

患者：よく胃がムカムカします。怒ったときはここがモヤモヤして，(両脇を指して)この両側が張った感じがして痛みます。

医師：吐いた後はどんな感覚ですか？

患者：吐き終わると頭がクラクラして目がかすみます。それに全身の力が抜けたような感じになります。でも，ちょっと横になると少し楽にはなります。

医師：食欲はありますか？

患者：あまりありません。胃がいつもいっぱいな感じがして，げっぷもよく出ます。あと，口の中がいつも苦いです。

> ここで気をつけなければならないのは，傷食*の嘔吐との鑑別である。傷食の患者は必ず傷食の事実があり，発病が急で，嘔吐に厭食を伴い，吐くのが速い。本症例はこれらの特徴がないので簡単に区別できる。

医師：便はいかがでしょう？　色はどうですか？
患者：1日1回で，ややゆるく，色は黒っぽいです。
医師：尿はどうでしょう？
患者：正常だと思います。

> 便の色が黒いのは消化器官の出血の表れである。

医師：では，舌を出して見せてください。
（同時に脈も診る）
[**舌診**] 舌質淡・舌苔薄黄
[**脈診**] 脈弦細でやや数

　望・聞・問・切の四診の結果を合わせて得られた病状記録・証名および診断結果は，以下のとおりである。

【カルテ】
主訴：嘔吐が反復して現れるようになってから2カ月余り。吐血を伴うようになって1日。
現病歴：患者はときどき胃痛が起こるようになって8～9年経っており，嘔吐やげっぷが頻繁に現れている。2カ月前に胃カメラの検査を受け，胃潰瘍と診断された。
所見：胸脇部の脹満があり，情志不遂*により嘔吐が起こる。嘔吐物はコーヒーのような色の血液と未消化物。さらに，悪心・げっぷ・口苦・身体が痩せる・疲労感・顔色淡白・舌質淡・舌苔薄黄・脈弦細でやや数などの症状を伴う。

【証名】肝気犯胃証

【治法】 疏肝理気・和胃止嘔
【処方】 半夏厚朴湯合左金丸加減
[**参考処方**]
半夏厚朴湯（『金匱要略』）：厚朴・紫蘇葉・半夏・生姜・茯苓
左金丸（『丹渓心法』）：黄連・呉茱萸

【弁証分析】

　情志不遂になると，肝の疏泄機能が低下し，それが胃にも影響を及ぼし，胃失和降となり，胃気が上逆するようになる。胃気が不和になると痛みが起こり，胃気の「降」「納」という性質が失われるため，嘔吐が現れ，食事をするとその症状が悪化する。肝鬱から火が生じ，それが胃を犯し，胃絡を傷つけ血があふれるため，吐血するようになる。木〔肝〕鬱になれば土〔脾〕を犯し，胃気が滞り受納*機能が低下するため，飲食が減少する。病が長引けば，正虚*となるため，身体が痩せたり疲労感が現れ，顔色や舌質が淡白となる。胃失和降となるため，気が上逆し，げっぷが頻繁に出るようになる。本症例は，肝鬱が原因で発病しているため，情緒の変化により発作が起こる。肝脈は両脇に分布しているため，肝の疏泄機能が失調すると，胸脇部の脹満が起こる。舌苔薄黄・脈弦細でやや数というのは，肝気が胃を犯し，気鬱により火と化した象である。患者の症状から判断すると，肝気犯胃証の特徴に符合する。よってこの診断を下す。

【解説】

　注意しなければならないのは，①嘔血（吐血）と，②喀血の違いである。
①嘔血は主に消化器官の潰瘍や肝硬変などの疾患に現れ，出血の前には，胃のむかつき・吐き気・嘔吐などが現れる。出血の色は暗紅色やコーヒーのような色であり，嘔吐の前に食べたものや胃液とともに嘔吐し，便がコールタール状になる場合もある。
②喀血は，主に肺結核・気管支拡張症・肺がん・心臓病などの患者にみられ，出血前には，のどの瘙痒感・胸悶・咳などが現れ，鮮血を吐く場合が多い。出血の際，泡沫・痰が混じることもあり，一般には便がコールタール状になることは少ない。

まとめ

　嘔血は，またの名を「吐血」といい，胃・食道から出血し，口から吐き出されるものをいう。多くは胃の中の食べものとともに吐く。吐血は喀血（咳血）とはっきり区別しなければならない。咳血は呼吸器官からの出血であり，多くは痰とともに吐き出される。また，のどの瘙痒感・咳など，肺気上逆の症状を伴う。吐血は，胃や食道など消化器官の出血であり，胃の内容物とともに出血する。そのため悪心・嘔吐など，胃気上逆の症状を伴う。吐血は胃の疾患に属するが，その他の臓腑の影響を受けることも多く，その結果，胃絡が損傷し，出血にいたる場合もある。このように，臨床では注意して弁証しなければならない。

　出血の原因は複雑であるが，共通の病理変化は，火熱が盛んになり，血を妄動させてしまったか，気虚により摂血機能が衰え，血が脈外にあふれてしまったという，2つの方面に帰納することができる。これにより，吐血は胃中積熱・肝火犯胃・気虚血溢などの証に分けられる。弁証の際には，症候の虚実をはっきり鑑別しなければならない。

　血証の実証は，火熱亢盛から血が妄動したものが多い。ただし，火熱の証は実火と虚火の違いがあり，実火は火熱が亢盛したものであり，虚火は陰虚から起こる場合が多い。胃熱熾盛の吐血・肝火犯胃の吐血と陰虚火旺の吐血はともに，血の色が鮮やかな赤もしくは赤紫であるが，胃熱と肝火の両者は病程が短く，突発的に起こる場合が多い。陰虚火旺の吐血は病程が長く，繰り返し発作を起こすことが多い。

　血証の虚証は，気虚から摂血機能が衰え，血が経絡からあふれ出たものである。脾虚の吐血と陽虚の吐血は出血の色が薄く鮮明ではない。血瘀の吐血は血の色が紫もしくは黒っぽく，血塊がある。このように，出血の色にはそれぞれ違いがある。その他に新たに発病したものは実証が多く，長引いている疾患は虚証が多い。また，長い疾患から絡脈に入ったものは虚証のなかに実証が混じる場合が多い。

【参考文献】

① 『明医雑著』

[原　文]「人之一身,陰常不足,陽常有余,況節欲者少,過欲者多,精血既虧,相火必旺,火旺則陰愈消,……吐血等症作矣」

[口語訳] 人というものは,陰が常に不足し,陽は常に余りある。さらに,欲求が少ない人は数少なく,欲が過度な者が多い。そのため,精血は損なわれ,火は旺盛になり,火が旺盛になれば,陰はさらに損傷する,……吐血などの症状が現れる。

② 『先醒齋医学広筆記』

[原　文]「吐血三要法：宜行血不宜止血。血不行経絡者,気逆上壅也,行血則血循経絡,不止自止。止之則血凝,血凝則発熱悪食,病日痼矣。宜補肝不宜伐肝。経曰：五臓者,蔵精気而不瀉者也。肝為将軍之官,主蔵血。吐血者,肝失其職也。養肝則肝気平而血有所帰,伐之則肝虚不能蔵血,血愈不止矣。宜降気不宜降火。気有余即是火,気降即火降,火降則気不上昇,血随気行,無溢出上竅之虞矣。降火必用寒涼之剤,反傷胃気,胃気傷則脾不能統血,血愈不能帰経矣」

[口語訳] 吐血の要法は3つある。〔1つめは〕行血しなければならず,止血をしてはならない。血が経絡を流れないものは,気が逆上し血が滞ったものである。行血すれば,血は循環経絡を流れるようになり,特に止血しなくても自然と出血しなくなる。止血をすれば凝血し,血が滞れば発熱したり,食欲がなくなり,疾患を悪化させることになる。〔2つめは〕補肝しなければならず,伐肝してはならない。〔内〕経にも「五臓は精気を蓄え瀉せずものなり。肝は将軍の官であり,血を蓄える」とある。吐血するものは,肝がその職を失ったために起こるものである。肝を養えば肝気が平らかになり,血も本来の場所に戻る。肝を伐すれば肝が虚し,血を蓄えることができなくなり,血はますます止まらなくなる。〔3つめは〕必ず気を降ろさなければならず,火を降ろしてはならない。気が余りあれば火となり,気を降ろせば火が降りる。火が降りれば自然と気が上逆しなくなる。血は気に従って行くので,気が上逆しなければ,血が上竅からあふれ出る心配がなくなる。火を降ろすには,必ず寒涼の薬を用いなくてはならず,胃気を傷つけることになる。胃気が傷つけば,脾が統血できなくなり,血がますます経絡に戻れなくなるのである。

9 消化過多（消穀善飢）

症例 1

● 患者：男性，45 歳，工員／● 診察日時：2001 年 7 月 18 日

中年男性が診察室に入ってくる。身体は痩せているが，元気はまだある。

医師：どうしましたか？
患者：最近，とてもよくお腹が空きます。食べる量もふだんの倍くらい食べているのですが，それでもまだすぐお腹が空いてしまいます。

> このような症状を「消穀善飢*」と呼ぶ。多くはのどが渇きよく水を飲みたがるといった症状と同時に現れる。

医師：いつからですか？
患者：20 日くらい前からです。
　［聞診］口臭が非常に強い。
医師：水はよく飲みますか？
患者：のどが渇きやすいので，水はよく飲みます。
医師：あなたは昔から今のように痩せているのですか？
患者：もともと痩せ気味でしたが，最近また少し痩せたようです。

> 多食易飢*・口渇・身体が痩せるといった症状は消渇*によくみられる症状である。ただし，多食易飢は消渇だけにみられる症状というわけではない。したがって，その他の症状などについてさらに詳しく尋ねなければならない。

医師：血糖値の検査をしたことがありますか？
患者：私も糖尿病だったらいけないと思って，一昨日，検査をしました。西洋

医学の病院の先生は，検査結果はすべて正常で，糖尿病ではないと言いました。でも，私は自分自身で身体の調子が悪いように感じているし，何か薬を飲んだほうがいいのではないかと思うので，中医で診ていただこうと思ってやってきました。

医師：ドキドキしたり，手が震えるようなことはありませんか？ それから，カッとなりやすいというようなことはありませんか？

患者：それはありません。

医師：ちょっと唾を呑み込んでみてください。

（甲状腺の触診をする。甲状腺の腫れはみられない）

> 「瘿気*」は気鬱痰結・肝火旺盛に属し，多食易飢・羸痩*などの症状がよくみられる。その他に，心悸・多汗・眼球の突出・頸前部の腫脹などの症状を伴うが，多飲・多尿の症状はほとんど現れない。本症例の患者は瘿気の病状は顕著でないので，とりあえずその可能性は排除しても差し支えない。必要があれば甲状腺機能の検査を行い診断を明確にすればよい。

医師：その他に何か具合の悪い所はありますか？

患者：口臭がひどくて他の人と近い距離で話をするのをためらってしまいます。

医師：胃の中に何か特別な感覚がありますか？

患者：少し熱っぽい感じがします。今年の夏は特に暑かったので，一日中冷たいものを飲んでいました。私はふだんから酒が好きで，食べものも味の濃いほうが好みで，揚げものや辛いものが大好きなのですが，もしかして「上火」してしまったのでしょうか？

医師：それも原因として考えられますね。痛みや発熱はありませんか？

患者：それはありません。

第3章◇胸部・腹部の症状

> 患者はもともと辛いものを好んで食べ，さらに季節が夏であるため胃熱が盛んになり，熱が盛んになったため陰を傷つけ，消穀善飢・口渇して水をよく飲むといった症状を引き起こした。まずこの段階では病機は胃熱であると考えられる。

医師：その他に具合の悪い所はありますか？
患者：朝起きたとき口が苦いです。
医師：口の中がネバネバしますか？
患者：それはありません。
医師：お腹が痛かったり，張ったような感覚はありませんか？
患者：ありません。
医師：では，ちょっと横になってください。お腹を診てみましょう。
（同時に舌診と脈診を行う）
　[按診] 腹部は軟らかい
　[舌診] 舌質紅・舌苔黄燥
　[脈診] 脈数
医師：便はいかがですか？　どんな色をしていますか？
患者：黄色っぽいです。でも，この2日間は出ていません。

> 陽明蓄血証の可能性はない。この証も善食易飢*・口渇・大便乾結*が現れる。病機は長い間，瘀血があり，新たに外感の邪気も加わり，瘀と熱が互いに胃腸で絡み合って結びついたものである。その他に健忘・一時的な精神症状・下腹部が硬く張る・排尿がコントロールしにくい・顔や唇の色が暗い・舌に瘀斑がみられるなど，一連の瘀血の症状が現れる。その口渇も，のどは渇くが水をあまり飲まず，口をすすぐだけであり，便は硬いが，色は黒っぽく排便は困難ではない。

医師：尿はどうですか？
患者：黄色っぽいです。

> 胃熱の症状に符合する。

　望・聞・問・切の四診の結果を合わせて得られた病状記録・証名および診断結果は，以下のとおりである。

【カルテ】

主訴：善食易飢が現れて20日余り。口乾・口渇・身体が痩せるといった症状を伴う。

現病歴：患者はふだんから辛いものを好んで食べており，さらに夏の暑さも加わり胃熱が盛んになり，そこから陰を損傷した。

所見：善食易飢・口乾・口苦・口臭・胃の灼熱感・身体が痩せる・大便秘結*・小便黄赤・舌質紅・舌苔黄燥・脈数。

【証名】 胃火熾盛証
【治法】 清熱滋陰
【処方】 玉女煎加減

[参考処方]

玉女煎（『景岳全書』）：石膏・熟地黄・麦門冬・知母・牛膝

【弁証分析】

　患者はもともと陽臓〔熱性〕の体質で，さらに辛いものを好んで食べるという食習慣があり，また夏の暑さも加わり，飲食の不適切から胃熱が盛んになった。熱が盛んになれば陰を傷つけ，また胃火が盛んなことから水穀を焼き尽くしてしまうため，善食易飢が現れる。肺と胃の津液が傷つけられ燥熱が内生するため，口乾・口渇がみられる。胃中の濁気が上昇するため，口臭がひどくなる。口渇によって水分摂取が多くなり，さらに胃火が盛んになるため，中土〔脾〕の健康が保たれなくなり，水穀がすぐ胃中から消えてなくなるが，栄養分は充分に消化吸収されない。そのため水穀の精微物質が欠乏し,体内に分布されず，充分に栄養されなくなるため，徐々に身体が痩せてしまう。津液が損傷し，腸道が乾燥するため，大便秘結や小便黄赤となる。舌質紅・苔黄燥・脈数という

のはすべて実熱の症候である。患者の諸症状から判断すると，胃火熾盛証の特徴に符合する。よってこの診断を下す。

症例 2

● 患者：女性，48歳，農業／● 診察日時：2002年5月17日

中年女性が診察室に入ってくる。顔色に艶がなく，元気がない。

医師：どうしましたか？
患者：半年前からやたらとのどが渇くようになり，1日に魔法瓶2本分くらいの水を飲んでいます。食事の量も多いのですが，すぐお腹が空きます。最初のうちは食べられるということはいいことだと思って，全然気にしていませんでした。今でもまだのどは渇きやすいですが，飲む水の量は少し減りました。食欲もすごくありますが，半年前よりは少しましになりました。今は食べ過ぎるとお腹が張ります。
医師：尿の量は多いですか？
患者：やや多いと思います。
医師：最近，以前より痩せたということはありませんか？
患者：そうです。食べる量は増えたのに太りません。むしろ以前より痩せました。

> 多飲・多食・多尿・羸痩は消渇*の典型的な症状である。

医師：最近，何か薬を飲みましたか？
患者：飲んでいません。
医師：その他にどこか具合の悪い所はありますか？
患者：特にありません。
医師：夜はよく眠れますか？
患者：そういえばあまりよく眠れません。一晩で何時間も眠っていない感じで

す。それに夢ばかり見て，ちょっとでも音がするとすぐ目が覚めてしまいます。目が覚めるともう二度と眠れなくなってしまいます。前の晩眠れないと翌朝目が覚めたときにめまいがします。

医師：その他に具合の悪い所はありますか？

患者：元気が出なくて，すごく疲れやすいです。それに身体の中が熱っぽい感じがします。

医師：どのように熱っぽいのですか？

患者：イライラしやすいし，手足の中心が熱いのです。先生，私の手を触ってみてください。熱くありませんか？

医師：そうですね。それに汗ばんでいますね。以前からこうでしたか？

患者：半年前からこんな感じだったと思います。それに最近特に顕著になった気がします。

医師：夜，寝ているときに汗をかきませんか？

患者：夜だけじゃなくて，昼も汗をよくかきます。

> 陰虚燥熱は消渇の重要な基本病理である。つまり，陰虚または気陰両虚を軸に燥熱を兼ねるようになる。病が長期化し，病状が悪化すると陰の損傷が陽にまで及び，陰陽両虚の象が現れる。本症例はまず気陰両虧証であると考えられる。

医師：では，舌を出して見せてください。

（同時に脈を診る）

［**舌診**］舌質紅・舌苔少

［**脈診**］脈細数で無力

医師：他に何か具合の悪い所はありませんか？

患者：腰が少しだるいです。仕事で疲れたり，長く歩いたりするともっと痛くなります。両足……特に膝に力が入りません。

医師：手足に何か特別な感覚がありますか？

患者：あります。足の指に痺れるような，チクチクするような感覚があります。

> 消渇が長引くと，四肢に麻木*や疼痛などの変証が現れる。また，一部の慢性の消渇病患者や，高齢者の消渇病患者には，「三多一少」〔多飲・多食・多尿・羸痩〕の症状が顕著でなく，併発する症状が主症状である場合がある。併発症が現れるというのは，病が長期化した場合が多い。この患者は顕著な症状が現れるようになってから半年であるが，おそらく実際は発病してからもっと長い時間が経っているのであろう。

医師：便の具合はいかがですか？
患者：便は1日1回で，ちょっとゆるめです。
医師：やはり血液検査をしたほうがいいですね。明日の朝，朝食を摂らないでもう一度病院へいらしてください。まず空腹時の血糖値を調べて，そのあと食後2時間の血糖値を調べてみましょう。

> 血液検査のときなどは，診断名を明らかにすると治療の的確性が高くなる。

患者：わかりました。
医師：心臓がドキドキしたり，手が震えるようなことはありませんか？
患者：それはありません。
　（手指の震えや，甲状腺の腫脹の有無を調べる）

> 「癭病*」の可能性はない。（具体的には症例1を参照のこと）

　望・聞・問・切の四診の結果を合わせて得られた病状記録・証名および診断結果は，以下のとおりである。

【カルテ】
主訴：口渇して水を飲みたがる・善食易飢・羸痩が現れるようになり半年。

現病歴：患者は半年前に，口渇して水を飲みたがる・善食易飢・頻尿で量が多いなどの症状が現れるようになったが，当時はあまり重要視せず，検査・治療などを行わなかった。

所見：口渇して水を飲みたがる・善食易飢・羸痩・頻尿で量が多い・疲労感・力が入らない・顔色に艶がない・めまい・多夢・手足の中心が熱い・腰酸膝軟・足の指先に痺れや痛みがある・自汗*・盗汗*・腹脹・便溏*・舌質紅・舌苔少・脈細数で無力。

【**証名**】 胃熱陰虚・脾腎両虧証
【**治法**】 清熱養陰・補益脾腎
【**処方**】 玉女煎合四君子湯・六味地黄丸加減

[**参考処方**]

玉女煎（『景岳全書』）：石膏・熟地黄・麦門冬・知母・牛膝

四君子湯（『太平恵民和剤局方』）：人参・白朮・茯苓・甘草

六味地黄丸（『小児薬証直訣』）：熟地黄・山茱萸・乾山薬・沢瀉・茯苓・牡丹皮

【弁証分析】

肺熱によって津液が虧損し，口渇して水を飲みたがるようになる。胃火が盛んなため，善食易飢・羸痩が現れる。腎虚のため腎の固摂*機能が低下し，頻尿で量が多くなる。病が長引くと身体が徐々に虚してしまう〔機能的だけではなく，器質的な障害も現れる〕ため，口渇・善食易飢の症状がやや軽減してきた。脾虚のため食後に腹脹が現れる。陰虚によって頭目が失養し，めまいが現れる。虚熱*が内をかき乱すため，多夢が現れる。手足の中心が熱くなるのは陰虚内熱の症状である。脾気虚弱によって気血生化の源が不足するため，疲労感・力が入らないという症状が現れ，顔色に艶がなくなる。中陽*がスムーズに流れなくなり，水液の循環が悪くなるため，水湿が盛んになり，それが腸にも流れ込むため，大便溏薄となる。腎虚によって腎の府である腰を栄養できなくなるため，腰膝酸軟が現れる。本疾患は脾腎両虚から起こる経絡の病であるため，筋肉を栄養できなくなり，身体に痺れや痛みが現れる。気陰不足によって営・衛の固摂機能が失調し，津液が外にあふれるようになるため，自汗・盗汗が現れる。舌質紅・舌苔少・脈細数で無力はすべて気陰両虚の象である。患者の諸症状から判断すると，気陰両虚の特徴に符合する。よってこの診断を下す。

第 3 章◇胸部・腹部の症状

症例3

●患者：**女性，28 歳，職員**／●診察日時：**2000 年 3 月 21 日**

若い女性が診察室に入ってくる。身体は痩せており，両目が突出しているが，元気はある様子である。

医師：どうしましたか？
患者：最近，どんどん痩せてきています。食事の量は以前より多いのですが，すぐお腹が空くのです。
医師：よく水を飲みますか？
患者：それほど多くありませんが，飲むのなら，冷たいものを飲むのが好きですね。
医師：尿は多いほうですか？
患者：多くありません。
医師：血糖値を検査したことはありますか？
患者：2 日前に検査したばかりですが，医師は正常だと言いました。これが検査結果です。
医師：心臓がドキドキすることはありますか？
患者：あります。
医師：熱がりなほうですか？　汗はよくかきますか？
患者：すごく熱がりですし，汗もよくかきます。
医師：最近，性格が変わったというようなことはないですか？
患者：このところ，すぐイライラするようになった気がします。ちょっとしたことでも，すぐかんしゃくを起こしてしまいます。自分でもいけないと思うのですが，なかなかコントロールできないのです。
医師：ちょっとつばを呑み込んでみてください。
（甲状腺の触診をするとびまん性の腫脹がみられる。質は軟らかい）
医師：目を閉じて，両手をまっすぐ平行に前に向かって伸ばしてみてください。
（手の上に紙を載せてみると両手が小刻みに震えているのがわかる）

> 本症例の患者には，心悸・多汗・煩躁・易怒*・両手をまっすぐ平行に伸ばすと細かく震える・頸部の両側に腫脹があるといった症状がみられる。これは中医学でいうところの「癭病*」の範疇である。

医師：いつ頃からこのような症状がでましたか？
患者：1カ月くらい前からです。

> 「癭病」は，もともと陰虚の体質に加え，肝鬱が火と化し，気滞から痰が結して起こる場合が多い。

医師：その他に何か具合の悪い所はありますか？
患者：口の中が苦くて，胸の辺りがモヤモヤしますし，この両側（両脇を指して）が痛くなります。痛みはあちこち場所を移動します。あと両方の乳房も張って痛みます。
医師：生理は順調ですか？
患者：量が少なくて，いつも遅れ気味です。
医師：生理痛はありますか？
患者：ありません。
医師：生理のとき，血の塊が混じるようなことはありませんか？
患者：それもありません。

> 「癭病」が長引くと，気滞による血瘀が現れる場合があるが，これについては問診の結果からその可能性を排除することができる。

医師：便と尿の調子はいかがですか？
患者：便は硬いです。尿は色が黄色いです。
医師：では，舌を出して見せてください。
　（同時に脈を診る）
　[**舌診**] 舌質紅・舌苔黄膩
　[**脈診**] 脈弦数

第3章◇胸部・腹部の症状

　望・聞・問・切の四診の結果を合わせて得られた病状記録・証名および診断結果は，以下のとおりである。

【カルテ】
主訴：多食易飢・羸痩が現れて1カ月。多汗・煩躁・易怒を伴う。
現病歴：患者は1カ月ほど前から多食易飢が現れ，それに反して身体は痩せてきている。
所見：多食易飢・悪熱・多汗・手指の震え・頸前部の腫脹・両側眼球の突出・急躁*・易怒・心悸・胸悶*・脇痛（疼痛の場所が移動する）・乳房の脹痛・生理不順・舌質紅・舌苔黄膩・脈弦数。
【証名】痰気熱結証
【治法】解鬱化痰・清熱散結
【処方】丹梔逍遙散合消瘰丸加減
[参考処方]
丹梔逍遙散（『古今医統大全』）：柴胡・当帰・白芍・白朮・茯苓・甘草・牡丹皮・山梔子・生姜・薄荷

消瘰丸（『医学心悟』）：玄参・牡蛎・浙貝母

【弁証分析】
　肝気の鬱結によって肝の疏泄機能が失調し，胸悶・脇満（疼痛が両肋部まで達する）・急躁・易怒・乳房の脹痛・生理不順などの症状が現れる。気機の鬱滞によって津液の分布がスムーズに行われず，壅滞して痰と化したため，頸前部の腫脹・両側眼球の突出が現れる。気滞により痰が結し，それが熱と化したため，煩熱*が現れる。手指が震えるのは痰気と熱が結して内風が生じたためである。熱邪が心神を擾わすため，心悸が起こる。熱が胃液を焼き尽くすため，多食易飢が現れる。悪熱・多汗もまた熱の象である。舌質紅・舌苔黄膩・脈弦数というのはすべて肝鬱から痰が結し熱と化した象である。患者の諸症状から判断すると，肝鬱から痰が結して熱と化した症候の特徴に符合する。よってこの診断を下す。

まとめ

　「消穀善飢」とは，患者が過度に食欲旺盛になり，ふだんより食事の量が増えているにもかかわらず，すぐに空腹感を覚えるという症状である。またの名を「多食易飢」という。消渇病は消穀善飢を主症状とし，さらに口渇・羸痩を伴うものであるが，消穀善飢は消渇病のみに現れる症状ではない。臨床ではその他にも多種の疾患に現れる。

　消穀善飢の症状は，①胃火熾盛証，②陽明蓄血証，③胃強脾弱証によくみられる。この3つの証は，ともに消穀善飢が現れるがそれぞれ特徴もある。

①胃火熾盛証は，主症の他に口渇があり，冷たいものを飲みたがり，羸痩・大便乾結・小便短黄*・舌紅苔黄・脈滑数などの症候を伴う。治療には清胃瀉火・滋陰生津を用いる。

②陽明蓄血証は，発熱（悪寒はしない）・口燥・咽乾があるが口をすすぎたいだけで水を飲めない・少腹部の硬満・便の色が黒く硬いが排便は困難ではない・舌質淡紅または瘀斑がみられる・脈沈結数などの併発症候を特徴とする。治療には清熱逐瘀を用いる。

③胃強脾弱証は，口乾・疲労感・力が入らない・大便溏薄・舌淡苔白・脈沈細または緩などの症候を特徴とする。治療には清胃健脾を用いる。

　このように，①胃火熾盛証は胃熱の症状が現れ，②陽明蓄血証には瘀血の症状が併発する。2つの証はともに口渇・大便乾結が現れるが，①胃火熾盛証の場合は，口渇がありよく水を飲む。また，便が硬く排便が困難である。②陽明蓄血証の口渇は，のどは渇くが水をあまり飲みたくない，もしくは水を口に含みたいがあまり飲み込めないというものであり，便は色が黒く硬いが，排便は困難でない。

【参考文献】

① 『霊枢』師伝第二十九
［原　文］「胃中熱，則消穀，令人懸心善飢」

[口語訳] 胃中に熱があると，水穀を消化しやすくなり，常に飢えを感じるようになる。

② 『霊枢』五邪第二十
[原　文]「陽気有余，陰気不足，則熱中善飢」
[口語訳] 陽気が余りあり，陰気が不足すると，中焦の熱が盛んになり，常に飢えを感じるようになる。

10 胃痛・胃のつかえ

症例 1

● 患者：男性，42 歳，農業／● 診察日時：2003 年 11 月 26 日

中年男性が診察室に入ってくる。肌の色は正常であり，動作も自然であるが，苦しそうな表情をしている。

医師：どうしましたか？
患者：「心口痛」がします。
医師：どの辺りが痛むのですか？
患者：（上腹部の剣状突起の下辺りを指さす）この辺りです。
医師：胸が苦しくなったり，痛んだり，心臓がドキドキするようなことはありますか？
患者：ありません。

> 地方によっては，胃痛のことを「心口痛」〔心臓の痛み〕と呼ぶ。このため，疼痛の部位を確認しなければならない。また，心臓病の「真心痛*」とも区別しなければならない。

医師：いつからですか？
患者：2 日前からです。

> 発病からの期間が長いか短いかで虚実が判断できる。長いものは虚証が多く，短いものは実証が多い。

医師：どのように痛むのですか？
患者：（胃の辺りを指して）ここが痛くて，すごく張っている感じがします。何かがつかえているような感じで，すごく苦しいです。

第3章◇胸部・腹部の症状

> 痛みの性質から証の気血を判断できる。脹痛が主であれば気滞に属し,針で刺すような痛み,もしくは割れるような痛みであれば血瘀に属する。本症例は脹痛が主になっているので,まずは気滞に属すると考えられる。

医師:痛みは断続的に起こるのですか,それともずっと痛むのですか?
患者:ずっと痛みます。

> 持続的な疼痛があるというのは実証に属する。

医師:手で押さえると少し楽になるということはありますか?
患者:いいえ。むしろ押さえるとよけいに痛くなります。

> 拒按*の症状は実証に属する。

医師:では,ちょっと横になってみてください。
(腹部を触診してみると軟らかい)

> 『傷寒論』では,大結胸証の心下痛と胃脘痛*の部位は,同じく心下〔みぞおち〕であるとしている。ただし,邪気の性質や部位の大小に違いがある。大結胸証の疼痛の部位は心下もしくは心下から少腹部までであり,病は胸膈にあり,風寒の邪気が裏に伝わり熱と化し,水と熱が互いに結びついて起こる。心下の疼痛があり,触れると硬く,脈沈緊という症候が現れる。一方,胃脘痛の痛みは上腹部のみに限られ,病は胃脘にあり,内傷雑病によくみられる。その他に,痞満*・脹悶・げっぷ・吐酸*・納呆*などを伴う。

医師:痛みは一箇所に固定されていますか? それともあちこち動きますか?
患者:この部分が痛むだけで他に移動することはありません。
医師:(両脇を指して)この両側まで痛むことはありますか?

445

患者：ありません。真ん中だけです。

> 食滞の胃痛と気滞の胃痛は同じように，拒按・げっぷ・胃酸過多などの症状が現れるが，気滞の胃痛は疼痛が両脇にまで及ぶことが多く，また，胸脇の脹悶など気機失調の症状が現れる。さらに，精神的に不快になると胃痛が現れたり，症状が悪化する。そして，ものが腐ったような臭いの口臭や，厚膩舌苔が現れることはない。

医師：以前にも同じような症状が現れたことがありますか？
患者：ありません。
医師：食欲はありますか？
患者：食べられません。食べるとよけい痛くなります。

> 暴痛〔急激に現れる痛み〕や激しい痛み・拒按・食後に痛みが激しくなる・痛みの場所が移動しないというのはすべて実証に属する。また，痛みが長期化し，何度も繰り返し現れ，手で押さえたり，食事をすれば痛みが軽減するのはすべて虚証に属する。体格ががっちりしている人は実証が多く，高齢者や虚弱体質の人は虚証が多い。また，急性病は実証が多く，慢性病は虚証が多い。

医師：げっぷは出ますか？
患者：出ます。げっぷのとき食べものが腐ったようなすっぱい臭いがします。今は全然ものを食べたくありません。食べものの匂いを嗅ぐと，吐き気がします。本当に吐き出せれば少しは楽になりますが。

> ここまでの診察から判断すると，病位は上腹部にあり，脹痛・拒按・悪食・げっぷが出てものが腐ったような臭いがするなどの症状が現れており，これらはすべて傷食*の症状である。

医師：どんなものを吐きますか？
患者：前日に食べたものです。

医師：今回の痛みが現れる前に食べ過ぎたということはありませんでしたか？
患者：あります。一昨日，長いこと会っていなかった友達に会い何回か一緒に食事をしたのですが，その後で気分が悪くなりました。

> 飲食物が胃に停滞したために起こる胃痛は暴飲暴食によるものが多い。その他に外邪を受けて起こる上腹部の張りや胃痛もある。その場合は外邪を受けたという事実があり，同時に風寒・風熱・暑湿など表証の症状も現れる。

医師：それでは舌を出して見せてください。
（同時に脈を診る）
[**舌診**] 舌苔厚膩
[**脈診**] 脈滑
医師：口の中は苦くありませんか？
患者：それはありません。

> 食滞胃脘の胃痛と湿熱蘊脾証の胃痛の弁別には注意が必要である。前者は「傷食」によるものであり，傷食証の特徴が現れる。後者は「湿熱」によるものであり，口が苦くネバネバする・のどは渇くが水は飲みたくない・身体が熱い（熱さに起伏がある）・舌質紅・舌苔黄膩・脈濡数など湿熱証の特徴が現れる。

医師：便や尿はいかがですか？
患者：出したいのですが，なかなか出なくて，やっと出たと思っても，すっきりしません。私はふだんからずっと便秘気味なのですが，今は便が軟らかくて，排便のときはお腹がすごく痛みます。それと便がすごく臭いです。尿は正常です。

> 食積*の症状に一致する。

望・聞・問・切の四診の結果を合わせて得られた病状記録・証名および診断結果は，以下のとおりである。

【カルテ】
主訴：上腹部の脹痛・拒按が現れて2日。げっぷ・呑酸*を伴う。
現病歴：患者は暴飲暴食から胃脹・胃痛が現れるようになった。
所見：上腹部の張り・胃痛・拒按・げっぷのときにものが腐ったような酸っぱい臭いがする・食べものの匂いを嗅ぐと吐き気がする・未消化物を嘔吐する・嘔吐の後は胃痛が軽減する・排便後の爽快感がない・舌苔厚膩・脈滑。
【証名】 食滞胃脘証
【治法】 消食導滞・理気和胃
【処方】 保和丸あるいは枳実導滞丸の加減
[参考処方]
保和丸（『丹溪心法』）：山楂子・神麴・半夏・茯苓・陳皮・連翹・莱菔子
枳実導滞丸（『内外傷惑論』）：大黄・枳実・神麴・茯苓・黄芩・黄連・白朮・沢瀉

【弁証分析】
　患者は暴飲暴食により胃痛が起こるようになった。胃は水穀の海であり，水穀の受納*を主る。飲食の不摂生や暴飲暴食から胃の受納・腐熟の能力の限界を超えてしまい，胃気を損傷し，食べものを消化しきれなくなった。摂取した食べものが消化せずに胃の中に停滞し，胃気が鬱滞するため，上腹部が張って苦しく，拒按の疼痛が起こる。胃気は降下するのが正常であるが，未消化の食べものが胃の中に停留しているため，胃気が乱れ上逆するようになり，胃の中で腐敗した食べものが腐濁の気を伴い上逆するため，げっぷや呑酸が現れ，胃の中の未消化物を吐く。嘔吐をすると胃の中に停留したものが減少し，実邪も減少するため，胃気が通るようになり，脹痛が軽減し楽になる。「傷食者は必ず悪食〔食べられなくなる〕になる」という言葉のとおり，食べものの匂いを嗅ぐと吐き気がする。食積による気滞のため，ガスがよく出るようになり，便が軟らかく臭いが強い。食滞内停のため胃中の濁気が上昇し舌苔厚膩となる。正気が邪気と交戦し，気が実して血が湧き上がるため，滑脈で有力となる。飲食物

が胃中に停留しているために起きている胃痛なので，治療には消食導滞を用い，方剤は保和丸もしくは枳実導滞丸の加減方を用いて，胃腑を通泄させる。患者の諸症状から判断すると，胃気壅滞の特徴に符合する。よってこの診断を下す。

症例2

● **女性，42歳，サービス業／**● **診察日時：2003年2月28日**

中年の女性が診察室に入ってくる。顔色に艶がなく，体型は痩せ型である。

医師：どうしましたか？
患者：いつものことなのですが胃が痛みます。

> 長期の症状は虚証が多いが，この胃痛は急性の発作なのか，慢性疾患なのかをきちんと鑑別しなければならない。

医師：どのように痛むのですか？
患者：シクシク痛みます。

> 隠痛*は虚証である場合が多い。

医師：胃酸がこみ上げてきたり，吐き気がすることはないですか？
患者：ありません。
医師：胃の中が焼けるような感覚はありませんか？
患者：ありません。

> まず実証と熱証の可能性はない。

医師：胃の痛みはいつ頃からですか？
患者：だいたい6年くらい前からだと思います。私はサービス業をしているの

ですが，食事がいつも不規則で，時間がないことも多いので，ご飯にスープをかけて流し込むように食べたり，適当にあり合わせのものを食べることが多いのです。そんなことから胃を悪くしてしまいました。最初の頃は痛みもそれほどひどくなかったですし，仕事も忙しく，気にしている時間もないくらいだったのですが，ここ2年ほどは痛くなるときが増えてきました。2001年に検査をしたのですが，慢性胃炎と胃下垂だと言われました。
（カルテの記載は，患者の言うことと一致しており，検査結果からもこの診断が正しいと判断できる）

> 本症例は不規則な食習慣から起きており，期間も長いことから，胃気を損傷している。

医師：それでは，舌を出して見せてください。
（同時に脈も診る）
　[舌診] 舌質淡嫩で周囲に歯痕・舌苔薄白滑
　[脈診] 脈濡弱
医師：今，一番辛い症状は何ですか？
患者：胃痛です。痛む時間が以前より長くなってきました。それと胃が張った感じもします。
医師：今回の発作はいつ頃からですか？
患者：10日ほど前からです。
医師：胃痛の他に何か具合の悪い所はありますか？
患者：やはり胃が張っていることですね。（腹部を指差して）この下が張って，食事をするとさらに顕著になります。
医師：食欲はありますか？
患者：この何年かはひどいものです。お腹がいっぱいになっても痛むし，空いたら空いたで，また痛みます。少し何かを食べればよくなりますが，毎食小さな茶碗1杯しか食べられなくて，どんなに美味しいものでも絶対にたくさん食べられません。少しでも食べ過ぎると胃がまた痛くなりますから。こんなに痩せているのもこの病気のせいなのです。

第 3 章◇胸部・腹部の症状

> 脾胃の機能が低下すれば、必ず消化吸収の機能に支障をきたす。空腹時に痛みがひどくなり、ものを食べれば痛みが軽減するのは、虚証であることを示している。

医師：胃が痛むとき、手で押さえると少し楽になることはありませんか？
患者：そうです。押さえれば少しはましになります。湯たんぽを抱えるともっと楽になります。あとは口の中がいつも唾液でいっぱいになってしまって、味も全然感じられません。仕方がないのでときどき唾を吐き出します。

> 上腹部の隠痛があり、手で押さえたり、温めるとその痛みは軽減するが、なかなか完治せず、唾液が口の中にあふれるというのは、虚寒の胃痛の特徴である。

医師：ふだん寒がりのほうですか？
患者：寒がりです。冬になると手足が温まらなくて、着るものも他の人より何枚か多く着なければなりません。それに寒いときは胃痛もよく起こります。あと、冷たいものも食べません。ちょっと食べただけで胃が耐えられなくなります。ですから、夏以外は果物も食べられません。

> 患者は陽虚の体質であり、脾胃虚寒から起きている胃痛であると判断できる。注意しなければならないのは、脾胃虚寒の胃痛と、寒邪犯胃の胃痛の鑑別である。前者は「陽虚生寒」〔陽虚により寒が内生した〕の虚寒の症候が現れる。後者は寒邪を外感した、もしくは冷たいものを食べ過ぎたという事実が存在し、急に胃痛が起こり、痛みが激しく、舌苔白・脈緊などの実寒の象が現れる。

医師：ちょっとズボンの裾を上げてみていただけますか？　むくみが出ているかどうかを見てみましょう。
（下肢および踝部を手で押してみるが、陥没性の痕跡は残らない）

> 脾胃虚寒や陽虚水汜になると水腫が現れやすくなる。特に腰以下に顕著に現れる。脾胃虚寒の弁証の際には，水腫の有無にも注意しなければならない。

医師：腰や膝が冷たかったり，痛むようなことはありませんか？
患者：それはあまりありません。ただ，体力がないというか，とにかく元気が出なくて，無理ができません。
医師：便はいかがですか？
患者：1日1回ですが，ややゆるいです。
医師：形になっていますか？
患者：なるときもありますが，ここ何日かは形になりません。
医師：脱肛はありませんか？
患者：ありません。

> 脾気虚になると久瀉*や脱肛などが現れる場合があるので，その点も尋ねる必要がある。

医師：尿はいかがでしょう？
患者：わりと多くて，色は透明に近いです。

> 大便稀溏・小便清長*は脾胃虚寒の症状に符合する。

医師：生理は順調ですか？
患者：ほぼ順調です。毎月正確にきます。ただ，量は多めで，色がやや薄いです。

> 女性の患者には必ず月経や帯下について尋ねなければならない。

医師：おりものはどうですか？ やはり量が多いですか？
患者：おりものは水っぽいですね。

第3章◇胸部・腹部の症状

> 帯下が薄く量が多い・経血の色が淡紅で量が多いというのは脾虚の象である。

望・聞・問・切の四診の結果を合わせて得られた病状記録・証名および診断結果は，以下のとおりである。

【カルテ】
主訴：上腹部の隠痛が現れるようになって6年。症状が悪化してから10日余り。
現病歴：患者はふだんから食事が不規則であり，繰り返し上腹部が苦しくて痛む・食少*・納呆*が現れるようになり，その痛みは日によって重くなったり軽くなったりするが，数年間ずっと完治していない。また，この10日ほどで症状が悪化した。胃カメラの検査結果では，慢性胃炎・胃下垂と診断された。
所見：上腹部の隠痛が数年間にわたり断続的に現れている。その痛みは手で押さえたり温めたりすると軽減し，寒さに当たったり，空腹になると悪化する。何かを食べれば痛みは軽減する。また，食少・納呆・上腹部が落ち込んで張ったように感じる（食後にひどくなる）・水状のものが口の中にあふれて吐いてしまう・畏寒*・四肢の冷え・大便稀溏・小便清長・顔色に艶がない・身体が痩せる・疲労感・力が入らない・帯下の質が薄く量が多い・舌質淡嫩で周囲に歯痕・舌苔薄白滑・脈濡弱などの症候を伴う。

【証名】 脾胃虚寒・気虚下陥
【治法】 温養脾胃・昇陽挙陥
【処方】 黄耆建中湯合補中益気湯加減

[参考処方]
黄耆建中湯（『金匱要略』）：黄耆・白芍・桂枝・炙甘草・生姜・大棗・飴糖
補中益気湯（『脾胃論』）：人参・黄耆・白朮・甘草・当帰・陳皮・升麻・柴胡

【解説】
患者は長い間，脾胃虚弱であり，中陽不振から寒が内生し，胃が温養されな

くなった。寒の疑滞により気滞が現れると，陽が気化*できなくなるため，ときに上腹部の隠痛が現れ，温めたり手で押さえると痛みが軽減する。何かを食べれば胃絡が栄養を得ることができるため，痛みが軽減する。胃中に虚寒があり，水穀を腐熟できなくなるため，食少・納呆・上腹部が張るといった症状が現れる。気血の源が欠乏するため生体が失養し，顔色に艶がない・身体が瘦せる・倦怠・力が入らないなどが現れる。陽虚により温煦*機能が失調するため，顔色㿠白*，畏寒・四肢の冷えが現れる。中陽*が循環しなくなるため，寒飲が上逆し，水状のものが口の中にあふれて吐いてしまう。気虚によって中気*が下陥するため，胃下垂や上腹部が落ち込んで張ったような感覚があり，食後にはさらに胃が下がるような感じがする。中陽*が循環しなくなることから水液分布の失調を引き起こし，水湿が過剰になり腸内にも流れ込むため，大便稀溏となる。また，水湿が下部に流れ込むため，帯下の質が薄く量が多くなる。舌質淡嫩で周囲に歯痕・舌苔薄白滑・脈濡弱というのはすべて胃虚寒の象である。患者の諸症状から判断すると，脾胃虚寒・中気下陥の特徴に一致する。よってこの診断を下す。

症例3

● 患者：男性，46歳，幹部／● 診察日時：2001年11月26日

中年の男性が診察室に入ってくる。体型は瘦せ型で，元気がない。

医師：どうしましたか？
患者：胃がシクシク痛んで一日中治まりません。酸っぱいものや甘いものを食べると少し痛みが治まるのですが，でも，またすぐに痛くなります。それにときどき胃の中が熱い感じがします。

> 隠痛は虚証に属することが多い。胃の灼熱感は熱の症状である。

医師：どのくらい経ちますか？

第3章◇胸部・腹部の症状

患者：2週間くらいです。
医師：痛むときは針で刺されたような感覚や，張ったような感じはしませんか？
患者：それはありません。

> 疼痛の性質は証の属性を示す場合がある。

医師：胃酸が込み上げてくるようなことはありませんか？
患者：ありません。
医師：嘔吐はありますか？
患者：ときどき吐き気はしますが，何も出てきません。
医師：その他にどこか具合の悪い所はありませんか？
患者：胃の中が何といいますか，漬物を食べ過ぎたような感じで，お腹の中が油切れしてしまったような感じがして，とても辛いのです。何か少し食べれば楽になるのですが，本当に食べようとするとあまり食べたくなくなります。
医師：以前に胃の病気をしたことがありますか？
患者：もう5〜6年前になりますが，胃カメラの検査をしたときに萎縮性胃炎だと言われました。
（カルテの記載を見ると患者の言うとおりである）
医師：口が乾くようなことはありませんか？
患者：あります。唇も乾きます。
医師：水はよく飲みますか？
患者：あまり多くは飲みません。ちょっとのどが潤えば十分です。

> 熱盛傷津の口渇と陰虚の口渇には違いがある。前者はのどが渇き冷たいものを好んで飲むが，後者はのどは渇くが水を飲みたがらない，もしくは飲んでも量は多くない。

医師：汗をよくかきますか？
患者：昼間はいいのですが，夜寝ているときには寝巻きが湿ってしまうほど汗をかきます。

> 盗汗*は陰虚の症状である。

医師：寒がりなほうですか？
患者：それほどでもありません。
医師：便の調子はいかがですか？
患者：便は硬めです。
医師：尿はどうでしょう？
患者：多くはありません。それに色が黄色いです。
医師：では，舌を出して見せてください。
　（同時に脈を診る）
　[**舌診**] 舌体瘦・舌質嫩紅・舌苔少
　[**脈診**] 脈細数

> これらの症状は胃陰虚の証候に符合する。

　望・聞・問・切の四診の結果を合わせて得られた病状記録・証名および診断結果は，以下のとおりである。

【カルテ】
主訴：上腹部の隠痛がときどき現れるようになって5年。今回の発作が現れて2週間。
現病歴：患者は5年ほど前に胃カメラの検査で萎縮性胃炎と診断された。2週間ほど前から上腹部の隠痛が現れ，一日中痛みが治まらない。
所見：上腹部の隠痛が一日中治まらない。酸味や甘味のあるものを食べると痛みは一時的に治まるが，しばらくするとまた再発する。胃が空腹時に起こるようなグルグルという音をたてるが，いざ食べようと思うとあまり食べたくなくなる。口は乾くが水をあまり飲みたくない。その他にのどや唇が乾く・大便乾結*・小便短少・舌体瘦・舌質嫩紅・舌苔少・脈細数などの症候が現れている。

【証名】胃陰不足証
【治法】滋陰益胃・和中止痛
【処方】益胃湯合芍薬甘草湯加減
［参考処方］
益胃湯（『温病条弁』）：沙参・麦門冬・生地黄・玉竹・氷砂糖
芍薬甘草湯（『傷寒論』）：白芍薬・炙甘草

【弁証分析】

　胃は水穀の海であり，「喜潤悪燥」という性質があり，胃気の降りている状態が正常である。胃陰が不足すると虚熱*が発生し胃を犯すため，陰津が欠乏し，胃が濡養されず脈絡拘急*となるので，胃に隠痛（重症の場合は灼熱隠痛）が現れる。胃陰の損傷によって胃の受納機能が低下するため，空腹時に起こるようなグルグルという音がして，空腹になってもあまり食べられなくなる。胃気が降下せず上逆するため，乾嘔やしゃっくりが現れる。身体が虚しており，食べる量も少ないので，生体が失養し身体が痩せる。陰液が虧乏するため燥邪が内生し，その燥熱が津液を損傷し，上部を潤せなくなるため，口燥・咽乾となる。陰液が不足すると腸道が潤いを失いスムーズに動かなくなるため，大便乾結となる。陰津不足によって小便短少となる。舌体痩・舌質嫩紅・舌苔少・脈細数というのはすべて陰虚内熱の象である。患者の諸症状から判断すると，胃陰不足証の特徴に符合する。よってこの診断を下す。

症例4

●患者：**女性，45歳，幹部／**●診察日時：**2002年4月17日**

中年の女性が診察室に入ってくる。表情は鬱々としているが，まだ元気がある。

医師：どうしましたか？
患者：（胃の辺りを指差して）ここと，あと（腹部を指して）この辺りにガスが溜まっているような感じがして，張って少し痛みます。

医師：手で押さえると少し楽になりますか？
患者：駄目です。押したらもっと痛くなります。

> この患者の症状から判断すると，まず気滞が考えられる。「胃痞*」にも似たような症状が現れるが，「胃痞」は心下が塞がるような感覚があり，胸膈部が張って苦しくなるが，触ってみると形はなく，手で押さえても痛みはない。

医師：その他にどこか具合の悪い所はありますか？
患者：痛みが出るとき，（乳房を指差して）この辺りまで張ってきます。

> 胃の脹痛が乳房にまで及び，場所が移動するのは肝鬱の象である。

医師：この症状が現れてからどのくらい経ちますか？
患者：1週間くらいです。
医師：その他に具合の悪い所はありますか？
患者：気がうまく循環していないような感じがします。でも，ため息をつくと少し楽になります。あとはげっぷがよく出ます。げっぷをしたときは酸っぱい臭いが込み上げてきます。

> この段階では病位は胃と肝にあると考えられる。

医師：ふだん，どちらかといえばかんしゃくを起こしやすいほうですか？
患者：そうですね。恥ずかしいのですが言い当てられてしまいました。私は人はいいのですが，せっかちというか，怒りっぽくて，自分でも抑えきれないのです。このところイライラすることが多く，しょっちゅう主人と喧嘩をしてしまいます。それでよけいイライラしているのです。

> ふだんからストレスが多く，肝気が疏泄しなくなり，それが胃にも影響して胃痛が起きている。

医師：胃酸が込み上げてきたり，吐き気がすることはありますか？
患者：口の中が酸っぱくなって，ときどき胃酸のようなものを吐きます。それに口の中がネバネバして，食欲も湧きません。
医師：何か薬を飲んだことはありますか？
患者：あります。以前診てもらった医師は私に「火がある」と言って，清火の薬とかいうものを出されましたが，効果がありませんでした。
医師：便はゆるいですか，硬いですか？
患者：硬いです。
医師：尿はどうでしょう？
患者：正常だと思います。
医師：では，舌を出して見せてください。脈も診ましょう。
　[舌診] 舌質淡紅・舌苔薄黄
　[脈診] 脈弦

> 肝胃気滞証の症候である。

　望・聞・問・切の四診の結果を合わせて得られた病状記録・証名および診断結果は，以下のとおりである。

【カルテ】
主訴：上腹部の脹満感・疼痛（脇まで及ぶ）が現れて1週間。
現病歴：患者はふだんから情緒が安定しておらず，煩躁・易怒*の傾向があり，上腹部の脹満感や，脇まで及ぶ疼痛を引き起こしている。以前，黄連温胆湯を内服したが効果はなかった。
所見：上腹部の脹満感・胃痛が脇にまで及ぶ・げっぷが頻繁に出る・胃がグルグル鳴る・呑酸・食欲低下・情志鬱悶・煩躁・易怒・舌質淡紅・舌苔薄黄・脈弦。
【証名】 肝胃気滞証
【治法】 疏肝和胃・理気止痛
【処方】 柴胡疏肝散加減

[参考処方]

柴胡疏肝散(『景岳全書』):柴胡・枳殻・川芎・香附子・芍薬・甘草・陳皮

【弁証分析】

　患者は肝気鬱結から胃にも影響が及び,胃気が停滞し発散・循環できなくなったため,上腹部の脹痛が現れるようになった。肝脈は脇肋部に分布しており,胃の気滞が肝気にも影響するため,胃痛が脇まで及び痛みの場所が一定しない。また,情志不遂*により気機の流れがさらに悪くなり,ため息をつくと気機がいくらか流暢になるため症状が軽減する。胃失和降*で胃気が上逆するため,げっぷが頻繁に出たり,しゃっくりや嘔吐が現れる。胃中の気滞によって肝が条達*できなくなり,肝鬱から熱が生じるため,胃がグルグル鳴ったり呑酸が現れる。胃の気滞によって胃の受納機能が低下するため,食欲が低下する。気滞から肝が条達できなくなるため,情志の抑鬱や煩躁・易怒が現れる。胃気が鬱滞し,その期間が長くなれば熱を生じるため,舌苔薄黄となる。また,気機の鬱塞によって脈気が緊張するため,弦脈が現れる。患者の諸症状から判断すると,肝胃気滞証の特徴に符合する。よってこの診断を下す。

症例5

● 患者:男性,42歳,幹部/● 診察日時:2001年8月15日

中年の男性が診察室に入ってくる。顔色は暗く,身体は痩せており,元気がない。

医師:どうしましたか?
患者:胃のこの辺りが塞がっている感じがして,とても辛いのです。もう2週間になります。いつもお腹いっぱい食べて,消化していないような感じがします。
医師:胃は痛みますか?
患者:痛くはありませんが,張って,ムカムカして,何かが詰まっているような感じがします。本当に気分が悪いです。

> 患者に胃の膨満感があるものを「脘痞症」という。病因を理解すると同時に，付随する症状も詳細に把握する必要がある。

医師：どのようなことが原因で今の症状が現れるようになったかわかりますか？ 発病してからの状況を詳しく話してください。
患者：わかりました。1年以上前に胃炎の診断を受けて，その後，いろいろな医者に診てもらいました。中医と西医のどちらにも行きましたし，いろいろな薬も飲みました。その後，症状もいくらかはよくなったのですが，でも，どういうわけか半月前から胃が張るようになって，ひどいときには吐き気がして，食事をすると気持ちが悪くなります。まったく食欲も湧きません。先生，もしかして2杯ほど冷たいものを飲んだことがこの病気の原因なのでしょうか？

> 脘痞*は脾胃の病変の症状であり，悪心・嘔吐・納呆などの症状と同時に現れることが多い。病機は脾胃の納運機能が失調し，そこから胃気の上逆を招いたものである。脾胃の納運機能が失調する原因はさまざまである。

医師：冷たいものを飲んでから今の症状が起こったのですか？
患者：はい，そうです。
医師：現在，（上腹部を指して）ここが張って気持ち悪い以外に何か具合の悪い所はありますか？
患者：頭がすごく重くてクラクラします。

> めまいや頭や身体が重く感じるのは，湿邪が脾を阻害している象である。冷たいものを飲んでから具合が悪くなったという事実は存在しているが，寒湿，もしくは湿熱のどちらが脾を侵しているのかについては，さらにその他の症状を尋ね明確にしていかなければならない。

医師：では，脈を診てみましょう。この1年間，何か薬を飲みましたか？

[脈診] 脈濡緩

患者：最初に飲んだのは「嗎丁啉」〔西洋薬の胃薬〕で，そのあと「温胃舒」〔党参・白朮・附子・肉桂などを成分とする中成薬〕，「養胃舒」〔中成薬〕も飲みましたし，今は「三九胃泰」〔三叉苦・九里香・両面針・木香・黄芩・茯苓・地黄・白芍を成分とする中成薬〕を飲んでいます。でも，いろいろ飲んだので覚えていないものもあります。とにかく，ずっとよくなったり悪くなったりを繰り返していて，今は胃が張って食欲がありません。この1年間，胃の調子がすっきりしないおかげで5～6kgは痩せてしまいました。

医師：では，舌を出して見せてください。

[舌診] 舌質淡・舌苔白膩

医師：便と尿の調子はいかがですか？

患者：便はゆるいです。この1年間，ほとんど毎日2回は出ます。多いときは1日3～4回です。尿は正常です。

> 心下痞満*・悪心・嘔吐・めまい・大便稀溏・舌苔白膩・脈濡緩というのは，すべて寒湿困脾証の症候である。

望・聞・問・切の四診の結果を合わせて得られた病状記録・証名および診断結果は，以下のとおりである。

【カルテ】

主訴：上腹部の痞満が1年余り。症状が悪化してから半月。

現病歴：患者は胃炎を患ってから1年余りで，上腹部の痞満・脹痛がたびたび現れるが，薬の内服によって症状は好転していた。半月前に冷たいものを飲んでから，心下痞満・悪心・嘔吐が現れ，食欲も低下した。

所見：上腹部の痞満・納呆・嘔悪・口の中がネバネバする・味がしない・頭や身体が重く感じる・ときにめまいがする・身体が痩せる・大便稀溏・舌苔白膩・脈濡緩。

【証名】 寒湿困脾証

【治法】 温中化湿・理気消痞

【処方】 胃苓湯加減
[参考処方]
胃苓湯（『太平恵民和剤局方』）：蒼朮・厚朴・陳皮・茯苓・猪苓・白朮・甘草・桂枝・沢瀉・生姜・大棗

【弁証分析】
　患者は胃病を患ってから1年余り経っており，脾胃の運化*機能が失調していた。それに加えて，飲食に注意しなかったため寒湿に侵され，中陽がスムーズに流れなくなり，さらに寒湿が内生した。そのため運化機能がさらに失調し，胃気の昇降が乱れたため，脘痞・納呆が現れた。胃気が上逆するため，悪心・嘔吐が現れ，清陽*が上昇しなくなり，湿痰が上部を侵すため，めまいが起き，顔色が暗くなる。脾胃虚弱によって長期にわたり食事の量が減少しているため，身体が痩せる。湿が脾陽を犯し，清気が上昇できず下陥するようになるため，大便稀溏となる。舌苔白膩・脈濡緩というのはすべて寒湿困脾の象である。これにより寒湿困脾証の診断を下す。

【解説】
　本症例の病機は寒湿が脾を犯したことによって脾胃の気機の昇降が不和になったものである。本証と湿熱蘊脾証は病理上ともに，脾気が湿邪に侵されたものであり，同じように，納呆・嘔悪・上腹部がつかえて苦しい・便溏*・身体や四肢が重く感じるといった症状が現れる。両者の主な違いは寒熱の属性である。前者は寒湿によるものであり，口淡*・のどの渇きがない・舌質淡胖・舌苔白膩・脈濡緩などの症状を特徴とする。後者は湿熱によるものであり，口苦・口乾・口の中がネバネバする・身体が熱っぽく感じる（その熱っぽさに起伏がある）が汗をかいても熱が引かない・舌質紅・舌苔黄膩・脈濡数などの症状を特徴とする。

まとめ

「脘痛」〔胃痛〕は，またの名を「胃脘痛」といい，臨床で非常によくみられる症状である。本病症は胃・肝・脾・胆と密接な関係がある。

発病が寒・暑などの邪気を受けたものであっても，傷食によるものであっても，また肝気鬱結によるものであっても，すべて胃気が傷つき，軽ければ胃気が壅滞し，重症になると胃失和降となり気機が上逆する。諸証の鑑別は主に発病の原因や，随伴する症状により判断する。外邪により胃が犯された場合は主に外感や傷食したという事実が存在し，外感や傷食の症状が現れる。肝気が鬱滞した場合は肝鬱の症状が現れる。もし失治・誤治があると，気滞から熱と化してしまうか，病が長引き脈絡に入り，瘀血を招いてしまう。瘀血が消えなければ新しい血が生まれず，邪熱が盛んになれば陰津を傷つけ，疾患は徐々に虚証に転化してしまう。多くの場合，胃気・胃陽・胃陰を傷つけることになり，病性は実から虚，もしくは虚実夾雑に変化する。

「脘痞」は心下・上腹部に満・悶・痞・塞などの不快な症状が現れることを指し，脾胃の病変によくみられる症状である。そして，胃痛とともに現れる場合が多い。その病機は常に脾胃の気機の昇降不和によるものである。臨床でよくみられる証は，食積胃脘証・脾胃気虚証・湿邪困脾証（痰湿困脾証と寒湿困脾証を含む）・飲停胃脘証などがある。臨床で弁証する際には虚実を明確にすることが最も重要になる。

【参考文献】

① 『頤氏医鏡』

[原 文]「須知拒按者為実，可按者為虚，痛而脹閉者多実，不脹不閉者多虚，喜寒者多実，愛熱者多虚，飽則甚者多実，飢則甚者多虚，脈実気粗者多実，脈少気虚者多虚，新病年壮者多実，久病年老者多虚，補而不効者多実，攻而愈劇者多虚。必以望・聞・問・切四者詳弁，則虚実自明」

[口語訳] 拒按のものは実であり，押すと症状が軽減するものは虚である。疼痛があ

り「脹」「閉」するものの多くは実であり，「脹」も「閉」も現れないものは虚が多い。「寒」を好むものは実が多く，「熱」を好むものは虚が多い。満腹になると症状が悪化するものは実が多く，空腹なると悪化するものは虚が多い。脈が実で呼吸が粗いものは実が多く，脈が少で呼吸が弱いものは虚が多い。新病*または年齢が若いものは実が多く，久病*または老年者は虚が多い。補法を用いて効果がみられないものは実が多く，攻法を用いて症状が悪化するものは虚が多い。このように，望・聞・問・切の結果をもとに詳細に弁証をすれば，自ずと虚実が明確になる。

②『景岳全書』

[原　文]「痞者痞塞不開之謂，満者脹満不行之謂。蓋満則近脹，而痞則不必脹也。所為痞満一証，大有疑，弁則在虚実二字。凡有邪有滞而痞者，実痞也，無物無滞而痞者，虚痞也。有脹有痛而満者，実満也，無脹無痛而満者，虚満也。実痞実満者，可散可消，虚痞虚満者，非大加温補不可。此而錯用，多致誤人」

[口語訳]痞塞し食欲不振になるものは熱によるものであり，脹満し（気が）流れなくなるものは「満」である。したがって，「満」は「脹」と似ており，「痞」は必ずしも「脹」が現れるとは限らない。このように，痞満の証には疑問が非常に多い。弁証の鍵は「虚実」の2文字にある。邪気が「滞」「痞」しているものは実痞である。なにものも滞っていないが「痞」が現れているものは虚痞である。「脹」「痛」があり「満」が現れているものは実満である。「脹」も「痛」もないが「満」を感じるものは虚満である。実痞・実満は散・消の法を用いればよい。虚痞・虚満は温・補の法を用いなければならない。これらを誤って用いると，かえって症状を悪化させることになる。〔「痞」は比較的軽症であり，「満」は「痞」に比べるとやや重症であるといえる〕

11 腹痛・腹部の膨満感（腹脹）

症例1

● 患者：女性，52歳，農業／● 診察日時：2002年10月23日

初老の女性が診察室に入ってくる。顔色淡白であり，元気がない。

医師：どうしましたか？
患者：よくお腹が痛くなるのです。
医師：具体的にどの辺りが痛むのですか？
患者：（臍の周囲を指差して）ここです。

> 腹痛の範囲は非常に広く，臍腹痛・小腹痛・少腹痛などすべて腹痛である。疼痛が起こる部分の違いや，症状の違いにより名称も異なってくる。臍の周囲が痛むものは臍腹痛といい，臍以下が痛むものは小腹痛といい，臍以下の両側が痛むものは少腹痛と呼ぶ。

医師：ここを押すと痛みますか？

（同時に腹部の触診を行う。腹部は平らで軟らかく，圧痛はなく，包塊もない）
患者：痛くありません。痛むときは自分で少しお腹を擦ると，多少気持ちがよくなります。

> 一般的に腹痛で喜按*は虚であり，拒按*は実である。

医師：腹痛はいつ頃から始まったのですか？　どのような痛みですか？
患者：腹痛がよく起こるようになってもう半年になると思います。お腹が冷たくなってシクシクと痛みます。そして，痛いときと痛くないときがあります。ふだんからあえて冷たいものは食べません。食べるとよけい痛くなるものですから。湯たんぽを抱えているとだいぶ楽になります。

> 腹痛の患者が診察を受けに来た場合，まず疼痛の性質を明らかにしなければならない。そして，疼痛の性質について，発病からの期間の長短や，疼痛が拒按なのかどうかなどの面から考慮する。この患者の描写によると，臍腹の隠痛*が現れるようになってから半年経っており，痛みは断続的に起こっていて，喜按で温めると痛みが軽減し，寒さにあたると悪化する。まずここから考えられるのは，本症例は虚寒の腹痛であり，脾陽虚もしくは脾腎陽虚から起きているものであるということである。また，消化系の疾患の場合，飲食や二便についても尋ねなければならない。

医師：ふだん食欲はありますか？ 体力はあるほうですか？
患者：ずっと食欲はありません。少しでも食べ過ぎるとすぐお腹が張ってしまいます。それに体力もないほうで，身体がいつも冷えている感じで，すぐ横になって休みたくなります。私は若い頃から体力がありませんでした。
医師：のどは渇きやすいほうですか？
患者：のどが渇いたと感じたことはめったになくて，水もほとんど飲みません。
医師：便と尿の具合はいかがですか？
患者：具合が悪くなってからは1日に3～4回便通があります。ほとんどが形になりません。尿は普通です。

> 腹部が冷たくシクシク痛む・温めれば痛みが軽減する・食欲不振・食後腹部が張る・疲労感・疲れやすい・大便溏薄*というのは，すべて脾陽不足の象である。

[**望診**] 顔色に艶がない
[**舌診**] 舌質淡・舌苔白潤
[**脈診**] 脈沈遅弱

望・聞・問・切の四診の結果を合わせて得られた病状記録・証名および診断結果は，以下のとおりである。

【カルテ】
主訴：臍腹の隠痛と便溏*が現れるようになって半年。
現病歴：患者はこの半年間，臍腹の隠痛・冷痛と便溏が続いている。病状はときにより軽くなったり重くなったりしており，温めれば痛みは軽減し，寒さにあたると悪化する。
所見：顔色淡白・疲労感・四肢が冷える・腹部の隠痛・冷痛・食欲不振・大便溏薄（1日に3〜4回）・尿は正常。舌質淡・舌苔白潤・脈沈遅弱。
【**証名**】 脾陽虚証
【**治法**】 温陽健脾・散寒止痛
【**処方**】 附子理中丸加減
[**参考処方**]
附子理中丸（『閻氏小児方論』）：炮附子・炮姜・人参・白朮・甘草

【弁証分析】
　患者は臍腹の疼痛が起こるようになってからの期間が長く，病勢も穏やかで，ときに病状が重くなったり軽くなったりしている。手で押さえたり温めたりすると痛みが軽減し，寒さにあたると悪化する。これらの点から虚寒性の腹痛であると判断できる。脾陽不振のため運化*機能が失調し大便溏薄となる。中陽*不足のため衛陽が体表を防御・温煦*できなくなり，疲労感・四肢の冷えが現れる。顔色淡白で艶がない・舌質淡・舌苔白潤・脈沈遅弱というのは，すべて虚寒の象である。これにより脾陽虚証の診断を下す。

症例2

● **患者**：女性，39歳，幹部／● **診察日時**：2001年5月11日

医師：どうしましたか？
患者：お腹が痛むのです。
医師：具体的にどの辺りが痛いのですか？
患者：（脇腹と少腹部を指して）この辺りです。

第3章◇胸部・腹部の症状

> 疼痛の特徴によって寒熱・虚実を判断する。

医師：いつ頃から始まったのですか？ どのような痛みですか？
患者：日によって痛かったり痛くなかったりで，痛みは張ったような痛みです。もう1カ月くらいになると思います。はじめは気にしていなかったのですが，ずっとよくならなくて，それにしばらくしてから自分で触ってみて，何か腫瘍のようなものがあったので怖くなりました。でも，その塊は日によって，あったりなかったりします。
医師：痛むときに擦ると楽になったりしませんか？ あと，痛むときに熱が出たりしませんか？
患者：痛いときは触れません。触るとよけい痛くなりますから。熱は出ません。

> 疼痛があり拒按であるというのは，一般的に実証である場合が多い。結節が現れたりなくなったりするのは，気滞によって起きていることが多い。臨床では腹部の触診を行い，包塊の有無や位置・大小・移動するかどうかなどを確認しなければならない。

医師：では，お腹をちょっと診てみましょう。
（腹部は平らで軟らかく，圧痛はない。包塊はみられない）

> これらの触診所見から判断すると，結節は無形の気が集まってできたものであると考えられる。これは，中医では「瘕聚*（かしゅう）」と呼び，有形の「癥積*（ちょうせき）」とは異なるものである。ここではさらに，発作時の誘因の有無や随伴する症状などを尋ね明確に診断しなければならない。

医師：ふだん，どのようなときに痛くなるのですか？
患者：特に決まった時間はありませんが，怒ったり，慌てたりすると痛くなります。深呼吸をすると少し楽になります。
医師：その他に何か具合の悪い所はありますか？ 食欲や便・尿の具合はいかがですか？

患者：とにかく食欲があまりありません。たぶん，このところずっと気持ちが晴れなかったことと関係があると思います。すごく怒りっぽくなっていましたし。あとは，お腹が痛むときは必ず下痢をします。

> 本症例の発作は情志との関係が深く，肝経の病変と関係がある。肝鬱による気滞から起きているものであると考えられる。

医師：では，舌を出して見せてください。
（同時に脈も診る）
[**舌診**] 舌質紅・舌苔薄白
[**脈診**] 脈弦

望・聞・問・切の四診の結果を合わせて得られた病状記録・証名および診断結果は，以下のとおりである。

【カルテ】
主訴：少腹痛が1カ月余り。
現病歴：患者は少腹部に疼痛が現れてから1カ月余り経つ。
所見：痛みは，拒按・ときに症状の軽重が変化する・情緒の激動により発作が現れる・痛みが現れとき腹部に結節状のものが現れるがときに現れたり消えたりする・両脇の脹痛・下痢（腹痛時に現れる）・急躁*・易怒*・舌質紅・舌苔薄白・脈弦などの症候を伴う。
【証名】 肝気鬱結証
【治法】 疏肝理気
【処方】 柴胡疏肝散合川楝子散加減
[参考処方]
柴胡疏肝散（『景岳全書』）：陳皮・柴胡・川芎・香附子・白芍・枳殻・甘草
川楝子散（『素問病機気宜保命集』）：川楝子・玄胡索〔延胡索〕

【弁証分析】
肝は疏泄を主り，気機を調節している。また，肝経は陰器をめぐり少腹に入る。

第3章◇胸部・腹部の症状

本症例は情緒の激動により発作が現れている。これは肝気が鬱結したために気機がスムーズに流れなくなり、少腹や両脇の脹痛や、気滞による結節が現れているということを表している。このため、この結節は気滞の軽重に従い消えたり現れたりを繰り返す。肝気の鬱結は脾にも影響を及ぼし、脾の運化機能が失調するため、腹痛と同時に下痢が現れる。弦脈は肝気鬱滞の主脈である。これらの症状から肝気鬱結証の診断を下す。

【解説】

「癥積」と「瘕聚」はともに腹痛を主症状とし、腹部に結節・包塊がみられる。ただし、両者の特徴や病機には違いがある。癥積は有形の結節であり、その場所が固定して動かない。病位は血分もしくは五臓にあり、病機は瘀血の凝滞が主要なものである。瘕聚は無形の結節であり、現れたり消えたりを繰り返し、病位は気分にあり、病機は気機の阻滞が主になる。臨床ではこの2証をしっかり鑑別しなければならない。

症例3

●**患者**：男性，26歳，幹部／●**診察日時**：2001年9月12日

青年が腰をかがめながら診察室に入ってくる。苦しそうな表情をしている。

患者：先生，お腹が痛みます。
医師：お腹のどの辺りが痛むのですか？
患者：はじめは（上腹部を指す）ここだったのですが，今は下腹の（右下腹を指差して）この辺りに移動しました。

> 腹痛という症状は範囲が非常に広く，腹痛の部位をはっきりさせることが病変が存在する臓腑や経絡を知る手がかりになる。患者がいうような腹痛の部位の変化には２つの可能性がある。１つはこの腹痛が気滞によって起こる腹部の走竄性（そうざんせい）〔痛みの場所があちこちに移動する〕の疼痛であり，２つめはもともと１つの場所に疼痛があり，その後，別の場所に疼痛が移動したということである。患者の表現から判断すると後者の可能性が高い。ただし，さらに詳しく状況を尋ねる必要がある。

医師：いつ頃から始まったのですか？　どのような痛みですか？　ちょっと，ベッドに横になってみてください。話を伺いながら少しお腹の様子を調べてみましょう。

患者：痛くなってから４時間ほど経っていると思います。朝食を摂った後，職場に走って行ったのですが，職場に着いてからお腹が痛くなり始めました。胃とかお臍の周りとかが痛くなって，最初は速く走りすぎたのかと思ったのですが，１時間くらいして今度は下腹の辺りが痛くなり始めました。痛みも激しくなって触れないくらいでした。

> 患者の表現から判断すると発病は急性であり，典型的な転移性の右下腹痛である。さらに，拒按の疼痛であることから，実証の疼痛であり，中医でいう腸癰（ちょうよう）*，すなわち急性虫垂炎の症状であると判断できる。

医師：他にどこか具合の悪い所はありますか？
患者：はじめは少し吐気がして，熱を測ったら 37.8℃でした。

［**按診**］右下腹部に固定した圧痛点があり，手で押すと疼痛がひどくなる。腹筋の緊張はそれほど顕著ではなく，反動痛・包塊はみられない。

> 問診と按診の結果から，本症は腸癰の初期であると判断できる。

医師：便と尿はどうですか？

患者：尿は正常ですが，便はこの2日出ていません。
医師：では，舌を出して見せてください。
　（同時に脈を診る）
　［舌診］舌質紅・舌苔黄厚でやや燥
　［脈診］脈やや数で有力
医師：それでは血液検査をしてきてください。あとで薬を出します。それと病棟のベッドが空いているかどうかも調べますから，できれば2日ほど入院して様子をみましょう。
患者：わかりました。

　望・聞・問・切の四診の結果を合わせて得られた病状記録・証名および診断結果は，以下のとおりである。

【カルテ】
主訴：転移性の右下腹部痛が起きてから4時間。
現病歴：患者は4時間前，特別な誘因もなく胃部および臍周辺に疼痛が現れた。疼痛には悪心を伴い，1時間後には疼痛が右下腹部に移動した。疼痛部は固定しており拒按。発熱・小便黄・大便秘結*を伴う。
所見：右下腹部に疼痛が現れ，その疼痛は拒按であり，部位は固定している。腹筋の緊張は顕著でなく，反動痛もない。舌質紅・舌苔黄厚でやや燥・脈やや数で有力。体温37.8℃。
【証名】 熱毒血瘀証（腸癰）
【治法】 泄熱化瘀解毒
【処方】 大黄牡丹皮湯加減
［参考処方］
大黄牡丹皮湯（『金匱要略』）：大黄・芒硝・牡丹皮・桃仁・冬瓜仁

【弁証分析】
　熱毒が体内に集積し，胃腸の気機にも影響を及ぼしたため，臍腹の疼痛・悪心・嘔吐が現れた。その後，営血が腸内に瘀結し，経脈が通じなくなり，「不通則痛」となるため，右下腹部に固定した疼痛が現れる。正邪が交争し，営気

が鬱して衛気が阻滞するため,発熱が現れる。舌質紅・舌苔黄厚でやや燥・脈やや数で有力というのは,邪毒が盛んで,瘀熱が内で結した象である。これにより熱毒血瘀証の診断を下す。

【解説】

注意しなければならないことは,腸癰に,顕著な腹痛・発熱が見られ,症状が比較的重い場合は,詳細に観察し,中西医結合を用いて治療することである。特に,按診により,圧痛・反動痛・腹筋の緊張などがみられる場合は,緊急に手術を行うべきである。そうすることにより変証や生命の危機に及ぶのを防ぐことができる。

症例4

● 患者:女性,46歳,農業／● 診察日時:2001年12月5日

中年の女性が診察室に入ってくる。体型は痩せ型で,顔色に艶がない。

医師:どうしましたか?
患者:お腹が張って,食欲が湧きません。
医師:お腹全体が張るのですか? 痛みはありませんか? どの辺りが痛むのか指で指していただけますか?
患者:(手で腹部全体を触って)もう,お腹全体が張ります。痛みはありません。
医師:いつ頃から始まったのですか?
患者:半年近く前になると思います。
医師:半年の間,何か検査をしましたか?
患者:いろいろ調べましたが,結果はどこも異常がありません。

> 腹部の膨満感（腹脹）には虚実の別があり，この患者は病程が長く，体型は痩せ型であり，顔色に艶がないことから，虚性の腹脹であると考えられる。ただし，時間的なことだけで判断することはできないので，さらに詳しく腹脹の特徴などを尋ね診断しなければならない。

医師：どのようにお腹が張るのか詳しく話していただけますか？　例えば，お腹の張りはずっと続いているのですか，それとも断続的なのですか？

患者：ずっと張っているというわけではなく，ときによって張り方が軽くなったり重くなったりします。湯たんぽで温めたり，手で擦ったりすると少し楽になります。

医師：食欲はどうですか？

患者：食欲はずっとありません。何かを食べるとよけいにお腹が張ります。胃の中のものが消化されていない感じがします。

医師：便と尿の調子はどうですか？

患者：よくお腹を壊して，冷たいものなど食べるともうてきめんです。尿は普通です。

医師：ふだんの体調はいかがですか？

患者：ちょっと動いただけで疲れてしまって，息切れもします。あと，ときどきめまいがします。

> 腹中の脹満が断続的に現れ，温めたり手で押さえたりすると楽になる。さらに，食欲不振・息切れ・力が入らない・大便泄瀉などを伴う。これらの症状はすべて脾陽虚の象である。

医師：では，舌を出して見せてください。

（同時に脈を診る）

[**舌診**] 舌質淡嫩・舌苔白

[**脈診**] 脈沈遅で無力

望・聞・問・切の四診の結果を合わせて得られた病状記録・証名および診断

結果は,以下のとおりである。

【カルテ】
主訴:腹脹・食欲不振が現れて半年。
現病歴:患者はこの半年間,腹脹が断続的に現れている。手で擦ったり,温めたりすると症状は軽減し,食後は膨満感が激しくなる。また食欲不振を伴う。
所見:疲労感・力が入らない・身体が痩せる・顔色に艶がない・大便泄瀉・舌質淡嫩・舌苔白・脈沈遅で無力。
【証名】 脾陽虚証
【治法】 健脾補気温陽
【処方】 附子理中丸加減

[参考処方]
附子理中丸(『閻氏小児方論』):炮附子・炮姜・人参・白朮・甘草

【解説】
脾陽虚は脾気虚から発展する場合が多い。脾は運化を主り,脾気が虚弱になると,その運化機能が失調し,精気が正常に分布されなくなるため,身体が痩せる・顔色に艶がない・腹脹・食欲不振といった症状が現れる。食後は脾気がさらに虚するため膨満感が激しくなる。病が長引くと気損が陽にも及ぶため,腹脹が断続的に現れ,手で擦ったり温めたりすると症状は軽減する。脾陽虚によって温運機能が失調し,清濁を分けられなくなるため,大便瀉泄となる。舌質淡嫩・舌苔白・脈沈遅で無力というのはすべて脾陽虚の象である。よってこの診断を下す。

症例5

●**患者**:男性,28歳,工員/●**診察日時**:2002年6月11日

青年が診察室に入ってくる。顔色は正常であるが,元気がない。

医師：どうしましたか？

患者：お腹が張って苦しいのです。

医師：いつからですか？　お腹はずっと張っているのですか，それとも時間や状況によって張るのですか？　手で押さえるとよけいにひどくなったりしますか？

患者：2日前からです。お腹が張って痛みもあります。手で押したらよけいに痛くなります。

> 腹脹は一般的にいって，手で押さえると楽になるのが虚証であり，拒按の腹脹は実証である。患者は発病から時間が短く，腹脹も軽減がみられず，拒按であることから実証であると考えられる。実証の腹脹は，湿熱蘊結・宿食停滞・実熱内結・寒湿内聚などの証が多くみられ，発病の状況や飲食・二便の状態から判断することができる。

医師：この何日間で何か悪いものを食べたということはありませんでしたか？　吐き気などはありませんか？

患者：特に何も悪いものは食べていません。

医師：便と尿の調子はどうですか？

患者：実は数日前にカゼを引いて，高熱が出ました。便は3〜4日出ていませんし，尿も黄色いです。

医師：今も熱がありますか？

患者：今，測りましたが，この2日間で発汗剤を飲んだので体温はもう下がっていました。でも，自分では身体が熱っぽく感じます。特に午後になると熱っぽいです。

医師：その他に具合の悪い所はありますか？

患者：口の中がすごく乾いて，水を飲みたくなります。その他には特にありません。

> 本症例は熱病の後に発生しており，大便乾結*を伴っている。これは実熱内結の特徴である。飲食とは関連がなく，悪心・嘔吐・大便泄瀉などの症状も現れていない。この点から湿熱蘊結・宿食停滞の可能性を排除することができる。

医師：では，舌を出して見せてください。
（同時に脈・腹部の切診を行う）
[舌診] 舌質紅・舌苔黄燥
[切診] 腹部に脹満がみられ拒按
[脈診] 脈沈実で有力

望・聞・問・切の四診の結果を合わせて得られた病状記録・証名および診断結果は，以下のとおりである。

【カルテ】
主訴：腹部の脹満が2日。
現病歴：患者は数日前にカゼを引き高熱を出した。発汗後熱は引いている。
所見：腹部の脹満・拒按。便は4日間出ていない。その他に，口乾して水を飲みたがる・尿が黄色い・舌質紅・舌苔黄燥・脈沈実で有力などの症候が現れている。
【証名】腸熱腑実証
【治法】瀉熱通腑
【処方】大承気湯加減
[参考処方]
大承気湯（『傷寒論』）：大黄・枳実・厚朴・芒硝

【弁証分析】
患者は熱病の後に熱が大腸に結し，これに加え発汗により津液を消耗したため，腸道が失潤し，腸内の燥屎が内結し，腑気が不通となったため，臍腹部の脹満・拒按・大便秘結が現れた。大腸は陽明経であり，その経気は日晡〔午後

4時頃〕に最も盛んとなるため，日晡に潮熱*がでる。口乾・口渇・尿が黄色い・舌質紅・舌苔黄燥・脈沈実で有力はすべて内熱の象である。よって実熱内結証の診断を下す。

【解説】

実熱内結の腹満は外感熱病の発展の過程に多くみられる。常に腹満がありあるいは硬痛が現れ，その症状が軽減せず，たとえ軽減してもほんのわずかである。大便秘結・脈沈実もしくは遅で有力・舌苔黄燥または焦裂で芒刺がみられるなどの症状が弁証の際のキーポイントとなる。

実証の腹満には，実熱内結の他に，①湿熱蘊結証と，②宿食停滞が多くみられる。両者はともに腹満・腹脹がみられ，嘔吐・大便瀉泄などの症状が現れる。
①湿熱蘊結証の腹満は湿熱の外邪を受けたか，もしくはふだんから味の濃いもの・酒・辛いものなどを好むため，脾胃が損傷して運化機能が失調し，湿熱が内生して起こる。臨床では，心中煩悶・口渇はあるが水は多く飲めない・発汗しても熱が引かない・小便短赤・舌質紅・舌苔黄膩・脈濡数などの症候が現れる。
②宿食停滞の腹満は過度の飲食により胃腸が損傷し，水穀を消化できなくなり，消化できない食べものが胃中に停滞し起こる。臨床では，げっぷ・呑酸*・食べものの匂いを嗅ぐのを嫌がる・大便泄瀉（便は卵が腐ったような臭いがする）・舌苔厚膩・脈滑などの症候が現れる。

症例6

●患者：女性，26歳，工員／●診察日時：2003年4月25日

若い女性が診察室に入ってくる。思いつめたような表情をしており，元気がない。

医師：どうしましたか？
患者：いつもお腹が張った感じがして，気がお腹の中を動き回っているような感じで，上に行ったり下に行ったりして，座っても横になっても具合が悪く

て，すごく辛いのです。

医師：では，落ち着いて発病からの状況を話してください。

患者：今のような状況が始まってから2～3カ月になると思います。最初は夫と喧嘩をして，私はすごく怒ったのですが，そのとき下腹から気が上ってくるような感じがして，一気に（胸の辺りを指して）この辺りまで上ってきました。なんだか子ウサギが駆け上がってきたみたいで，もう死ぬのではないかと思いました。息もできないほどで本当に辛かったです。でも，そのときは5～6分したらよくなりました。でも，その後に同じようなことが何度も起こり，ここ何日かは回数がもっと多くなってしまいました。本当に耐えられません。

> 患者の表現から判断すると，典型的な気が下腹部から心胸部まで上ってくる症状，つまり「奔豚気*（ほんとんき）」である。臨床では，このような症状は少なくないが，症状の描写には個人差があるので，注意して鑑別しなければならない。

医師：ふだんの性格はどのような感じなのですか？

患者：ここ何日かとても情緒不安定で，すぐかんしゃくを起こして他の人と喧嘩をしてしまいます。

医師：その他に何か具合の悪い所はありますか？　食事や，便や尿の調子はいかがですか？

患者：ときどき乳房が張って痛くなります。それに，怒ると食事がのどを通らなくなります。便や尿は普通だと思います。

医師：そうですか。あなたのこの症状は情緒との関係が非常に深いものなのです。ですから，ふだんから注意して気持ちを穏やかに保つことが病状の回復にとても効果があるのですよ。

患者：わかりました。

医師：では，舌を出して見せてください。

（同時に脈を診る）

[**舌診**] 舌質紅・舌苔薄黄

[**脈診**] 脈弦

望・聞・問・切の四診の結果を合わせて得られた病状記録・証名および診断結果は，以下のとおりである。

【カルテ】
主訴：「気従少腹上衝」〔気が下腹部から胸部まで駆け上るような感覚〕が繰り返し起こるようになって2カ月余り。
現病歴：患者は2カ月ほど前に喧嘩をした後，突然気が下腹部から胸部の辺りまで駆け上ってくるような感覚に襲われた。その後発作は何度も現れ，発作のときには身体の中で豚が突進してくるような感覚があり，死んでしまうのでないかと思うほど苦しい思いをするが，発作が治まれば何もなかったように正常に戻る。
所見：急躁・易怒・乳房の脹痛を伴う。便・尿・食欲は正常。舌質紅・舌苔薄黄・脈弦。
【証名】 肝鬱気滞証
【治法】 疏肝降逆
【処方】 奔豚湯加減
[参考処方]
奔豚湯（『金匱要略』）：李根白皮〔すももの根皮・清熱降気作用がある〕・黄芩・葛根・生姜・半夏・当帰・白芍・川芎・甘草

【弁証分析】
「気従少腹上衝」というのは，気が下腹部から胸部に向かって駆け上ってくるという患者の自覚症状であり，発作が繰り返し起こるものである。気が胸やのどにまで駆け上ってくる感覚がまるで豚が突進してくるような勢いがあるので「奔豚気」という。『金匱要略』奔豚気病脈証治に最初の記載があり，「奔豚気とは，少腹から始まり，咽喉にまで駆け上る。発作の際には死にそうな感覚になり，発作が治まれば正常に戻る。これはすべて恐れや驚きから起こるものである」とある。肝は条達*を好み，抑鬱を嫌う。患者は情志不遂*により肝の疏泄機能が失調し，そこから肝気鬱結となり，気が経絡に沿って上逆し降りなくなるため，営衛が不和となり，「気従少腹上衝」という症状が現れる。衝任は肝経に属し，肝気が鬱結すると気血不和となるため，乳房の脹痛が現れる。

弦脈は肝気鬱結の象である。これにより肝気鬱結の診断を下す。

【解説】

　「気従少腹上衝」という症状は，水寒の気の上逆でも現れることがある。その場合，患者がもともと下焦に寒があるか，もしくは誤治により発汗が過度となったため心陽虚となり，水寒の気が心を犯し，さらに陰が陽虚に乗じ，寒気が上逆するために起こる。主な症状としては，身体や四肢の冷え・顔色が白く尿の色が透明に近いなどである。

まとめ

　腹痛・腹部の膨満感（腹脹）は，それ以外の症状とともに現れる場合もあれば，単独で現れる場合もあり，臨床で非常によくみられる症状である。

　腹痛の原因は多く，実邪を外感しそれが内部に伝わったもの，飲食の不摂生により胃腸が損傷したもの，情志の失調より気滞血瘀になったもの，もともと陽気虚の体質であり臓腑が失養したものなどがある。臨床でよくみられる証には，寒邪内阻証・湿熱壅滞証・中虚臓寒証・飲食積滞証・気機鬱滞証・瘀血阻滞証などがある。これらの証を帰結してしまえば，寒・熱・虚・実の4種であるが，各証が互いに転化もしくは因果関係をもつ場合や，寒熱錯雑・虚実互見のケースも少なくない。一般的にいえば，発病からの期間が短く，発病が急であり，疼痛が激しく持続的であり，拒按のものは実証であり，発病が緩慢で期間も長く，疼痛が断続的であり，手で押さえると痛みが緩和するものは虚証が多い。

　腹脹にも寒熱・虚実の別があり，症候・原因・脈などにより証を鑑別する。鑑別のポイントは腹痛と同じである。注意しなければならないことは，脾気虚弱から運化無力になった場合にも腹脹を引き起こすことがある。このため，腹脹＝気滞と決めつけ，破気薬〔行気作用の強い薬剤〕を用い虚実の戒律を侵すようなことをしてはならない。

【参考文献】

① 『景岳全書』

[原　文]「痛有虚実, 凡三焦痛証惟食滞・寒滞・気滞者最多, 其有因虫・因火・因痰・因血者, 皆能作痛。大多暴痛者, 多由前三証, 漸痛者多由後四証……可按者為虚, 拒按者為実。久痛者多虚, 暴痛者多実。得食稍可者為虚, 脹満胃食者為実。痛徐而緩, 莫得其処者多虚, 痛劇而堅, 一定不移者為実」

[口語訳] 疼痛には虚実がある。三焦の疼痛証は，食滞・寒滞・気滞が最も多く，虫・火・痰・血などもすべて疼痛の原因となり得る。暴痛は前3証によるものが多く，

徐々に起こるものは後の4証によるものが多い。……可按は虚であり，拒按は実である。久痛は虚であり，暴痛は実である。何かを食べれば痛みが緩和されるものは虚であり，食後に腹脹が現れるものは実である。痛みが激しくなく，〔腹部が〕軟かく，痛みの部位が移動するものは虚であり，〔腹部が〕硬く，痛みが激しく，場所が一定しているものは実である。

② **『本経疏要』**
[**原　文**]「脹満而按之痛者為実，不痛者為虚，脹満而時能減者為寒，不減者為熱。厚朴生姜甘草人参湯・大建中湯・附子粳米湯，虚而寒者之治也，大承気湯・大柴胡湯・厚朴七物湯・厚朴三物湯，実而熱者之治也」
[**口語訳**] 脹満があり，押すと痛むものは実であり，押しても痛まないものは虚である。脹満があり，ときに痛みが軽減するものは寒であり，持続的に痛むものは熱である。厚朴生姜人参湯・大建中湯・附子粳米湯は，虚あるいは寒の証を治療する。大承気湯・大柴胡湯・厚朴七物湯・厚朴三物湯は，実あるいは熱の証を治療する。

第３章◇胸部・腹部の症状

12 脇痛

症例１

●患者：男性，56歳，退職工員／●診察日時：2000年８月９日

中年男性が診察室に入ってくる。顔色が暗く，元気のない様子である。

医師：どうしましたか？
患者：（右上腹部を指して）ここが痛くて，食欲が湧きません。あと，お腹もすごく張っています。
医師：今の症状が現れるようになってどのくらい経ちますか？　具体的に話してください。
患者：もう半年以上になると思います。はじめはシクシクと痛むくらいで，あまり気にしていませんでした。でも，最近は痛みが激しくなってしまって，ほとんど何も食べられなくなってしまったのです。身体も以前よりずっと痩せてしまいました。それで診察を受けに来ました。（右脇下を指して）とにかくここが痛みます。

> 患者の指し示した部分は肝胆がある位置である。肝気鬱結によって脾の運化*機能が失調したため，疼痛や食欲低下が起きていると考えられる。ただし，患者は初老であり，病程も長く，身体が痩せる・力が入らないという症状も現れていることから，「癥積沈痾」〔本来軽い病気が積もり積もって非常に治療しにくい疾患となる〕の可能性も考えられる。

医師：では，横になってみてください。ちょっと調べてみましょう。
　[按診] 右脇下に触痛がある。また，肝臓が肥大していることがわかる。質はやや硬い。

> 疼痛の部位が移動し，断続的に痛む場所が消えたり現れたりして，脹痛があるというのは，気滞から起こる「痕聚*（かしゅう）」に多くみられる症状である。病程が長く，疼痛の部位が固定しているというのは，血瘀による「癥積*（ちょうせき）」である場合が多い。本症例は「癥積」であることは間違いない。ここで注意しなければならないのは，患者の生活習慣・既往症および併発する症状などである。その他に腹部の望診および触診にも注意し鼓脹の有無を確認する。

医師：出身はどちらですか？ 「血吸虫病」が多発する場所で生活したことはありませんか？ お酒とタバコはどうですか？ 以前に何か大きな病気に罹ったことはありませんか？

患者：私は東北の出身です。その後はずっと秦皇島で生活しています。ふだんから酒が好きで，1日にだいたい白酒を一斤ほど飲みます。タバコは1日に1箱くらいです。以前，肝炎になったことがあります。

> 患者は疫病の多い地域に行ったことがなく，血吸虫による感染の可能性はなくなった。また，患者はふだんから飲酒が多く，肝脾を傷つけ，気滞血瘀を招き，それが長引いたために「癥」となった。肝の「癥積」は肝硬変の患者によくみられ，これがさらに進むと肝がんになる。このため，必ず現代医学の検査を行い，正確な診断を下し，適切な治療を行うことが大切である。中西医結合治療もその選択肢のなかの1つである。

医師：その他に何か具合の悪い所はありますか？ 便の調子はいかがですか？
患者：その他は特にありません。便は正常です。1日に1回です。

> 脇下の癥積が長引いて，もし黄疸・吐血・血便・鼓脹などが現れた場合はすでに病状が重くなっていることを示す。臨床では，これらの症状の有無を確認しなければならない。

医師：では，舌を出して見せてください。
　（同時に脈を診る）
　［**舌診**］舌質紫暗・周囲に瘀斑がみられる
　［**脈診**］脈細渋

　望・聞・問・切の四診の結果を合わせて得られた病状記録・証名および診断結果は，以下のとおりである。

【カルテ】
主訴：右脇部の疼痛が現れて半年。
現病歴：患者は，以前に肝炎を患ったことがあり，ふだんから飲酒・喫煙の習慣がある。半年前から右脇腹に疼痛が現れるようになった。
所見：身体が痩せる・顔色が暗い・食欲不振・脇痛・腹脹・力が入らないという症状を伴う。触診をすると痛みが激しくなる。肝臓肥大で質は硬く，舌質紫暗・周囲に瘀斑がみられる。脈細渋。
【証名】 肝血瘀滞証
【治法】 祛瘀軟堅兼調脾胃
【処方】 膈下逐瘀湯加減
［**参考処方**］
膈下逐瘀湯（『医林改錯』）：五霊脂・当帰・川芎・桃仁・牡丹皮・赤芍薬・烏薬・延胡索・甘草・香附子・紅花・枳殻

【弁証分析】
　患者は飲食の不摂生により，肝脾を長期にわたり傷つけ，肝気が鬱結するようになり，気滞から血瘀となり，瘀血が経絡を阻滞したため，脇肋部の疼痛が起こった。脾の運化機能が失調するため，腹部に膨満感があり，食欲不振となる。気滞の期間が長くなると，血瘀を招き，さらにそれが進むと癥積となる。顔色が暗い・舌質紫暗・周囲に瘀斑がみられる・脈細渋というのは，すべて肝血瘀滞の象である。よってこの診断を下す。

【解説】

本症例は，①瘀血阻絡の脇痛である。臨床では本証と，②肝鬱気滞の脇痛を明確に鑑別しなければならない。両者はともに実証であるが，一方は血瘀であり，もう一方は気鬱である。

① 瘀血阻絡の脇痛は脇肋に刺痛があり，疼痛の部位は一定し，拒按*であり，夜間になると疼痛が激しくなる。さらに，顔色が暗い・舌質紫暗・脈沈弦渋などの症候を特徴とする。治療には活血化瘀*・通絡止痛を用いる。

② 肝鬱気滞の脇痛は両側の脇腹に脹痛があり，疼痛の部位は一定しないか，胸・上腹部および右側の肩・背部にまで及ぶ。さらに，この疼痛は情志の変化により悪化・軽減し，胸悶*・ため息をつきがち・上腹部の脹満・舌苔薄白・弦脈などの症候を特徴とする。治療には疏肝理気・活血止痛を用いる。

症例2

● 患者：女性，28歳，工員／● 診察日時：2002年6月5日

若い女性が診察室に入ってくる。両頬が紅潮しており，元気がない。

医師：どうしましたか？
患者：いつも（脇肋部を指して）ここが痛むのです。

> 脇肋は肝胆の2経が循行している部位であり，脇痛の病変は，肝胆にある場合が多い。その原因は数多く，臨床では疼痛の特徴や併発する症状などにより，気・血・虚・実などの違いを明らかにする。

医師：痛みが始まってからどのくらい経ちますか？ はじめはどのような状況から痛むようになったのですか？ 具体的にどのような痛みなのですか？
患者：私は1年前に急性の肝炎に罹ったのですが，その後完治して，肝機能も正常になりました。（カルテを見ると患者の述べたとおりである）でも，半年前からまた痛みが起こるようになって，疲れたり，怒ったりすると少し痛

くなります。はじめはそれほど気にしなかったのですが、しばらくするとずっとシクシク痛むようになり、火で焼かれるように痛みます。それに、疲れると痛みがひどくなります。

> 臨床では疼痛の性質から疾患の性質を判断できる。例えば、脹痛があり、疼痛の部位が一定しないものは気滞である場合が多い。刺痛があり、疼痛の部位が一定しているものは瘀血である場合が多い。灼痛は主に火熱によるものであり、灼痛がひどく、病程が短いものは実火によるものである。シクシクとした灼痛があり、病程が長いものは陰虚によるものが多い。この患者の場合、発病から半年が経ち、持続した隠痛*があり、疲労が重なると痛みが悪化するということから、陰虚による疼痛であると判断できる。

医師：その他にどこか具合の悪い所がありますか？

患者：いつものどが渇いた感じがして、ときどきめまいもします。目もすごく乾いて、よく目薬をさしています。でも、目薬をさすだけでは一時的にしかよくなりません。

> これらの症状はすべて陰虚失養の症状である。

医師：便と尿の調子はいかがですか？

患者：便はやや硬いです。尿は正常です。

医師：ふだん食欲はありますか？ 情緒は安定していますか？

患者：食欲は普通にあります。でも、とにかく口が乾きます。私は性格的にわりと怒りっぽくて、ちょっとでも気に入らないことがあるとすぐかんしゃくを起こしてしまいます。最近、特にイライラしていて、夜もあまりよく眠れません。それによく悪い夢を見ます。

医師：わかりました。では、横になってみてください。ちょっと検査してみましょう。

（同時に舌診・切診を行う）

[按診] 右脇下には特に結節や肝臓の肥大はみられない。圧痛も顕著ではない。

[舌診] 舌質紅・舌苔少
[脈診] 弦細数

　望・聞・問・切の四診の結果を合わせて得られた病状記録・証名および診断結果は，以下のとおりである。

【カルテ】
主訴：両脇にシクシクとした灼痛が起こるようになって半年。
現病歴：患者は1年前にA型肝炎を患い，治療の結果，現在では肝機能に異常はみられなくなった。半年前から疲労や情志不遂*により脇下に痛みが現れるようになったが，特に治療はしなかった。その後，持続的な隠痛に変わり，疲労や情志不遂により症状が悪化する。
所見：脇下にシクシクとした灼痛がある。口乾・両目の乾き・急躁*・易怒*・心煩*・不眠・両頬の紅潮・大便やや乾・舌質紅・舌苔少・脈弦細数などの症候を伴う。
【証名】 肝陰不足証
【治法】 養陰柔肝
【処方】 一貫煎加減
[参考処方]
一貫煎（『柳洲医話』）：沙参・麦門冬・当帰・生地黄・枸杞子・川楝子

【弁証分析】
　肝炎が治癒したといっても陰血は傷つきやすい。これに加え，情志不遂から気鬱となり，そこから火と化し，火が肝陰を傷つけ肝陰不足となり，肝臓が失養した。さらに虚火*によるものであるため，脇肋にシクシクとした灼痛が起こるようになる。陰虚によって陽を抑制できなくなり，虚熱が内にこもるため，心煩・不眠・口乾・目の乾きなどが現れる。虚火が炎上するため，両頬の紅潮が現れる。舌質紅・舌苔少・脈弦細数というのはすべて肝陰虚の象である。よってこの診断を下す。

【解説】

①肝胆湿熱の脇痛と，②肝陰不足の脇痛は明確に鑑別しなければならない。両者は同じく熱証であるが，肝胆湿熱は実熱であり，肝陰不足は虚熱である。

①肝胆湿熱の脇痛は脇肋部に脹痛があり，触痛が顕著であり，さらに拒按である。また，痛みが肩・背にまで及ぶこともある。その他に，納呆*・悪心・脂っこいものを食べたくない・口苦・口乾・発熱・腹脹・尿が少ないまたは黄疸が現れる・舌苔黄膩・脈弦滑などの症候を特徴とする。治療には清熱化湿・理気通絡を用いる。

②肝陰不足の脇痛は脇肋に隠痛があり，痛みが持続的であり，疲労が重なると悪化する。さらに口乾・咽燥・心中煩熱*・目の乾き・めまい・舌質紅・舌苔少・脈弦細数などの症候を特徴とする。治療には滋陰柔肝・養血通絡を用いる。

まとめ

　脇痛は片側，もしくは両側の脇肋部の疼痛を主症状とするものであり，臨床でも比較的よくみられる自覚症状である。肝胆の2経が脇肋部を通っているため，肝胆の病変によるものが多い。よくみられる証には，肝気鬱結・瘀血停着・肝胆湿熱・肝火熾盛・肝陰不足などがある。臨床では疼痛の特徴や併発する症状によって鑑別する。

　①肝胆湿熱，②肝火熾盛，③肝陰不足の3つの証の疼痛はすべて灼痛であり，さらに火旺の象が現れるという共通点があるが，疼痛の特徴に違いがある。①②は実証であり，病程が短く，痛みが激しく，火灼の勢いがある。③は虚証であり，病程が長く，虚火による疼痛のため，持続的な隠痛である。さらに，病因や併発の症状にも違いがある。

①肝胆湿熱証は，湿熱の邪気を感受，もしくは脂っこいもの・甘いものを好んで食べるために湿熱が内生し，肝胆の疏泄機能が失調して起こる場合が多い。このため，多くは胆気上逆や胆汁の疏泄機能が失調した症状，例えば口苦・黄疸などを伴う。もし，湿熱が経絡を通って下部に流れ込めば，陰部の瘙痒や，女性では色が黄色く，臭いの強い帯下が出るなどの症状が現れる。

②肝火熾盛証は，情志不遂により気鬱となり，そこから火と化したものか，もしくは火熱の邪気に侵され起こるものである。肝経の巡行部位（主に上部）に，火の勢いが盛んな症状が現れることが多い。例えば，めまい・頭部の脹痛もしくは鉈（なた）で割られるような痛み・顔や目が赤い・急躁・易怒・波のような音の耳鳴り，もしくは突発性の難聴・大便秘結*などの症状が現れる。

③肝陰不足証は，長期の疾患の後に現れる場合が多く，頭目・経筋・肝絡が失潤した，もしくは陰虚内熱の症状（めまい・目のかすみや乾き・口乾・咽燥・心煩・不眠・急躁・易怒・両頬の紅潮・舌質紅少津など）が現れる。

　治療には①②は祛実邪を主にし，③は補虚を軸にする。

脇痛の原因は非常に多いため，弁証の際には気・血・虚・実を明確にする。脹痛の多くは気鬱に属することが多く，痛みの部位は一定しない。刺痛は血瘀に属することが多く，疼痛の部位は固定されている。隠痛は陰虚もしくは血虚の場合が多く，痛みが持続的であるか，灼熱感がある。気滞・血瘀・実火・湿熱から起こる脇痛は実証が多く，陰血不足から起こる脇痛は虚証が多い。

　注意しなければならないのは，虚証と実証は必ずしも単一で現れたり，一切変化をしないというものではないという点である。気滞が長引けば血瘀を招くことになり，血瘀または湿熱が気滞を兼ねる場合もある。虚弱体質や長患いから正虚*となった患者は虚実を兼ねることもある。したがって，弁証の際は必ず全面的に分析し主次などを明らかにしなければならない。

【参考文献】

①『素問』

[原　文]「肝病者，両脇下痛引少腹，令人善怒」

[口語訳] 肝病のものは，両脇下の痛みが少腹まで及び，怒りやすくなる。

②『景岳全書』

[原　文]「脇痛者内傷外感之弁，凡寒邪在少陽経，乃病為脇痛，耳聾而嘔，然必有寒熱表証者，方是外感。如無表証，悉属内傷。但内傷脇痛十居八九，外感脇痛則間有之耳」

[口語訳] 脇痛には，内傷と外感の別がある。寒邪が少陽経にあり，脇痛・難聴・嘔吐が現れ，寒熱表証がみられるものは，すべて外感の方剤を用いる。もし，表証が現れていない場合は，すべて内傷に属する。ただし，内傷の脇痛は10人中8～9人を占め，外感の脇痛は比較的少ない。

③『臨証指南医案』

[原　文]「雑証脇痛，皆属厥陰肝経，以肝脈布於脇肋，故仲景旋覆花湯・河間金鈴子散，及先生辛温通絡・甘緩理虚・温柔通補・辛泄宣瘀等法，皆治肝著脇痛之剤，

可謂曲尽病情，諸法畢備矣。然其症有虚有実，有寒有熱，不可概論，苟能因此拡充，再加詳審，則臨証自有拠矣」

[**口語訳**] 雑証の脇痛は，すべて厥陰肝経に属する。肝脈は脇肋に分布しているため，仲景は旋覆花湯を，河間は金鈴子湯を，及先生〔葉天士〕は辛温通絡，甘緩理虚，温柔通補，辛泄宣瘀などの法を用いているが，これらはすべて肝着〔肝経の気血鬱滞〕の脇痛を治療する方剤である。これらの方剤は，病状を完璧にカバーし治療できるものを備えている。また，脇痛には，虚実・寒熱の別があり，この1つの症状をみただけで，その原因を論じることはできない。もし，詳しく弁証し，原因や症状を明確にできれば，おのずと証の根拠となるものがみえてくる。

13 鼓脹

症例

● 患者：男性，46歳，農業／● 診察日時：2001年9月5日

中年の男性が診察室に入ってくる。顔色が暗く，元気がない。

患者：先生，私のお腹を見てください。
　[望診] 患者の顔面には赤く細かい筋が現れ，腹部は太鼓のように膨れている。腹部の血管が怒脹し，触れてみると非常に硬い。

> 患者の腹部は脹大しており，血管が怒脹している。このことから，本症は中医でいうところの「鼓脹病」であると判断できる。鼓脹は重症であり，短期間で現れるものではない。多くは疾患が長引いて起きているものである。肝・脾・腎の機能がそれぞれ失調し，病機も複雑である。臨床において注意しなければならないのは，その時点での病変の段階と，正邪の関係を明らかにすることである。

医師：発病と治療の経過について詳しく話していただけますか？
患者：私はB型肝炎になってもう7年になります。ときには具合が悪くなって自分で薬を買って飲んだりしています。病状はよくなったり悪くなったりです。先月，村の人が結婚して私も何杯か酒を飲んだのですが，それ以来お腹の調子悪くて，この2日間でお腹が急に張ってきて苦しくなったので，診察を受けに来ました。

> 患者の叙述によると，本病は長期にわたる肝炎と飲食の不摂生から起きているものであり，脾腎を損傷し，水液を排泄できなくなったために現れた鼓脹であると考えられる。

医師：食欲はありますか？　水はよく飲むほうですか？
患者：お腹がこんなに膨れて食欲もありません。口の中ものども渇くのですが，水を飲もうとしても入っていきません。仕方がないのでよく水で口をすすいでいます。

> 口をすすぎたくなるが水を飲めないというのは，血瘀証によくみられる症状である。

医師：では，舌を出して見せてください。
（同時に脈を診る）
[舌診] 舌質暗・舌苔白膩
[脈診] 弦細渋
医師：便と尿の調子はいかがですか？
患者：尿はすごく少ないです。便も3日間出ていません。

> これらの症状はすべて血瘀水停の象である。

望・聞・問・切の四診の結果を合わせて得られた病状記録・証名および診断結果は，以下のとおりである。

【カルテ】

主訴：腹部が大きく脹満するようになって1カ月。
現病歴：患者は肝炎を患って7年になり，1カ月前の飲酒の後，上腹部の脹満が現れたが，治療を行わなかった。その後，腹部の脹大が現れ，触ると非常に硬く，腹部の血管が怒脹している。
所見：口渇はあるが口をすすぐだけで水は飲めない・小便短少・大便秘結*・顔色が暗い・舌質暗・舌苔白膩・脈弦細渋。
【証名】 血瘀水停証
【治法】 活血化瘀*・行気利水
【処方】 調営飲加減

[参考処方]

調営飲（『証治準縄』）：莪朮・川芎・当帰・延胡索・赤芍・瞿麦・大黄・檳榔・陳皮・大腹皮・葶藶・赤茯苓・桑白皮・細辛・官桂・炙甘草・生姜・大棗・白芷

【解説】

　患者は長期にわたり肝炎を患っており，気滞から血瘀になり，瘀血が阻滞し，水湿が停滞・集積したため腹部が大きく硬く張った。血瘀により水液が停滞するため口渇はあるが口をすすぐだけで水は飲めない。気滞による血瘀から大便秘結が現れ，水液が停滞し循環しなくなるため小便短少が現れる。顔色が暗い・舌質暗・舌苔白膩・脈弦細渋というのは，すべて血瘀水停証の象である。

まとめ

　鼓脹は，腹部が太鼓のように脹れ，皮膚の色が蒼黄色に変化し，腹部の血管が暴露する症状である。この名称はまた病名でもある。鼓脹は重症に属し，短期間で現れるものではない。多くは疾患が長引いて起きているものである。肝・脾・腎の機能がそれぞれ失調し，病機も複雑である。もし，早期に内服治療を始められたならば，ある程度の効果が得られ，延命も望める。臨床では水腫や腹中痞塊と鑑別しなければならない。水腫は腫脹が四肢や眼窩から始まり，その後全身に及ぶ。また，単純な腹脹は腹部の腫脹のみで四肢には現れず，重症になってはじめて四肢の腫脹がみられるようになる。

　本症の臨床でよくみられる証には，気滞湿阻証・寒湿困脾証・湿熱蘊結証・肝脾血瘀証・脾腎陽虚証・肝腎陰虚証などがある。弁証はその時点での病変の段階と正邪の関係にもとづき証を決定する。一般的にいって，発病初期には肝脾失調・気滞湿阻が多いため，気滞・血瘀湿熱・寒湿の偏盛を明らかにし，理気祛湿・行気活血・健脾利水などの治療法を採用し，必要なときには峻剤*を暫定的に用い，逐水*するのもよい。病程が長引けば，脾腎陽虚または肝腎陰虚の証が現れる可能性があるので，その際には温補脾腎または補益肝腎を用いる。

　また，各証間の鑑別にも注意が必要である。例えば，気滞湿阻と湿熱蘊結の鼓脹はともに実証であり，共通の病理基礎は肝脾の失調によって気機が滞り，水湿が中焦に停留したものであり，現れる症状も似たものが多い。ただし，前者は気分に湿が阻滞したものであり，主要な邪気は湿である。湿の性質は重・濁・黏・滞であるため，納呆*・食後に腹脹がひどくなる・舌苔白膩・脈弦緩などの症候が現れる。治療には疏肝理脾・行湿除満を用いる。後者は湿と熱が互いに結びつき，陰と気を消耗しやすいため，煩熱*・口苦・口臭・顔色が黒っぽい黄色になる・尿が黄色い・舌苔黄膩または灰膩・舌紅・脈弦数などの症候が現れる。重症の場合は邪気が火と化し，火が営血を煩わし血を妄動させるため，吐血・

衄血*・血便などの症状が現れる。治療には清営涼血を用いる。

　本症の初期段階では，腹部が膨れ正気が徐々に虚していくが，合理的な治療をすれば，完治はできないまでも延命することができる。もし末期になり腹部が鼓のように膨れ，腹壁に静脈が浮き出し，臍の中心が突出するか，もしくは出血・昏迷・瘈厥〔ひきつけを起こし意識がはっきりしなくなる状態〕などの症状が現れたような場合は，多くは予後不良となる。本症の予防で重要な点は，ウイルス性肝炎の早期予防と，時機を逃さず黄疸や癥積*の治療を行うことである。

【参考文献】

① 『霊枢』水脹第五十七

[原　文]「水脹第五十七：鼓脹何如？　岐伯曰：腹脹，身皆大，大与膚脹等也，色蒼黄，腹筋起，此其候也」

[口語訳]　鼓脹とはどういうものであるか？　岐伯が答えて言う。腹が脹れ，全身に水腫が現れ，水腫の程度は膚脹〔皮下の水腫〕と同じ程度であるが，皮膚の色は蒼黄色であり，腹部の血管が浮き上がる。これらが鼓脹の特徴である。

② 『景岳全書』

[原　文]「少年縦酒無節，多成水鼓。蓋酒為水穀之液，血亦水穀之液，酒入中焦，必求同類，故直走血分。……故飲酒者身面皆赤，此入血之徴，擾乱一番，而血気能無耗損者，未之有也。第年当少壮，則旋耗旋生，固無所覚，及乎血気漸衰，則所生不償所耗，而且積傷並至，病斯見矣……。其有積漸日久，而成水鼓者，則尤多也。……此惟不善調摂，而凡七情・労倦・飲食・房闈，一有過傷，皆能戕賊臟気，以致脾土受虧，轉輸失職，正気不行，清濁相混，乃成此証」

[口語訳]　若い頃から節制なく飲酒をすると，水鼓になることが多い。酒は水穀の液であり，血もまた水穀の液である。酒が中焦に入れば，同類を求め，直接血分に入り込む……そのため，酒を飲むと顔や身体が赤くなるというのは，酒が血に入った象であり，また散血の象でもある。酒と血が入り乱れても，まれに〔体質的に健康であり〕血気が耗損しない者もいる。若いときは血気を消耗してもすぐに回復できるため，なかなか自覚できないが，〔年齢を重ね〕気血が徐々に衰えると，

失った血気を補えきれなくなる。さらに損傷が蓄積し極限に達したときに，この症状が現れるのである……損傷が長い時間をかけて徐々に蓄積し，最終的に水鼓が現れる人が〔この疾患の患者のなかで〕最も多い……養生や身体の調節ができない者は，七情・労倦・飲食・房事などが少しでも過度になると，必ず臓気を損ない，脾土が傷つく。そのため，転輸失職となり，正気が正常に循環しなくなり，清濁が交じり合うようになってしまうため，この証が現れる。

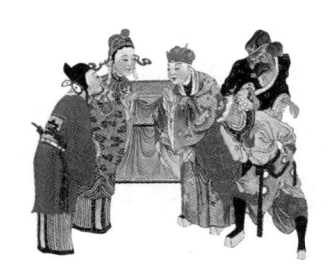

第4章
尿・便・帯下の症状

第4章◇尿・便・帯下の症状

1 泄瀉

症例1

● 患者：男性，29歳，農作業工／● 診察日時：2003年7月15日

青年が診察室に入ってくる。顔色はやや赤黒く，苦しそうな表情をしており，元気がない。

医師：どうしましたか？
患者：下痢をしていて，あと，熱も少しあります。今，看護師さんが測ってくれました。
（カルテの体温記録：37.6℃）
医師：下痢をしてどのくらい経ちますか？
患者：昨夜，お腹が痛くて目が覚めて，それ以来です。
医師：これまで何回くらい下しましたか？
患者：全部で10回は下しました。夜中に5〜6回で，朝起きてから今まででも4〜5回はトイレに行きました。今，診察室に入る前にも1回トイレに行きました。

> 暴瀉〔急性で病勢の激しい下痢〕の多くは実証に属する。患者は発病も急で，便通の回数も明らかに増えていることから，実証の可能性が非常に高い。ただし，便の質や色，さらに関連する症状などについても詳しく尋ね，証候の寒熱・虚実を明確に判断していく。

医師：便はどういう状態ですか？
患者：水のようにゆるいです。急にトイレに行きたくなって，便は噴き出すように出ます。でも，毎回スッキリと出きらない感じで，しばらくするとお腹が痛くなって，またすぐトイレに行きたくなります。
医師：トイレに行った後もまだお腹は痛みますか？

患者：トイレの後はお腹は少し楽になって，あまり痛くなくなります。でも，すぐにまた痛くなって，トイレに行きたくなります。あと，下痢をする前にはお腹がグルグル鳴ります。

医師：毎回，便の量は多いですか？

患者：それほど多くはありません。でも，こんなに短時間に十数回もトイレに行くのではたまりません。もう，全身に力が入らない感じです。

医師：便の色や臭いはどうですか？

患者：少し黒っぽい黄色です。臭いはすごく臭いです。

> 季節は暑湿が盛んな夏であり，便の臭いや質，および病程・病勢から判断して，湿熱による腹瀉である可能性が高い。ただし，熱結傍流*〔詳しくは本症例【解説】を参照〕の可能性を排除しなければならない。

医師：昨日より以前は便秘をしていませんでしたか？

患者：ありません。私は便通はとてもいいほうで，必ず毎日1回あります。

医師：では，ちょっと横になってみてください。お腹の様子を見てみましょう。

　［按診］腹部は軟らかく，臍の周囲に軽度の圧痛があるが，拒按*ではない。

> 熱結傍流は臭いが強く，水のような便が出る前に便秘をしていることが多い。さらに，便の量は少なく，腹部が硬く膨満し，拒按の疼痛がある。患者は発病以前に便秘をしておらず，さらに便通の回数や量が増えており，按診所見も考慮に入れると，熱結傍流の可能性はない。

医師：便のなかに白か赤色のゼリー状のものは混じっていませんか？

患者：なかったと思います。

医師：肛門が下に落ち込んで，腫れぼったいような感覚はないですか？

患者：それはありませんが，熱をもっている感じはします。

第4章◇尿・便・帯下の症状

> 患者には，膿血便と裏急後重(りきゅうこうじゅう)*の症状はでていない。この段階で，湿熱による痢疾*ではないと判断できる。肛門の灼熱感は大腸に湿熱があり，その熱が直腸にまで迫っていることと関係がある。

医師：熱はいつから出始めましたか？
患者：さっき看護師さんが測ってくれて，はじめて37.6℃あることを知りました。一晩中下痢に悩まされていて，いつから熱が出たのかわかりません。
医師：では，舌を出して見せてください。
（同時に脈を診る）
[**舌診**] 舌質紅・舌苔黄膩
[**切診**] 脈滑数

> 舌と脈の状態は大腸湿熱証の表れである。

医師：口の中は乾きませんか？
患者：口はカラカラに乾くのですが，水はあまり飲みたくありません。
医師：尿はいかがですか？
患者：尿の量は少ないですし，色はかなり黄色いです。

> 口乾するが水を飲みたがらない・小便短黄*というのも，湿熱の疾患であることを示している。

医師：食欲はありますか？
患者：ありません。朝は食べませんでした。（胸と胃の辺りを指して）この辺に何かが詰まっているような感じがします。

> 湿が脾胃を阻害することによって脾の受納*・運化*機能が低下し，気機が阻滞するため，胸脘痞悶*となりまったく食欲がなくなる。

医師：その他にどこか具合の悪い所はありますか？

患者:他にはありません。先生,すみません。また,お腹が痛くなってきました。
医師:先にトイレに行ってきてください。それから,血液と便の検査依頼を書きましたから,トイレの後に検査をして来てください。

(30分後に患者が戻ってきた。血液検査では白血球総数10,000 μ/L,好中球0.87。便の一般検査では膿の反応が+)

> 今回の発病は湿熱の毒邪によるものと判断して間違いないが,さらに詳しく発病当時の状況などを尋ね病因を明らかにしなければならない。

医師:昨晩は何を食べましたか?
患者:お粥とマントウです。でも,どちらも朝に食べ残したものです。こう暑くては,熱いものを食べたくありません。あと,農作業をしているときものどが渇けば水道の水を飲んでいます。
医師:毎日,農作業場で働いているのですか?
患者:そうです。今日も病気にならなければ休んでなんかいられません。

> 夏の暑湿を外感し,さらに飲食の衛生面にもあまり注意を払わず,腸と胃を傷つけたため腹瀉が起きた。

望・聞・問・切の四診の結果を合わせて得られた病状記録・証名および診断結果は,以下のとおりである。

【カルテ】

主訴:腹瀉が発熱を伴って現れ1日。
現病歴:患者は夏の暑湿の邪気のなか毎日屋外で労働し,さらに飲食の衛生に気を配らなかったため,昨晩から腹痛・下痢が現れ,回数も頻繁であった。このため本日午前に診察を受けに訪れた。
所見:腹痛・腸鳴・下痢が現れ,排便後は痛みが軽減する。下痢は腹痛とともに突然現れ,排便後も爽快感がない。便は黄褐色の水様便であり,臭いが強

い・肛門に灼熱感がある・顔色がやや赤黒い・発熱・口渇（ただし水は飲みたくない）・疲労感・力が入らない・胸脘痞悶・食欲がない・小便短黄・舌質紅・舌苔黄膩・脈滑数などの症状が現れた。体温37.6℃。

【証名】 大腸湿熱証
【治法】 清化湿熱・清腸止瀉
【処方】 葛根黄芩黄連湯加減
[参考処方]

葛根黄芩黄連湯（『傷寒論』）：葛根・黄芩・黄連・甘草

【弁証分析】

患者は夏の暑い天候のなかで毎日屋外で労働をしており、暑湿の邪気を外感し、さらに飲食に不注意だったため胃腸を傷つけ、大腸の伝化*機能が失調し清濁を分けられなくなり、そのため腸鳴・腹瀉が起こった。「暴注下迫*はすべて熱に属する」という言葉がある。腸内に熱があり、それが大腸におりると、突然下痢が起こり、便通の回数も増える。湿と熱が互いに結びつくと、気機が阻滞し、腹痛とともに下痢を起こし、排便後の爽快感がない。排便後は気滞が一時的に緩和されるため、排便後に腹痛が軽減する。湿熱が下焦に流れ込むため、肛門に灼熱感があり、便の色は黄褐色で水様で臭いが強い。湿熱が体表に蒸しあがるため、発熱し顔色がやや赤くなる。熱邪が津液を傷つけていることに加え、繰り返し下痢をすると、さらに津液を消耗するため、口渇・小便短黄が現れ、顔色が暗く艶がなくなる。体内に湿があるため、口渇があってもあまり水を飲みたがらない。湿熱が内で阻滞すると気機が阻滞されるため、胸脘痞悶が現れる。湿が脾胃を犯し、受納・運化機能が失調すると身体が失養するため、食欲がまったく湧かなくなり、疲労感・力が入らない症状が現れる。舌質紅・舌苔黄膩・脈滑数はすべて湿熱が内に集積している象である。

四診の結果を総合的に考えると、大腸湿熱証の症候の特徴に符合する。よってこの診断を下す。

【解説】

湿熱の腹瀉と寒湿の腹瀉は注意して鑑別しなければならない。両者はともに湿邪による疾患であるが、湿熱による腹瀉は湿と熱が結びつき、湿熱が陽明経

を侵し大腸湿熱証となったものである。寒湿による腹瀉は湿と寒が合わさり，寒湿が太陰経に入り寒湿困脾証となったものである。この2つの証はともに，水様の便を下し，腹痛・腸鳴・上腹部のむかつき・食少*などの症状が現れる。ただし，大腸湿熱証は下痢の発作が急激で，排便後の爽快感がなく，便の色は黄褐色で臭いが強く，肛門に灼熱感がある。あるいは悪寒・発熱を伴い口渇はあるが水を飲みたくない・小便短黄・舌苔黄膩・脈は濡または滑数など，湿熱の症候を特徴とし，治療には清熱化湿止瀉を用いる。一方，寒湿困脾証は色の薄い水様の便を下し，便の臭いは強くない。また，身体が重く感じ，疲労感や眠気が現れ，悪寒・発熱・頭痛を伴う場合もある。さらに，口淡*・不渇・小便清白・舌苔白膩・脈濡または緩など，寒湿の象を特徴とする。治療には温中散寒止瀉を用いる。

湿熱の腹瀉は，さらに湿熱の痢疾と熱結傍流とも注意して鑑別しなければならない。3者はともに熱と関連するが，湿熱の腹瀉と湿熱の痢疾は湿熱が原因となる疾患であり，熱結傍流は裏熱が結滞したもので，湿は存在しない。熱結傍流は陽明腑実証の症状であり，熱邪と有形の燥屎〔硬く水気のない便〕が絡み合い交戦するために起こるものである。水分のみを下し，その臭いが非常に強く，拒按の腹痛があり，舌苔黄焦燥・芒刺が現れるなどの症候を特徴とする。治療には泄熱通腑を用いる。湿熱の痢疾は湿熱が胃腸に停滞したために気血が壅滞し，腸絡を損傷して起こるものである。大便粘滞〔便に粘り気がある〕になり，排便後に爽快感がなく，血膿便を下し，裏急後重・腹痛窘迫〔腹痛が非常に重い〕などの症候を特徴とする。治療には清熱化湿・調気涼血を用いる。

熱に属する腹瀉はほとんどが発病や病勢が急激である。また，各証の症状には多くの共通点があるため，臨床では注意して鑑別する。

症例2

●患者：男性，38歳，工員／●診察日時：2002年11月18日

中年男性が診察室に入ってくる。苦しそうな表情をしており，元気がない。

医師：どうしましたか？
患者：お腹がすごく痛みます。それに下痢もしています。
 [聞診] 患者が話をするとき，ものが腐ったような，酸っぱい臭いの口臭がする。
医師：いつからですか？
患者：昨晩，昔の同級生と食事をして帰ってきてからです。

> 患者は腹痛・腹瀉が現れており，発病が急で，さらに食後に現れていることから，飲食の不摂生もしくは不衛生が原因で起きている可能性が非常に高い。そのため，ここでは発病の状況や経過について尋ねることが非常に重要となる。

医師：何か不衛生なものを食べませんでしたか？
患者：私もはじめそう思ったのですが，でも，一緒に食べた他の連中は何でもありません。

> この段階で不衛生なものを食べたことによる可能性はなくなった。

医師：今，便は出ますか？ 大丈夫そうでしたら便の検査をしてきてください。それから血液検査もしてきてください。これが検査依頼票です。
患者：便は持ってきました。では行ってきます。
 (30分後に患者が検査結果を持って戻ってくる。血液検査は白血球が6,700μ/L，好中球0.65。便の検査は便がゆるく，食べものの残滓が見られる以外はすべて陰性である)
医師：最近，カゼを引きませんでしたか？ さむけがしたり，熱が出たりしませんでしたか？
患者：引いていないと思います。今，熱も測りましたが平熱でした。

> 季節は初冬であるが，外感や悪寒・発熱の症状もない。また，各検査結果も正常の範囲内である。よって，外邪を受けたことによる疾患の可能性は低い。これまでの経過や口臭を考慮に入れると，飲食の不摂生が原因であると考えられる。

医師：昨晩，食べ過ぎたりしませんでしたか？
患者：そのとおりです。昨晩は同窓会で，みんなとも久しぶりに会ったもので，注文した料理も多く，それにお酒も相当たくさん飲みました。12時すぎてからようやく解散しました。ですから，食べた量は相当多かったと思います。その後，お腹が張って仕方がありませんでした。家に着いたとたん，胃やお腹が気持ち悪くなって，張って痛みもありました。夜中から下痢が始まり，後で1回吐きました。

> この段階で，食積*による腹瀉であることが基本的に成立する。

医師：どんなものを吐きましたか？ 吐いたものの臭いはどうでしたか？
患者：晩に食べたものです。臭いはすごく臭くて，すえたような臭いでした。
医師：吐いた後，少しは楽になりましたか？
患者：そうですね。胃の張りは少しよくなりました。でも，お腹はずっと痛いです。トイレに行けば，いったんは痛みが治まるのですが，しばらくするとまた痛くなって，トイレに行きたくなります。昨晩から今までで3回は下痢をしました。

> 未消化物を嘔吐し，嘔吐物の臭いは食べものが腐ったような臭いがする。嘔吐の後は上腹部の脹痛が軽減する。さらに，腹痛の後に下痢をし，下痢の後に腹痛は軽減するが痛みがなくならない。そしてしばらくすると，再び腹痛を伴った下痢が起こる。これらの症状はすべて胃腸に食積があることから起きている。ここではさらに，便の質・色・臭いおよび随伴する症状などについて尋ね，診断を明確にする。

第4章◇尿・便・帯下の症状

医師：便の状態はどのような感じですか？　色や臭いはどうですか？
患者：最初は便が形になっていなくて，糊のようでした。それに，粘り気もあった気がします。その他に消化していないものがたくさん混じっていました。でも後の2回は便が水みたいに薄くて，臭いはすごく臭かったです。卵が腐ったような臭いでした。色は黒っぽい黄色ですね。トイレの後もまだお腹に便が残っているような感覚があります。

> 便溏*が現れ，便のなかに未消化物が混ざっており，質は粘稠または糞水夾雑であり，卵が腐乱したような臭いがある。さらに，排便後もまだ便が腸内に残っている感覚がある。これは胃腸に食積があり伝化機能が働かず，気機が阻滞したことを示している。

医師：腹痛はひどいですか？
患者：はい。断続的にすごく痛くなります。それと，お腹がずっとグルグルと鳴っています。
医師：では，ちょっと横になってください。お腹を診てみましょう。
　[**按診**] 臍腹に満痛があり，拒按である。

> 臍腹に満痛（拒按）があり，拒按というのは，実証の腹痛の特徴である。すなわち，胃腸に食滞があり，気機が阻滞し，「不通則痛」〔通じざれば，すなわち痛む〕となったのである。腸鳴も，胃腸に食べものが停滞し，気機が乱れたために起きている。

医師：では，舌を出して見せてください。
（同時に脈も診る）
[**舌診**] 舌質やや紅・舌苔黄厚膩
[**脈診**] 脈滑

> 舌と脈の状態は食滞が内に停滞するという診断を裏づけている。舌質紅・舌苔黄というのは食積から熱と化している象である。

医師：今,食欲はありますか？
患者：まったくありません。胃はまだ張っていますし,げっぷばかり出て,げっぷをしたとき,すっぱい臭いが一緒にあがってきます。

> 厭食・上腹部のつかえ・噯腐^{*}・呑酸^{*}というのは,胃失和降^{*}となり,胃気が胃中の腐濁の気とともに上にのぼり逆乱するために現れる。

医師：口のなかは渇きますか？
患者：乾きますが水は飲みたくありません。

> 吐き下すことで津液を損傷するため口が乾く。ただし,胃に食滞があり,水穀がおりないため,水を飲みたくない。

医師：大丈夫ですよ。食べ過ぎで消化不良になっているだけですからね。薬を飲めばよくなります。あと2食は何も食べないで,その後もしばらくはあっさりしたものを食べるようにしてください。
患者：わかりました。

　望・聞・問・切の四診の結果を合わせて得られた病状記録・証名および診断結果は,以下のとおりである。

【カルテ】
主訴：腹瀉が1日。上腹部の脹痛・噯腐・呑酸を伴う。
現病歴：患者は昨晩の飲食の不摂生により,深夜から腹痛・腹瀉が始まった。同時に未消化物も1回嘔吐し,嘔吐物はものが腐ったような臭いがした。嘔吐後には胃の膨満感は軽減したが,腹痛・腹瀉が治まらないため来院した。
所見：腹瀉が3回。先に腹痛があり続いて下痢をする。排便後に腹痛は緩和されるが,その後再び断続的に起こり,腸鳴・腹痛に続いて再び下痢をする。便溏であり,便のなかに未消化物が混ざっており,質は粘稠または糞水夾雑である。また,卵が腐乱したような臭いがある。さらに,排便後もまだ便が腸内に残っている感覚がある。その他に臍腹に満痛があり(拒按),厭食・

上腹部のつかえ・噯腐・吞酸・口乾が現れているが水を飲みたがらない・舌質やや紅・舌苔黄厚膩・脈滑。

【証名】 食滞胃腸証
【治法】 消食導滞・健脾止瀉
【処方】 保和丸合枳実導滞丸加減

［参考処方］
保和丸（『丹渓心法』）：山楂子・神麴・莱菔子・陳皮・半夏・茯苓・連翹
枳実導滞丸（『内外傷弁惑論』）：大黄・枳実・黄芩・黄連・神麴・白朮・茯苓・沢瀉

【弁証分析】

患者は過度の飲酒や肉類・脂っこいものを過食するなど，飲食の不摂生から宿食が内に停滞したため，未消化物が胃腸に積滞し，胃腸の納運・伝化機能が失調し，気機が阻滞した。このため腹痛・腸鳴が起こり，腹瀉が頻繁に現れる。胃腸の気は「降」が正常である。胃腸に未消化物が停留すると，気が正常におりなくなり阻滞してしまうため，「不通則痛」となり，また胃のなかの未消化物が腐濁の気を伴い上逆するため，上腹部に脹痛が現れ，ものが腐ったようなすっぱい臭いの未消化物を嘔吐する。嘔吐すると気滞が緩和されるため，脹痛は軽減するが，食滞が完全に消化されたわけではないので，厭食・上腹部のつかえ・噯腐・吞酸は解消されない。腸にも食積・気滞があり，「不通則痛」のため臍腹に満痛がある（拒按）。排便後は食積・気滞が緩和されるが，食積が完全になくなるわけではないので，排便後に腹痛は軽減するが，しばらくすると再び腹痛が現れ下痢をし，排便後もまだ腸内に便が残っている感覚がある。腐濁の気が大腸に入り込み，食積は消え去らずに熱と化す勢いがあるため，便溏が現れ，便の質が粘稠または糞水夾雑となり，便のなかには未消化物が混ざり，卵が腐ったような臭いがする。吐き下しによって津液を損傷するため，口乾が現れる。胃気が上逆し，水穀がおりないため，水をあまり飲めない。舌質やや紅・舌苔黄で厚膩・脈滑というのは，すべて食滞が内に停滞したため徐々に熱と化している状態の象である。よってこの診断を下す。

【解説】

　臨床では，①食滞胃腸の腹瀉と，②肝鬱脾虚（または肝脾不調証ともいう）の腹瀉を注意して鑑別しなければならない。両者はともに腹痛の後に下痢を起こし，便溏・排便後も腸内に便が残っている感覚がある・げっぷ・食少などの症状を特徴とする。食滞胃腸証は，ほとんどが飲食の不摂生・暴飲暴食から起こるものであり，肝鬱脾虚証は，土虚木乗〔土（＝脾）が虚し木（＝肝）の気鬱がそれに乗じる〕が病機であり，精神的な緊張や刺激を受けると誘発されるものである。

①食滞胃腸の腹瀉は，胃腸の食積が主な原因であり，肝鬱脾虚の腹瀉は肝気鬱滞がキーポイントとなる。食滞胃腸の腹瀉は上述のような症状が特徴となる。

②肝鬱脾虚証は，ふだんから胸・脇・上腹部に脹悶感や竄痛*が現れ，げっぷが出てもものが腐ったような臭いはない・食欲不振・腸が鳴りガスが出る・精神的な刺激や緊張を感じると腹痛や下痢が起こる・舌質淡紅・脈弦などの症候を特徴とする。治療には疏肝健脾・理気止瀉を用いる。

　その他に食滞が停滞すると湿熱を内生することが多く，大腸湿熱の腹瀉と非常によく似た症状，すなわち，腹痛後に下痢をする・排便後もスッキリとしない・食欲不振・のどは渇くが水をあまり飲めない・舌苔黄膩・脈滑などの特徴が現れる。ただし，前述したように，食滞胃腸証には必ず飲食の不摂生をしたという事実が存在し，食積胃腸の症状が現れる。例えば，便のなかに未消化物が混じる・便は卵が腐ったような臭いがする・ものが腐ったような臭いのげっぷが出るなどの症状である。湿熱の腹瀉は，湿と熱が胃腸で互いに結びつき，昇降・伝導機能が失調し，清濁が混ざり合って起こるものであり，多くは外邪を受けた事実が存在し，腹痛・下痢に勢いがある・肛門に灼熱感がある・黄褐色で水状で臭いの強い便が出る（ただしものが腐ったような酸っぱい臭いは顕著ではない）などの症候を特徴とする。また，悪寒・発熱・裏急後重・膿血便を伴う場合もある。臨床では詳細に観察・鑑別し，誤診・誤治を避けなければならない。

症例3

●患者：女性，40歳，幹部／●診察日時：2002年4月11日

中年女性が診察室に入ってくる。体型は痩せ型で，顔色に艶がなく，顔面がやむくんでおり，元気がない。

医師：どうしましたか？
患者：よく下痢をします。西洋薬の下痢止めも何種類か飲んだことがあって，最初のうちは効いたのですが，今では薬を飲んでもやはり下痢をしてしまいます。ですから，中薬を飲んで身体を調整できたらと思いまして。
医師：どのくらい経ちますか？
患者：もう4～5年になると思います。その間，便は形になったことがありません。

> 久泄〔慢性下痢〕はほとんどが虚証に属する。患者は痩せており，顔色萎黄*で元気がなく，虚証の可能性が高い。ただし，虚実夾雑の可能性も排除できないので，その病位である臓腑や邪正の盛衰などを判断するため，さらに詳しく発病の状況および診察経過などを尋ね弁証を進める。

医師：ふだん，どのようなときに下痢をするのですか？
患者：だいたい食事が済むとすぐトイレに行きたくなります。1日に少なくとも3回は行きます。
医師：夜明け頃に下痢をすることはありませんか？

> 慢性で虚証の泄瀉は脾・腎との関係が最も密接である。五更泄*は脾腎陽虚の泄瀉の重要なポイントとなる。そのため，腹瀉の起こる時間をはっきりと尋ねなければならない。

患者：ありません。朝はほとんど下痢をしません。

医師：病院に行って検査を受けたことはありますか？
患者：あります。血液検査・大腸の内視鏡など，ほとんどの検査をしました。でも，どこも悪い所はみつかりませんでした。

（カルテの記載は患者の述べるとおりである）

医師：ふだんの体調はいかがですか？　その他に何か具合の悪い所はありますか？
患者：私は高校生の頃から今までずっと特に寒さにあたらないようにしています。ちょっとでも身体が冷えるとすぐに胃が痛くなります。その後，胃カメラの検査をして慢性胃炎だと言われました。でも，寒さにあたらないようにしていれば特に具合は悪くなりません。あと，生ものや冷たいものは絶対に食べられません。ちょっとでも食べると胃が必ず痛くなります。それに下痢もひどくなります。

> 患者は長年胃痛が現れており，寒さにあたると発病する。このような状況は陽虚の体質の人によくみられる。

医師：ふだんから寒がりですか？
患者：そうです。服も必ず他の人より多く着ないといけません。それにこんな季節でも手足が冷たいのです。

> 畏寒*・四肢の冷えに加え，久泄が現れていることから，脾陽虚によって温煦*機能が失調していると考えられる。さらに，便の色・質および臭いなどを尋ね，症候の特徴を明らかにしなければならない。

医師：便はどのような色ですか？
患者：水みたいに薄いです。色は薄い黄色です。だいたい食べたものが消化しないで出てきますね。臭いはそれほど強くありません。でも，少し生臭いような臭いがします。

> 大便稀溏・生臭いような臭いがする・完穀不化*というのは，脾陽虚によって水湿を運化できない便の特徴である。

医師：では，舌を出して見せてください。
（同時に切診をする）
[**舌診**] 舌質淡・周囲に歯痕・舌苔白滑
[**脈診**] 脈沈遅で無力

> 舌と脈の状態から，この病機は脾陽虚によって水湿を運化できないものであることを示している。

医師：腹痛はありますか？
患者：いつもシクシクと痛みます。特に食後トイレに行く前には必ず痛くなって，もうすぐ下痢をするということが自分でわかります。冬はいつも湯たんぽをお腹に当てています。そうすると気持ちがいいものですから。
医師：手で押さえると少し楽になるということはありませんか？
患者：あります。手で押さえると気持ちいいです。

> 腹部に隠痛*があるというのは，陽虚によって寒が凝集していることの表れである。そのため，温めたり手で押さえると痛みが軽減する。

医師：ふだんから食欲はありますか？
患者：あまりありません。いつもお腹が張っている感じがして，食欲も湧きません。それにあまり脂っこいものも食べられません。食べると必ず下痢がひどくなります。ひどいときは1日に4〜5回も下してしまいます。

> 上腹部の脹満・食欲不振・脂っこいものを食べると下痢の回数が増えるというのは，すべて脾陽が不調となり運化機能に異常をきたして，水湿が腸に入り込むことと関係がある。

医師：尿はいかがですか？

患者：尿は少ないほうです。おそらく下痢ばかりしているからではないでしょうか？

医師：足がむくむようなことはありませんか？

患者：多少，むくみます。瞼が腫れることもあります。以前，むくみについて診てもらったことがあるのですが，やはりどこも悪くありませんでした。医者はおそらく内分泌の失調だろうと言っていました。

医師：では，ちょっと見せてください。

[**按診**] 両下肢に軽度のむくみがみられる。手で押すと陥没し，しばらく経ってからやっと元に戻る。

> 陽虚によって水湿を運化できず，水湿が肌膚にあふれるため，顔面部および下肢に浮腫が現れる。尿量が少ないというのも，浮腫や水湿が内に停滞していることと関連する。

医師：のどは渇きませんか？

患者：多少，渇きますが，あまり水は飲みたくありません。

> 陽虚によって津液が上部まで上昇しなくなるため，のどが渇く。ただし，水湿が内に停滞しているため，水はあまり飲みたくない。

医師：生理は順調ですか？

患者：よく10日くらい遅れます。それに量も少ないです。でも，おりものは多いです。

医師：おりものはどんな色ですか？ 水っぽいですか，それとも粘り気がある濃いものですか？

患者：透明か白っぽいですね。質は薄いです。とにかく量が多いので毎日ナプキンをつけています。

第4章◇尿・便・帯下の症状

> 陽虚によって衝任脈が失養し，時期が来ても経血が満たされないため，月経後期*となり，経血量も少ない。水湿がおりるため，質が薄く白い帯下が多くなる。

医師：腰はだるくなりませんか？
患者：それほどでもありません。

> 腰がだるくなるのは腎虚の主症である。腹瀉の時間やその他の症状を合わせると，病位は主に脾にあると考えてよい。

医師：その他にどこか具合の悪い所はありますか？
患者：一日中身体がだるくて，それに疲れるとよけいダメです。ちょっと忙しくて疲れると，また下痢がひどくなります。

望・聞・問・切の四診の結果を合わせて得られた病状記録・証名および診断結果は，以下のとおりである。

【カルテ】
主訴：腹瀉が5年近く続いており，腹部の隠痛・畏寒・四肢の冷えを伴う。
現病歴：患者はふだんから畏寒・寒がりであり，長期にわたり上腹部痛も現れている。胃痛や腹瀉は寒さにあたったり，冷たいものや生ものを食べたりすると悪化する。最近5年間はずっと腹瀉が続いており，「易蒙停カプセル」（西洋薬の下痢止めの薬）を服用したこともあるが，顕著な効果はない。
所見：大便稀薄（1日に2～3回）であり，便は形にはならず，生臭いような臭いがする。完穀不化・食後すぐ下痢をする・脂っこいものを食べると下痢の回数が増えるという特徴がある。さらに，腹部に隠痛があり温めたり手で押さえると痛みが軽減する・疲れが溜まると腹瀉が悪化する・身体が痩せる・畏寒・四肢の冷え・顔色に艶がない・疲労感・力が入らない・上腹部の脹満・口渇はあるが水は飲みたくない・尿量が少ない・顔面（瞼）と両下肢に軽度の浮腫がある・月経後期であり経血量が少ない・帯下の量が多い（質は薄く

量が多い)・舌質淡・周囲に歯痕・舌苔白滑・脈沈遅で無力などの症候を伴う。
【証名】 脾胃陽虚証
【治法】 温中散寒・健脾止瀉
【処方】 附子理中丸合黄耆健中湯加減
［参考処方］
附子理中丸（『太平恵民和剤局方』）：炮附子・人参・白朮・炮姜・炙甘草
黄耆健中湯（『金匱要略』）：黄耆・白芍・桂枝・炙甘草・生姜・大棗・飴糖

【弁証分析】

　患者はふだんから畏寒・寒がりであり，長期にわたり上腹部痛も現れている。寒さにあたったり，生ものや冷たいものを食べたりすると胃痛が現れるというのは，陽虚の体質であり，特に中焦にその傾向が強いことを示している。長年にわたり脾陽が損傷を受け，陽虚によって脾の運化機能が失調し，水穀不化*となり，清濁を分けることができず，5年間も腹瀉が続き，完治にいたらない。脾陽が虚衰し，運化することができなくなり，水湿が大腸に流れ込むため，大便稀薄で便は形にならず，生臭い臭いがする・排便の回数が増える・完穀不化などの症状が現れる。脾陽が不足するため運化する力がなくなり，また，食後は脾胃に負担がかかり，脾胃の機能がその負担を支えきれなくなるため，上腹部に脹満が起こり，食後や脂っこいものを食べると下痢をする。陽虚によって寒が凝集すると，気機が失調し滞りがちになるため，腹部の隠痛が起こり，温めたり手で押さえるとその痛みが軽減する。疲労すると陽気がいっそう損傷するため，腹瀉がさらに悪化する。脾は四肢・筋肉を主るため，脾陽が不足すると肌膚肢体が温煦・充養されなくなるため，身体が痩せる・畏寒・四肢の冷え・顔色に艶がない・疲労感・力が入らない症状が現れる。脾陽が虚衰すると水湿を運化できなくなり，水湿が肌膚にあふれるため，両下肢に軽度の浮腫が現れ，尿量が少なくなる。陽虚によって気血が栄養されず，水気が上部を犯すため，顔色に艶がなくなり，瞼にも軽度の浮腫が現れる。陽虚によって津液が行き渡らず，水湿も内に停滞するため，口渇はあるが水をあまり飲みたくない。陽虚によって衝任脈が失養し，時期が来ても経血が満たされないため，月経後期となり，経量が少ない。水湿が下焦に流れ込み，帯脈の固摂*機能が失調するため，帯下の色は白く，質は薄く，量が多くなる。舌質淡・周囲に歯痕・舌苔白滑・

脈沈遅で無力というのは，すべて脾陽虚によって水湿を運化できなくなった象である。

四診の結果を総合的に考えると，脾陽虚証の症候の特徴に一致する。よってこの診断を下す。

【解説】

脾虚の腹瀉は臨床で非常によくみられる。そのなかでも，一般には脾気虚を基礎としたものが多く，大便溏泄・食欲低下・上腹部の脹満（食後に悪化する）などの症状を特徴とし，疲労感・力が入らない・少気*・懶言*・顔色淡白または萎黄・舌質淡・舌苔白・脈緩または細などの症候を特徴とし，場合によっては浮腫が現れることもある。治療には益気健脾止瀉を用いる。

患者の状況によっては脾陽虚証や脾虚気陥証が現れることもある。その場合，単純な健脾益気を用いるだけではあまり効果が上がらない。もし脾陽虚証であれば，上述のような治療法を用いればよい。脾虚気陥証であれば，下痢が長い間止まらず，頻繁に便意をもよおし，重症であれば脱肛が起こることもある。さらに，めまいや胃が落ちるような感覚がひどく，胃が張ったような感覚があり，食後にはさらにこれらの感覚がひどくなる。あるいは胃やそれ以外の臓器の下垂が現れることもある。さらに，舌質淡・舌苔白・脈緩または弱などの症候を特徴とする。治療には益気昇清・健脾止瀉を用いる。

脾陽虚の腹瀉は，さらに腎陽虚の腹瀉とも鑑別しなければならない。腎陽虚衰証は脾陽虚証と同じように，さむけ・四肢の冷え・下痢が長い間止まらない・完穀不化などの症候が現れるが，腎陽虚証は夜明け頃になると腸鳴が起こり，腹痛・腸鳴に続いて下痢が起こり〔五更泄〕，排便後はスッキリとする。また，腰膝酸軟*・舌質淡・舌苔白・脈沈遅（尺脈が特に顕著）などの症候を伴う。治療には温腎健脾・固渋止瀉を用いる。また臨床では，脾陽虚証と腎陽虚証を兼ね，脾腎陽虚証となる患者もみられる。この場合は温補脾腎・渋腸止泄を用いるとよい。

まとめ

　泄瀉とは，排便の回数が増え，便の質がゆるくて形にならず，重症の場合は水様になる症状のことを指す。この名称は伝統的に病名としても用いる。古人は大便溏薄で排便時の勢いが緩慢なものを「泄」と呼び，便が水状で排便のとき真下に吹き出すような勢いのあるものを「瀉」と呼んでいたが，現在は「泄瀉」と並べて呼ぶことが多い。本症は1年の四季を問わず発生するが，湿熱の腹瀉は夏と秋に多くみられる。臨床では暴瀉と久瀉*に分類され，暴瀉は実証が多く，久瀉は虚証が多い。

　泄瀉の主な病変は脾胃と大・小腸にあり，肝・腎との関係も深い。原因としては，①外邪を受けた，②飲食の不摂生，③七情の不和，④臓腑の虚弱などがあげられるが，病機のキーポイントは多種多様の原因による脾胃機能の低下にある。脾が運化機能を失調し，小腸が清濁を分けられなくなり，大腸の伝導機能が亢進するため，水湿が下焦に流れ込み，便がゆるくなり，排便の回数が増えるという腹瀉の症状が現れる。

　泄瀉の弁証は，便の質・量・色・臭い，さらに付随する症状などにより，まず寒熱・虚実を見きわめる。一般的にいえば，発病からの期間が長く，大便稀溏・臭いは強くないか生臭いような臭いがする・完穀不化が現れる場合がある・腹部に隠痛がある（その痛みは，温めたり手で押さえると軽減する）などの症候を特徴とし，疲労感・四肢の冷えなどを伴うものは，虚証・寒証に属することが多い。発病からの期間が短く，拒按の比較的激しい腹痛があり，排便後に痛みが軽減し，便の色が黄褐色で臭いが強く，下痢が急に現れ，肛門に灼熱感があるものは，実証・熱証に属することが多い。

　臨床でよくみられる実証の泄瀉には，寒湿困脾証・大腸湿熱証・食滞胃腸証などがあり，多くは外邪を受けた，あるいは飲食の不摂生から起こる。虚証の泄瀉には，脾気虚証・脾陽虚証・脾虚気陥証・腎陽虚衰証，および脾腎同病である脾腎陽虚証などがみられる。ほとんどが発病してからの期間が長いため，臓腑虚弱となり起こる。虚実夾雑証は，肝鬱脾

虚証（肝脾不調証ともいう）が一番多くみられ，七情が原因となり肝気が脾を犯して起こる。各証の鑑別についてはそれぞれの症例解説を参考のこと。

【参考文献】
① 『素問』陰陽応象大論篇
[原　文]「清気在下，則生飧泄，…湿勝則濡泄」
[口語訳] 清気が下に降りれば飧泄〔完穀不化の泄瀉〕が起こり，……湿が勝てば濡泄〔湿が脾を犯したことにより起きる泄瀉〕となる。

② 『古今医鑑』
[原　文]「夫泄瀉者，注下之症也，蓋大腸為伝送之官，脾胃為水穀之海，或為飲食生冷所傷，或為暑湿風寒之所感，脾胃停滞，以致闌門清濁不分，発注於下，而為泄瀉也」
[口語訳] 泄瀉とは，注下の症である。大腸は伝送の官であり，脾胃は水穀の海である。生もの・冷たいものを食べ〔脾胃を〕損傷したか，暑・湿・風・寒を外感し，その邪気が脾胃に停滞し，闌門〔大腸・小腸が交わる部分〕が清濁を分けられなくなり，下に降りてしまうために，泄瀉が起きるのである。

③ 『医学心悟』
[原　文]「書云，湿多成五瀉，瀉之属湿也，明矣。然有湿熱，有湿寒，有食積，有脾虚，有腎虚，皆能致瀉，宜分而治之」
[口語訳] 書曰く，湿が多いと五瀉〔『難経』中の胃瀉・脾瀉・大腸瀉・小腸瀉・五瘕瀉〕となる。そのため瀉は湿に属する。これはきわめて明白なことである。さらに，湿熱・湿寒・食積・脾虚・腎虚も，泄瀉を引き起こす原因となるので，区別して治療にあたること。

2 膿血便

症例1

- 患者：女性，28歳，工員／●診察日時：2000年8月1日

若い女性が診察室に入ってくる。顔色はやや赤く，苦しそうな表情をしており，元気がない。

医師：どうしましたか？
　（カルテを見ると，本日の体温は38.8℃となっている）
患者：下痢をしています。お腹もすごく痛くて，熱も出ています。今，看護師さんが測ってくれたのですが，38.8℃もありました。
医師：どのくらい経ちますか？　1日に何回くらい下しているのですか？
患者：2日になります。1日に十数回も下しています。
医師：便の状態はどんなふうですか？
患者：はじめは水っぽく量も多かったのですが，その後は便のなかに赤や白のゼリー状のものが混じってきて，毎回，量は少ないのですが，いつも突然トイレに行きたくなって，片時も我慢できない感じなのです。

> 便に膿血が混じるというのは，痢疾*の典型的な症状の1つである。ただし，さらに詳しい病状などを尋ね，明確に診断しなければならない。

医師：自分ではどんな感覚がありますか？
患者：とにかくお腹が痛いのです。お腹の痛みが激しいときはトイレを我慢できなくて，でも，トイレに行っても便の量は大して多くありません。あと，肛門が落ち込んだような感覚があって，火で焼かれているように熱く感じます。そして，トイレから出て間もないうちに，またお腹が痛くなってトイレに駆け込むという感じです。

> 患者が述べている症状は裏急後重*であり，これも痢疾を判断する場合の重要な手がかりとなる症状の1つである。肛門に灼熱感があるのは，湿熱による病であることを示している。

医師：吐いたりはしませんか？
患者：それはありませんが，胃は気持ち悪いです。食欲も全然ありません。

> この患者の症状は腹痛があり，裏急後重・膿血便が出るという痢疾の症状に符合する。この段階でほぼ確定はできるが，さらに便検査などを行い，明確にする必要がある。

医師：便検査の依頼票ですので，これを持って検査をしてきてください。
患者：わかりました。
（30分後，患者が検査結果を持って戻って来た。便中に大量の赤血球と膿が検出され，マクロファージもみられる）

> 本症はほとんどが不衛生な飲食，もしくは夏秋に湿熱の邪気が胃腸に侵入したために起こるものである。そのため，さらに病状などを詳しく尋ね，病機および証を決定しなければならない。

医師：発病前に何か悪いものを食べませんでしたか？
患者：お惣菜を買ってきて食べました。それを食べてすぐお腹の具合が悪くなって，当日の夜，全身にさむけがして，お腹の痛みもひどくなってきました。あと，少し吐き気もして，下痢が始まりました。しょっちゅうトイレに行きたくなるのですが，でも，毎回出る量は少ないのです。その日の夜中に救急で近くの衛生所で診てもらったのですが，そのときは体温が39℃あって，医者に急性腸炎だと言われました。そして，ブドウ糖と生理食塩水を点滴して，あとは下痢止めの薬をもらって帰りました。でも，この2日間でちっともよくなりません。熱も下がらないし，お腹も前より痛くなって，トイレにはしょっちゅう行きたくなるし，それにトイレに行きたくなると，まったく我慢ができない状

態になるのに,毎回ゆるい便が少し出るだけです。あとは少し赤や白のゼリー状のものが混じっています。

> 患者は不衛生なものを食べ,湿熱の邪気が胃腸を侵し発病にいたった。悪心は湿が阻滞し気が滞ったため,胃失和降*となり起きている。

医師:当日の夜から便のなかに赤や白のゼリー状のものが混じっていたのですか？
患者:ああ,それは注意していませんでした。
医師:もらった薬は何だったかわかりますか？
患者:よくわかりません。
医師:今でもまださむけがしますか？
患者:それはほとんどなくなりました。当日の夜はすごく寒かったのですが,今は全身が熱っぽくて,頭も痛いです。

> 但熱不寒*は邪気がすでに裏に入っていることを示している。

医師:口は乾きますか？
患者:すごく乾きます。でも,水を飲もうと思ってもあまり入っていきません。

> 口乾はあるが水を飲めないというのは,湿熱が内で蒸しあがっている象である。

医師:食欲はありますか？
患者:全然ありません。(胃と腹部を指して) ここに何かが詰まっている感じがします。

> 上腹部のつかえ・腹脹・食欲不振は,湿邪が内を阻滞し,気機も阻滞していることと関係がある。

医師:尿はいかがですか？

患者：尿は量が少なくて，色が黄色いです。

> 小便短黄*というのは，湿熱が下焦に流れ込んだことによるものである。

医師：では，舌を出して見せてください。
（同時に脈を診る）
[**舌診**] 舌質やや紅・舌苔黄膩
[**脈診**] 脈滑数

> 舌と脈の状態は湿熱の象である。

望・聞・問・切の四診の結果を合わせて得られた病状記録・証名および診断結果は，以下のとおりである。

【カルテ】

主訴：腹痛・裏急後重・膿血便を下すなどの症状が現れるようになって2日。発熱を伴う。

現病歴：患者は2日前に不衛生なものを食べ，腹痛が現れるようになった。便は質が薄く，量が少ない。悪寒・発熱を伴ったため，当日の夜，某衛生所で救急治療を受け，点滴と下痢止めの内服薬（薬名は不詳）を投与されるが好転せず，その後，膿血便・裏急後重が現れるようになった。

所見：腹痛の後，続いて下痢をする。裏急後重が現れ，膿血便を下す（排便回数は1日に十数回あるが，1回の量は少ない）。さらに肛門に灼熱感があり，発熱・頭痛・上腹部のつかえ・腹脹・食欲不振・悪心・口乾はあるが水を飲みたがらない・小便短赤・顔色がやや赤い・舌質やや紅・舌苔黄膩・脈滑数などの症候を伴う。体温 38.8℃。

【証名】 大腸湿熱証（湿熱痢）
【治法】 清腸化湿・調気和血
【処方】 芍薬湯合白頭翁湯加減

［参考処方］
芍薬湯（『素問病機気宜保命集』）：芍薬・当帰・甘草・黄連・黄芩・大黄・木香・檳榔子・肉桂
白頭翁湯（『傷寒論』）：白頭翁・黄連・黄柏・秦皮

【弁証分析】

　患者は不衛生なものを食べたため，湿熱の時疫の邪気が腸道を塞いでしまい，腸道の気血の壅滞や脂絡〔大腸内の粘膜〕の損傷を招き，痢疾が現れるようになった。胃腸で湿熱が滞ったため，気血の壅滞・脂絡の損傷を引き起こし，腹痛に続いて下痢をし，裏急後重が現れ，膿と血が混じった便が出るようになる。発病後，邪の勢いが盛んになり，正邪の抗争が激しくなり，気分の熱が盛んになるため，発熱・排便の回数が増える（1日に十数回もある）。湿と熱が互いに結びつき気機が阻滞するため，下痢の量は少なく，排便後も腹痛は軽減しない。湿熱が内で蒸しあがるため，発熱・頭痛・顔色がやや赤い・口乾はあるが水をあまり飲めない・小便短赤・肛門に灼熱感があるなどの症状が現れる。湿熱が内で阻滞するため，気機も阻滞し，胃気が順調におりなくなるため，上腹部のつかえ・腹脹・食欲不振・悪心が現れる。舌質やや紅・舌苔黄膩・脈滑数というのは，すべて湿熱が内に集積している象である。
　四診の結果を総合的に考えると，大腸湿熱証の症候の特徴に符合する。よってこの診断を下す。

症例2

●**患者**：女性，34歳，工員／●**診察日時**：2001年5月11日

女性が診察室に入ってくる。顔色は淡白で艶がなく，体型は痩せており，非常に疲れた表情をしている。

医師：どうしましたか？
患者：この2日間で，またお腹を壊してしまいました。

第4章◇尿・便・帯下の症状

医師：便はすごく水っぽいですか？　ゼリー状のものが混じっていませんか？　お腹は痛みますか？　詳しい状況を話してください。

患者：はじめの頃は水っぽくて量が多かったのですが，何回かするうちに変わってきました。普通の下痢のように水みたいな便が出るわけではありません。毎回，突然便意をもよおしてトイレに行くのですが，ほんの少ししか出なくて，それになかなか出てきません。便のなかには赤黒い粘液のような，ゼリー状のものが混じっています。かなり長い間トイレに座っていても何も出てこないときもあって，でもお腹はずっと痛みます。本当に辛いです。

医師：お腹はどの辺りが痛いのですか？

患者：主にはお臍の周りが痛くて，それに，（臍の周りを指して）この辺りが冷たい感じがします。

医師：1日に何回くらい下しますか？　熱はありませんか？　さむけはしませんか？

> 1日に下痢をする回数から病状の軽重を判断できる。悪寒・発熱の有無から表証の有無を判断できる。

患者：回数はそれほど多くありません。1日に3〜4回です。体温も測りましたが，それほど高くありませんでした。私はもともととても寒がりで，1年中手足が冷たいのです。普通の人よりずっと寒がりだと思います。

医師：今の症状が始まってからどのくらい経ちますか？　以前にも同じようなことがありましたか？

> 発病からの期間から暴病〔急性病〕であるのか，久病〔慢性病〕であるのかを判断できる。

患者：今回は始まってから2日になります。以前にも何度か同じようなことがありました。今のような症状が現れるようになって大体2〜3年になると思います。

医師：以前，この症状が起きたときに検査や治療をしましたか？

> この患者は宿疾*の発作に属する。ここではさらに，今までの経過や，随伴する症状などを尋ねなければならない。

患者：大体は，抗生剤を飲んで1週間もすればよくなりました。これは別の病院で診てもらったときの検査結果です。

医師：（カルテの検査結果などを見ながら）ああ，検便では毎回，大量の赤血球と膿が検出されていますし，便の培養検査では赤痢菌が出ていますね。その他の病院でも細菌による痢疾と診断されていますね。

患者：そうです。でも毎回，治っても，またしばらくすると発作が起こり，このままでは本当に身体が参ってしまいます。今回もそうです。大体，2カ月間隔で発作が起きています。友達が中医は根本的な治療をするというので，中薬を飲んでみたいと思ったのですが，いかがなものでしょうか？

医師：あなたのこの状況は中医での治療が可能です。でも，調整するのに多少の時間がかかりますので，焦らないでください。必ずよくなりますからね。

> 長患いの患者には，必ず治癒するという信念をもたせることが非常に重要になってくる。弁証施治の他にも心理指導を行い，患者に自信をもって治療に立ち向かうようにさせると，薬物治療の効果を高めることができる。

医師：以前，発作が起きたとき何か思い当たる原因はありますか？

患者：私はちょっと脂っこいものを食べ過ぎるとすぐ下痢をします。今回もそうでした。一昨日，娘の誕生日だったので，みんなでレストランに行って食事をして，私もふだんよりたくさん食べました。でも，まさかその日の夜に発作が起こるとは思いもしませんでした。お腹が張って，肛門が下に落ち込むような感覚があります。

医師：ふだん，発作が起きないときの体調はいかがですか？

第4章◇尿・便・帯下の症状

> 上述の問診を通して，患者の病状は基本的に明確であるが，慢性の下痢を繰り返している患者に対しては，さらに病証の性質や誘発する要素を理解し，臓腑病変のキーポイントがどこにあるのかを明らかにしなければならない。

患者：この病気が起こるようになってから，体調がどんどん悪くなっています。ふだんからまったく元気が出なくて，何をするにも力が入りません。一日中身体がだるいのです。食欲もあまりなくて，食べる量も少ないのですが，何かを食べるとすぐお腹が張ってきます。それにとても寒がりになってしまって，毎年早々に綿入れを出して着ていますし，もう5月だというのに，まだセーターを手放せません。腰はだるいし，足は痛いし，脱肛になるときもあります。本当に参ってしまいます。

[**舌診**] 舌質淡・舌苔白厚膩
[**脈診**] 脈沈細で無力

医師：やはり，少し身体が弱っていますね。でも，病邪がまだ体内にいるので，今はまず痢疾を治療しましょう。下痢の発作を抑えて，今出ている症状が緩和されてから，身体全体の調整をしていきましょう。体調がよくなれば，もう発作は起こらなくなりますよ。

> この症例は虚実夾雑であり，この場合は祛邪を主軸に扶正を兼ねて治療する。治療の大まかなプランを患者に説明するのは，患者に自信をもたせ，積極的に治療に協力するようにさせるためである。

望・聞・問・切の四診の結果を合わせて得られた病状記録・証名および診断結果は，以下のとおりである。

【カルテ】
主訴：腹瀉・膿血便が反復して現れるようになり2～3年。今回の発作が起きてから2日。

現病歴：患者は3年前に痢疾を患い，抗菌剤治療を経て症状が緩和された。しかしその後も，少しでも飲食に不注意になったり，情緒が激動したりすると発作が起こる。患者はふだんから虚弱体質であり，顔色淡白で艶がない・倦怠・力が入らない・畏寒*・寒がり・食欲不振・食後に胃が張るなどの症状が現れ，ときには脱肛も現れる。

所見：大便粘滞・排便困難・便のなかに赤黒いゼリー状のものが混じる（便通は1日に3～4回）・裏急後重・腹痛・腹部の膨満感・排便後も痛みは軽減しない。さらに，口渇はなく味がしない・舌質淡・舌苔白厚膩・脈沈細で無力などの症候が現れている。

【証名】 脾陽虚ならびに大腸邪滞証（休息痢）
【治法】 清腸調気化滞・温中健脾
【処方】 連理湯加減
[参考処方]
連理湯（『張氏医通』）：人参・白朮・炙甘草・乾姜・黄連・茯苓

【弁証分析】

患者は長い間痢疾を患っており，正気が虚し，病邪が体内に長いこと留まってしまうため，大腸の伝導機能が失調し，気血が壅滞し，腸道の脂絡〔大腸内の粘膜〕が損傷したことにより，便に膿血が混じるようになった。正気が損傷していることに加え，祛邪が完全でなく，腸内に邪気が潜伏しているため，治療を受けた当初は症状が緩和されるが，少しでも無理すると下痢が再発する。脾胃の気が虚すと生化の源が不足するため，顔色に艶がない・身体が痩せる・倦怠感・力が入らない・飲食減少が現れる。脾陽が不足すると四肢が温煦*されなくなるため，畏寒・寒がりが現れる。久瀉*によって中気*が下陥するため，ときに脱肛が現れる。脾胃が虚弱すると運化*機能が失調するため，食後に腹部の膨満感が現れ，少しでも飲食に注意しなくなると宿邪を導いて発作が起こる。腸の気血が壅滞し，脂絡が損傷するため，血膿の混じった便を下し，裏急後重・腹痛・腹部の膨満感が現れる。発病からの期間が長く，正気が虚しているため，病状は暴痢のようにひどくなく，排便の回数も1日に3～4回程度で済んでいる。また，舌質淡・脈沈細で無力などの症候が現れる。さらに，大便粘滞・排便困難・舌苔白厚膩というのは，体内に積滞があることを示して

いる。現在の患者の全身症状・症候を総合的に分析すると，脾陽虚ならびに大腸に邪が停滞したことによる痢疾であると判断できる。

　痢疾は，暴痢と久痢の2つに分類され，患者の発病からの過程を考慮すると，本症は久痢の範疇に属することがわかる。また久痢は，さらに陰虚痢・虚寒痢・休息痢〔次頁のまとめを参照〕に分けられ，さまざまな状況から判断して，本症例は休息痢に属するという診断が成立する。

まとめ

　膿血便は痢疾の主症状の1つである。痢疾は夏と初秋に発生しやすく，臨床でも非常によくみられる消化管の感染症である。注意しなければならない点は一般の泄瀉との鑑別である。痢疾と泄瀉は非常に多くの共通点がある。両者とも夏と初秋に発生しやすく，病位は胃腸にあり，外邪を受けたもしくは飲食による内傷から発病し，便がゆるい・排便の回数が増えるなどの症状が現れる。しかし，両者の主症には異なった点も存在する。泄瀉は薄い水状の便を下し，食べたものが消化していない場合もあり，裏急後重の症状は現れず，排便後には腹痛が軽減する。痢疾は膿血便を下し，便中にゼリー状の粘液が混じるのが特徴であり，裏急後重がはっきりと現れ，排便後も腹痛は軽減されない。痢疾は古名を「滞下」といい，『局方発揮』痢疾のなかで，臨床でみられる泄瀉と痢疾の症状の違いが明確に記されている。同書には，「瀉利の病は，水穀不化*であるか否かの違いはあっても，その他の症状は少なく，ただ眠く，疲労感があるのみである。もしも，その病が滞下であったならば，そうはいかない。便中に膿もしくは血が混じり，膿・血ともに見られる，または腸垢があったり腸内の粘膜のみを下したり，粘膜と消化物をともに下すこともある。さらに，疼痛がある・疼痛がない・疼痛が激しいなどの違いはあっても，すべて裏急後重が現れ，また便意も逼迫して現れるため，非常に辛いものである」との記述がみられる。病機の面では，泄瀉は湿盛脾病が主要な病機である。一方，痢疾は病邪と食滞が大腸に阻滞したことにより，大腸の伝導機能が失調し，気血が壅滞するため，脂絡が損傷して起こるものである。そのため，腹瀉の患者の場合，まず便の状態や全身の証候を明確にし，病因と病機を速やかに判断しなければならない。

　この他に，痢疾には期間の長短や寒熱の別がある。そのため，この点においてもはっきりと鑑別し，的確な治療方法を選択しなければならない。一般的にいえば，発病からの期間が短いものを暴痢といい，長いものを久痢と呼ぶ。臨床では，これにより虚実を判断する。暴痢は実証が

多く，久痢は虚証（正虚*邪恋）が多い。暴痢の範疇では，湿熱によるものが最も多いが，寒湿痢もみられる。この点は便中に血膿がどの程度混じっているかによって判断できる。湿熱痢は血と膿が一緒に見られる場合が多く，そのうち血が多く膿が少ないものは，湿熱が血分に多く存在し，膿が多く血が少ないものは，湿熱が気分に多いということを表している。もし便中に膿しか見られない，あるいは魚の脳のような白濁した便を下している場合は，寒湿痢であることが多い。また暴痢のなかには，病勢が非常に激しい2つの証がある。1つは邪毒が厥陰に内陷し，神明をかき乱し，肝風を引き起こす疫毒痢であり，もう1つは邪毒が上衝し，胃気が上逆するために起こる噤口痢である。両者はともに，突然に発病し，病状が重く，治療の時機を逃すと，短期間のうちに患者は生命の危険にさらされることになる。このため，この2つの証に関しては，判断を誤らず誤診のないようにしなければならない。もし下痢が非常に激しく，高熱・神昏*・ひきつけなどが現れていれば疫毒痢である。一方，頻繁に下痢を起こし，悪心・嘔吐が現れ，重症になると水さえ飲めなくなるものが噤口痢である。久痢の範疇では，陰虚痢と虚寒痢の違いがある。陰虚痢は微熱が下がらず，めまい・心煩*を伴う場合が多い。虚寒痢は下痢の期間が長く，脱肛してしまうこともあり，身体が冷えやすく，四肢が冷たいという特徴がある。また，痢疾が反復して現れ，発作期と緩解期に分かれる場合は，休息痢という。臨床において診断する場合は，詳細に観察し，弁証に間違いがないようにしなければならない。

また，特に注意しなければならないことは，膿血便は痢疾の特徴的な症状ではあるが，膿血便が現れているものがすべて痢疾であるというわけではないという点である。直腸がん・潰瘍性結腸炎なども膿血便を主症状とする疾患である。また，肛門周囲膿瘍があれば，膿血便となる可能性もある。そのため，臨床では弁証と弁病を結合させ，誤診や疾患の治療および回復に影響を与えないようにしなければならない。

【参考文献】

① 『景岳全書』

[原 文]「凡治痢疾,最当察虚実,弁寒熱,此瀉痢中最大関係」

[口語訳] 痢疾を治療する際は,まずはじめに虚実と寒熱を見きわめなければならない。これは瀉痢のなかで最も大きな要素となるからである。

② 『赤水玄珠』

[原 文]「休息痢者,愈後数日亦復,痢下時作時止,積年累月不肯断根者是也。則因始得之時,不曽推下,就以調理之剤,因循而致也,又或用兜渋薬太早,以致邪不尽去,綿延於腸胃之間而作者,或痢愈之後腸胃虚弱,復為飲食傷而作者,当看軽重調理,或熱或寒或消導或再推下,然後以異功散等補剤加収渋之薬」

[口語訳] 休息痢とは,下痢が治癒した後も,数日するとまた再発し,それを繰り返し,何年も完治できないものをいう。これは,発病当初,邪気を除かず,調理の剤を用いたために起きたものであるか,または固渋薬を用いる時期が早すぎ,邪気が胃腸に残ってしまったために起きたものか,瀉痢が治癒した後に胃腸虚弱となり,さらに飲食に不注意であったために起きたものである。これらは症状の軽重により,熱・寒・消導・瀉下のうち,どの剤を用いるかを選択し,その後,異功散などの補剤に収渋薬を加えて用いるとよい。

第4章◇尿・便・帯下の症状

3 血便

症例1

●患者：男性，21歳，学生／●診察日時（入院時の他科診）：2001年6月11日

入院時他科診のため，医師が病室に入ってくる。

[望診] 患者の顔・目はやや赤く，表情がなく，元気のない様子である。
[カルテ記録] 本日で発病よりすでに23日経過しており，当初はさむけがあり，全身の酸痛・めまい・頭が重く頭痛がする・食欲低下・口渇はあるが水を飲みたくないなどの症状が現れ，発熱を伴っていた。体温は38℃前後だったのが，1週間過ぎた頃から40℃まで上昇し，その後ずっと熱が下がらない。胸悶*があり，便は硬く，便通は1日1回。体温は39.5℃から40℃くらいを行き来し，6日前から当院に入院。入院後，各種検査の結果，チフスと診断される。抗生剤治療後も体温は下がらず，39.5℃前後が持続している。昨晩から腹痛・血便が現れた。腹部の按診では，腹筋の緊張はみられず，圧痛も顕著でない。患者本人が中医治療を希望したため，中医科に診察を求めてきた。

医師：気分はいかがですか？
患者：熱がもう何日も続いています。それに昨晩から便のなかに血が混じるようになり，お腹も痛くなってきました。
医師：便はどのような色でしたか？ 出血の色はどうでしたか？

> 便の色や出血の色から，この血便が「遠血*」であるのか「近血」〔詳しくは本症例【解説】を参照〕であるのかを判断できる。

患者：血の色は鮮やかな赤です。毎回必ず血が混じっています。便の色は黄色です。
医師：便は形になっていますか？ 何回くらい下しましたか？

537

患者：便は形になりません。薄い糊のような便です。昨日の夜から今までで4回下痢をしました。
医師：この何日かで，起きて動いたりしましたか？
患者：それはありません。
医師：昨夜は何を食べましたか？

> 病状が変化した原因を明らかにしなければならない。

患者：もう，何日も高熱が続いています。先生，どういう状態かわかりますか？　このところずっと体温が高かったのですが，身体を触ってもすぐには，あまり熱いという感じがしません。でも，少し長く触っていると，身体がとても熱いことがはっきりわかるようになります。胸がモヤモヤして，吐き気もするし，お腹も張って痛みます。自分で鏡を見てみると，舌苔がとても厚くて，白いなかに黄色い所もあって，口のなかがネバネバしてとても苦いのです。食欲などまったく湧きません。でも，一昨日くらいからは，これらの症状はだいぶよくなりました。まだイライラはしますし，のどもすごく渇きますが，舌苔はだいぶ少なくなりました。それからは少し食欲も出てきました。昨日は家のものが排骨鮮筍湯〔豚のスペアリブと筍のスープ〕を煮てきてくれて，私はこれが大好物なので，かなりたくさん食べてしまいました。
医師：夜はよく眠れますか？　イライラするというのはいつ頃から始まったのですか？

> 睡眠などの症状のなかから熱の勢いの軽重を判断できる。

患者：これもここ数日の話ですが，寝ているときよく夢を見て，同室の人から寝言が多いと言われます。昼間はもっとイライラしてまったく眠れません。
医師：では，舌を出して見せてください。
　[**舌診**] 舌質紅絳・舌苔薄黄でやや乾
医師：のどが渇いたとき水を飲みたくなりますか？
患者：毎日，水をとてもよく飲みます。最近，一時期に比べてさらに汗を多くかくようになりましたから。

医師：尿はいかがですか？
患者：この２日間は尿がとても黄色いです。量も少ないです。

> 舌苔の状態や，のどが渇いたときに水を飲みたくなるかどうかというのは，体内に湿があるかどうかの判断基準になる。

医師：では，脈を診てみましょう。
　［脈診］脈弦数

　望・聞・問・切の四診の結果を合わせて得られた病状記録・証名および診断結果は，以下のとおりである。

【カルテ】
主訴：発熱が続いて 23 日。血便が出て１日。
現病歴：患者は発病からすでに 20 日余り経っており，発病当初は悪寒・発熱が現れ，その後但熱不寒*に変わり，その他に，全身の酸痛・めまい・倦怠・胸悶・納呆*・口渇はあるが水を飲みたくない・尿黄・大便乾燥・舌苔厚膩などの症状が現れていた。ここ 10 日ほどは壮熱*が続いており，発汗しても熱が引かない。昨晩，血便が現れた。
所見：現在は，壮熱・口渇があり水を飲みたがる・心煩*・不眠・寝言が多い・目や顔がやや赤い・大便稀溏（鮮血が混じる）が現れている。舌質紅絳・舌苔薄黄やや乾・脈弦数。
【証名】 熱傷腸絡証
【治法】 清熱解毒・涼血止血
【処方】 犀角地黄湯合地楡散加減
[参考処方]
犀角地黄湯（『校注婦人良方』）：犀角・生地黄・白芍・黄芩・牡丹皮・黄連
地楡散（経験方）：地楡・茜根・黄芩・黄連・山梔子・茯苓

【弁証分析】
　患者は湿熱の病邪を受け，20 日ほど前に発病した。発病当初は，邪気によ

って衛気が阻害されたということが主な病理変化であり，湿熱の病邪が肌表を抑鬱したため，悪寒・発熱と全身の酸痛が現れた。脾胃が損傷を受け，運化*機能が失調すると，湿邪が停滞し，気機が失調し滞りがちになり，胸悶・上腹部のつかえが現れ，食欲がまったくなくなる。湿熱が停滞する状態が続くと，湿熱が中焦にこもるようになるため，体温はそれほど上がらず，口渇はあるが水を飲みたがらない・舌苔黄白厚膩などの症状が現れる。これは湿熱病の範疇に属する。湿熱病邪の特異性として一般の温熱病と違う点は，伝達や変化が比較的遅いというところである。湿は陰邪であり，その性質は「重」「濁」である。これが熱と結びつくと，内にこもり，体内に粘りつくようになりなかなか去っていかない。このため，治癒するまでに時間がかかる場合が多い。その後，湿熱が熱または火と化すため，熱の勢いはますます盛んになり，熱が津液を体外に追いやるようになるので発汗が現れる。しかし熱邪はまだ体内に残っているため，発汗があっても熱は下がらない。熱邪が盛んになり，血分に入り込み，腸絡を損傷し，血を妄動させるため，血便が現れ，出血の色が鮮明になる。邪熱が心をかき乱すため，心煩・不眠が現れ，寝言が多くなる。口渇があり水を飲みたがる・舌質紅絳・舌苔薄黄でやや乾・脈弦数というのは，すべて熱が盛んとなり津液が損傷した象である。この患者の発病以来の過程をみると，病程が長く，しかも高熱が持続しており，初・中期には湿邪も存在していたが，その後の症状から判断して，湿熱から燥火に変化していることは明らかである。しかも熱邪の勢いはますます盛んになり，血分にまで侵入し，鮮血の混じった血便が現れるまでにいたっている。全身症状やこれまでの過程・病状の特徴の変遷から判断し，現段階では熱傷腸絡証に属すると診断する。

【解説】

血便はさまざまな疾患にみられ，その原因も多岐にわたる。弁証の際，最も重要な点は虚実をはっきりさせることである。実証に属する血便は，まず熱が盛んであることから血を妄動するにいたったということが考えられる。外感熱病のなかの温病は，温熱の病邪を受け発病するものであり，臨床では衛・気・営・血に分けられる。一般的な病変の法則としては，衛気から営血に伝わる。邪熱が血分にまで入り込むと，必然的に耗血*・動血*を引き起こし，血絡をひどく傷つけ，各種出血の症候が現れるようになる。血便は熱邪が腸絡を傷つ

第4章◇尿・便・帯下の症状

けるために起こるものである。血熱が妄行して起こる出血は，出血の色が鮮明であり，突然出血し，短時間に大量の出血をするというのが特徴である。これに比べ虚証の血便は，出血の色が淡く，少量の出血が長く続く場合が多い。その他に，血熱が妄行した場合は，全身に温熱の象が顕著に現れる。虚証に属し，摂血機能が失調して起こる出血症の場合は，全身に虚寒の象が現れる。また，血便には「遠血」と「近血」の違いもある。遠血は出血の場所が腸と離れており，そのため，まず便が出た後に出血し，出血が赤黒い色をしているか，黒っぽい便が現れる。近血は出血の場所が近いため，多くは先に出血し，その後で便が出る。また，出血の色は鮮明な赤である。

症例2

●患者：男性，45歳，幹部／●診察時間：2001年11月5日

中年男性が診察室に入ってくる。顔色淡白で，非常に疲れている様子である。

医師：どうしましたか？
患者：今朝，便が黒くなっていることに気づき，あと，便が少しゆるかったです。
医師：昨日の夜は何を食べましたか？　豚や鴨の血や莧菜（ヒユナ）などは食べませんでしたか？　あと，何かの薬を服用中ではありませんか？

> 便が黒くなるのはいくつかの原因が考えられる。血便以外にも，食べものや薬物の影響から便の色が変わることもある。そのため，食事の内容も具体的に尋ね，その影響ではないことを確認しなければならない。

患者：昨日の晩は，今，先生が言ったようなものは食べていません。私はふだんから身体が弱いので，できるだけ薬を飲まないようにしています。どうしても飲まなければいけないときだけ，短期間だけ飲むくらいです。今は何も薬を飲んでいません。
医師：便を持って来ましたか？　それを持って検査をして来てください。

> 検査によって，これが血便であるかどうかを判断できる。

医師：便のなかにゼリー状の粘液のようなものは混じっていませんでしたか？
患者：それはなかったと思います。
医師：排便時には，どのような感覚がありましたか？
患者：排便のときは，ふだんと何も変わったところはありませんでした。特に急にトイレに行きたくなるということもなかったです。でもこの数日間，お腹から，（上腹部を指して）この辺りにかけてシクシクした痛みがあります。痛みはそれほど激しくありません。

> 便のなかに赤や白色のゼリー状の粘液がないということは，痢疾と区別する際の重要なポイントである。一般的にいって，痢疾の場合は赤や白色のゼリー状の粘液が便に混じり，裏急後重*や激しい腹痛などの症状が現れる。

医師：ふだんの身体の調子はいかがですか？
患者：私はもともと体調がよくないほうで，もう何年も胃腸の病気を患っています。ふだんから食は細いほうですし，それにとても寒がりで，手足は1年中冷たいです。あと，ちょっと動いただけで，すぐ汗をかいて息切れしてしまいます。それによく下痢をします。
医師：以前にも便が黒くなったことがありますか？ 何か検査や治療をしたことはありますか？

> 既往症や関連する疾患について理解することは，現在の診断にも大きな意義をもつ。

患者：以前にも今回と同じように便が黒くなったことがあります。仕事で疲れたときや，精神的に緊張したときなどは特に顕著です。胃腸の病気ももう20年になります。以前別の病院で検査をして胃潰瘍だと言われました。そのときはいろいろな西洋薬を飲んで治療をしました。ですから，便が黒くな

第4章◇尿・便・帯下の症状

るのは，出血からだということはわかっています。医者も胃潰瘍の出血が原因だと言っていました。

(患者の家族が便の検査結果を持ってきた。結果は潜血反応が＋＋＋となっている)

医師：今朝から今までに，便通は何回くらいありましたか？

患者：3回です。量は多くありません。

医師：今は何か具合の悪い所がありますか？

患者：めまいがして，心臓も少しドキドキして，少しでも動くと汗が出ます。

> 既往症や今回の検査結果からみても，患者は胃潰瘍による血便であると判断できる。患者の病歴は非常に長く，疲労などにより反復して現れているというのも，虚証の特徴に符合する。ただし，さらに詳しくその他の症状などについて尋ね，陰虚であるのか陽虚であるのかを確定しなければならない。

医師：ふだんの性格はどのような感じですか？　夜はよく眠れますか？

患者：私はふだんからわりと穏やかな性格で，めったに怒ったりしません。夜もよく眠れます。ただ，体力がないというか，いつも疲れている感じがします。

医師：ふだん，のどがよく渇くほうですか？　食欲はありますか？

患者：のどはそんなに渇きません。口のなかが乾いた感じがするときはありますが，水を飲みたいとはあまり思いません。飲むとしても温かいものを飲みます。食欲はあまりなくて，味があまりしないというか，何を食べてもおいしくありません。それに，少しでも食べすぎるとすぐ下痢をします。

> 諸症状を総合的に考えると，この患者は虚寒に属し，病位は中焦，つまり脾胃にあると判断できる。ただし，さらに詳しく病状などを尋ね，脾陽虚か脾腎陽虚のいずれであるのかを確定する。

医師：ふだん，腰や足が痛くなることがありますか？

患者：腰はふだんからだるいですし，それに冷たい感じがします。膝も痛くて，足がむくむこともあります。

医師：尿の調子はいかがですか？
患者：尿は普通だと思いますが，夜中にトイレに起きることが多いです。一晩に2～3回は起きてトイレに行きます。
医師：顔色は以前から今のように白いのですか？
患者：はい，そうです。

[舌診] 舌質やや淡・舌苔薄白
[脈診] 脈沈弱

> 便がタール状で色が黒い・顔色淡白・四肢の冷え・畏寒*・腰膝酸軟*・夜間の頻尿・倦怠・少気*・舌質淡・脈弱というのは，すべて脾腎陽虚の血便の判断基準となる。

望・聞・問・切の四診の結果を合わせて得られた病状記録・証名および診断結果は，以下のとおりである。

【カルテ】

主訴：タール状の便が現れるようになって1日。

現病歴：患者は胃潰瘍を患って二十数年経っており，以前も何回か血便が現れた。血便はほとんどが疲労時に現れている。患者はふだんより虚弱体質であり，畏寒・寒がり・腰酸膝軟・ときに浮腫が現れる・夜間の頻尿・便が形にならないなどの症状が現れている。今朝，排便の際に便が黒くタール状になっていることに気づいた。さらに上腹部に隠痛*を伴う。今朝から現時点までで排便は3回。

所見：顔色淡白で艶がない・四肢が冷える・畏寒・倦怠・少気・腰膝酸軟・めまい・動悸・味がしないなどの症状が現れ，口渇はない・舌質やや淡・舌苔薄白・脈沈弱。（経過観察の後，必要時には入院治療を行う）

【証名】 脾腎陽虚証（遠血）
【治法】 健脾温腎・益気摂血
【処方】 黄土湯加減

[参考処方]

黄土湯(『金匱要略』):灶心黄土・甘草・乾地黄・白朮・炮附子・阿膠・黄芩

【弁証分析】

　患者は胃痛が現れるようになってからすでに長い期間が経っており，中医の「久病多虚」の基本理論や，疲労時になると陰絡が損傷し血便が出るという特徴や，虚弱体質・正気不足などから，本症が虚証に属することは明らかである。また，ふだんから，大便溏瀉・少しでも食べ過ぎると下痢をする・上腹部の隠痛・腰膝酸軟・腰が冷たい感じがする・夜間の頻尿などの症状が現れており，これらはすべて脾腎陽虚の象である。脾気が虚弱になると統摂の力が弱くなり，また，腎気が不足すると封蔵の本を失うことになる。そのため，陰絡が損傷を受け血液が腸内にあふれ血便が現れる。中焦が虚し臓寒になると，気機が阻滞し，運化機能が保たれなくなるため，腹痛・腹瀉が起こり，口渇はないが味がせず，温かいものを飲みたがるようになる。陽虚によって身体が温養されなくなると，腰膝酸軟・四肢が冷える・畏寒が現れる。気血が不足すると，顔色淡白で艶がない・疲労感・力が入らない・めまい・動悸・舌質やや淡・舌苔薄白・脈沈弱などの症状が現れる。これらの症状より，本症は脾腎陽虚証の血便であると診断する。

【解説】

　虚証の血便に属するものには，肝腎陰虚・脾腎陽虚・脾気虚などがあり，ともに疲労時に発病し，先に便が出てその後に出血する，もしくは黒い便が出るというのが特徴である。

①肝腎陰虚の血便は，(1)長期にわたり疾患が完治せず，営血・陰液が消耗する，(2)過度の飲酒・過食・房事過多などから腎陰が虧損する，(3)憂・思・鬱・怒などの五志が過度となり火と化し陰血を消耗・損傷するなどの原因によって，肝腎の陰血の虧損を引き起こしたものである。腎水が不足すれば，肝火が旺盛となり，陰絡を擾動するため，血便が現れる。出血は深紅色であり，ポタポタと落ちるように出血し，出血量は多くない。また，血便が出た後には，疲労し力が入らなくなり，口燥・咽乾・五心煩熱*・不眠・多夢など，陰虚火旺*の症状が現れる。

②脾腎陽虚の血便は，もともと陽虚の体質であるか，長患いから陽を傷つけたなどの原因により，脾腎の陽気が損傷し，陰絡の血をあふれさせ，血便が現れるものである。また，顔色淡白で艶がない・息切れ・懶言*・四肢が冷える・畏寒・上腹部の隠痛・尿が透明・便溏・舌質淡・脈微などの症状が現れる。
③脾気虚の血便は，もともと気虚の体質か，過労・大病が回復しないなどの原因により，気の摂血機能が失調し，血便が現れるものである。臨床では，食少*・便溏・疲労感・力が入らない・息切れ・懶言・舌質淡・脈細で無力などの症状が現れる。

診断の際には，これらの症状の違いにもとづき正確に診断する。

第4章◇尿・便・帯下の症状

まとめ

　血便は肛門から出血する症状を指し，出血が排便の前であっても，後であっても，また出血だけであっても，便とともに出血するのであっても，すべて血便という。血便は胃腸の脈絡が損傷を受けて起こる場合が多く，内科雑病の血便は，主に胃腸の炎症・潰瘍・腫瘍・ポリープなどの疾患にみられる。

　血便は臨床で非常によくみられ，一般には，虚・実・寒・熱の別がある。実証の血便に属するものは，熱盛迫血妄行証・風火薫迫大腸証・胃腸湿熱蘊毒証に分類される。熱盛迫血妄行証は突然，鮮血を出血し，さらに邪熱が盛んなため，邪熱が血分にまで侵入したときの症状が現れる。風火薫迫大腸証は風邪が陽明経を襲い，経気鬱が火と化したか，あるいは肝経の風邪が胃腸に乗じるために起こるものであり，熱盛迫血妄行証と風火薫迫大腸証はともに「先血後便」で，血液が跳ね上がるほど大量に出血し，血の質は薄く，色は鮮明である。さらに，熱盛迫血妄行証には，口渇があり水を飲みたがる・歯茎が腫れて痛む・口苦・口臭・大便秘結*などの症状が現れる。風火薫迫大腸証には，脇腹の脹満・煩躁・よく怒る・脈弦数などの症状が現れる。胃腸湿熱蘊毒は，①飲酒や脂っこいもの・甘いものの過剰により湿が内生した，②長い期間，湿地に居住し，大量の湿邪に侵されたため，湿邪が体内に蘊結し大腸に流れ込み，その後湿邪が蘊毒と化し，陰絡を損傷し気血を壅滞させたなどの原因から起こるものである。蘊毒が長い間，体内に溜まった後に血便が現れるため，血の色は紫・黒・汚濁など，暗く鮮明でない場合が多く，上腹部の痞満*・吐き気・少食・腹脹・便結などの症状を伴う。虚証に属する主要な証候は肝腎陰虚・脾腎陽虚・脾気虧虚の3証である。

　この他に中医では，血便の出血の部位によって遠血と近血に分けており，臨床ではこの点も注意して鑑別しなければならない。血便は胃腸から出血したために起こり，肝・脾などの臓腑とも関係が深い。出血の部位の違いにより，病理のメカニズム・病変の臓器・予後の転帰など，す

547

べてにおいて違いが現れる。そのため，出血の遠近を見きわめることは非常に重要になってくる。現代医学の理論と結合させると，遠血は上部消化管の出血であり，血液と便が混じり合い，出血の色は黒漆または暗紫色である。近血は下部消化管の出血であり，血液と便が分かれて出るか，もしくは便が外側，血液が内側になって排便される。出血の色は多くは鮮やかな赤か暗紅色である。近血のなかでも，さらに腸風と臓毒に分けられる。上述の熱盛迫血妄行証と風火薫迫大腸証の血便はどちらも腸風に属し，大腸湿熱蘊毒証の血便は臓毒に属する。

【参考文献】

① 『済生方』

[原　文]「大便下血，血清而色鮮者，腸風也，濁而色黯者，臓毒也」

[口語訳] 便とともに出血し，血が澄んでおり，色が鮮やかなものは腸風である。血が濁っており，色が黒ずんでいるものは臓毒である。

② 『血証論』

[原　文]「余按此証，与婦人崩漏無異，……同是離経之血，下泄而出，故病情相類也。但所出之竅，各有不同，崩漏出前陰，故多治肝以和血室。便血出後陰，故兼治肺腎以固腸気。腎主下焦，主化気上昇，腎足則気不下陥。肺与腸相表裏，肺気斂則腸気自固。医者能知此理，而参用女子崩中之法，可以尽其調治」

[口語訳] 私が考えるには，この証と婦人の崩漏は非常に似ている，……どちらも経〔血管〕を離れた血が下部から排出されるものであり，病状も似た点が多い。ただし，出血する竅がそれぞれ違う。崩漏は前陰から出血するため，多くは肝を治療し，血室〔子宮〕を和する。血便は後陰から出血するため，肺と腎をともに治療し，そこから腸気を固めるようにする。腎は下焦を主り，気の上昇を調節する。そのため，腎気が足りていれば気は下陥することはない。肺は〔大〕腸と表裏の関係であり，肺気が斂まっていれば，腸気はおのずと固まる。医者はこの道理を理解し，女子の崩漏の法を参考にすれば，間違いなく治療することができる。

④ 便秘

症例1

●患者：男性，28歳，工員／●診察日時：2000年4月14日

青年が診察室に入ってくる。顔色は赤く，元気がない様子である。

医師：どうしましたか？

患者：もう6日も熱が下がりません。今，看護師さんが測ってくれましたが，まだ下がっていませんでした。

医師：（カルテの体温記録を見る。38.8℃）では，発病後の経過について詳しく話してください。

患者：6日前に友達と一緒にピクニックに行ったのですが，その日は天気がよくて，でもちょっと暑かったのです。それで，歩いている間に汗をたくさんかいてしまい，服が湿ってしまいました。その後，山頂に着くと風がとても強くて，風に吹かれた途端に身体が急に冷たくなってしまったのです。でもそのときは大したことではないと思っていました。そうしたら，その日の晩からさむけがして，熱が出て，熱を測ったら38℃ありました。汗も少しはかいたのですが，熱は下がりませんでした。頭痛がひどくて，それに咳も少し出ました。翌日，今度は咳がひどくなってきたのです。咳をすると胸が痛くなって，咳と一緒に黄色くて濃い痰が出ました。熱は41℃まで上がっていました。その後，人民医院に行って検査をしてもらったのですが，肺炎だと言われました。そのときはベッドに空きがなかったので，救急室で5日間治療を受けました。医者はもう肺炎は基本的に治まったと言いましたが，熱はまだ下がらないし，もう何日も便秘をしています。これがそのときのカルテです。

（カルテを見ると，患者の述べることに間違いはない。退院時の胸部X線を見ると，肺の炎症の陰影は消失し始めている）

医師：今でもまださむけはしますか？

> さむけの有無を尋ねるのは，表証がまだ残っているかどうかを判断するためである。

患者：さむけはとっくにしなくなりました。今はむしろ体中が熱くて，汗もすごくよくかきます。

医師：咳や痰はまだ出ますか？

患者：咳はまだ少しだけ出ます。でも，はじめの頃に比べるとだいぶよくなりました。痰はほとんど出ません。色も白いものに変わりました。胸は基本的に痛くありません。でも，お腹がすごく張って，便がまったく出ません。

医師：熱が出てから今まで，便はまったく出ていないのですか？ ガスは出ますか？

患者：そうです。ときどきガスが出て，そうするとお腹も少しは楽になります。

医師：では，ちょっと横になってください。お腹を診てみましょう。

> 患者の病状から判断すると，温病(肺炎)であることは間違いない。現在，炎症は治まったが熱がまだ下がらず，腹部の脹痛と便秘がはなはだしい。便秘の原因は非常に多く，特に温病から起きている便秘は，実・虚のいずれにも存在し，裏熱が積滞して起きている便秘は，発熱を悪化させる可能性もある。そのため，腹診によって便秘の性質を知る必要がある。

[**按診**] 腹満・脹痛があり，拒按*，特に下腹部が硬く，疼痛が激しい。手で押すとロープ状の塊に触れる。腹筋の緊張は顕著でなく，反動痛もみられない。

医師：のどは渇きますか？ 水を飲みたくなりますか？ 尿の調子はいかがですか？

第4章◇尿・便・帯下の症状

> 口渇の原因は，陰の損傷・気虚による気滞・湿の阻滞・血瘀などが考えられる。一般的には，水を飲みたがるかどうかによって陰液の損傷状況を判断する。特に温病の患者においては，陰液の損傷の程度を反映する重要な指標となる。

患者：のどはすごく渇きます。水もよく飲みます。尿はとても黄色いです。量も少ないです。

医師：では，舌を出して見せてください。

（同時に脈も診る）

[**舌診**] 舌質紅・舌苔黒厚で焦燥・芒刺および少量の裂紋が見られる。

[**脈診**] 脈沈実で有力

医師：自分の感覚では，数日前と現在で熱の出かたに何か違いがありますか？

患者：はじめの頃はさむけがしましたが，その後すぐさむけはしなくなり，身体全体が熱くてすごくだるくなりました。今は午後の3〜5時頃になると，体温が上がってきます。それに，ずっと熱っぽいのではなく，断続的に身体が熱くなってくる感じがします。

> 発熱の変化から，病勢の発展・変化および病機のポイントを知ることができる。この患者の場合，日晡〔午後4時頃〕に熱が盛んになっていることから，陽明潮熱*に属すると判断できる。

医師：その他に何か具合の悪い所はありませんか？

> 聞き漏らしがないようさらにもう一度確認する。

患者：ありません。

> 患者には，身熱*・便秘・腹部に脹満感と硬痛がある（拒按）・舌苔黒で焦燥・芒刺が現れているという症状がみられ，これらはすべて陽明腑実証の象である。

望・聞・問・切の四診の結果を合わせて得られた病状記録・証名および診断結果は，以下のとおりである。

【カルテ】

主訴：発熱・便秘が現れて6日。

現病歴：患者は6日前にピクニックに出かけ，発汗の後に風にあたったため，当日の晩から発熱・悪寒・頭痛・少量の発汗・咳が現れるようになった。翌日から熱はさらに高くなり，咳もひどくなった。また，胸痛が現れ，黄色く粘り気のある濃い痰が大量に出た。人民病院での検査では，肺炎と診断された。治療後は肺の炎症は治まり，熱はやや下がり，咳・痰の症状も軽減した。

所見：熱は完全には下がらず，日晡になると熱が高くなる。6日間便通がなく，腹部に脹満・硬痛がある（拒按）。また，口渇・水を飲みたがる・尿量は少なく色が黄色い・舌質紅・舌苔黒厚で焦燥・芒刺および少量の裂紋が見られる・脈沈実で有力。体温38.8℃。

【証名】 陽明腑実証
【治法】 苦寒攻下・通腑瀉熱
【処方】 調胃承気湯加減

[**参考処方**]

調胃承気湯（『傷寒論』）：甘草・芒硝・大黄

【弁証分析】

患者は6日前に，発汗の後風に吹かれ，風熱の病邪を受け発病した。風熱の病邪は口・鼻から侵入するため，上焦・肺・衛気を犯しやすい。そのため，発病当初は，発熱・悪寒・頭痛・少量の発汗・咳などの症状が現れた。続いて表邪は裏に入り，肺経の気分の邪熱が盛んとなり，邪熱が肺を塞ぎ，肺気の宣降

第4章◇尿・便・帯下の症状

機能が失調したため,咳がひどくなった。邪熱の勢いが盛んになると,津液が錬られ痰となるため,黄色い痰が大量に出るようになる。熱が肺絡を傷つけると,胸痛が現れる。肺と大腸は表裏の関係になるので,肺の熱は大腸に移動し,腸内の燥屎〔硬く水気のない便〕と結びつくため,大便秘結*となり,便秘が現れる。腸のなかで実邪が結びつくと,腹脹・硬痛が現れ,拒按となる。臓腑内の実邪が去らず,内部の熱が盛んとなり,津液が蒸発してしまうと,口渇が現れ,水を飲みたがり,尿量が少なく色は濃い黄色となる。舌質紅・舌苔黒厚で焦燥・芒刺および少量の裂紋がみられる・脈沈実で有力というのは,すべて裏熱が結びつき停滞したことにより津液を損傷した象である。

患者の症状をみると,陽明腑実証の基本的な特徴に符合する。よってこの診断を下す。

症例2

●患者:**女性,46歳,幹部**／●診察日時:2000年12月19日

中年女性が診察室に入ってくる。顔色萎黄*で艶がなく,非常に疲れている様子である。また,髪の毛も黄色っぽく艶がない。

医師:どうしましたか?
患者:もう長いこと便秘をしています。
医師:どのくらいになりますか?

> 具体的な時間を尋ねることによって,患者が長いと感じる期間なのか,それとも実際に長い期間なのかを明確にすることができる。

患者:もう,3年くらいになると思います。
医師:大体,どのくらいの割合で便通があるのですか? ふだん,その他に何か具合の悪い所はありますか?
患者:大体,8〜9日に1回くらいです。ふだんからお腹がすごく張っていて,

食欲もあまりありません。いつも、食べられる量はほんの少しだけです。それ以外はよくめまいがして、ちょっと動いただけで、すぐ心臓がドキドキします。

> 腹脹には実証も虚症もあり、実証でよくみられるものは気滞によるものである。

医師：便秘は気分的なものと何か関係がありますか？　胸がモヤモヤと苦しくなったり、（脇肋部を指して）この両側の辺りが張るようなことはありませんか？
患者：それはありません。

> 肝鬱気滞による便秘の可能性はない。

医師：ふだん、寒がりのほうですか？
患者：多少は寒がりですが、それほどでもないと思います。

> 長期にわたる便秘は虚証に属する場合が多い。虚証の便秘には、気虚・血虚・陽虚などがあるため、さらに詳しく関連する症状などを尋ね、明確に診断しなければならない。

医師：ふだん、服を多めに着るほうですか？

> 血虚と陽気不足を兼ねる場合と、陽虚証では、ともに寒さに弱いという症状が現れる。ただし、陽虚証では畏寒*・寒がりの症状がはっきりしており、さらに関連する臓腑の虧虚の症状も現れる。両者の違いには注意が必要である。

患者：特にそういうことはありません。着ているものも他の人と変わらないと思います。
医師：お腹が痛かったり、冷えるような感覚があったりしませんか？　尿の調

第4章◇尿・便・帯下の症状

子はいかがですか？

患者：お腹が張った感じはありますが，痛くはありません。それに，冷えるということもありません。尿は特に異常がないと思います。

医師：便はすごく硬いのですか？

患者：すごく硬いです。小さくコロコロしていて，まるでウサギの糞のようです。

> 患者の叙述から判断すると，血虚によって引き起こされた大便秘結の可能性が高い。この時点では，患者に慢性的な失血を引き起こすような原因や，その他の疾患の存在を確認する必要がある。特に女性には，必ず月経の状況を詳しく尋ねなければならない。そうすることにより，慢性失血の可能性や，貧血などの疾患の有無を明確にすることができる。

医師：生理は順調ですか？

患者：ここ5～6年はあまり順調ではありません。毎回，8～9日くらい早めに来ますし，量もとても多いです。経血の色はわりと薄くて，1回の生理は大体7～8日くらい続きます。以前，西洋医学の病院で検査をしたことがあるのですが，私は血小板が少なくて，凝固機能が低下しているそうです。それで，ずっと出血の量が多いらしいのです。毎回生理が来ると，全身に力が入らなくなって，めまいがしたり，目がかすんだりします。調経補血の薬も飲んだことがあるのですが，効果はあまりありませんでした。

医師：以前，何か特別な治療をしたことはありますか？

患者：あります。中薬も西洋薬も，どちらも飲みました。センナや麻子仁丸や「果導」〔中成薬の便秘薬〕などです。でも，どれも一時的にしか効かなくて，しばらくするとまた便秘になります。

医師：のどは渇きやすいですか？ 水をよく飲みますか？

患者：のどはそれほど渇きません。でも，唇は少しカサカサします。水もそれほどたくさんは飲みません。

[舌診] 舌質淡白・舌苔薄

[脈診] 脈細弱

望・聞・問・切の四診の結果を合わせて得られた病状記録・証名および診断

結果は，以下のとおりである。

【カルテ】
主訴：慢性の便秘が3年。
現病歴：患者は便秘がすでに3年続いており，大便乾硬・排便が困難であり，約8〜9日に1回ほどしか便通がない。これまでに多種類の導瀉薬により内服治療をしたことがあるが，内服を止めると再度便秘となる。また，月経先期*が5〜6年続いており，約22日に1回の周期。経血の量が多く，色が薄い。1回の経期は約7〜8日。
所見：便秘（8〜9日に1回程度）・腹脹が現れている。大便乾硬で排便が困難である。さらに顔色萎黄で艶がない・頭髪が黄色っぽく艶がない・めまい・心悸・食欲不振などの症候が現れている。尿は正常で，口渇もない。舌質淡白・脈細弱。
【証名】 血虚便秘
【治法】 養血潤燥通便
【処方】 潤腸丸加減
[参考処方]
潤腸丸（『瀋氏尊生書』）：当帰・生地黄・麻仁・桃仁・枳殻

【弁証分析】
患者は長年にわたって便秘を患っており，また月経過多・月経先期・経期が長いなどの症状も現れている。諸症状を総合的に考えると，この大便秘結は血虚との関係が非常に深いと判断できる。血虚によって腸道が潤養しなくなると，便がスムーズに運行しなくなるため，大便秘結・排便困難・大便乾硬となる。血虚によって上部を栄養できなくなると，顔色は萎黄で艶がない・頭髪が黄色っぽくて艶がない・めまい・舌質淡白となる。血虚によって心神が失養すると，心悸が現れる。血が少なく，脈が十分に満たされないと，脈細弱となる。患者の諸症状や慢性の失血の存在も合わせると，血虚による便秘であると判断できる。

まとめ

　便秘は，臨床で非常によくみられる症状であり，各種の慢性・急性の疾患に現れる。一般に，脾胃と腸の機能が正常であれば，排便はスムーズに行われる。もしも，飲食の不当・過度の思慮・体虚・病後などの原因によって，燥熱が内で結びつく・気が滞りめぐらない・気虚によって伝導する力がなくなる・血虚によって腸道が潤いを失う・陽虚によって陰寒が凝集し結びつくと，これらはすべて，大腸の伝導機能の失調を招くため，便秘が現れるようになる。病機はすべて腸の伝導機能の失調に属するが，虚・実の違いがある。実証は熱結・気滞・寒凝であり，虚証は気（陽）・血（陰）の不足である。

　実証の便秘には，主に①胃腸実熱（陽明腑実）の便秘と，②肝脾気滞の便秘がある。

①胃腸実熱の便秘は熱病を外感し起こることが多い。例えば寒邪に侵され，それが鬱して火と化し，熱邪が陽明の腑に侵入したものであるか，あるいは温病の邪気が気分に侵入し，陽明の腑である胃腸で，熱が結びついて起こる。また一部の患者には，辛いものの過食によって便秘が現れる。主な症状としては，大便乾結*（数日間便通がない）・腹中脹満・拒按の疼痛・顔が赤く身体が熱い（日晡〔午後4時頃〕に顕著になる）・多汗・尿赤・冷たいものを飲みたがる・口内炎が現れる・口臭・話す声が重く濁る・呼吸が荒い・舌乾・舌苔黄厚膩または焦黄で芒刺がある・脈沈実または滑実などがあげられる。

②肝脾気滞の便秘は「気秘」ともいい，多くは気機の鬱滞が原因となる。例えば怒りすぎたり，憂いすぎたりして気機が壅滞したり，デスクワークなどで長い時間座って，ほとんど動かず気機が失調し滞りがちになったり，あるいはその他の原因によって，胃気の上逆と肺の宣降機能の失調などが現れる。主な症状としては，何日も便通がない・便意はあるが排便にいたらない・精神抑うつ・げっぷが頻繁に出る・胸脘痞悶*・脇肋脹満・咳が出て呼吸が苦しい・舌苔白膩・脈沈または弦な

どである。人によっては，月経時に乳房が張ったり，嘔吐が現れたりすることもある。臨床では両者の特徴によって正確に鑑別する。

虚証の便秘には，①気虚，②陽虚，③血虚，④陰虧の便秘がある。

①気虚の便秘と②陽虚の便秘はともに，「気の不足」という共通点があるが，陽虚の便秘には，「外寒」「命門の火の衰弱」の症状が現れる。例えば，顔色暗淡または晄白（こうはく）*・身体や四肢が冷える・畏寒・小便清長*などである。多くは高齢者や虚弱体質の人にみられる。

気虚の便秘は主に気虚・中気*不足の症状が現れる。例えば，倦怠感・無力感・声低気怯〔話す声が小さく何かに怯えているよう〕・大便溏泄などの症状であり，重症になると脱肛が現れる。多くは経産婦や中気虚弱の人に現れる。

③血虚の便秘と④陰虧の便秘はともに，腸道が潤いを失って，便が硬く排便が困難となり起こる。臨床で注意すべき点は，疾患の経過から，病因が津虧か血虚のいずれであるのかを明確にするということである。一般的にいって，津虧の便秘は，熱病の後あるいは発汗・嘔吐・腹瀉・利尿・胃中蘊熱が長期間続いた後に起こる場合が多く，血虚の便秘は，女性の月経過多・崩漏*および各種出血証の患者に多くみられる。さらに，津虧の便秘は，咽乾少津・身体が痩せる・眼窩が落ちくぼむ・皮膚に弾力がない・舌紅少苔・脈細数で無力などの症候が現れる。血虚の便秘は，顔に艶がない・心悸・めまい・唇や爪の色が白っぽい・舌淡苔薄・脈細弱などの症候を特徴とする。

もちろん，臨床でみられる病証は多種多様であり，虚実夾雑・寒熱錯雑など，複雑な状況も非常によくみられる。しかし，その疾患を引き起こしている主な要素や，主な症候をはっきり鑑別できれば，それらの性質や正邪双方の力の比重などにもとづき，正確に弁証することができる。

注意しなければならないことは，ある種の器質的な病変（例えば腸の腫瘍や先天性巨大結腸症など）や，全身性の疾患など（例えば鉛中毒・甲状腺機能低下症・電解質の錯乱・精神抑うつなど）も，すべて便秘を引き起こす原因となり得る。この場合は，積極的に原発の疾患を治療し

なければならない。また，高齢者や虚弱体質，産後・病後などの虚証の便秘は，気血の不足や陰寒が凝集したために現れている場合が多く，治療はゆっくりと穏やかに体調を整えるようにし，即効を望んではならない。その他，ある種の薬物は便秘の原因ともなり得るので，薬を用いる前にはその点にも注意しなければならない。

【参考文献】
①『景岳全書』
[原　文]「陽結証，必因邪火有余，以致津液乾燥。……凡下焦陽虚，則陽気不行，陽気不行，則不能伝送，而陰凝於下，此陽虚而陰結也」

[口語訳] 陽結証は，必ず，邪火が有余となり，津液の乾燥を引き起こすものである。……すべての下焦の陽虚は，陽気不行を招き，陽気不行となれば，伝送ができなくなり，陰が下部に凝滞する。これが，陽虚から起きる陰結というものである。

②『金匱翼』
[原　文]「冷秘者，寒冷之気，横於腸胃，凝陰固結，陽気不行，津液不通」

[口語訳] 冷秘とは，寒冷の気が胃腸に侵入し，陰が凝結し，陽気不行となるため，津液不通となるものである。

③『万病回春』
[原　文]「身熱煩渇，大便不通者，是熱閉也；久病人虚，大便不通者，是虚閉也，因汗出多大便不通者，精液枯竭而閉也，風証大便不通者，是風閉也，老人大便不通者，是血気枯燥而閉也，虚弱併産婦及失血，大便不通者，血虚而閉也，多食辛熱之物，大便不通者，実熱也」

[口語訳] 身体が熱く，のどが渇き，心煩が起き，大便不通となるものは，熱閉である。長患いから身体が虚してしまい，大便不通となるものは，虚閉である。過度の発汗から，大便不通となるものは，精液枯竭から閉〔便秘〕となったものである。風証から大便不通となるものは，風閉である。老人で大便不通となるものは，血気枯燥から閉となったものである。虚弱体質や，産婦または失血から大便不通となったものは，血虚から閉となったものである。辛熱のものを過食し，大便不通となったものは，実熱である。

5 吐き下し（吐瀉）

症例

- 患者：男性，21歳，学生／● 診察日時：2001年7月25日

青年が友人に付き添われて診察室に入ってくる。顔色に艶がなく，元気がなく，苦しそうな表情をしている。

医師：どうしましたか？
患者：昨日の午後からずっと嘔吐が続いていて，吐き気が止まりません。それに，夜からは下痢も始まって，お腹も痛いです。
医師：昨日，何を食べたのですか？　何か特別なものを食べましたか？

> 吐き下しはほとんどが病邪を外感したか，もしくは不衛生なものを食べたことによる。そのため，発病の経過を尋ね，嘔吐と腹瀉の原因を明らかにする必要がある。

患者：昨日，友達と一緒に海に遊びに行って日光浴をしたのですが，昼は漁師がやっている露店でカニをたくさん食べて，あと，冷えたビールもかなり飲みました。そのときはまったく気持ち悪くなかったのですが，食事の後，ホテルに戻ってクーラーの効いた部屋で休んでいたら，具合が悪くなり始めました。
医師：ホテルのクーラーはかなり効いていましたか？
患者：そうですね。外は37℃くらいあったと思うのですが，部屋のなかは涼しくて，長袖が欲しいくらいでした。でも，僕たちは若いし，ふだんから丈夫なほうだったので，全然気にしていませんでした。
医師：昨日の午後から今までで，大体何回くらい吐いたり下したりしましたか？
患者：7～8回くらいだと思います。

医師：吐いたものや便のなかにはどんなものが混じっていますか？

> 吐き下しにはさまざまな原因があるが，嘔吐物や便の状態によって判断できる。

患者：吐いたものはすべて消化されていない，昼間食べたものです。臭いはものが腐ったような酸っぱい臭いで，すごく臭いです。便は黄色い水みたいな便です。それに，粘液みたいなものが混じっています。やはり，臭いはすごく強いです。

医師：トイレに行って便を出したいのに，なかなか出てこないといった感覚はありませんか？ 便のなかに赤や白のゼリー状のものが混じっていませんか？

> この時点では，痢疾との区別をしなければならない。一般に，痢疾の患者には裏急後重*と膿血便の症状が現れる。

患者：それは両方ともありません。主にはお腹が痛いのと，トイレに行きたくなると我慢ができないということと，便がすべて薄い水のような便だということです。

医師：トイレに行った後は腹痛がだいぶ軽くなるということはありませんか？

患者：多少はよくなりますが，それほどはっきりとよくなるということはありません。お腹は基本的にずっと痛いです。

医師：便の検査結果は出ましたか？

患者：出ました。

（便一般検査の結果票を見る。少量の粘液が検出されており，膿の反応は＋）

医師：嘔吐と下痢以外に，何か具合の悪い所がありますか？

患者：少し熱が出ています。さっき体温を測ってもらったら，38.6℃ありました。あと，全身が痛くて，（胃の辺りを指して）ここが張った感じがします。お腹には断続的に絞られるような痛みがあります。

医師：さむけはしますか？ 汗は出ますか？

> 表証を兼ねるものは，往々にして発熱と悪寒が同時に現れ，無汗または少汗であることが多い。このため，これらの症状の有無により，表証を兼ねているかどうかを判断することができる。

患者：さむけは少しします。身体に風があたったりすると，身体がゾクッとします。汗はほとんど出ません。
医師：のどは渇きますか？

> 口渇の有無は熱や津液の損傷の程度を表す。

患者：のどは渇きますが，水を飲みたくはありません。
医師：尿はどうですか？
患者：尿はすごく黄色くて，量はやや少ないですが，正常の範囲内だと思います。
　［舌診］舌質紅・舌苔白膩で部分的に黄
　［脈診］脈滑数やや浮

　望・聞・問・切の四診の結果を合わせて得られた病状記録・証名および診断結果は，以下のとおりである。

【カルテ】

主訴：吐き下しが始まって1日。発熱・悪風を伴う。
現病歴：患者は昨日海辺へ日光浴に行き，海鮮とよく冷えたビールの昼食をとり，食後はホテルに帰ってクーラーの効いた部屋で休息した。その後，夕方から突然発病し，嘔吐と下痢が現れるようになった。嘔吐物はものが腐ったような酸っぱい臭いがし，腹部に絞痛があり，黄色く水のような便が出る。便のなかには少量の粘液が混じり，臭いが非常に強い。さらに，発熱・悪風・尿が黄色く量が少ないなどの症状を伴う。
所見：悪心・嘔吐・腹瀉・発熱・頭痛・悪風・発汗が少ない・口渇はあるが水を飲みたくない・胸脘痞悶*・断続的に腹痛が起こる・舌苔白膩で部分的に黄・脈滑数やや浮などの症状が現れている。体温38.6℃。

【証名】 暑湿犯表傷中証
【治法】清暑利湿・闢穢化濁〔穢れを取り除き濁気を化す〕に解表を若干加える。
　　　　　　びゃくわい
【処方】 燃照湯合葛根芩連湯加減
[参考処方]
燃照湯（『随息居重訂霍乱論』）：滑石・豆豉・焦山梔子・酒黄芩・省頭草〔佩蘭〕・
　　　製厚朴・製半夏・白蔲仁
葛根芩連湯（『傷寒論』）：葛根・黄芩・黄連・炙甘草

【弁証分析】

　患者は暑湿の穢濁の邪気を外感し発病した。本症例の基本病機は，暑湿の穢濁が中焦を阻害し，脾胃の昇降が失調したということである。邪気が胃を侵し，胃気が上逆するため，悪心・嘔吐が現れる。暑湿が下焦に流れ込むため，大便泄瀉が起こり，黄色い水のような便を下し，便の臭いは非常に強い。邪気が胃腸を阻滞するため，胸脘痞悶や腹部に絞痛が現れる。暑湿が中焦に滞留するため，口渇はあるが水を飲みたくない・舌苔黄膩・脈滑数などの症状が現れる。本症例は暑湿内侵だけでなく，風邪侵襲も加わっており，衛表失和となるため，悪風・少汗・肢体の疼痛・舌苔白で部分的に黄・脈やや浮などの表証の症候が現れている。これらの症候の特徴から判断し，暑湿吐瀉の診断を下す。

まとめ

　吐き下し〔吐瀉〕とは，主に嘔吐と腹瀉が同時または交互に現れる症状のことを指し，発病は急な場合が多い。本症の主要な病位は中焦の脾胃にあり，さまざまな原因から引き起こされる。最もよくみられるケースは実証であり，例えば，①暑湿の吐瀉，②寒湿の吐瀉，③食滞の吐瀉，④時疫の霍乱などがある。

①暑湿の吐瀉の特徴は，発病が比較的急・突然嘔吐と下痢が現れる・腹部に絞痛がある・嘔吐物はものが腐ったような酸っぱい臭いがする・黄色い水のような便を下す・粘液が混じることもある・便の臭いが強い・口渇・胸脘痞悶などが現れ，さらに発熱・頭痛・肢体の疼痛などの症状を伴う場合もある。また，小便黄赤・舌苔黄膩で，脈滑数である場合が多い。

②寒湿の吐瀉の特徴は，水のようなものを嘔吐する・薄い便を下す（臭いは強くない）・腹痛（喜熱・喜按*〔温めたり手で押さえると楽になる〕）・脘腹脹満*・口渇はないが味がしない・尿は透明に近く量は少ない・舌苔白膩などであり，脈は濡緩であることが多い。

③食滞の吐瀉の特徴は，嘔吐物はものが腐ったような酸っぱい臭いがする・腹痛・脹満・げっぷ・厭食・先に嘔吐が現れその後に下痢をする・便にものが腐ったような酸っぱい臭いがある・排便後は疼痛が軽減するがしばらくするとまた痛みが現れる・舌苔厚膩・脈滑もしくは弦滑などである。

④時疫の霍乱の吐瀉の特徴は，発病が急・嘔吐と下痢が激しい・嘔吐は噴射するような勢いがある・口を傾けただけで吐いてしまう・便ははじめは泥状であるが続いて米のとぎ汁のような便になる・便の臭いは強くない・腹痛は顕著でない・口渇・口乾・両目が落ちくぼむ・皮膚が蒼白になる・雨に濡れたように冷や汗をかく・唇や爪が青紫になる・下肢の筋肉がつる・脈浮または細渋などである。

　これ以外に虚寒の吐瀉もあるが，臨床ではあまりみられない。

伝統的には，上述の吐き下しはすべて霍乱と呼ぶ。ただし，①暑湿の吐瀉，②寒湿の吐瀉，③食滞の吐瀉と虚寒の吐瀉は，実際には類霍乱であり，④時疫の霍乱が真霍乱と呼ばれる。いわゆる真霍乱とは，激症の消化管の伝染病である霍乱〔コレラ〕のことであり，類霍乱は，症状はコレラに似ているが，コレラ菌の感染による疾患ではない。したがって，吐き下しの患者が訪れたなら，必ず，まず伝染病であるかどうかを確認しなければならない。それには血液検査などを行うのもよい。さらに中医の弁証の際には，吐き下しの具体的な性質，および病機を鑑別することに重点を置き，正確に治療方法を確定すること。

【参考文献】

①『肘後備急方』

[原　文]「凡所為得霍乱者，多起飲食，或飲食生冷雑物。以肥膩酒膾，而当風履湿，薄衣露坐，或夜臥失覆之所致」

[口語訳] 霍乱を患うものは，多くは飲食が原因で起こる。例えば，生もの・冷たいものや，奇怪なもの〔野生動物の肉など〕などを食べたことから起こる。また，脂っこいものや酒・肉類などを大量に食し，その後風に吹かれたり，湿気を受けたり，薄着で屋外に居たり，夜寝るときに何もかけないで寝たりしても起こる。

②『備急千金方』

[原　文]「凡此病定一日不食為佳，仍須三日少少喫粥，三日已後可恣意食息，七日勿雑食為佳，所為養脾気也」

[口語訳] この病気を患ったものは，〔病状が安定した後も〕，1日目は何も食べないようにしたほうがよい。その後，3日間は粥を少しだけ食べるようにし，それが過ぎたなら，好きなものを食べてもよい。ただし，7日以内は，やたらにいろいろなものを食べたり，消化の悪いものを食べたりしてはならない。そうすることにより，脾気を養える。

6 頻尿・排尿時の疼痛

症例1

- 患者：女性，27歳，鮮魚販売／●診察日時：2003年9月23日

若い女性が診察室に入ってくる。顔色はやや赤いが，まだ元気はある様子である。

医師：どうしましたか？
患者：排尿のとき痛みがあります。それにトイレがすごく近くて，下腹が落ち込んだような感じやすごく張った感じもあって，気持ちが悪いのです。あと，（右側の腰を指して）腰も痛いです。
医師：今の症状が現れるようになってからどのくらい経ちますか？

> 発病からの期間を尋ねるのは，新病*であるか久病であるのかを知るためである。

患者：今のような症状が起きるようになってもう2カ月になります。西洋医学の病院で診てもらったのですが，腎盂腎炎だと言われました。
（カルテを見ると，患者の述べるとおりである。各検査の結果からも，この診断が正しいと判断できる）
医師：では，発病当時からの経過について少し詳しく話していただけますか？
患者：私は鮮魚店を開いていて，7月のはじめに友達の何人かと一緒に，漁村へ魚を仕入れに行きました。その日はとても暑くて，昼食後にはもう気温が35℃まで上がっていました。それで，私たちはある池で一泳ぎしてから帰ってきました。そうしたら，その日の晩から高熱が出始め，トイレの回数は増えるし，それに，いつも急にトイレに行きたくなります。でも，排尿の後もスッキリしないし，排尿のときに強烈な痛みがあります。その後で西洋医学の病院に行って検査をしたら，腎盂腎炎だと言われました。それで1週間入院して，何日も点滴をしました。でも，退院後も完全にはよくならなくて，

よいときと悪いときがあります。ちょっと油断するとすぐ痛くなってしまいます。今日は尿検査の検査票を取りに来たのですが，ついでに中医でも診ていただきたいと思いまして。

医師：今回の発作が起きてから大体どのくらい経ちますか？　尿の色や量はどうですか？

> この患者の病状は基本的に淋証の症状と一致する。ただし，淋証はいくつかの証に分類され，熱淋・石淋・膏淋・血淋・労淋・気淋などがある。その他に，淋証と癃閉の症状も共通点が多い。ここでは尿の色や量が鑑別の際のキーポイントとなる。

患者：この2日間，仕事が特に忙しくて，ちょっと疲れたので，夕食のときに少しお酒を飲みました。そうしたら，その晩に発作が起きました。尿はすごく黄色くて，よく見ると何かが混じっている感じがします。排尿のときには，何かがつかえているような痛みがあって，尿がすごく熱い感じがします。そして，トイレから出てすぐまた行きたくなって，いつもスッキリ出きっていない感じがします。それにいつも急にトイレに行きたくなります。行きたくなったらすぐに行かないと，間に合わなくなる感じです。でも，毎回，量は大して多くありません。

医師：熱はありますか？

患者：ないと思います。

医師：ちょっと測ってみましょう。尿検査の結果は持ってきましたか？

患者：持って来ました。これです。

（熱を測りながら，尿の検査結果を見る。蛋白＋，膿の反応＋＋＋，赤血球＋。中段尿の培養検査の結果は大腸桿状菌＞ 10^6 /mL。体温 37.6℃）

医師：さむけはしませんか？　のどの渇きはありませんか？

患者：さむけはしません。口は乾きますが，何かを飲みたいとはあまり思いません。あとは，口のなかがいつも苦くて，ネバネバしています。

医師：それではちょっと横になってみてください。ちょっと診てみましょう。

患者：（右側の腰の部分を指して）ここがだるくて，あと，張ったような痛みがあります。

医師:（手指で患者が示した部分を軽くたたきながら）痛いですか？
患者: そうすると余計痛くなります。
医師: 以前，腰をひねったり怪我をしたことはありませんか？

> 外傷からくる腰痛の可能性を排除しなければならない。

患者: まったくありません。
医師: 便は正常ですか？
患者: 便はすごく固くて，出すのに苦労します。
医師: では，舌を出して見せてください。
　（同時に脈を診る）
　[舌診] 舌質紅・舌苔黄膩
　[脈診] 脈濡数
　はい，結構です。それでは中薬の煎じ薬を処方しますので，帰ったら飲んでください。

　望・聞・問・切の四診の結果を合わせて得られた病状記録・証名および診断結果は，以下のとおりである。

【カルテ】
主訴：頻尿・尿急*・尿痛が繰り返し現れるようになって2カ月余り。今回の発作が起きてからは2日。
現病歴：患者は腎盂腎炎を発病後，約2カ月余り経っており，反復して急性発作が起きている。今回の発作は疲労・飲酒によって誘発された。
所見：頻尿・尿急・尿道に熱渋感がある・排尿後も残尿感がある・尿は黄色く濁っている・尿が熱く臭いが強い・大便乾結*・右腰部がだるく脹痛がある・腰部の疼痛のある部分を軽くたたくと痛みが悪化する・下腹部が落ち込み張ったような感じがある・口乾・口苦がありネバネバする・舌質紅・舌苔黄膩・脈濡数。体温 37.6℃。
【証名】 膀胱湿熱証（熱淋）
【治法】 清熱利湿・通淋止痛

第4章◇尿・便・帯下の症状

【処方】 八正散加減
[参考処方]
八正散(『太平恵民和剤局方』):車前子・瞿麦・萹蓄・滑石・山梔子・炙甘草・
　木通・大黄

【弁証分析】

　患者はまず湿熱の邪気を外感し発病した。湿熱が下焦に溜まって,膀胱が気化＊できなくなると,頻尿・尿急・尿痛が現れる。治療を行ったが,病邪がまだ体内に残っているため,疲労により正気がやや虚したり,飲食に対する注意を怠ったりすると,邪気の勢いを復活させてしまい発作が起こる。今回の発作は,疲労と飲酒の後,湿熱が内で盛んとなり,下焦の湿熱の勢いを助長したために発病したものである。頻尿・尿急・尿道の熱痛・尿の色が黄色く濁る・尿の臭いが強いというのはすべて,湿熱が膀胱にこもり,膀胱の気化機能を傷害したために起きている。熱が鬱すれば気滞が起こるため,尿量が少なく,排尿後も残尿感があり,下腹部が落ち込み張ったような感覚が現れる。腰は腎の府であり,湿熱が腎を損傷すると,腰がだるく,脹痛が現れ,たたくと痛みが増す。熱が裏で結びつくと,大便乾結となり,排便が困難になる。湿熱が集積し結びつくと,舌苔黄膩・舌質紅・脈濡数となる。これらの症候にもとづき,熱淋の診断を下す。

【解説】

　淋証以外にも,心火の勢いが盛ん・肝鬱によって気が滞るなどの原因により,頻尿や排尿時の疼痛といった症状が現れる場合がある。心火の勢いが盛んとなり起こったものと淋証の熱淋は,現れる症状が非常に似ている。そのため,注意して鑑別しなければならない。

　熱淋の病機は湿熱が下焦に流れ込み,膀胱が気化できなくなったために起こるものであり,病因は湿熱の邪気を外感したか,過度の飲酒もしくは肥・甘・辛辣の過食によるものが多い。この場合,頻尿・尿道の渋痛が特に顕著に現れる。

　心火の勢いが盛んとなり起こったものは,心火が小腸に移動して起こるものである。心火が亢進して炎上し,小腸の熱が盛んになると,排尿の際に熱痛があり,小便短黄＊が現れる他に,必ず,口舌に潰瘍ができる・心煩＊・不眠・舌

の尖端が赤く芒刺が現れるなどの症状が現れる。また，排尿時の疼痛はそれほど激しくなく，排尿の回数も著しく増えることはない。

肝鬱による気滞から起こる排尿時の疼痛は，悩みや怒りから肝を傷つけ，肝気が疏泄せず，気鬱によって火と化し，その火が下焦に鬱し，膀胱の気化に影響するために起こる。特徴としては，疼痛は渋痛が主であり，壮年で気が盛んな人によくみられるという点である。さらに，悩みや怒りから誘発されることが多く，頭痛・めまい・口苦・脘腹満悶*などの症状を伴うことがある。これら3つの証はそれぞれの特徴的な症状にもとづき，注意して鑑別しなければならない。

症例2

●患者：男性，28歳，建築作業員／●診察日時：2003年5月8日

青年が診察室に入ってくる。顔色がやや赤く，元気がない。

医師：どうしましたか？
患者：この2日間で排尿の回数が急に増え，尿が赤っぽくなってきました。それに，ときには細い糸状の血の塊のようなものが混じっています。これはさっき済ませた尿の検査結果です。
（尿一般検査結果：蛋白が微量，膿の反応が＋＋＋，肉眼血尿である）
医師：排尿の際に痛みなどの感覚がありますか？

> 疼痛の有無や，疼痛の軽重などから，病状の性質が判断できる。

患者：あります。痛みはかなり激しいです。この痛みのせいでトイレに行くのが怖くなります。
医師：何か，はっきりとした原因は思い当たりますか？
患者：私は建築作業員をしていて，今は郊外の建築現場で作業をしています。一昨日，現場を掃除しているときに，不注意から廃棄水の貯水池に落ちてし

まいました。そこは鍋底のように中心がすごく深くて，なかの水が汚いのです。水の色が緑に変わっていて，臭いもすごいです。まったく心の準備がなかったので，落ちてからだいぶ長い時間もがいて，やっと這い上がれました。あの日の天気はまだ寒いというほどでもありませんでしたが，夕方になってから具合が悪くなってきました。夜には，全身が熱くなってきて，熱が出ました。その後で，尿の回数が増え，尿道の痛みが現れるようになりました。尿道が痛く，焼けるような感覚があります。朝起きてから，尿が赤っぽくなって，小さな血の塊が混じっていることに気づきました。それに，力を入れないと排尿ができません。そうしないと尿がスッキリ出ないのです。あとは，下腹も張って痛みます。昨日は現場の保健室で西洋薬の消炎剤とカゼ薬をもらったのですが，病状が好転しなかったので，それで今日診察を受けに来ました。

医師：今もまだ，さむけがしますか？
患者：はい。ときどきブルブルッと寒くなります。
医師：ちょっと熱を測ってみましょうね。……ああ，やはりまだかなり高いですね。38.8℃あります。以前にもこれと同じようなことがありましたか？

> 既往症を尋ねることにより，もともとかかっている疾病の反復的な発作の可能性を排除することができる。

患者：以前は，私はとても健康体でしたから，こんな病気になったことは一度もありません。カゼを引くくらいでしたね。
医師：他には何か具合の悪い所はありますか？
患者：口が苦くて，少し吐き気もします。でも，吐いてはいません。
医師：便はいかがですか？
患者：昨日から今まで，まったく便は出ていません。お腹もすごく張っています。あとは腰もすごくだるいです。
医師：では，ちょっと横になってみてください。お腹を診てみましょう。
（腹部および腰部には，ともに顕著な圧痛や，手で軽くたたくと痛いという症状はみられない）
医師：はい，起き上がっていいですよ。では，舌を出して見せてください。

（同時に脈を診る）

[**舌診**] 舌質紅・舌苔薄黄

[**脈診**] 脈数

　望・聞・問・切の四診の結果を合わせて得られた病状記録・証名および診断結果は，以下のとおりである。

【カルテ】

主訴：頻尿・尿痛・尿が赤くなる（血尿）などの症状が現れるようになって2日。

現病歴：患者は不注意から汚水のなかに落ちてしまい，当日の夕方から具合が悪くなり，深夜から発熱・頻尿・尿道の灼熱痛・排尿困難・尿が赤くなり細い糸状の血の塊が見られるようになった。

所見：頻尿・尿急・排尿時の疼痛・尿の色が赤くなり血の塊が混じる・悪寒・発熱・口乾・口苦・下腹部の脹痛・腰がだるい・2日間便通がない・舌質紅・舌苔薄黄・脈数。体温 38.8℃。

【証名】 膀胱湿熱証（血淋）

【治法】 清熱通淋・涼血止血

【処方】 小薊飲子加減

[参考処方]

小薊飲子（『済生方』）：生地黄・小薊・滑石・木通・蒲黄・藕節・淡竹葉・当帰・山梔子・炙甘草

【弁証分析】

　患者は汚水の貯水池に落ちてしまい，湿熱の邪気を外感し，湿熱が下焦に溜まり，膀胱が気化*できなくなったため，頻尿・尿急・排尿時の灼熱痛が現れるようになった。湿熱が内で盛んになると，陰絡が損傷し血があふれ，尿とともに出血するため，血尿が現れ，糸状の血の塊が混じるようになる。熱鬱によって気が滞ると，腹部の脹痛が起こり，排尿が困難になる。さらに，血の塊が尿道を塞げば，一時的な排尿困難が現れ，腹痛が悪化する。湿熱が鬱して蒸しあがると，少陽の機能活動が障害され，悪寒・発熱・口苦・悪心・嘔吐が起こる。熱が裏に結びつき，腑気が通じなくなったため，2日間便通がない。口乾・

舌質紅・舌苔黄・脈数というのはすべて熱が盛んな象である。

　これらの症状は血淋の特徴に符合する。よってこの診断を下す。

【解説】

　淋証で注意しなければいけないことは，癃閉との区別である。尿が一滴一滴出るようになるのが「癃」であり，まったく出なくなるのが「閉」である。この２つを合わせて「癃閉」と呼ぶ。淋証と癃閉はともに，１回の排尿の量が減少し，排尿困難が現れるが，淋証の特徴は尿量の減少とともに，必ず排尿時の疼痛が現れ，総尿量に減少はみられない。癃閉は排尿時の疼痛はみられず，総尿量が明らかに減少する。もし，尿閉が長引くようであれば，腫脹・嘔吐・息切れなどが現れる危険性が出てくる。この他に，血淋の患者は尿血と区別しなければならない。両者はともに，血尿が現れ，尿のなかに血の塊が混じることもあるが，鑑別の際にポイントとなるのは，排尿時に疼痛があるかどうかという点である。『丹渓心法』のなかでも，「痛みがあるものは血淋であり，痛みがないものは尿血である」といっている。発病からの期間が長く，腎陰が不足し，血淋が現れている場合は，その他の全身症状を考慮に入れ，全面的に分析すれば鑑別することができる。また，虚証の血淋の場合は，排尿時の疼痛が激しくないこともあり，熱が盛んな尿血は排尿時に軽い疼痛を伴うこともあるが，疼痛の程度は血淋ほど頻繁であったり，激しかったりすることはない。

まとめ

　頻尿および排尿時の疼痛は，淋証に現れる場合が多い。また，淋証は6つの証に分けられる。すなわち，熱淋・石淋・膏淋・血淋・労淋・気淋の6証である。淋証が起こるのは，①陰部の不衛生により湿熱・汚穢（おわい）の邪気が下部から侵入し，熱が膀胱に溜まり，その熱が腑から臓に及んだ場合，②過度の飲酒や肥・厚・辛辣なものを偏食したため，脾の運化*機能が失常し，湿熱が内生し，膀胱に入り込んだ場合，③情志の鬱怒により肝の疏泄機能が低下し，膀胱に気滞が生じた場合，④気が鬱して火と化し，気と火が互いに結びつき，膀胱の機能が障害された場合，⑤加齢によって臓が衰弱，もしくは過労・過度の房事により腎気が不足するなどの原因から起こるものである。湿熱の邪気が直接侵入した場合や，肝気が鬱して滞り膀胱や腎機能が低下し，さらにそこへ邪気に侵された場合に，淋証の発作が現れることが多い。つまり，淋証の原因のなかでは，湿熱と腎虚が大きなウェイトを占める。長い間湿熱に犯されれば，必ず腎が損傷するし，また腎虚になると，邪気の侵入を受けやすくなる。このように，両者は互いに因果関係をもっている。

　淋証の主な症状は，頻尿・尿意が突然現れ我慢できない・尿道の渋痛・下腹部が下に落ち込むような痛みがあるなどである。①熱が膀胱に結し，排尿の際に灼熱痛・刺痛があるものを「熱淋」という。②熱により尿が長い時間煎じ詰められたため，尿のなかに細かい石が混じるものを「石淋」という。③湿熱が腎を阻害し，腎が清濁を分けられなくなり，尿が混濁した乳白色になったり，尿中に凝固物や，血液・血塊が混じるようになるものを「膏淋」と呼ぶ。④湿熱が内で盛んとなり，熱が血絡を傷つけ，尿中に血液・血塊（糸状のこともある）が混じるものを「血淋」という。⑤気滞により膀胱に気火が鬱し，下腹部が落ち込んで張ったような痛みがあり，排尿が困難，もしくは排尿後も尿が滴り落ちるものを「気淋」と呼ぶ。⑥尿がなかなか切れず，疲労すると発作が起きるものを「労淋」と呼ぶ。この6つの証には，それぞれの病機にすべて虚実の別が

ある。つまり湿熱が下焦に溜まって起こる場合もあれば、脾腎が虚損して起こることもある。臨床では、病程・症状・脈象などにもとづき鑑別する。

淋証は、虚実が転化することもあり、特に、発病からの期間が長く、何度も繰り返し発作が現れるような場合はその可能性が高い。さらに、虚実の転化の過程では、虚実夾雑の状況が現れることも多い。この場合、必ず標本・虚実の主次をはっきり見きわめ、治療に当たらなければならない。一般的にいって、実から虚に転化した場合、初期では実証のウェイトが大きく虚証は小さい。その後、徐々に虚証の占めるウェイトが大きくなっていき、実証が減少していく。もし、虚証の過程で、新たに邪気を外感した場合は、本虚標実証となる場合が多い。この他に、各種淋証のなかでも、2つ以上の証が同時に現れる場合がある。例えば、石淋・膏淋・血淋は熱淋を兼ねる場合があり、熱淋・石淋・膏淋は、血淋を伴うことがある。労淋は、疲労・情緒の変化などにより発作が起きた場合、血淋・熱淋・気淋（実）などの症候が現れることがある。また、各淋証は、期間が長くなると、労淋・気淋の特徴がみられるようになる。このため、診察の際には十分に注意しながら弁証し、主な原因をつきとめ治療に当たる。

さらに、中医でいう淋証は、頻尿・小便短渋*・尿の切れが悪い・残尿感がある・下腹部に落ち込むような痛みがある、あるいは痛みが腰にまで及ぶなどの症状が現れる病症をいい、現代医学でいうところの、膀胱炎・急性および慢性腎炎・腎盂腎炎・尿路結石などを包括する。現代医学の性病である淋病とは異なるものなので、しっかり区別する。

【参考文献】

① 『諸病源候論』

[原　文]「諸淋者，由腎虚而膀胱熱故也。……腎虚則小便数，膀胱熱則水下渋，数而且渋，則淋瀝不宣，故謂之為淋。……熱淋者，三焦有熱，気搏於腎，流入於胞而成淋也，其状小便赤渋。……石淋者，淋而出石也，腎主水，水結則化為石，故腎

客砂石。腎虚為熱所乗，熱則成淋，其病之状，小便則茎裏痛，尿不能卒出，痛引少腹，膀胱裏急，砂石従小便道出，甚者塞痛令悶絶。……膏淋者，淋而有肥，状似膏，故謂膏淋，亦曰肉淋，此腎虚不能制於肥液，故与小便倶出也」

[口語訳] 諸淋は，腎虚から膀胱に熱が溜まって起こるものである。……腎虚になれば排尿の回数が増え，膀胱が熱くなれば排尿が渋くなる。このため，頻尿が現れ，排尿不暢となる。〔淋証になると〕尿の出方が淋瀝不宣〔スッキリと排尿できない〕となるため，淋証と呼ぶ。……熱淋は，三焦に熱があり，邪気が腎に入り，そこから膀胱に流れ込み，排尿が不暢となる。主症状は，尿が赤くなり，排尿不暢となる。……石淋は，排尿が不暢で，さらに尿に石が混じる。腎は水を主り，水が結し石となるため，腎に砂石が現れる。腎虚となれば熱が乗じ，熱が生じれば排尿が不暢となる。主な症状は，排尿の際に痛みがあり，排尿不暢となり，痛みが少腹にまで及ぶ。さらに，膀胱裏急〔尿意が頻繁かつ急に現れる〕となり，砂石が尿に混じり，はなはだしきは〔砂石が尿管を〕塞ぎ，もがき苦しむほど痛みが激しくなる。……膏淋は，尿が濃く，脂肪のようになるため，膏淋という。またの名を肉淋という。これは，腎虚から肥液〔脂肪やたんぱく質などの栄養分〕をコントロールすることができなくなり，尿とともに排出されてしまうために起こるものである。

② 『臨証指南医案』

[原　文]「治療淋之法，有通有塞，要当分類。有瘀血積塞住溺管者，宜先通。無瘀積面虚滑者，宜峻補」

[口語訳] 淋〔証〕を治療する方法は，通と塞があり，これをしっかり使い分けなければならない。瘀血が溜まり，尿管を塞いでいるものは，まず通の法を用いるのが宜しい。瘀積がなく，〔正気〕が虚しているものは，峻補〔大いに補う〕の法を用いるのが宜しい。

第4章◇尿・便・帯下の症状

7 夜間の頻尿

症例

●患者：男性，65歳，幹部／●診察日時：2003年12月3日

老人男性が診察室に入ってくる。非常に厚着をしており，顔色はまったく血の気を感じられないほど白く，疲れた様子である。

医師：どうしましたか？
患者：夜，あまりよく眠れません。何度もトイレに起きてしまいます。特に真夜中になると，何度も起きてしまって，その時間になるととても寒いので，本当に参っています。
医師：毎晩，大体何回くらい起きるのですか？ いつ頃から夜中に何度も起きるようになったのですか？

> 排尿の回数を尋ねることで，病状の程度を知ることができる。発病の時期を知ることで，新病*なのか久病なのかを判断できる。

患者：毎晩，大体7～8回は起きます。12時以降だけでも4～5回は起きますね。このような状況は今年のはじめくらいから始まりました。最近は，またどんどん寒くなってきているので，起きる回数がさらに増えた気がします。
医師：排尿の際に痛みはありませんか？ 尿の色はどんな色ですか？

> 排尿時の疼痛の有無や尿の色から，本症の性質を判断することができる。

患者：排尿のときには特別な感覚はありません。でも，いつも尿が出きっていない感じがします。尿の色は透明で，量は非常に多いです。
医師：以前，この症状について治療や検査などをしたことがありますか？
患者：1年前に西洋医学の病院で診てもらったことがあります。そのときは前

立腺肥大だと言われました。その医者は手術をしたほうがよいと言ったのですが，家族のものがみんな反対して，病状もそれほどひどくないので，とりあえず内服治療をしようということになりました。もうだいぶ長い間，西洋薬を飲み続けたのですが，あまり効果は上がりませんでした。もしかしたら，とても悪い病気になってしまったのではないかと不安になります。これが最近した検査の結果です。

医師：(血液検査・CT・MRIの結果報告書を見ながら) この検査結果を見ると，特に悪性の疾患というわけではありませんよ。でも，顔色が悪いですね。今のような症状はいつ頃から始まったのですか？ 以前に何か大きな病気をしたことはありませんか？

> 既往症や病歴などから，根本となる原因を探り本治を行う。

患者：特に大きな病気にかかったことはありませんが，8年前にチベットの方に行って，2年近く仕事をしたことがあります。あそこは気温が低くて，零下10～20℃にもなり，屋外で仕事をすることも多くて，一度などもう少しで凍死しそうになりました。仲間に助けてもらって，どうにか一命を取り留めましたが，手足はひどい凍傷でした。それ以来，身体の具合があまりよくなくて，少し早めに赴任先から引き上げてきました。こちらに戻ってからも，やはりあまり体調はよくなくて，とにかくすごく寒がりになってしまいました。ちょっとでも寒さにあたるとすぐカゼを引きますし，一度カゼを引くと，今度はなかなか治りません。まだ12月に入ったばかりで，本格的な寒さはこれからだというのに，もう綿入れやズボン下を穿いて，出かけるときは必ず分厚い帽子をかぶらなければいけません。もう私も今年で65歳になりますので，以前に比べるといろいろな所が悪くなってきた気がします。

医師：その他にどこか具合の悪い所はありますか？

> 関連する症状を尋ねることが弁証の際には助けになる。

患者：腰はだるいですし，背中も痛いです。歩くときも足に力が入りません。食欲もあまりありません。ものを食べてもあまり味がしません。それに，す

ぐ下痢をします。ときには，夜が明ける直前くらいにお腹が痛くてトイレに行くときもあります。あと，顔とか足が少しむくんでいます。

医師：（手で顔や足を押してみると，浅く陥没する。しかも，かなり長い時間元に戻らない）よく水を飲むほうですか？

患者：のどはあまり渇きません。ですから，水もあまり飲まないほうです。飲むとしたら，温かいものを飲みます。

医師：では，舌を出して見せてください。

（同時に脈を診る）

[**舌診**] 舌質淡胖・舌苔白滑

[**脈診**] 脈沈弱で無力

望・聞・問・切の四診の結果を合わせて得られた病状記録・証名および診断結果は，以下のとおりである。

【カルテ】

主訴：夜間の頻尿が始まって1年余り。

現病歴：患者は数年前に高原の厳寒地帯において屋外作業をし，凍傷になった病歴がある。この1年間，毎晩の排尿回数が著しく増えるようになった。特に午前0時以降になると，必ず4〜5回はトイレに行くために起きる。

所見：夜間に頻尿になる。毎晩必ず7〜8回はトイレに行くために起きる。尿の色は透明に近い・尿の切れが悪いなどの症状が現れているが，排尿時の疼痛や灼熱感はない。さらに，顔色㿠白*・足と顔面に軽度の浮腫がみられる・畏寒*・寒がり・腰膝酸軟*・食欲不振・口渇はないが味がしない・温かいものを飲みたがるなどの症候が現れている。ときには，夜明け近くに腹瀉が現れる。舌質淡胖・舌苔白滑・脈沈弱で無力。

【**証名**】 腎陽虚証

【**治法**】 温補腎陽・固渋縮尿

【**処方**】 右帰丸合縮泉丸加減

[**参考処方**]

右帰丸（『景岳全書』）：熟地黄・山茱萸・山薬・枸杞子・杜仲・菟絲子・附子・肉桂・当帰・鹿角膠

縮泉丸：(『集験方』)：烏薬・益智仁・山薬

【弁証分析】

　患者は数年前に厳寒地帯において屋外作業に従事しており，何度も寒邪の侵入を受けたという病歴がある。寒は陰邪であり，過度に寒邪を受けると，身体の陽気を損傷する。その後治療を受けたが，陽気の回復は完全でなかった。最近，加齢に伴い腎気が徐々に衰弱し，元陽の火もこれに伴い衰弱し始めた。腎は先天の本であり，全身の陽を主っている。腎陽が不足すれば，全身の陽虚の症状が悪化し，そのため，相応する症候が多数現れるようになる。また，腎は二便を主っており，尿の蒸化と排泄が正常であるかどうかは，腎の機能と密接に関係する。腎気が不足すれば，固摂*機能が低下し，腎陽が虚弱となり，命門の火が衰え，水を気に蒸化できなくなる。そのため，夜間に頻尿が現れ，毎晩7～8回もトイレに行くために起きるようになる。さらに，小便清長*であり，量が多く，尿の切れが悪く，排尿後も残尿感が現れる。腎陽虚によって水液が内停すると，足や顔面に軽度の浮腫が現れ，陥没がなかなか元に戻らない。また，舌苔滑で多津となる。腎陽が不調になると，畏寒・寒がり・腰膝酸軟・夜明け近くに腹瀉が現れるなどの症状が現れる。先天の不足によって後天が失養すると，脾の運化*機能が失調するため，食欲不振となる。口渇はないが味がしない・温かいものを飲みたがる・顔色㿠白・舌質淡胖・舌苔白・脈沈弱で無力というのは，すべて陽虚の象である。よって，腎陽虚証の診断を下す。

まとめ

「夜尿頻多」とは，夜間に排尿回数が増え，尿量が増加する症状のことをいう。具体的には，夜間の排尿回数が2〜3回以上，もしくは夜間の尿量が1日の総尿量の4分の1を超える場合を指す。注意すべき点は，「夜尿頻多」は，日中の尿量および回数は正常であるという点であり，昼夜の別なく，尿量および排尿回数が増える「頻尿」とは，はっきりと区別しなければならない。

また，夜間の頻尿は淋証と区別しなければならず，さらに高齢者の患者では，瘀積*阻塞証とも区別する必要がある。一般的にいうと，淋証の特徴は，頻尿・小便短渋*・排尿時に刺痛がある・下腹部にも引きつるような痛みが及ぶという点であり，本症は夜間の頻尿が現れるが，排尿時痛や下腹部の疼痛は現れない。この点から両者は鑑別できる。この他，淋証の患者には，尿検査において変化がみられることが多く，病因も，湿熱の外感や飲食の不摂生・情志の鬱怒・高齢もしくは長患いから臓気が衰弱したなど多方面にわたる。一方，腎陽虚による夜間の頻尿は，尿検査では特に異常はみられず，最も顕著な症状は夜間に排尿の回数および尿量が増加することであり，主な原因は腎陽虚または腎気虚である。さらに，淋証は毎回の排尿量は少なく，尿の出方がスムーズでないことが多いが，腎陽虚による頻尿は尿量が比較的多い。また，頻尿が，瘀積が阻滞し塞いだために膀胱の気化*が障害されて起きているものであれば，尿量が少なく，排尿困難であり，排尿の回数は増加するが，総尿量は正常人に比べ減少する。さらに，検査結果から相応の病理変化が必ず発見できる。そのため，夜間の頻尿患者の診察時には，排尿の状況・全身の症状・検査結果などを詳細に尋ね，総合的に分析し，正確な結論を導き出さなければならない。

【参考文献】

① 『諸病源候論』

[**原　文**]「小便利多者,由膀胱虚寒,胞滑故也。腎為臓,膀胱腎之腑也,其為表裏俱主水。腎気下通於陰, 府既虚寒, 不能温其臓, 故小便白而多, 其至夜尿偏多者, 則内陰気生是也」

[**口語訳**]　尿量が増加するものは, 膀胱に虚寒があり, 膀胱が滑脱となったためである。腎は臓であり, 膀胱は腎の腑である。両者は, 表裏で水を主っている。腎気〔陽気〕が陰に下り〔尿を制御できなくなり〕, さらに腑〔膀胱〕には虚寒があり, その臓を温められなくなるため, 尿が白く, 量が増えるのであり, さらに, 夜間になると尿の量が増えるものは, 陰気が内生している。

② 『羅氏会約医鏡』

[**原　文**]「所為少壮者, 陰陽両足, 夜少小便, 乃至老年, 夜多小便者, 水火不足也, 治以八味地黄丸, 去沢瀉, 加骨脂, 即右帰飲亦妙」

[**口語訳**]　若いものや健康なものは, 陰陽がともに足りているため, 夜間の尿は少ない。年とともに, 夜間の尿が増えるというのは, 水火〔腎陽〕が不足するためである。この場合は, 八味地黄丸から沢瀉を除き〔補〕骨脂を加えたものか, 右帰飲を用いて治療をすると, 非常に効果がある。

第4章◇尿・便・月経・帯下の症状

8 月経量の異常

症例1

●患者：女性，30歳，幹部／●診察日時：2001年6月21日

若い女性が診察室に入ってくる。顔色淡泊で，疲れた様子である。

医師：どうしましたか？
患者：生理の量が多過ぎて，もう身体がもたない感じです。

> 月経過多の原因は非常に多く，臨床でよくみられるのは，気虚・血熱・血瘀である。ここではさらに，周期・量・色・質および随伴する症状などについて尋ね，病理の本質を明確にする。

医師：生理は順調に来ていますか？ どのくらいの周期で来ていますか？ 現在，生理中ですか？
患者：今，まさにそうです。今日は3日目で一番量が多いときです。周期は順調です。大体1カ月に1回です。周期がずれたとしても，前後3日程度です。

> 周期が正常ということは，経血は時間どおりに蓄えられていることを示している。

医師：毎回，何日くらい続きますか？ ナプキンは何枚くらい使いますか？
患者：大体1週間です。ナプキンは4パックほど使います。
医師：1パックは何枚入りですか？
患者：10枚です。
医師：使ったナプキンはすべて全体的に血液が滲みていますか？
患者：少なくとも，3パック分以上は全体に血が滲みこんでいます。最後の方の何枚かだけは，やや少なくなるくらいです。

> 正常な月経の経血量は 20〜60mL であり，一般的には，1 回の月経でナプキンを 20 枚も使わないはずである。患者は毎回 40 枚程度使用しており，さらに，そのうち 30 枚以上はナプキン全体に血液が滲みこんでいるという。これは月経過多で間違いない。ここでは，経血の色や血塊の有無などを詳細に尋ね，邪気の性質および証の虚実を判断する。

医師：経血の色はどんな色ですか？　黒っぽいですか，それとも薄い赤ですか？
患者：薄い赤です。以前よりも赤みが少ない気がします。それに，質的にも薄い気がします。
医師：血の塊は混じっていませんか？
患者：ありません。

> 経血の量が多く，色や質が薄く，血塊もないということは，気虚・血虚・気血両虚である可能性が高い。さらに，発病の状況・病変の経過・随伴する症状などを尋ね，明確に診断をしていく。

医師：今のような状況はいつ頃から始まったのですか？
患者：子供を産んだ後，生理が再開してからですから，1 年以上になります。

> この発病は産後の気血大傷によって，身体が虚したことと関係があることを示している。

医師：産後の身体の回復具合はいかがですか？
患者：あまりよくありません。以前から，どちらかといえば身体が弱いほうで，カゼを引きやすかったのです。お産のときも帝王切開で，自分でも体調が完全に回復していない感じがします。でも，病院に行っていろいろと検査をしたのですが，結果はどこにも異常がありません。
医師：特に何か治療をしましたか？
患者：「白鳳丸」を飲んだこともありましたが，効果はあまりみられませんで

第4章◇尿・便・月経・帯下の症状

> ふだんからカゼを引きやすいというのは，気虚によって衛外を固摂*できなくなっていると考えられる。さらに，産後で気血がはなはだしく傷つき，正気が回復せず，衝任を固摂できなくなり，経血の量を抑制できなくなっている。

医師：では，舌を出して見せてください。
（同時に脈を診る）
［舌診］ 舌質淡・舌苔薄白
［脈診］ 脈細弱

> 舌と脈の状態は気血両虚の象である。ただし，さらに随伴する症状を詳しく尋ね，その他の虚損や虚実夾雑(きょうざつ)の可能性も排除しなければならない。

医師：ふだんから，どちらかといえば寒がりですか？
患者：それはありません。

> 陽虚の症状は顕著でない。

医師：その他に，どこか具合の悪い所はありますか？
患者：よくめまいがします。それに，全身に力が入らなくて，ちょっと忙しいだけですぐ疲れてしまったり，ちょっと疲れるとすぐ心臓がドキドキしたり，周りがグルグル回っているような感じがします。夜もあまりよく眠れませんし，全体的に精力が足りない気がします。

> めまい・心悸・不眠はすべて気血不足による虚の象である。

医師：食欲はありますか？
患者：子供を産む前に比べると，食べる量は少なくなりました。お腹がいつも

いっぱいで，張っている感じがします。ときには，自分でももっと食べなければと思って食べるのですが，そうすると今度は下痢をしてしまいます。特に肉類とか脂っこいものを食べた後などはてきめんです。

> 食少*・腹脹・大便易溏というのは脾虚不運の症状である。

望・聞・問・切の四診の結果を合わせて得られた病状記録・証名および診断結果は以下のとおりである。

【カルテ】
主訴：月経量過多（経血の質が薄い）になり1年余り。めまい・無力感を伴う。
現病歴：患者はふだんからカゼを引きやすかった。産後，体力が回復せず，月経の再開後，経血量の過多・経期の延長が現れるようになった。
所見：月経量過多・経血の色と質が薄い（血塊はない）・顔色淡白・疲労感・力が入らない・めまい・胸悶*・短気*・心悸・不眠などが現れており，疲労すると諸症状が悪化する。さらに，食少・腹脹・大便易溏・舌質淡・舌苔薄白・脈細弱などの症候も現れている。
【証名】 気不摂血証
【治法】 益気摂血固衝
【処方】 挙元煎加減
[参考処方]
挙元煎（『景岳全書』）：人参・黄耆・白朮・升麻・炙甘草

【弁証分析】
患者はふだんからカゼを引きやすく，やや虚弱体質であった。それに加え，出産後さらに正気が虚してしまった。月経期間中は気が血とともに流れることから，さらに気が損傷し，衝任脈が気血を固摂できず，経血の量を抑制できなくなるため，月経量過多となり，経期も延長する。気虚により血の生成が十分でないため，経血の色と質が薄くなる。気血不足により身体が失養し，清陽*が上昇しないため，顔色淡白・疲労感・力が入らない・めまいが現れる。気虚

により胸部の陽気がスムーズに循環しなくなるため，胸悶・短気となる。気血不足により心神が失養し，心悸・不眠が現れる。疲労すると，気がさらに虚してしまうため，諸症状が悪化する。脾気虚により納運機能が低下するため，食少・腹脹・大便易溏が現れる。舌質淡・舌苔薄白・脈細弱というのはすべて気血虚弱の象である。四診の結果を総合的に考えると，気不摂血証の症候の特徴に符合する。よってこの診断を下す。

【解説】

月経量の過多は，臨床で，①気不摂血証，②血熱証，③血瘀証がよくみられる。また，2つ以上の証が同時に現れる場合もある。各証には，それぞれ症状に特徴があるので，その特徴を見きわめ，正確に鑑別し，治療法を決定する。

3証はともに，月経量の過多という特徴が存在するが，①気不摂血証は，これに加え，経血の色や質が薄く，下腹部の空墜感・舌質淡・舌苔薄白・脈弱という特徴があり，顔色淡白もしくは萎黄*・疲労感・力が入らない・少気*・懶言*・胸悶・短気・心悸・不眠・腹脹・納少*・便溏*が現れる場合もある。治療には益気摂血固衝を用いる。②血熱証は，経血の色が鮮紅色または深紅であり，質は濃く，小さな血塊が現れる場合もある。さらに，心煩*・口渇・便秘・尿黄・舌質紅・舌苔黄・脈滑数などの症候を伴い，発熱・発汗が現れることもある。治療には清熱涼血止血を用いる。③血瘀証は，経血が黒っぽい紫色をしており，血塊が混じり，人によっては下腹部に拒按*の疼痛や刺痛が現れる。また，舌質紫黯または瘀斑瘀点が現れ，脈細渋などの症候を特徴とする。治療には活血化瘀止血を用いる。

症例2

●患者：女性，15歳，学生／●診察日時：2003年7月16日

少女が母親に付き添われ診察室に入ってくる。体型は痩せ型で，顔色淡白であるが，元気はある様子である。

医師：どうしましたか？

患者の母親：この子は私の娘なのですが，生理のとき毎回量がすごく少ないのです。今回も，昨日か一昨日に始まったばかりなのに，今日はもうすっかりなくなってしまっているのです。

医師：お嬢さんに直接お話を伺ってもよろしいですか？

患者の母親：わかりました。（娘に向かって）自分で先生に話しなさい。

（患者がうなずく）

> 問診は，条件が許す限り患者本人に尋ねるのがよい。そうすることにより，最も正しく詳細な病状を知ることができる。月経量が少なくなる原因は非常に多い。虚証では血虚・腎虚が最も多く，実証では痰湿・瘀血が多い。関連する症状を詳しく尋ね，誤診のないようにしなければならない。

医師：初潮はいつでしたか？

患者：去年の3月です。

医師：毎月きちんと来ていますか？ 時期が遅れたり，早くなることはありませんか？

患者：はじめはとても不順でした。去年は結局2～3回しか来なかったと思います。でも，今年に入ってからは毎月ちゃんと来ています。最高でも2～3日遅れるくらいです。

> 現在は月経は順調に来ており，これは腎気がまだ十分であり，経血が時間どおりに満たされていることを示している。

医師：量が少ないというのはどの程度なのですか？ ナプキンは1回の生理で何枚くらい使いますか？ 期間は何日くらいあるのですか？

患者：大体2日で終わってしまいます。ナプキンは1回の生理で1パックも使いません。多くても4～5枚くらいです。確か，一番少なかったときは1日で終わってしまったと思います。

医師：生理のときナプキン全体に血が滲みこんでいますか？

第4章◇尿・便・月経・帯下の症状

患者：そういうことはほとんどありません。

> 正常な月経では，大体1回につき10〜20枚のナプキンを使用する。さらにそのうち数枚は，ナプキン全体に経血が滲みこむ。これらの点から考え，この患者は月経量の過少であるといえる。この時点では，さらに経血の色・質および関連する症状を尋ね，症候の本質を判断する。

医師：経血はどんな色ですか？
患者：真っ赤というのではないと思います。やや薄い感じです。
医師：血の塊が混じることはありませんか？ 血は質的には濃いですか，薄いですか？
患者：血の塊はありません。質はどちらかといえば薄いほうだと思います。
医師：生理のときにお腹が痛くなったり，腰がだるくなったりしませんか？
患者：それはありません。

> 月経の量が少なく，色が薄く，血塊や腹痛がみられない。これらの点から，血瘀が原因である可能性は基本的にないと考えてよい。また，血の質が薄いという点や，患者の痩せた体型を合わせて考えると，痰湿が経絡を阻滞したために起きているものでもないといえる。諸症状から判断して，この患者は虚証の可能性が最も高い。そして，血虚との関係が最も深いと考えられる。

医師：ふだん，どちらかといえば寒がりですか？
患者：いいえ。

> 陽虚の可能性はない。

医師：その他にどこか具合の悪い所はありますか？
患者：よく，めまいがします。目の前が真っ暗になるのです。あと，長い時間本を読んでいると，心臓がドキドキしますし，ちょっと緊張すると，夜眠れなくなります。医者からは貧血だと言われました。

患者の母親：そのとおりです。食も細くて，私は心配で仕方ありません。

> めまい・心悸・不眠は，血虚により頭目および心神が失養していることと関係がある。

医師：食欲がないのですか？
患者：はい。
患者の母親：そんなことないでしょ。太りたくないのでしょ，ダイエット，ダイエットって。本当に困ったものだわ。
（少女は笑って否定しない）
医師：ふだん，スナック類をよく食べますか？
患者：スナック菓子はとても好きで，いつも側に置いてありますが，……でも，今はあまり食べないようにしています。

> 患者は飲食習慣があまり良好ではなく，脾胃の機能が正常に発揮されておらず，気血生化の源が不十分である。このことが経血不足をもたらしている大きな原因となっている。

医師：しっかりご飯を食べないと，生理の量が少ないのが治りませんよ。栄養不足が一番いけないのです。これからはスナック類はなるべく食べないようにして，できればしばらく食べないでください。そして，3度の食事をしっかり摂るようにしましょうね。あなたは今，成長期なのですから，栄養不足になったら，いろいろな方面の発育に影響しますよ。
患者：はい。

> 栄養バランスの取れた食事は，本症の患者にとって薬物では補いきれない治療効果がある。

医師：便と尿はどうですか？
患者：尿は普通ですが，便は硬くて，2〜3日に1回くらいしかありません。

第4章◇尿・便・月経・帯下の症状

> 血虚津少によって大腸を潤せなくなり，大便秘結*が現れる。

医師：では，舌を出して見せてください。
（同時に脈を診る）
　[**舌診**] 舌質淡・舌苔薄白
　[**脈診**] 脈細弱
医師：以前，何か治療をしたことはありますか？
患者の母親：ありません。授業が忙しくて，診察を受けに来る時間がありませんでした。休みにでもならないと時間が取れません。

　望・聞・問・切の四診の結果を合わせて得られた病状記録・証名および診断結果は以下のとおりである。

【カルテ】
主訴：月経量が少なくなって1年余り。めまい・心悸を伴う。
現病歴：患者はふだんから飲食の習慣が悪く，スナック菓子をよく食べ，食事量が少ない。昨年3月に初潮があって以来，ずっと経血量が少ない。これまで特に治療をしていない。
所見：月経量が少ない・経血の色が薄い・ときには1日で経期が終わってしまう・血塊は見られない・経血の質が薄い・体型は痩せ型・顔色淡白・めまい・目のかすみ・心悸・不眠・大便秘結などを伴い，舌質淡・舌苔薄白・脈細弱などの症状が現れている。
【証名】 血虚証
【治法】 養血活血・益気調経
【処方】 滋血湯加減
[参考処方]
滋血湯（『証治準縄』）：人参・山薬・黄耆・白茯苓・川芎・当帰・白芍・熟地黄

【弁証分析】
　患者はふだんから飲食の習慣が悪く，間食が多く正式な食事の量が少ない。

こういった生活習慣が長く続くと，気血生化の源が不足し，さらに胞宮〔子宮〕が失養して，血海が十分に満たされなくなるため，月経の量が少なく，色も薄く，ときにはほんの少量滴る程度で終わってしまう。また，瘀血・痰湿による疾患ではないため，血塊は見られず，経血の質も薄く，粘り気がない。血虚により身体が失養するため，体型がやや痩せ型になる。気血が頭面部まで栄養できなくなるため，めまい・目のかすみ・顔色淡白などが現れる。血が心を養えなくなるため，心悸・不眠が起こる。血虚により津液不足となり，大腸を潤せなくなるため，大便秘結となる。舌質淡・舌苔薄白・脈細弱というのは，すべて血虚の象である。四診の結果を総合的に考えると，血虚証の症候の特徴に符合する。よってこの診断を下す。

【解説】

月経量の過少で，臨床でよくみられる証は，①血虚証，②腎気虚証，③血瘀証，④痰湿内阻証などがある。この4証には，月経量の過少という共通点があるが，それぞれ以下のような違いがある。

①血虚証は，経血量が少なく，はなはだしい場合は少量の血液が滴り落ちる程度で終わってしまい，経血の色は淡紅色で質も薄く，血塊は見られない。また，顔色に艶がなく，めまい・目のかすみ・心悸・不眠などの症状を伴い，場合によっては大便秘結も現れる。また，舌質淡・脈細などの特徴がある。治療には養血活血・益気調経を用いる。

②腎気虚証は，経血の色が淡紅色もしくは黯紅で，質は薄い。さらに，下腹部の空墜感・腰膝酸軟＊などの症状を伴い，足の踵の疼痛・めまい・耳鳴り・夜間の頻尿などが現れることもある。また，舌質淡・脈沈弱などの特徴がある。治療には補腎益気・養血調経を用いる。

③血瘀証は，経血の色が紫黒色で，血塊が見られる。また，下腹部の脹痛または刺痛（拒按）があり，血塊が排出されれば，疼痛が軽減する。さらに，舌質紫黯または瘀斑瘀点が見られ，脈細渋または弦渋などの特徴がある。治療には活血化瘀・養血調経を用いる。

④痰湿内阻証は，経血の色は淡紅色で，質は濃く粘り気がある，もしくは粘液が混じる。さらに，肥満体型・胸悶・吐き気・身体が重く感じるなどの症候を伴い，食事量が少ない・便溏・粘り気のある濃い帯下が多いなどの症状が

現れる場合もあり，舌質淡・舌苔白膩・脈弦滑などの特徴がある。治療には化痰燥湿・健脾調経を用いる。

まとめ

　月経量の異常とは，主に経血量の過多と過少の症状を指す。月経の過多とは，経血の量が正常より増えるが，月経の周期は基本的に正常であることをいい，またの名を「経水過多」と呼ぶ。月経の過少は経血量の減少が著しく，ともすれば少量が滴り落ちる程度で終わってしまったり，経期が極端に短く，2日にも満たない程度であるため，経血量もそれに伴い減少する。月経が基本的に正常で，ときにより経血量が増加したり減少したりするものは，月経量の異常の範疇には属さない。また，妊娠・経口避妊薬の服用・更年期の閉経の前兆期なども，本症には属さない。この他，ある種の器質的病変からも月経異常は起こり得るので，この場合は，その病因を探り，原発の疾患に対する治療を積極的に行うようにしなければならない。

　月経過多のなかでは，気虚証・血熱証・血瘀証が最もよくみられるが，その他の証も存在する。例えば，肝腎陰虚証・湿熱下注証・衝任虚寒証などである。月経過少では，血虚証・腎気虚証・血瘀証・痰湿内阻証などが多くみられるが，脾胃気虚証・寒客胞宮証などの証もある。このため，臨床では拘泥することなく，病位・病性の違いなどにもとづき正確に弁証し，証に従い治療法や薬を選択しなければならない。また，月経過多の治療の際には，必ず瘀・邪の有無を確認し，早急に収渋止血の薬を使ってはならない。さもなければ留邪〔邪気を体内に留まらせ疾患を長引かせる〕を引き起こしてしまう可能性がある。月経過少の場合は，詳細に弁証もせずに実証だと決めつけ，攻逐破血の薬を使用したり，虚証でもないのに補虚養血の薬を投与するようなことをしてはならない。これは「虚虚実実」〔虚証を瀉し実証を補う〕という，法則にそむくことを避けるためである。

【参考文献】

①『証治準縄』

[原　文]「経水過多，為虚熱，為気虚不能摂血」「経水渋少者，為虚為渋。虚則補之，渋則濡之」

[口語訳]「経水の過多は，虚熱もしくは気虚から摂血できなくなったために起こるものである」「経水が渋く，〔量が〕少ないものは，虚もしくは渋から起こるものである。虚であれば補い，渋であれば濡すればよい」

②『傅青主女科』

[原　文]「婦人有経水過多，行後復行，面色萎黄，身体倦怠，而困乏愈甚者，人以為血熱有余之故，誰知是血虚而不帰経乎！……血不帰経，雖衰而経亦不少，……惟経多是血之虚，故再行而不勝其困乏，血損精散，骨中髄空，所為不能色華於面也。治法宜大補血而引之帰経」

[口語訳]　婦人で，経水が過多であり，経期が終わってもまたすぐ〔月経が〕現れ，顔色萎黄・身体倦怠が現れ，さらにこの症状が，どんどん悪化することがある。これは，すべての人が，血熱・血が有り余っているために起こっていると思いがちであるが，実際は，血虚により血が経内に戻らなくなっているのである。……血が経に戻らなくなるという症状は，血虚ではあるが，経血量が多くなる，……このように，経血量が多くなるというのは血虚によるものであり，〔正常な周期による月経だけであればよい〕月経のすぐ後また始まってしまうようになると，さすがに身体が疲労してしまい，血損精散となり，骨髄まで空になってしまう。そのため，顔色も艶がなくなってしまうのである。そのため，治療の際は補血を重点的に行い，その血を経に帰すのが良い。

③『万氏女科』

[原　文]「痩人経水来少者，則其血虚血少也，四物加人参湯主之」「肥人経水来少者，則其痰凝経隧，用二陳加芎帰湯主之」

[口語訳]「痩せており，経水が少ないものは，血虚血少から起こるものである。四物湯に，人参湯を加えたもので治療する」「太っており，経水が少ないものは，痰が経脈を塞いだものである。二陳湯に芎帰湯を加えたもので治療する」

9 月経周期の異常

症例1

- 患者：女性，38歳，工員／●診察日時：2002年8月12日

女性が診察室に入ってくる。身体は痩せているが，元気はある様子である。

医師：どうしましたか？
患者：生理がいつも早く来ます。

> 月経の周期が7日以上早く来るものを「月経先期」と呼ぶ。この患者の状態が病態であるかどうかを判断するため，病状を詳しく尋ねる必要がある。

医師：大体，何日くらい早く来るのですか？
患者：大体，15～16日に1回は来ます。それに，1回の生理が少なくても6～7日は続きます。ですから，1カ月のうち2週間は生理中で，本当に不便です。

> 患者の叙述によると，月経先期であることは間違いない。月経先期の病因病機は基本的に気虚と血熱の2種類であり，血熱には，さらに陽盛の血熱・肝鬱の血熱・陰虚の血熱の違いがある。そのため，この時点では経血の量・色・質および関連する症状などを尋ね，証を明確にする。

医師：今のような症状が現れるようになってどのくらい経ちますか？
患者：半年以上です。今年の1月にリングをしていたのに妊娠してしまい，人工流産の手術をして以来，今のような状態が現れるようになりました。
医師：以前は生理は順調でしたか？
患者：とても順調でした。

第4章◇尿・便・月経・帯下の症状

医師：手術の後，しっかり休みましたか？
患者：いいえ。4〜5日休んだだけです。手持ちの仕事が多く，あまり長いこと休みが取れませんでした。

> この患者の場合，月経先期が現れたのは人口流産の手術を受け，衝任脈を損傷し，その後十分な休養を取らなかったため正気が回復していないことと関係がある。

医師：今，生理中ですか？
患者：そうです。5日目です。
医師：量は多いですか？
患者：今日は2日前に比べればだいぶ少なくなりましたが，まだ，多いほうだと思います。
医師：1回の生理で大体どのくらいのナプキンを使いますか？
患者：ときによって違います。多いときは2パック半ほど使います。今回ももうすでに2パック使ってしまいました。でも，1パックで足りるときもあります。
医師：経血の色はどんな色ですか？　やや薄い赤ですか，それとも深紅色ですか？　血の塊は混じっていますか？
患者：真っ赤です。どちらかといえば，濃い赤色だと思います。血の塊はほとんどありません。
医師：では，質はどうですか？　薄いですか，それとも濃いですか？
患者：やや濃くて，粘り気のあるほうだと思います。

> 患者はときによって経血量が変化する。また，質はやや粘り気があり，色は鮮紅色で，血塊が少ないということから，気虚である可能性は排除してもよい。さらに，随伴する症状を尋ね，血熱の虚実・病位を明らかにしなければならない。

医師：熱はありますか？
患者：ありません。でも，午後になると手の中心が熱くなります。（両頬を指

して）顔もこの辺りが赤くなります。それからイライラしやすいです。

> 午後になると両頬が紅潮する・五心煩熱*というのは陰虚内熱の症状の特徴である。

医師：では，舌を出して見せてください。
（同時に脈を診る）
[**舌診**] 舌質紅・舌苔少
[**脈診**] 脈弦細数

> 舌と脈の状態は陰虚内熱であることを示している。弦脈は肝陰虚と関係がある。

医師：その他に何か具合の悪い所はありますか？
患者：よくめまいがして，目もかすみます。それと，腰がだるくて，全体的に元気が出ません。あとは，（両脇を指して）この辺りがシクシクと痛みます。生理が来ると，今のような症状がひどくなります。

> めまい・腰がだるい・力が入らないというのは腎虚の症状である。肝腎同源であり，さらに陰虚の症状が現れていることから，腎陰虚により身体が失養していると考えられる。脇腹部の隠痛*は，肝陰虚により絡脈が失養したためと考えられる。経期中は，気血がさらに損傷し，陰傷も激しくなるため，各症状が悪化する。

医師：夜はよく眠れますか？
患者：よく夢を見ます。あまり落ち着いて眠れない感じです。それに，起きると全身に汗をかいています。
医師：昼間もよく汗をかきますか？
患者：昼間はそれほどでもないです。

> 多夢・盗汗*も，陰虚によって虚熱*が内をかき乱し，心神が失養したために現れる。

医師：食欲はありますか？
患者：あるほうだと思います。
医師：口の中は乾きやすいですか？
患者：よく乾きます。それでよく水を飲んでいます。
医師：便と尿はいかがですか？
患者：便はやや硬いです。便通は2〜3日に1回ほどです。尿も少ないほうです。それに色がかなり黄色いです。水をたくさん飲むと，少しはよくなりますが。
医師：この半年間で病院に行って何か検査や治療をしましたか？
患者：検査をしましたが，どこにも異常はありませんでした。その後，中薬も飲みましたが，あまり効果はありませんでした。
医師：以前のカルテを見せていただけますか？
患者：はい，これです。
（カルテを見ると，清熱涼血もしくは止血調経の薬を使っている）

> 患者は肝腎陰虚であり，滋養肝腎・養陰清熱によって治療するべきである。そのため，以前内服した薬はあまり効果がなかったのである。

医師：以前から今のように痩せているのですか？
患者：そうです。もともと痩せ気味で，食べても太りません。

> 患者は陽臓人〔陽が盛んになりやすい体質〕であり，病気になると，陽から熱に変わりやすく，また，傷陰傷津しやすい。

　望・聞・問・切の四診の結果を合わせて得られた病状記録・証名および診断結果は以下のとおりである。

【カルテ】
主訴：月経先期（経血量は一定せず）が6カ月余り。腰がだるい・力が入らない・脇肋部の隠痛という症状を伴う。
現病歴：患者はもともと体型が痩せ型であり，今年の1月に人口流産の手術をして，その後も仕事が忙しかったためゆっくり休養を取ることができず，月経先期が現れるようになった。これまで，清熱涼血・止血調経の薬を服用したが，あまり効果はみられなかった。
所見：現在，経期の5日目。月経先期が現れており，約半月に1回月経がある。月経の量は一定しておらず，経血の色は鮮紅色，質はやや粘り気があるが，血塊は見られない。痩せ型・めまい・目のかすみ・腰がだるい・力が入らない・脇肋部の隠痛・午後に両頬が紅潮する・五心煩熱・多夢・盗汗・口乾があり水を飲みたがる・大便乾結*・小便短黄*などの症候を伴う。舌質紅・舌苔少・脈弦細数。
【証名】肝腎陰虚証
【治法】滋養肝腎・養陰清熱
【処方】両地湯合二至丸加減
[参考処方]
両地湯（『傅青主女科』）：生地黄・地骨皮・玄参・麦門冬・阿膠・白芍
二至丸（『医方集解』）：女貞子・旱蓮草

【弁証分析】
　患者はもともと痩せており，陰を損傷しやすい体質である。今年の1月に，避妊リングを装着していたにもかかわらず妊娠したため，人口流産の手術を受けた。術後，衝任がすでに傷ついていたことに加え，仕事が忙しくゆっくりと休養が取れなかったため，正気が回復せず，肝腎の陰が損傷した。そのため，虚熱が血海をかき乱し，血流を早め，月経先期・半月に1回月経があるという状態が現れた。陰虚内熱により血海が充足されず，また津液も損傷するため，月経の量が少なく，色は鮮紅色で，質はやや粘り気がある。ただし，虚熱が脈絡を傷つけ，血流を妄動させると，経血量が増える。また，瘀血は現れていないので，血塊は見られない。肝陰不足により肝絡が失養するため，脇腹部の隠痛が現れる。腎陰虚により身体全体や腰府が失養するため，腰がだるい・力が

入らないという症状が現れる。頭目が失養するため、めまい・目のかすみが現れる。午後に両頬が紅潮する・五心煩熱・多夢・盗汗は、すべて虚火*が内を灼焼したために起こるものである。口乾があり水を飲みたがる・大便乾結・小便短黄は、陰虚津傷の象であり、舌質紅・舌苔少・脈弦細数は、陰虚内熱の象である。四診の結果を総合的に考えると、肝腎陰虚証の症候の特徴に符合する。よってこの診断を下す。

【解説】

月経先期はさまざまな証に現れる症状であるが、基本的に2つの証に分けることができる。①気虚と、②血熱である。

①気虚証は、気虚により摂血機能が失調し、衝任不固となり、月経先期が現れるものである。主な症状としては、経血量が増える・経血の色や質が薄いなどがあげられ、その他に、疲労感・力が入らない・めまい・目のかすみ・下腹部に落ち込むような感覚がある・食欲低下・大便溏薄などの症状を伴い、舌質淡・脈細弱などの特徴がある。治療には補中益気・摂血調経を用いる。

②血熱の諸証は、熱が血海をかき乱し、血流を妄動させるため、月経先期が現れる。臨床では、(1)陽盛血熱、(2)肝鬱血熱、(3)陰虚血熱がよくみられる証である。3者は月経先期・舌質紅・脈数などの共通点があるが以下のような違いがある。

(1) 陽盛血熱は、経血の量が多く、色が深紅もしくは赤紫色で、質は粘り気を帯びている。また、顔の紅潮・心煩*または発熱がある・口乾があり水を飲みたがる・便乾*・尿黄などを伴い、舌苔黄・脈数などの特徴が現れる。治療には清熱涼血調経を用いる。

(2) 肝鬱血熱は、経血の量が一定せず、色は赤紫色であり、血塊が見られる。さらに、少腹部の脹痛もしくは胸悶*・脇脹・乳房脹痛を伴い、心煩・易怒*・口苦・咽乾が現れる場合もあり、舌質紅・舌苔薄黄・脈弦数などの特徴が現れる。治療には清肝解鬱調経を用いる。

(3) 陰虚血熱は、経血の量が一定せず、色は鮮紅色で、質は粘り気を帯び、血塊は見られない。さらに、五心煩熱・潮熱*・盗汗・口乾があり水を飲みたがる・大便乾結などが現れる場合があり、舌質紅・舌苔少・脈細数などの症候の特徴が現れる。治療には滋陰清熱調経を用いる。

さらに各証は，病位の違いから，治療法にも差が生じる。例えば，本症例は陰虚内熱のなかでも肝腎の陰虚であり，脇肋部の脹痛・腰のだるさ・力が入らないなどの症候が現れる。そのため，治療には滋養肝腎・滋陰清熱を用いる。

注意しなければならないことは，気虚・血熱の各証のなかで，月経先期は月経量の増加と同時に現れる場合が多いことである。その場合，治療に際しては症状の軽重・緩急を明確にするという前提のもと，この2つの症状をともに治療しなければならない。月経先期が，月経量の過多または経期の延長とともに現れた場合，その期間が長引くと，出血の過多や，出血がいつまでも止まらないという状況を招き，最終的には崩漏＊を引き起こし，病状を悪化させ，治療が難しくなる。そのため，月経先期とともに経血量の過多などが現れた場合は，時機を逃さず治療に当たらなければならない。

症例2

●患者：女性，23歳，職員／●診察日時：2003年9月17日

若い女性が診察室に入ってくる。顔色は悪くなく，まだ元気のある様子である。

医師：どうしましたか？
患者：生理が40日以上来ません。
医師：結婚はしていますか？
患者：(恥ずかしそうに) いいえ。彼氏もいないくらいですから。
医師：生理はよく遅れるのですか？
患者：最近，2回ほど同じようなことがありました。
医師：大体，何日周期で来るのですか？
患者：40〜50日くらいです。5月から今までで，まだ2回しか来ていません。1回は6月の末で，前回は8月10日に来ました。
医師：以前は順調だったのですか？
患者：そうです。

> 月経が7〜8日以上遅れることを「月経後期*」と呼ぶ。月経後期は，主に血寒・虚寒・血虚・気滞などの証にみられる。患者はここ数カ月で月経後期が現れているという。ここでは，発病の状況やこれまでの経過などについて詳しく尋ね，原因を明らかにしていかなければならない。

医師：ふだん，体調はいかがですか？
患者：私はとても健康です。この何年間はずっとエアロビクスを習っているくらいです。

> 体虚から起きている月経後期の可能性はない。

医師：では，最近何か精神的な変化などはありませんでしたか？　仕事でストレスが溜まっているとか，生活などの面で何か大きな変化はありませんでしたか？
患者：特に何も変わったことはありません。

> 情志や環境の変化から起きている月経後期の可能性もないようである。

医師：生理が遅れるようになる前に，寒さにあたったとか，冷たいもの・生ものを食べたということはありませんでしたか？
患者：そういえば，思い当たることが1つだけあります。私は，6月のはじめにプールの利用カードを作り，その頃は毎日泳ぎに行って，泳いだ後には冷たい水でシャワーを浴びていました。それに，今でもまだ冷たいシャワーを浴びていて，あと1カ月くらいは続けるつもりです。これも寒さにあたったうちに入るのでしょうか？
医師：本当だったら，6月はいつ生理が来なければいけなかったのですか？
患者：本当だったら6月5日頃に来る予定だったのですが，結局来たのは26日でした。

> 患者は月経の予定日の直前から，頻繁に水泳に通い始め，冷たいシャワーを浴び続けていた。これは月経後期の直接の原因であると考えられる。

医師：最近2回の生理のとき，以前と比べて，経血の色や量などに何か変化はありましたか？

患者：量は前より少なくなりました。以前は，1回の生理で十数枚のナプキンを使っていましたが，ここ2回は1パックも使い終わりません。多くても7〜8枚もあれば足りてしまいます。色は前より黒っぽくなったと思います。以前は鮮紅色でしたが，今は暗い赤です。

医師：血の塊は混じっていませんか？

患者：あります。紫色っぽい血の塊が混じっています。

> 月経の量が少なく，色は赤黒く，紫色の血塊が混じっている。これは血が寒凝し，運行がスムーズでなくなったことと関係がある。これが悪化すると，寒凝血瘀となる。

医師：生理痛はありますか？

患者：1日目はお腹がとても痛くなります。それにお腹が冷たくなるので，湯たんぽを抱えるとだいぶ楽になります。

> 下腹部が冷え疼痛があり，温めると痛みが軽減するというのは，寒邪が胞宮〔子宮〕に凝集し，寒邪が血と結びつき，不通則痛〔通じざれば則ち痛む〕となって起きている。

医師：ふだんはどちらかといえば寒がりですか？

患者：ふだんはそうでもないのですが，生理の期間中は多少寒さに弱くなって，手足などとても冷たくなります。

> 月経期間中は寒邪が胞宮に凝集して,陽気が損傷し,四肢に到達しなくなるため,畏寒*・四肢の冷えが現れる。月経が終わると陽気が通るようになるため,畏寒は顕著でなくなる。

医師:その他に何か具合の悪い所はありますか?
患者:特にありません。
医師:食欲はありますか?
患者:あります。
医師:便と尿の調子はいかがですか?
患者:どちらも特に異常はありません。

> 患者は発病してからまださほど長い期間が経っていないため,顕著な全身症状が現れていない。この時機を逃さず治療を進めなければならない。

医師:では,舌を出して見せてください。
(同時に脈も診る)
[舌診] 舌質淡黯・舌苔薄白
[脈診] 脈沈緊

> 舌と脈の状態は,寒邪が裏に存在し,気血の運行不暢となっていることを示している。

　望・聞・問・切の四診の結果を合わせて得られた病状記録・証名および診断結果は以下のとおりである。

【カルテ】
主訴:月経後期・経血量の減少が現れて3カ月余り。経期間中は下腹部の冷痛が現れる。

現病歴：患者は6月のはじめ，まもなく月経が始まるという頃から頻繁に水泳をするようになり，水泳の後には冷たいシャワーを浴びていた。さらに，現在もまだ冷水のシャワーを浴び続けている。このため，寒邪が侵入し，ここ3カ月間で月経後期が現れるようになった。周期は40～50日であり，経血の量が少なく，色は赤黒く，紫色の血塊が混じっている。また経期間中は，下腹部の冷痛（温めると痛みは軽減する）・畏寒・四肢の冷えが現れる。

所見：月経が40日近く経っても現れない。飲食・便・尿は正常。舌質淡黯・舌苔薄白・脈沈緊。

【証名】 血寒証
【治法】 温経散寒・調経止痛
【処方】 温経湯加減

［参考処方］

温経湯（『校注婦人良方』）：人参・当帰・川芎・白芍・桂心・莪朮・牡丹皮・甘草・牛膝

【弁証分析】

患者は6月の月経が始まる頃から水泳に通うようになり，水泳後に冷水のシャワーを浴びていたため，寒邪を外感した。このため，血が寒凝し，血の運行がスムーズでなくなり，月経後期（40～50日周期）・経血量の減少が現れるようになった。寒凝血瘀により，経血の色は赤黒く，紫色の血塊が混じることもある。寒邪が胞宮に凝集し，「不通則痛」となり，下腹部が冷え痛み，温めると痛みが軽減する。月経期間は，寒邪が内を阻滞するため，陽気が四肢に行きわたらなくなり，畏寒・四肢の冷えが現れる。舌質淡黯・舌苔薄白・脈沈緊というのは，寒凝によって気血の運行がスムーズでなくなった象である。

【解説】

月経後期は，臨床では，①血寒証，②虚寒証，③血虚証，④気滞証がよくみられる。この4つの証は，月経後期・経血量の減少という共通点があるが，以下の違いがある。

①血寒証は，経血の色が暗く，血塊が見られ，さらに下腹部の冷痛（温めると痛みが軽減する）・畏寒・四肢の冷えなどを伴い，舌苔白・脈沈緊などの特

徴が現れる。治療には温経散寒・調経止痛を用いる。
②虚寒証は，経血の色・質ともに薄く，血塊は見られない。さらに下腹部の隠痛（喜暖喜按*〔温めたり手で押さえることを好む〕）・腰がだるい・力が入らない・小便清長*・大便稀溏などを伴い，舌質淡・舌苔白・脈沈遅または細弱などの特徴が現れる。治療には扶陽祛寒・温宮調経を用いる。
③血虚証は，経血の色が薄く血塊はない。さらに少腹部の空痛*・めまい・目のかすみ・心悸・不眠・顔色淡白または萎黄*などを伴い，舌質淡・脈細弱などの特徴がある。治療には養血補血・益気調経を用いる。
④気滞証は，経血の色が黯紅であり，小さな血塊が見られる場合もある。下腹部の脹痛あるいは胸腹・両脇・乳房などの脹痛を伴うこともある。また，脈弦という特徴がある。治療には疏肝理気・活血調経を用いる。

症例3

●患者：女性，27歳，幹部／●診察日時：2002年3月19日

若い女性が診察室に入ってくる。体型は痩せ型であり，元気がない。

医師：どうしましたか？
患者：最近，生理が不順で，早く来たり遅れたりします。
医師：いつ頃から今のような状態が始まったのですか？
患者：この1年ほどはずっと今のような感じです。
医師：早めに来るときが多いですか，それとも遅れるときが多いですか？
患者：よくわかりません。どちらも同じくらいだと思います。

> 月経の前後不定期には，臨床でよくみられる病機が2種類ある。1つは肝鬱であり，もう1つは腎虚である。患者の体質や発病の状況および病変の経過・月経の量・色・質などについて詳しく尋ね，明確に診断をしなければならない。

医師：以前はずっと順調だったのですか？

患者：そうです。ずっと順調でした。

医師：ふだんの体調はいかがですか？

患者：以前はわりとよかったです。でも，生理が不順になってからは，前ほど健康ではなくなったと思います。

医師：では，舌を出して見せてください。

（同時に脈も診る）

[舌診] 舌周囲および尖端やや紅・舌苔薄やや黄

[脈診] 脈弦細

> 脈象が弦というのは，病位が肝にあることを示している。また，舌周囲および尖端やや紅・舌苔黄というのは熱と化している象である。

医師：今は生理中ですか？

患者：ちょうど終わったところです。今回は予定より10日早く来ました。

医師：経血はどんな色ですか？

患者：今回は真っ赤でした。でも，遅れて来るときはちょっと黒っぽい色になります。

医師：血の塊は混じっていますか？

患者：あります。よく，紫色っぽい血の塊が混じっています。

医師：量は多いほうですか，それとも少ないほうですか？ 大体，1回の生理で何枚くらいのナプキンを使いますか？

患者：早めに来たときは量が多いです。大体，25枚くらい使います。遅れるときは決まって量が少ないです。10枚も使わないくらいです。あと，1回の生理の期間が以前より長くなりました。以前は3～5日で終わったのが，最近は終わるまでに7～8日はかかります。

医師：ふだんや，生理のとき，腰はだるくなりませんか？

患者：それほどでもありません。

第4章◇尿・便・月経・帯下の症状

> 経血の量は一定していない。月経先期の場合は，経血の色が鮮紅色であり，月経後期の場合は，赤黒く，紫色っぽい血の塊が見られる。また，経血の排出がスムーズでなく経期の延長がみられるが，腰のだるさは現れていない。これらの症状から考えて，腎虚による経期錯乱の可能性はほぼなくなり，肝鬱気滞によるものである可能性が強くなった。月経先期の場合に経血の色が鮮紅色であるというのは，肝鬱が熱と化し，熱が血行を妄動させたということを示しており，後期の場合は赤黒くなるというのは，気機が阻滞し，血の循環が悪くなっていることを示している。紫色っぽい血の塊が見られるのは，気滞から血瘀が起きていることを表している。

医師：ふだん，精神的には安定していますか？　生活や仕事の面でストレスが溜まっているというようなことはありませんか？

患者：この1〜2年，気分はあまり良くありません。その……離婚をしようと考えています。

> 情志不遂*は本症の発生と大いに関係がある。

医師：その他に何か具合の悪い所はありますか？

患者：ふだんから，（両脇を指して）胸やこの辺りが張って，何かがつかえているような感覚があります。胸が詰まるような感じがして，何回か大きくため息をつくと，少し楽になります。ですから，同僚がいつも，私がため息ばかりついていると言います。あとは，生理になると，（両脇を指して）この両側が張るだけではなく，乳房や，（少腹部を指して）下腹の両側も張って痛くなります。

> 胸脇脹悶*・ため息をつきがち，月経期には胸・脇・乳房・少腹部に脹痛が現れるというのは，肝鬱気滞によって経脈が不利*になっていることと関係がある。

医師：食欲はありますか？

患者：今は昔に比べるとずっと食欲が減りました。それに，少ししか食べないのに，胃の中がいつもいっぱいのような感じがします。あとは，いつも胃の中から気が上がってくる感じがします。ちょうど，げっぷが出そうになる感覚です。そういうこともあって，あまりものを食べたいという感じがしません。今は結婚当初に比べて5 kg近くも痩せてしまいました。

> 食欲低下・げっぷが頻繁に出るというのは，肝気が胃を犯し，胃気が上にのぼり逆乱していることと関係がある。

医師：便と尿の調子はいかがですか？

患者：尿は普通ですが，便はすごく硬くて，ひどいときには3日も出ないときがあります。

> 肝がスムーズに疏泄しなくなるため，大腸の伝化*機能が不利となり，大便乾結を招いた。

医師：夜はよく眠れますか？

患者：以前は，家のことを考えるとよく眠れなくなりました。でも最近は，もう離婚することに決めましたし，これだけ長い時間ずっと悩んでいたので，かえってよく眠れるようになりました。でも，やはりまだ眠れなくなるときもあります。

> 肝鬱が火と化し，火熱が心をかき乱すため，心煩・不眠が現れる。

医師：あなたの生理不順は，この2年間の精神的な悩みがとても大きく影響しているのです。ですから，自分で気持ちを穏やかに保つことがとても大事なことなのですよ。

患者：わかりました。ありがとうございます。

> 心理的指導も健康の回復に非常に大きな役割を果たす。患者の生活環境や心理状態などに合わせ，適切な心理指導を忘れないこと。

　望・聞・問・切の四診の結果を合わせて得られた病状記録・証名および診断結果は以下のとおりである。

【カルテ】
主訴：月経の周期不安定が1年余り。胸脇脹悶を伴う。
現病歴：患者は情志不遂により，1年近く月経の前後不定期が続いている。経血の量は多かったり少なかったりしており，紫色の血塊が見られ，月経先期のときは経血の色が鮮紅色で量が多く，月経後期のときは赤黒く量が少ない。また経血の排出がスムーズでなく，経期の延長がみられる。さらに，胸脇・乳房・少腹部などに脹痛が現れている。
所見：体型はやや痩せており，現在は経期がちょうど終わったところである。さらに胸や脇腹が張って苦しい・ため息をつきがち・食欲不振・げっぷが頻繁に出るなどを伴い，ときには心煩・不眠・大便乾結などの症状が現れている。舌周囲および尖端やや紅・舌苔薄やや黄・脈弦細。
【証名】 肝鬱気滞証
【治法】 疏肝解鬱・理気調経
【処方】 逍遥散加減
[参考処方]
逍遥散（『太平恵民和剤局方』）：柴胡・白朮・茯苓・当帰・白芍・炙甘草・薄荷・煨姜

【弁証分析】
　患者は夫婦関係の不和により情志不遂となっていた。肝鬱が長引くと，肝の疏泄機能が失職し，衝任を失常し，血海に蓄えられる血液の量が適度ではなくなる。そのため，気血の流れがスムーズでなくなり，月経の前後不定期・経血量の過多もしくは過少・経血の排出がスムーズでない・経期の延長などが現れ

る。もし，肝鬱により火と化した場合は，火熱が内をかき乱し，血が妄動するため，月経先期・経血量が多い・経血の色が鮮紅色などの症状が現れる。また，肝鬱により気滞となった場合は，血の循環が悪くなるため，月経後期・経血量が少ない・経血の色が黯紅色などの症状が現れる。気滞により血瘀となるため，経血の中に紫色の血塊が混じる。肝鬱により気滞となり，肝経の循環部分の経気が不利となるため，胸や脇腹が張って苦しい・ため息をつきがち，肝経の循環部である胸・脇・乳房・少腹部の脹痛などが現れる。気鬱が長引くと火と化し，精気を消耗してしまうため，身体が痩せてくる。火熱が心を擾わすため，心煩・不眠が現れる。肝気が胃を犯すため，胃気が上にのぼり逆乱し，食欲不振やげっぷが頻繁に現れるようになる。肝の疏泄機能が失調するため，大腸の伝化機能が不利になり，大便乾結が現れる。舌周囲および尖端やや赤い・舌苔薄やや黄色・脈弦細というのは，すべて肝鬱気滞が長引き，熱と化した象である。四診の結果を合わせて考えると，肝鬱気滞証の症候の特徴に符合する。よってこの診断を下す。

【解説】

月経の前後不定期には，①肝鬱気滞証，②腎気虚証がよくみられ，両証が同時に現れる場合もある。両者はともに，月経周期の錯乱という特徴があるが，以下の違いがある。

①肝鬱気滞証は月経周期の錯乱に加えて，経血量の過多もしくは過少・経血色は鮮紅もしくは黯紅色・血塊が見られる・経血の排出がスムーズでないという症状が現れる。さらに，胸・脇・乳房・少腹部の脹痛，胸脘痞悶*，ため息をつきがち，食欲不振，げっぷが頻繁に出るなどの症状が現れる場合があり，舌質淡・舌苔薄白または薄黄・脈弦または弦細という特徴がある。治療には疏肝理気調経を用いる。

②腎気虚証は経血の量が少なく，色は淡黯で，血塊は見られない。さらに，腰骶の酸痛・めまい・耳鳴りなどを伴い，舌質淡・舌苔少・脈細弱で，尺脈が特に顕著であるという特徴が現れる。治療には補腎益気調経を用いる。

まとめ

　月経周期の異常には，月経先期・月経後期・月経前後不定期が含まれる。月経先期は，「経行先期」ともいい，月経の周期が7日以上早まり，連続して2回以上周期の異常が現れるものをいう。月経後期は，月経の周期が7日以上遅れ，重症になると40～50日周期となる場合もある。またの名を「経行後期」という。月経前後不定期は，周期が7日以上早まったり遅れたりするものであり，「経水前後不定期」ともいう。月経の周期が3～5日早いもしくは遅れる，または早まったり遅れたりするときもあるがその次にはまた正常に戻る，初潮から数カ月以内あるいは更年期に来潮が遅れるが，その他には何も具合の悪い所がみられないというものは，病態の範疇ではない。

　月経先期は，血熱証と気虚証がよくみられ，そのなかでも，血熱証はさらに陽盛血熱・肝鬱血熱・陰虚血熱に分けられ，気虚証は，脾気虚と腎気不固*に分けられる。これ以外にも，瘀血が阻滞したり新血が安定せずに妄行を招いたものなども月経先期を引き起こす可能性がある。月経後期は，血寒証・虚寒証・血虚証・気滞証がよくみられるが，痰湿の阻滞も原因となり得る。月経前後不定期は，肝鬱気滞証と腎気虚証が多いが，心脾両虚により現れることもある。

　また，経期延長という病理状態も存在する。これは月経の周期異常とは別の範疇であり，月経の周期は基本的に正常であるが，経期が毎回7日以上続き，ひどいときは半月も続くものである。またの名を「月水不断」といい，気滞血瘀もしくは陰虚内熱によるものである。前者は理気活血・化瘀止血を用い，後者は滋陰清熱・養陰止血を用い治療する。

　月経の周期異常や，経期延長の治療に際しては，月経期の一般的な注意も怠ってはならない。例えば，経期中の衛生・安定した心理状態を保つ・十分な睡眠・適度な運動・栄養バランスの取れたあっさりとした食事・労働と休息をバランスよく取るなどに注意することにより，健康の回復に有利となる。さらに，青少年には正しい保健知識を身につけさせ，

無理なダイエットにより月経不順を招くことのないようにする。また，月経前後不定期は，治療の時機を逃してしまうと崩漏に発展しやすく，さらに治療が難しくなるため，この症状が現れたら必ず積極的に治療を進める。

訳注：経血の色のなかでは，黯紅→紫黯→黯黒の順に黒味が強くなる。したがって，この３つの色のなかでは，黯紅が一番赤に近い色である。また黯淡は，黒味がかりさらに水でうすめたような色である。

【参考文献】

①『景岳全書』

[原　文]「凡血寒者，経必後期而至。然血何以寒：亦惟陽気不足，則寒従中生而生化失期，之即所謂寒也。……凡陽気不足，血寒経遅者，色多不鮮，或色見沈黒，或渋滞而少，其脈或微或細，或沈遅弦渋，其臓気形気必悪寒喜暖。凡此者皆無火之証」

[口語訳] 血寒であるものは，必ず〔月経〕後期となる。では，なぜ血寒になるのか，それは，陽気不足から，寒が内生し，生化失期となるものがいわゆる寒である。……陽気不足になると，血寒となり経の流れが遅くなる。そのため，血の色は鮮やかではなく，沈んだ黒っぽい色が多く，流れが渋滞し〔血の量が〕少なくなる。脈は，微あるいは細，あるいは沈・遅・弦・渋であり，臓気・形気は必ず悪寒喜暖となる。これらの症状が現れているものは，すべて無火の証である。

②『瀋氏女科輯要箋正』

[原　文]「先期有火，後期火衰，是固有之，然持其一端耳。如虚不能摂，則雖無火，亦必先期。或血液漸枯，則雖有火，亦必後期」

[口語訳] 一般に，先期は火があり，後期は火が衰えているものであるといわれている。ただし，これはあくまでも一端である。もし，虚から摂血できなくなれば，火はなくとも必ず先期となる。また，血液が徐々に枯れてしまった場合は，たとえ火があっても必ず後期となる。

第4章◇尿・便・月経・帯下の症状

10 生理痛（痛経）

症例1

●患者：女性，14歳，学生／●診察日時：2002年3月18日

少女が家族に付き添われて診察室に入ってくる。顔面蒼白であり，苦しそうな表情をしている。

医師：どうしましたか？
　（以下の「患者」の部分は，患者本人と家族の共同の叙述である）
患者：生理痛です。痛くて仕方ありません。
医師：どこが痛むのですか？　生理のときは毎回痛くなるのですか？
患者：（下腹部を指して）ここが痛いのです。毎回痛くなります。
医師：今回の生理はいつ始まったのですか？
患者：今朝です。とにかくすごく痛いです。毎回，痛くて学校にも行けなくなるくらいです。本当にもうたまりません。

> 生理痛は若い女性によくみられる症状である。特に初潮や初潮から間もないときに頻繁に起こりやすい。患者はまだ年齢も若いので，初潮の状況を詳しく尋ねることが病状を理解するために役立つであろう。

医師：初潮はいつでしたか？
患者：去年の2月です。
医師：当時から痛みはあったのですか？
患者：そうです。当時は生理が始まったと思わなかったので，何かひどい病気にかかったのかと思いました。それで，病院に行って検査をしたのですが，何も悪い所はみつからなくて，その後でやっと生理が始まったことがわかりました。それ以降も，毎月生理が来るたびに大病にでもかかったような騒ぎで，痛み止めを飲んでも全然効きません。

> 実証の生理痛は，月経前もしくは経期中に下腹部に痛みが現れることが多い。この患者の場合，初潮のときにすでにこの症状が現れており，1年以上毎月生理のたびに疼痛があり，しかもその痛みが激しい。このことから，本症は実証に属するはずである。

医師：いつも，いつ頃から痛みが現れ始めるのですか？

患者：生理が始まる1～2日前から下腹が張り始めて痛くなりますが，その時点ではまだ我慢できる程度です。痛み止めを飲めば，痛みは多少和らぎます。でも，生理が始まった1日目からはもう我慢ができなくなります。でも，そのときはまだ出血の量は少なくて，後半の何日目からになって，少し量が増えてきます。量が多くなると，痛みもだいぶ治まります。そして，生理が終わる頃にはお腹も痛くなくなります。

> 経期の1～2日前から下腹部に脹痛が現れ始め，月経の1日目の疼痛が最も激しい。また，経血の排出がスムーズでないということは，衝任が阻滞し，気血がスムーズに循環しなくなっていることと関係がある。ここでは，さらに疼痛の性質や，その他の疼痛の有無，また月経の周期・量・色・質などについて尋ね，病機の本質を判断する。

医師：現在の下腹の痛みは1～2日前の痛みと同じように，張ったような痛みですか？

患者：今は痛みがすごく激しくて，刃物でえぐられるような痛みです。それに，(腰骶部を指して) 腰や腰の下の所まで痛くて，まるで腰が切り落とされそうな感じがします。あとは，この両側も張って痛みますし，(両側の乳房と脇部を指して) ここも痛いです。

> 下腹部の絞痛があり，その痛みが腰骶部にまで及んでいる。腰には折れるような痛みがある。胸脇および乳房に脹痛があるのは，気滞および血瘀と関係がある。

医師：毎回，今と同じような状態なのですか？
患者：そうです。毎回同じです。
医師：お腹が痛いとき，手で押さえたり，湯たんぽを抱えると痛みが和らぐようなことはありませんか？
患者：だめです。以前，家のものもお腹をさすってくれようとしたのですが，まったく触ることもできないくらい痛いですし，湯たんぽで温めるともっと痛くなります。

> 拒按*の腹痛であり実証であることは間違いない。

医師：お腹が冷たいような感じはしませんか？
患者：ありません。

> 寒邪が胞宮〔子宮〕に凝集している可能性もない。

医師：生理の1日目は量が少ないといいましたが，生理の後のほうでは量が多くなるのですか？
患者：多いとはいえないと思います。いつも3～4日もすれば終わってしまいます。
医師：経血はどんな色ですか？
患者：色は黒っぽいです。真っ赤なときはありません。それに，紫色や黒っぽい血の塊が混じっているときもあります。でも，もうそろそろ終わるという頃になると，血の塊はなくなって，お腹も痛くなくなります。

> 月経量が少なく，経血の色は黒っぽい。さらに，血塊があり，血塊が排出されると痛みが軽減する。これは，胞宮が血瘀によって阻滞されていることから起きている生理痛であると考えてほぼ間違いない。

医師：生理の来る時期は正確ですか？　大体，どのくらいの周期で来ていますか？
患者：去年，初潮の頃はあまり順調ではありませんでしたが，今は基本的に

30日周期です。ときには2日ほど早かったり遅れたりしますが，その辺は一定していません。

医師：では，舌を出して見せてください。

（同時に脈も診る）

[**舌診**] 舌質淡紅・舌両側に瘀斑
[**脈診**] 脈弦渋

> 舌と脈の状態は気滞血瘀の象である。

医師：食欲はありますか？

患者：生理が始まると食欲がなくなります。たぶん痛みのせいだと思います。生理が終われば食欲は戻ります。

> 食欲低下は，肝がスムーズに疏泄しなくなり，気血が壅滞し，胃失和降*になったことと関係がある。

医師：便と尿はいかがですか？

患者：尿はよいのですが，便はよく便秘になります。

医師：学校の授業は大変ですか？

患者：大変です。もうすぐ高校入試もありますし，しっかり勉強しなければいけません。

医師：ふだん，精神的にはどうですか？ イライラしやすくはないですか？

患者：それほどでもありませんが，やはり受験のこともありますので，テストの成績によってはとても落ち込んだりします。

> イライラやストレスが過度になると肝気鬱結となる。それが長引けば気滞血瘀を招き，血瘀が衝任を阻滞し，生理痛が現れる。この患者の便秘は「気秘」に属する。気機が阻滞し，大腸の伝化*機能が不利となり現れているものである。

望・聞・問・切の四診の結果を合わせて得られた病状記録・証名および診断結果は以下のとおりである。

【カルテ】
主訴：経期中の腹痛が反復して現れるようになって1年余り。現在は発作から2日目であり、激しい痛みがある。

現病歴：患者はふだんから学習上のストレスが多く、イライラや緊張が過度になり、肝気が鬱結していた。約1年前に初潮があり、そのときから月経時に下腹部の疼痛が現れ、痛みは比較的激しい。その後、月経時には毎回疼痛があり、月経開始の2日ほど前から下腹部に脹痛が現れ始め、月経の1日目になると激しく痛む。経血の色は紫黯で、血塊も見られ、血塊が排出されると疼痛は軽減する。

所見：本日は月経の1日目。下腹部に絞痛があり（拒按）、痛みが腰骶部にまで及ぶ。腰痛は腰を切り取られるような痛みである。また、胸・脇・乳房にも脹痛が現れている。月経の量は少なく、経血の色は紫黯で、血塊も見られる。さらに、顔色蒼白・食欲低下・大便秘結＊を伴う。舌質淡紅・舌両側に瘀斑・脈弦渋。

【証名】 気滞血瘀証（痛経）
【治法】 理気活血・化瘀止痛
【処方】 膈下逐瘀湯加減

[参考処方]
膈下逐瘀湯（『医林改錯』）：当帰・川芎・赤芍・桃仁・紅花・枳殻・延胡索・五霊脂・牡丹皮・烏薬・香附子・甘草

【弁証分析】
患者はふだんから勉強のストレスが多く、イライラや緊張が続き、肝気が鬱結していた。肝気鬱結の期間が長くなると、気滞血瘀を招き、血瘀が衝任を阻滞するため、1年前の初潮のときよりひどい月経痛が現れ、それが反復して現れている。月経が近づくと、血海が血で充満し、気滞血瘀がさらにひどくなるため、月経が始まる2日ほど前には、下腹部に脹痛が現れ始める。月経の1日目には、血海が充ちてあふれんばかりになるが、気滞血瘀により衝任脈の循環

がスムーズでなくなり，経血の流れが悪くなり，血瘀が内を阻滞するため，激しく痛み，下腹部に絞痛が起こり（拒按），腰にもまるで折られるような痛みが現れる。さらに，月経の量が少なく，経血の色が紫黯で，血塊も見られる。瘀滞が比較的ひどく，経気が不利となり，気血が上部を栄養できなくなるため，顔面蒼白となる。血塊が排出されれば，瘀滞が軽減され，気血がしばらく通るようになるため，疼痛も軽減する。女性は肝を先天とし，胸脇・乳房は肝経が循環する部位であるため，肝経気滞となると，胸脇や乳房にも脹痛が現れるようになる。肝が疏泄機能を失調すると，胃も下降を保てなくなるため，食欲低下が現れる。肝鬱気滞により大腸の伝化機能が不利となるため，大便秘結が現れる。舌質淡紅・舌の両側に瘀斑が見られる・脈弦渋というのは，すべて気滞血瘀の象である。四診の結果を総合的に考えると，気滞血瘀の症候の特徴に符合する。よってこの診断を下す。

症例2

● 患者：女性，28歳，営業員／● 診察日時：2002年3月14日

若い女性が診察室に入ってくる。顔色はまったく血の気が感じられないほど白く，元気がない。

医師：どうしましたか？
患者：毎回生理のたびにお腹が痛くなります。
医師：腹痛が現れるようになってから，どのくらい経ちますか？
患者：2年以上です。子供を産んだ後，生理が再開したときからです。
医師：以前は生理痛はなかったのですか？
患者：ほとんどありませんでした。以前は生理はとても順調でした。

> 患者は産後から生理痛が始まっており，すでに2年以上になる。ここでは，さらに疼痛の性質や程度などの状況，および月経の周期・量・色・質，随伴する症状などを尋ね，病証の寒熱・虚実などを明確にしていく。

医師：今は生理中ですか？

患者：昨日から始まりました。今もお腹は痛いです。

医師：ずっと痛いのですか，それとも断続的に痛むのですか？ 激しい痛みですか？

患者：ずっと痛いです。普通は生理が終わって1～2日してから，やっと痛みがなくなります。それほど激しい痛みではありません。でも，ずっと痛みが続くのです。あと，生理の量はいつも少ないほうです。

医師：生理が始まる前にお腹が痛むことはありますか？

患者：生理の前には痛くなりません。

> 患者は経期中とその後に腹痛が現れており，その痛みはシクシクした痛みである。この点から虚証の可能性が高いといえる。虚証には，気血不足・陽虚・陰虚があり，そのうちのどれにあたるかを明確にしなければならない。

医師：ふだん，寒さには弱いですか？

患者：はい。それにこの2年間は特に弱くなった気がします。今の気候でも，手足はとても冷たいです。おそらく，産後に身体が熱い感じがして，涼しい格好ばかりしていたせいだと思います。この2日間は下腹も冷たくて，家ではいつも湯たんぽを抱えています。そうすると，少しは痛みが治まります。

> 患者は産後に身体を冷やしたと言っている。おそらく，このことが本症の発生と直接関係があるのであろう。経期中に下腹部にシクシクとした冷痛があり，温めると痛みが軽減するというのは，陽虚から胞宮〔子宮〕が温められなくなった症状である。

医師：生理の周期は正常ですか？　どのくらいの周期で生理が来ていますか？
患者：よく遅れます。少なくても1週間は遅れますし，ひどいときには2カ月に1回しかありません。それに量も少ないです。
医師：生理は毎回何日くらい続きますか？
患者：2～3日で終わってしまいます。でも，お腹の痛みは大体4～5日は続きます。

> 月経後期*で量が少ないというのは，陽虚によって陰が盛んになり，気血の生化・運行が無力となり，精血不充となるため，時期が来ても血海が充たされないことと関係がある。

医師：経血はどのような色ですか？　血の塊は混じっていませんか？
患者：色は黒っぽい赤です。小豆のような色です。それに，よく小さな黒っぽい紫色の血の塊が混じっています。

> 経血の色が黒っぽく，黒っぽい紫色の血塊が見られるというのは，陽虚によって寒が凝集して血瘀となっていることを示している。

医師：ふだん，腰はだるくなりませんか？
患者：なります。よく膝もだるくなります。お店で立ち仕事をしていると，膝に力が入らなくなりますし，生理のときには腰のだるさがさらにひどくなります。

第4章◇尿・便・月経・帯下の症状

> 腰膝酸軟*・身体や四肢の冷えというのは，腎陽虚によって，腰や骨骼が失養していることと関係がある。

医師：食欲はありますか？
患者：それは普通にあります。
医師：便と尿はいかがですか？
患者：便は普通ですが，尿はトイレが近いほうで，特に夜には何度もトイレに行きたくなって目が覚めてしまいます。

> 小便清長*・夜間の頻尿というのは，腎陽が不足して腎気不固*となっていることを示している。

医師：では，舌を出して見せてください。
（同時に脈を診る）
[**舌診**] 舌質淡・舌苔白潤
[**脈診**] 脈沈細で無力，尺脈に特にこの傾向が顕著

望・聞・問・切の四診の結果を合わせて得られた病状記録・証名および診断結果は以下のとおりである。

【カルテ】
主訴：月経時に下腹部の冷痛が現れるようになり2年余り。今回の発作が現れてからは2日目。
現病歴：患者は産後に身体を冷やしたため，この2年間，毎回経期中およびその後2日間は下腹部に冷痛が現れ，なかなか治癒にいたらない。さらに，月経後期・経血量が少ない・経期は2〜3日しかないという状態が続いている。
所見：本日は月経の2日目。下腹部にシクシクとした冷痛があり，温めると痛みが軽減する。経血の色は小豆のように黒っぽく，紫黒色の血塊も見られる。経血の量は少ない。さらに，顔色㿠白*・疲労感・力が入らない・畏寒*・四肢の冷え・腰膝酸軟・小便清長・夜間の頻尿などの症状を伴う。舌質淡・

舌苔白潤・脈沈細で無力であり，尺脈に特にこの傾向が顕著。
【証名】 腎陽虚証
【治法】 温腎散寒・暖宮止痛
【処方】 腎気丸合温経湯加減
[参考処方]
腎気丸（『金匱要略』）：乾地黄・山薬・山茱萸・茯苓・牡丹皮・桂枝・沢瀉・附子
温経湯（『金匱要略』）：呉茱萸・当帰・芍薬・川芎・人参・生姜・麦門冬・半夏・牡丹皮・阿膠・甘草・桂枝

【弁証分析】

　患者は産後で身体が虚しているところへ，さらに身体を冷やしたため，冷気を受け陽気を徐々に損傷した。腎陽が少しずつ損傷することにより，虚寒が内生し，寒邪が子宮に凝滞した。これにより，この2年間，毎回経期中およびその後2日間は，下腹部に冷痛が現れ，なかなか治癒にいたらない。腎陽が虚損し，臓腑が失養することにより，気血の生化・運行が無力となるため，精血不充となり，血海が正しい周期で満たされなくなる。そのため，月経後期・月経量が少ないという症状が現れる。虚証による疼痛のため，下腹部の痛みは隠痛*・冷痛となって現れる。寒凝は温めることにより溶けるため，下腹部を温めれば疼痛が軽減する。陽虚から寒凝が起こり，そこから血瘀が現れ，衝任を阻害するため，経血の色が暗く，紫黒色の血塊も見られる。陽虚により身体が失養し，温められなくなるため，顔色㿠白・疲労感・力が入らない・畏寒・四肢の冷えが現れる。腎陽虚により腰や骨が失養するため，腰膝酸軟が現れる。腎気不固のため，小便清長・夜間の頻尿が現れる。舌質淡・舌苔白潤・脈沈細で無力で，尺脈に特にこの傾向が顕著であるというのは，すべて腎陽虚により虚寒内生となった象である。四診の結果を総合的に考えると，腎陽虚証の症候の特徴に符合する。よってこの診断を下す。

まとめ

　痛経〔月経痛〕は，月経期またはその前後に現れる周期性の下腹部の疼痛であり，場合によってはその痛みが腰骶にまで及んだり，激しい痛みとなって，意識を失うこともある。伝統的に痛経という名称は病名としても使われる。本症は若い女性によくみられる症状である。多くは，精神的なストレス・不規則な生活・六淫＊などによって起こり，病位は衝任・胞宮にあり，病変は気血の失調にある。また，その他の臓腑とも密接に関係がある。月経痛は，邪気の性質や正気の盛衰の違い，月経痛の発生する時期・性質・部位・疼痛の程度や，月経の周期・量・色・質，および随伴する症状・舌脈の状態などにもとづき，不通則痛〔気血などの鬱滞によって現れる痛み〕の実証であるのか，または不栄則痛〔失養から現れる痛み〕の虚証であるのかを弁証する。

　実証の月経痛は，①気滞血瘀証，②寒湿凝滞証，③湿熱下注証の3証が，臨床でよくみられる。3者は，ともに経期前および経期中に下腹部の疼痛が現れ，その疼痛は拒按であり，経期が終われば痛みが緩和されるという特徴がある。ただし，以下のような違いがある。

①気滞血瘀証の疼痛は，脹痛もしくは刺痛であり，胸脇・乳房が張ることもある。さらに，経血量が少なく，経血の排出がスムーズでなく，経血の色が紫っぽく，血塊も見られる，血塊が排出されれば疼痛が軽減する，舌質紫暗または瘀斑瘀点が見られ，脈弦または弦滑などの特徴が現れる。治療には理気活血・化瘀止痛を用いる。

②寒湿凝滞証の疼痛は冷痛であり，温めると痛みが軽減し，経血量は少なく，色は黒っぽく血塊が見られる。さらに，畏寒・四肢の冷え・全身の疼痛・舌苔白膩・脈沈緊などの特徴が現れる。治療には，散寒除湿・化瘀止痛を用いる。

③湿熱下注証の疼痛は灼熱痛であり，腰骶部にも脹痛が現れる。また，ふだんから少腹部に痛みが現れることもあり，黄色く粘り気がある臭いの強い帯下があり，月経前および月経期に疼痛がひどくなる。さらに，

経血の色は暗い赤であり，質は濃く血塊も見られる。場合によっては微熱が出ることもあり，小便短黄*・舌質紅・舌苔黄膩・脈弦数または濡数などの症候の特徴がある。治療には清熱除湿・化瘀止痛を用いる。

虚証の月経痛は，①陽虚内寒証，②気血不足証，③肝腎虚損証の3つの証がよくみられる。3者はともに，月経期または経期後に疼痛が現れ，疼痛はそれほど激しくなく，手で押さえると痛みが軽減するという特徴がある。ただし，以下のような違いがある。

①陽虚内寒証は，下腹部に冷痛が現れ，温めると痛みが軽減する。さらに，経血の量が少なく，色は黯淡，腰膝酸軟・畏寒・四肢の冷え・小便清長などの症状が現れ，舌質淡暗もしくは紫がかっており，舌苔白潤，脈沈などの特徴がある。治療には温経散寒止痛を用いる。

②気血不足証は，下腹部に隠痛が現れ，手で押さえると痛みが軽減する，または下腹部および陰部に空墜感があり，経期後に痛みが激しくなる。また，経血の色・質ともに薄く，疲労感・力が入らない・顔色萎黄*・納少*・便溏*などが現れる場合があり，舌質淡・舌苔薄白・脈細弱などの症候が現れる。治療には益気養血止痛を用いる。

③肝腎虚損証は，下腹部に空墜感があり，シクシクと痛み，腰にはだるく張ったような感覚がある。経血の色は黯淡で，量が少なく，質は薄い。また，めまい・耳鳴り・潮熱*・盗汗*などが現れる場合もあり，舌苔薄白または薄黄で，脈細弱または沈細などの症候が現れる。治療には益腎養肝止痛を用いる。

注意しなければならないのは，月経以外の原因から起きている腹痛も，経期中に発生したり悪化することがあるという点で，これは，本節で述べている月経痛とは異なるものである。そのため，臨床では病状についての資料を詳細に集め，必要なときには全身および婦人科の検査を行い，誤診・誤治を避けなければならない。これ以外に，月経時には腹痛とともに乳房の脹痛・発熱・頭痛・全身の疼痛・泄瀉・吐衄*などが現れる場合が多い。この場合は主次を明確に判断し，疾患の内在的な本質を把握し，臨機応変に弁証を進める。

【参考文献】

①『瀋氏女科輯要箋正』
[原　文]「経前腹痛無非厥陰気滞，絡脈不疏」
[口語訳] 月経前に起こる腹痛は，すべて厥陰の気滞から絡脈が疏通しなくなり起こるものである。

②『景岳全書』
[原　文]「経行腹痛，証有虚実。実者，或因寒滞，或因血滞，或因気滞，或因熱滞，虚熱，有因血虚，有因気虚。然実痛者，多痛於未行之前，経通而痛自減，虚痛者，於既得之後，血去而痛未止，或血去而痛益甚。大都可按揉者為虚，拒按拒揉者為実。有滞無滞，於此可察。但実中有虚，虚中有実，此当於形気禀質兼而弁之，当以察意，言不能悉也」
[口語訳] 経行〔月経時〕の腹痛には，虚証も実証もある。実証は，寒滞・血滞・気滞・熱滞によるものである。虚熱は，血虚・気虚によって起こる。実痛のものは，多くは月経前に起こるものであり，月経期が過ぎれば，痛みも自然となくなっていく。虚痛のものは，月経後に現れることが多く，月経が終わっても痛みが残る，もしくは，月経後に痛みが激しくなる場合が多い。手で押さえたりさすったりしても大丈夫なものは虚であり，拒按・拒揉のものは実である。滞りがあるかないかは，これ〔拒按であるかどうか〕によって判断できる。ただし，実のなかにも虚は存在し，虚のなかにも実は存在する。このため，患者の体型や正気の盛衰，および先天的な体質などもすべて考慮に入れ，弁証しなければならない。けっして患者の叙述のみにもとづいて診断してはならない。

11 無月経（閉経）

症例

● 患者：女性，17歳，学生／● 診察日時：2001年7月13日

少女が母親に連れられて診察室に入ってくる。肥満体型であり，鼻の下の産毛がやや濃く，体毛も多い。

医師：どうしましたか？
（以下の「患者」の叙述は，患者本人と母親の2人によるものである）
患者：生理がもう1年間来ていません。
医師：初潮はいつでしたか？
患者：15歳のときです。
医師：始まった頃は順調だったのですか？
患者：その頃も順調ではありませんでした。多くても1年に4～5回くらいでしたし，量も少なかったです。
医師：当時は1回の生理で，大体何枚くらいのナプキンを使っていましたか？1回の生理は何日くらいありましたか？
患者：大体半パック（6枚）くらいだったと思います。それに2～3日もすると終わってしまいました。
医師：最後の生理はいつでしたか？
患者：去年の7月8日です。

> 2年前に初潮があったが，その後も月経が正常に来ることが少なく，量も少ない。そして，1年間生理が止まっている。閉経〔無月経〕をもたらす原因には，虚もあれば実もある。虚証は，肝腎不足・気血虚弱・陰虚血燥などから，実証は，気滞血瘀または痰湿阻滞から起こる場合が多い。患者は肥満体型であることから，痰湿によるものである可能性が高い。この時点では，さらに詳しくこれまでの経過や随伴する症状などを尋ね，正確に診断しなければならない。

医師：これまでに何か検査か治療をしたことはありますか？

患者：西洋医学の病院に行っていろいろ検査をしました。医者からは多嚢胞卵巣症候群だと言われました。

（カルテの記載を見ると患者の叙述のとおりである）

医師：ふだん，自分で何か具合が悪いと感じる所はありますか？

患者：なんだかいつも眠たくて，目を開けていられないと感じることもよくあります。頭がクラクラして，勉強をしていても集中できなくて，体力がついていかないという感じです。

> 肥満体型であり，頭や瞼が重く感じる・嗜睡*・眠気・力が入らないなどが現れていることから，痰湿が内で盛んになり，清陽*が昇らず，機体が失養していると考えられる。

医師：では，舌を出して見せてください。

（同時に脈を診る）

[**舌診**] 舌質胖・舌苔白膩

[**脈診**] 脈滑

> 舌と脈の状態は痰湿の象である。

医師：食欲はありますか？

患者：あまりありません。お腹が空いたという感じがしないのです。ときには，

胸がムカムカして吐き気がするときもあります。でも，こんなに太っているのです。

医師：便と尿の調子はいかがですか？

患者：尿は正常です。でも，便はここ何年も形になりません。ときには，1日に何回も下痢をします。

> 食欲不振・胸悶*・悪心というのは，痰湿が内に阻滞し，脾の納運機能が失調しているために起きている。脾の運化*機能が失常すると水湿が下焦に流れ込み，大腸の伝化*機能が失調するため，大便溏泄が現れる。

医師：ふだん，おりものは多いですか？

患者：多いです。白くて粘り気のあるものが出ます。

> 湿邪には粘滞・下降の性質があるため，白く粘り気のある帯下が多い。

医師：昔からずっと今くらいの体格でしたか？

患者：以前から太っているほうでしたが，この1年で体重がすごく増えました。

> 体重が増えたのは痰湿が内に阻滞したことによる。

望・聞・問・切の四診の結果を合わせて得られた病状記録・証名および診断結果は以下のとおりである。

【カルテ】

主訴：無月経となり1年。肥満体型であり，胸悶・便溏*が現れており，白い粘り気のある帯下が出る。

現病歴：患者は15歳で初潮を迎えた後も，2〜3カ月に1回ほどしか来朝せず，月経量も少ない。この1年間はまったく月経がなく，体重が増加した。さらに，患者は体毛が比較的濃い。検査の結果，多嚢胞卵巣症候群と診断された

が，治療はまだ始めていない。

所見：無月経が1年続いている。肥満体型であり，眠気・力が入らない・頭や瞼が重く感じる・嗜睡・食欲不振・胸悶・悪心・大便溏泄・白く粘り気のある帯下が多いなどの症状を伴う。舌質胖・舌苔白膩・脈滑。

【証名】 痰湿阻滞証
【治法】 豁痰除湿・行気活血
【処方】 蒼附導痰丸合仏手散加減

[参考処方]

蒼附導痰丸(『葉天士女科診治秘方』)：茯苓・法半夏・陳皮・甘草・蒼朮・香附子・胆南星〔天南星を牛の胆汁で加工したもの。清熱・化痰・鎮驚の作用がある〕・枳殻・生姜・神麯

仏手散(『普済本事方』)：当帰・川芎

【弁証分析】

患者は多痰多湿の体質であり，痰湿が内に集まり，気血の運行がスムーズでなくなり，衝任が阻害されたため，15歳の初潮以来月経がほとんどなく，量も少ない。痰湿が阻滞する状態が長引くと，脈道経隧が不通となるため，この1年は月経が1度もなく，体重が増加した。痰湿が内で盛んになると，食欲不振・胸悶・悪心が起こる。痰湿が阻滞すると，気血の運行が阻害され，機体が失養するため，眠気・力が入らない症状が現れる。清陽が昇らないと，頭や瞼が重く感じる・嗜睡となる。湿が脾を犯し，脾の納運機能が失職すると，水湿が大腸に流れ込むため，食欲不振・大便溏泄が現れる。湿邪には粘滞・下降の性質があるため，白く粘り気のある帯下が多くなる。肥満体型・舌質胖・舌苔白膩・脈滑というのは，すべて痰湿内阻の象である。四診の結果を総合的に考えると，痰湿阻滞証の症候の特徴に符合する。よってこの診断を下す。

まとめ

「閉経」とは，女性が満18歳になっても初潮がない，あるいは月経は始まったが3カ月以上中断している状態をいう。中医学では病名にもなっている。妊娠期・授乳期の一時的な無月経や，更年期女性の閉経，または思春期の初潮間もない頃に起こる一時的な無月経は，「閉経」の範疇に入らない。また，先天的な生殖器官の発育異常，もしくは手術などによる器質的損傷により起こる無月経も，本節で述べている「閉経」には属さない。

無月経の病因は多岐にわたるが，弁証では虚・実の2種に分けられる。

虚証は，①先天不足または腎気が損傷を受けた場合，②先天的な脾胃虚弱もしくは気血を大きく損傷した場合，③陰虚の体質あるいは失血・傷陰などにより衝任不足を招いたなどの原因により，血が生成されなくなり無月経となる。よくみられる証として，（1）腎気虚証・（2）気血不足証・（3）陰虚血燥証などがあげられる。

実証は，①七情内傷や肝気鬱結，②寒邪を外感した，③生もの・冷たいものの過食から寒凝血瘀となった，④肥満体質や痰湿が内を阻滞したため衝任閉阻・胞脈壅塞となったなどの原因から無月経が現れる場合が多く，（4）気滞血瘀証・（5）痰湿阻滞証などがよくみられる。

(1) 腎気虚の無月経は，腰膝酸軟*・めまい・耳鳴り・顔色黯淡・舌質淡・舌苔少・脈沈弱または細渋などの症候を特徴とし，治療には補腎調経を用いる。
(2) 気血不足証は，めまい・心悸・気短・疲労感・力が入らない・顔色萎黄*・食欲不振・舌質淡・舌苔白・脈細弱などの症候を特徴とする。治療には益気養血調経を用いる。
(3) 陰虚血燥証は，五心煩熱*・両頬の紅潮・不眠・盗汗*・骨蒸*・労熱*・舌質紅・舌苔少・脈細数などの症候を特徴とする。治療には養陰清熱調経を用いる。
(4) 気滞血瘀証は，下腹部に脹痛（拒按*の場合もある）が現れ，精神

抑うつまたは煩躁・易怒*・胸悶脹満・舌周囲が紫っぽいもしくは瘀斑瘀点が見られる・脈沈弦または沈渋などの症候を特徴とする。治療には理気活血・袪瘀通経を用いる。
（5）痰湿阻滞証は，肥満体型・胸脇満悶・吐き気・痰が多い・眠気・力が入らない・食欲不振・舌質胖・舌苔白膩・脈滑または濡などの症候を特徴とし，場合によっては，大便溏泄・顔面や四肢の浮腫・白い帯下が多いなどの症状も現れる。治療には豁痰除湿・活血通経を用いる。

【参考文献】

① 『諸病源候論』

[原　文]「婦人月水不通者，由労損血気，致令体虚受風冷。風冷邪気客於胞内，傷損衝任之脈，併手太陽少陰之経，致胞絡内絶，血気不通故也」

[口語訳] 婦人で月水〔月経〕不通のものは，過労から血気を損傷し，体虚となり，さらに風冷を受けて起こるものである。風冷の邪気が胞内〔子宮〕に侵入し，衝任ならびに手太陽・少陰経の脈を損傷し，胞絡内絶となり，血気不通となって起こるものである。

② 『本草衍義』

[原　文]「夫人之生以気血為本，人之病未有不先傷其気血者，……思慮過当，多致労損，……女則月水先閉」

[口語訳] 人は気血を本として生命を維持し，そのため人の病というものは，気血の損傷なくしてはあり得ない，……思慮が過度となれば，労損を招くことが多く，……女性の場合はまず月水が閉じる〔無月経となる〕。

③ 『婦科切要』

[原　文]「肥白婦人，経閉而不通者，必是湿痰与脂膜壅塞之故」

[口語訳] 肥満して色の白い婦人が，月経不通となったものは，必ず湿痰と脂膜〔脂肪〕が壅塞して〔気滞を引き起こし〕起きているものである。

12 不正出血（崩漏）

症例

● 患者：女性，47歳，工員／● 診察日時：2001年5月18日

中年女性が診察室に入ってくる。体型は痩せ型であり，顔色がやや赤いが，元気はある様子である。

医師：どうしましたか？
患者：生理が始まってもう20日になるのですが，まだ出血が止まりません。

> 一般に経期の延長は半月を超えることはない。患者は膣内からの出血が20日も続いていることから，崩漏*である可能性が高い。

医師：今回の生理は周期どおりに来たものですか？
患者：いいえ。その前の生理が終わってから，たった5日で来てしまいました。もう，いったいいつ来るのが正しいのか，自分でもわからなくなってしまいました。今では，1カ月のうち10日も気分のよい日（出血していない日）があれば，それでもう十分という感じです。

> 月経の周期ではない時期に出血するというのは，崩漏であることに間違いない。ここでは，崩中〔大量の出血がある〕であるのか，それとも漏下〔量は少ないが絶え間なく出血する〕であるのかを判断しなければならない。

医師：出血の量は多いですか？
患者：一定していません。ときにはとても多くて，例えば，今回の1日目などは1日でナプキンを1パック以上使ってしまいました。今はそれほど多くありません。1日に1～2枚も使えば足りるくらいです。でも，ずっと出血が

止まりません。

> 月経の量が多かったり少なかったりするのは、崩中・漏下が同時に現れているということである。崩漏の原因は虚実ともにあり、虚証には腎虚・脾虚・虚熱*などがあり、実証には血熱・血瘀によるものが多い。この時点では、出血の色・質および随伴する症状などを詳細に尋ね、明確に診断しなければならない。

医師：出血の色はどんな色ですか？　質は薄いですか、それとも濃いですか？
患者：色は深紅です。質はやや濃いと思います。

> 陽虚・気虚・血虚である可能性はない。

医師：血の塊は混じっていませんか？
患者：ありません。
医師：下腹が痛くなることはありますか？　腰はだるくありませんか？
患者：それほど痛くありません。腰もだるくないです。

> 瘀血と腎虚の可能性もない。患者は、顔色がやや赤く、体型が痩せ型であることから、血熱の可能性が高い。ただし、実熱か虚熱かは、その他の症状などを詳しく尋ね判断しなければならない。

医師：このような状況はいつから始まったのですか？
患者：5カ月くらい前になります。
医師：これまでに病院で診てもらったことはありますか？
患者：あります。検査もすべてしました。でも、どこにも異常はみられませんでした。2カ月前には、出血があまりにも長く続くので、子宮の粘膜を削り取るという治療もしました。
医師：自分では何か原因が思い当たりますか？　例えば、精神的な問題などありませんでしたか？
患者：特に原因は思い当たりません。でも、ずっと長いこと慢性の子宮頸管炎

を患っています。もう 20 年近くになると思います。もしかしたら，このことが何か関係しているのでしょうか？

> 邪毒が長い間，体内に存在し，衝任を損傷した可能性がある。

医師：昔から今のように痩せているのですか？
患者：はい。一度も太ったことがありません。

> もともと痩せた体型というのは，陽臓人〔陽が盛んになりやすい体質〕の体型である。陽臓人は陰を損傷しやすく，陽が旺盛になりやすい。また，邪気を外感すると，陽から熱と化しやすい。そのため，「陽臓人の病は，陽の病が多い」といわれる。

医師：では，舌を出して見せてください。
（同時に脈も診る）
 [舌診] 舌質紅・舌苔黄燥
 [脈診] 脈数

> 舌と脈の状態はともに裏熱内盛の象である。

医師：食欲はありますか？
患者：はい。
医師：便と尿の状態はどうですか？
患者：便はわりと硬く，よく便秘になります。尿は量が少なく，色が黄色いです。でも，たくさん水を飲むと，尿の色も少し薄くなります。
医師：口の中が乾きませんか？
患者：乾きます。よくのどが渇いて水を飲みます。

> 便乾*・尿黄・口乾・水をよく飲むというのは，すべて邪熱傷津の象である。

第4章◇尿・便・月経・帯下の症状

医師：その他に何か具合の悪い所はありますか？　熱は出ていませんか？
患者：体温を測るとけっして高くないのですが，自分ではいつも身体が熱い感じがしますし，わりとすぐイライラするほうです。

> 裏熱が盛んであり，心神をかき乱すため，自分では身体が熱い感覚があり，イライラしやすい。

　望・聞・問・切の四診の結果を合わせて得られた病状記録・証名および診断結果は以下のとおりである。

【カルテ】
主訴：月経期以外に，子宮からの出血が反復して現れるようになり5カ月。今回の発作が起きてからは20日。
現病歴：患者は身体が痩せており，さらに，慢性子宮頸管炎を20年近く患っている。ここ5カ月の間に，月経時以外の子宮の出血が反復して現れており，出血の量は多かったり少なかったりと一定していない。2カ月前には子宮内膜を削り取る治療を行ったが，20日前から再び出血が始まった（月経期ではない）。1日目の出血量は多く，その後徐々に減少しているが，現在もまだ完全には止血していない。
所見：膣内からの出血が長期間止まらない。出血の色は深紅であり，質は濃いが，血塊は見られない。さらに，顔色がやや赤い・煩熱＊・口渇・大便乾結＊・小便短黄＊・舌質紅・舌苔黄燥・脈数という症候が現れている。
【証名】 血熱熾盛証
【治法】 清熱涼血・止血調経
【処方】 清熱固経湯加減
[参考処方]
清熱固経湯（『簡明中医婦科学』）：黄芩・焦山梔子・生地黄・地骨皮・地楡・阿膠・生藕節・陳棕炭・炙亀板・牡蛎粉・生甘草

【弁証分析】

　患者はもともと痩せた体型であり,「陽臓人」である。このため, 陰を損傷しやすく, 陽が旺盛になりやすい。また, 20年近く慢性子宮頸管炎を患っており, 邪気が長期にわたり体内に存在しているため, 陽から熱に化しやすい。熱が内盛すると, 衝任を損傷し血を妄動させるので, この5カ月間で月経期以外にも子宮からの出血が反復して現れるようになった。出血量は, 多かったり少なかったりと一定せず, 崩中と漏下がともに現れ, 長い期間出血が止まらない。裏熱壅盛(ようせい)であるため, 出血の色が深紅であり, 質は濃い。ただし, 瘀の象はまだ現れていないため, 血塊は見られない。裏熱が内部から蒸しあがるため, 顔色がやや赤くなる。熱が心神をかき乱し, 津液を傷つけるため, 煩熱・口渇・大便乾結・小便短黄という症状が現れる。舌質紅・舌苔黄燥・脈数というのは, すべて実熱が内をかき乱し津液を傷つけた象である。四診の結果を総合的に考えると, 血熱熾盛証の症候の特徴に符合する。よってこの診断を下す。

【解説】

　血熱の崩漏には, 虚熱と実熱の違いがある。両者はともに月経時以外に出血し, 出血の量が多く勢いがある場合もあれば, 少量で絶え間なく出血する場合もある。出血の色は赤く, 質は濃く, さらに, 大便乾結・小便短黄・舌質紅などの症状が現れる。ただし, 虚熱証は, 出血の色が鮮紅色であり, めまい・耳鳴り・五心煩熱＊・舌苔薄黄・脈細数などの症状が現れ, 場合によっては両頬の紅潮・盗汗＊が現れる。治療には滋陰清熱・止血調経を用いる。実熱証は, 本症例の血熱熾盛証が代表的であり, 出血の色が深紅で, 心煩＊・口渇を伴い, 場合によっては発熱・発汗が現れる。さらに, 顔色が赤い・舌苔黄もしくは黄膩・脈洪数などの症候を特徴とする。治療には清熱涼血・止血調経を用いる。

まとめ

　崩漏とは，女性が月経期以外に膣内から出血する症状を指し，この名称は病名としても通用する。勢いが急で，出血が大量なものを「崩」または「崩中」と呼び，勢いが緩慢で出血は少ないが，出血が持続するものを「漏」または「漏下」と呼ぶ。崩と漏は，症状に違いはあるが，病因・病機は同じであり，また，互いに転化する場合もある。例えば，崩中の勢いが納まれば，漏下に変化し，漏下が長引き病状が悪化すれば，崩中となることもある。

　本症は，月経不順の諸症状から発展することもある。月経量の過多・経期の延長・月経前後不定期などは，主な病機が，衝任の損傷から経血をコントロールできなくなり，経血を妄動させるものであるため，そこから崩漏に発展することがある。

　臨床でよくみられるのは，上述の血熱の2証以外に，①腎虚証，②脾不統血*証，③血瘀証などがある。

① 腎虚証は，さらに腎陽虚証と腎陰虚証に分かれる。両者はともに，月経前後不定期・出血が多い場合も少ない場合もある・腰膝酸軟*などの症状が現れるが，腎陽虚証は，さらに出血の色・質ともに薄く，畏寒*・四肢の冷え・顔色晦暗・小便清長*・舌質淡・舌苔白・脈沈細などの症候を特徴とする。治療には温腎固衝・止血調経を用いる。腎陰虚証は，出血の色が鮮紅色で，質は濃く，めまい・耳鳴り・五心煩熱・潮熱*・盗汗・舌質紅・舌苔少・脈細数などの症候を特徴とする。治療には滋陰益腎・止血調経を用いる。

② 脾不統血証は，月経時以外に出血し，出血の量が多い，もしくは常に少量の出血があり，出血の色は淡紅色であり，質は薄く血塊はみられない。さらに，疲労感・力が入らない・顔色淡白もしくは㿠白*・舌質淡・舌苔薄白・脈細弱などの症候を特徴とする。また，顔面もしくは四肢に浮腫が現れる・手足が冷たい・食少*・便溏*などが現れる場合もある。治療には補気摂血・養血調経を用いる。

③血瘀証は，（1）月経以外に出血し，断続的に出血する，（2）少量の出血が継続する，（3）長期にわたり無月経となり，その後突然崩中が現れ，続いて，少量の出血が継続するなどの症状が現れる。また，出血の色は黒っぽい紫色で，血塊も見られ，下腹部に疼痛が現れる場合もあり，舌質紫黯・舌苔薄白・脈渋などの症候を特徴とする。治療には活血化瘀*・止血調経を用いる。

崩漏は，出血の勢いが激しい場合は止血を優先し，必要であれば救急治療を行い，病状を見誤らないようにする。既婚で避妊をしていない女性が大量に出血した場合は，流産もしくは子宮外妊娠などの可能性もあるので，早急に検査をして確認しなければならない。また，更年期の女性に反復して崩漏が現れたり，閉経後に出血が現れた場合は，悪性の病変である可能性もあるため，詳しく検査をしなければならない。

【参考文献】

①『薛己医案』

[原　文]「其為患因脾胃虚損，不能摂血帰源，或因肝経有火，血得熱而下行，或因肝経有風，血得風而妄行，或因怒動肝火，血熱而沸騰，或因脾経鬱結，血傷而不帰経，或因悲哀太過，胞絡傷而下漏」

[口語訳] この疾患は，脾胃虚損から摂血帰源が不可能となったものか，肝経に火があり血が熱くなり下行したものであるか，肝経に風があり血が風を受け妄行したために起きたものであるか，怒りにより肝火を動かし血熱から血が沸騰し起きたものか，脾経が鬱結したために血が損傷し，経内に帰れなくなったものか，過度の悲哀から胞絡〔子宮内の脈絡〕が傷つき出血したものである。

②『婦科玉尺』

[原　文]「崩漏，究其源，則有六大端：一由火熱，二由虚寒，三由労傷，四由気陥，五由血瘀，六由虚弱」

[口語訳] 崩漏は，その原因を突き詰めると，大きく6つに分けられる。火熱，虚寒，労傷，気陥，血瘀，虚弱の6つである。

13 帯下異常

症例1

● 患者：女性，26歳，大学院生／● 診察日時：2002年10月11日

若い女性が診察室に入ってくる。顔色が白く，疲労している様子である。

医師：どうしましたか？
患者：おりものが多いのです。
医師：既婚ですか？
患者：はい。

> 帯下の量が多いのは，既婚の女性によくみられる症状である。ここでは，発病の状況や診療の経過などについて詳しく尋ねる必要がある。

医師：今の状況が始まってからどのくらい経ちますか？
患者：半年ちょっとです。
医師：何か検査などをしましたか？
患者：以前，病院に行って検査をしてもらいましたが，何も異常はみつかりませんでした。ですから特に治療はしていません。

> 局部の炎症などの病変はみられない。帯下が増えるというのは，臓腑の機能が失調し，任・帯脈が制御できなくなった場合が多い。この時点では，帯下の量・質・色・臭い，および随伴する症状などを尋ね，関係する臓腑と証を明確にしなければならない。

医師：量はとても多いのですか？
患者：はい。下着を取り替えたばかりでも，すぐ湿った感じがしてしまいます。今は仕方がないのでおりものシートをつけています。それでも，下着はこま

めに替えなければなりません。

医師：色はどんな色ですか？　薄いですか，それとも濃いですか？

患者：色は白いです。少し粘り気がありますが，でも，量が多いときは水のように薄いです。

医師：臭いは強いですか？

患者：いいえ。

> 帯下の色が白く，やや粘り気があるが，量が多いときは水のように薄く，臭いは強くない。これらのことから，実熱および陰虚によるものの可能性はないと考えてよい。

医師：ふだんから寒がりのほうですか？

患者：そんなことはありません。

医師：食欲はありますか？

患者：他の人より食は細いと思います。あまり食べたいと思いません。お腹がいつも張っている感じで，気持ちが悪いのです。

医師：便と尿の具合はいかがですか？

患者：尿は異常ありませんが，便はいつもゆるくて，よく食後すぐにトイレに行きます。それに，1日に最低でも2〜3回は便通があります。それに，この半年は便が形になったことがありません。

> 腹脹・納少*・便溏*というのは，脾の運化*機能に異常をきたした表れである。

医師：便はどういう状態ですか？　臭いは強いですか？

患者：朝一番のものは糊状で，その後は薄い水のような便です。臭いは強くありません。

第4章◇尿・便・月経・帯下の症状

> 大便稀溏・便通の回数が増えるというのは，脾虚によって運化機能に異常をきたし，水湿が下に注ぎ起きたものである。患者は発病から半年経っており，おそらく何か誘因が存在していると思われる。そのため，詳しい病状を尋ねなければならない。

医師：以前，体調はいかがでしたか？　前にも今と同じような状態になったことがありますか？

患者：まったくありません。以前はわりと健康でした。おそらく，年のはじめに大学院の受験で疲れたのと，受験の後ももとの職場での仕事が忙しくて，8月の末までずっと働いていたことから，疲れが溜まったのだと思います。それに入学後も授業が忙しくて，ずっと休む暇がありませんでした。

> 患者はこの1年近くずっと仕事や学業が忙しく，過度の思慮から脾を傷つけ，脾の運化機能に異常をきたした。このため，湿が下焦に流れ込むようになり，このことが本症の主な原因となったと思われる。

医師：その他にどこか具合の悪いところがありますか？　生理は順調ですか？

患者：生理は順調です。でも，体力が続かない感じがします。今はとにかく勉強が忙しいのですが，少し続けて勉強しただけで，すぐ目がかすんでめまいがします。ですから，勉強の効率が悪くて，ちょっと焦っています。

> めまい・目のかすみ・疲労感・力が入らないことや，その他の症状を総合すると，脾虚によって気血不足し，頭目および全身を養えなくなっていると考えられる。

医師：では，舌を出して見せてください。
（同時に脈も診る）
[舌診] 舌質淡・周囲に歯痕・舌苔薄白で舌中部やや膩。
[脈診] 脈濡細で尺脈が特に弱い。

> 舌と脈の状態は脾虚によって湿が集まっている象である。尺脈が弱いというのは，腎虚と関係があるので，さらに関連する症状について尋ねなければならない。

医師：ふだん，腰がだるくなりませんか？
患者：なります。ちょっと疲れると腰がだるくなりますし，生理のときには腰を切り取られるのではないかと思うほど痛みが激しいです。

> 腎虚によって腰が失養するため，腰がだるくなる。四診から集められた資料を分析すると，腎気不足も兼ねていると判断できる。

望・聞・問・切の四診の結果を合わせて得られた病状記録・証名および診断結果は以下のとおりである。

【カルテ】

主訴：白色の帯下が多くなり6カ月余り。便溏・腰酸を伴う。
現病歴：患者はこの1年間，仕事と学業が忙しく，半年前から帯下の量が多くなった。病院で検査をしたが異常がみられなかったため，治療は何もしていない。
所見：帯下の量が多く，絶え間なく出ている。帯下の色は白く，質はやや粘り気があるが，量が多いときは水のように薄いものが出る。また，臭いは強くない。さらに，めまい・目のかすみ・腰がだるい・力が入らない・顔色淡白・腹脹・納少・大便稀溏・便通の回数が増えるなどの症状を伴う。舌質淡・舌周囲に歯痕・舌苔薄白で舌中部やや膩・脈濡細で尺脈が特に弱い。
【証名】 脾腎気虚証
【治法】 健脾益気・昇陽除湿
【処方】 完帯湯合水陸二仙丹加減
[参考処方]
完帯湯（『傅青主女科』）：白朮・山薬・人参・白芍・蒼朮・甘草・陳皮・黒芥穂・

柴胡・車前子
水陸二仙丹（『洪氏集験方』）：芡実・金桜子

【弁証分析】

　患者はこの1年間，仕事と学業が忙しく，過度の思慮により脾を傷つけ，そこから脾が運化機能を失調し，水穀の精微が正しく心・肺に運ばれなくなったため，気血を生み出すことなく，湿となってしまった。そして，水湿が下焦に流れ込んだため，帯脈の機能が失調し，帯下の量をセーブできなくなり，帯下が絶え間なく出るようになった。まだ湿濁が熱と化していないため，帯下の色は白く粘り気がある。また，量が増えると水のように薄くなり，臭いも強くない。脾虚によって運化機能が失調するため，腹脹が起こり，食べる量が少なくなる。水湿を運化できず，清濁を分けられなくなるため，大便稀溏・便通の回数が増えるなどの症状が現れる。気血が全身に行きわたらなくなり，清陽*が昇らなくなるため，めまい・目のかすみが起こる。帯下が多いという状態が長く続くと腎を傷つけ，腎気が不足すると腰が失養するため，腰がだるい・力が入らないという症状が現れる。舌質淡・舌周囲に歯痕・舌苔薄白で舌中部やや膩・脈濡細というのは，すべて脾虚によって湿が集まっている象である。尺脈が特に弱いというのは，腎気虚の表れである。四診の結果を総合的に考えると，脾腎気虚証の症候の特徴に符合する。よってこの診断を下す。

【解説】

　脾は乾燥を好み湿を嫌う性質をもっており，もし脾が湿邪に侵されると，水湿が下焦に流れ込み，帯脈の機能が失調し帯下の量をセーブできなくなるため，帯下の量が増える。湿熱の帯下（症例2において解説）以外には，脾気虚証と痰湿困脾証が臨床でよくみられる証であり，また，本症例のように脾虚とその他の臓腑の病変が同時に現れる場合もある。脾気虚証と痰湿困脾証は，ともに白もしくは淡黄色の帯下が現れ，質はやや粘り気があり量が多い，臭いは強くない，腹脹・食べる量が少ない・大便溏薄・舌質淡・脈濡緩または沈細などの症候を特徴とする。ただし，脾気虚証は発病からの期間が長く，帯下が絶え間なく現れ，さらに，顔色淡白・疲労感・力が入らない・少気*・懶言*・めまい・目のかすみ・舌質淡・舌苔白またはやや膩・舌周囲に歯痕・脈虚などの気虚湿

聚の症候も現れる。治療には健脾益気・昇陽除湿を用いる。痰湿困脾証は，発病してからの期間が短く，帯下が脾気虚証のものに比べさらに濃く粘り気があり，その他にも，痰が多い・胸悶*・上腹部のつかえ・身体が重い感じがする・顔色が暗く艶がない・舌体淡胖・舌苔白滑もしくは白膩など，痰湿内阻の象が現れる。また，人によっては，口の中がネバネバし吐き気がするという症状も現れる。治療には健脾温陽・化痰除湿を用いる。臨床では，詳細に弁別し，誤診・誤治のないようにする。

症例2

● 患者：**女性，38歳，農業**／● 診察日時：**2003年7月11日**

女性が診察室に入ってくる。顔色が暗いが，元気はある様子である。

医師：どうしましたか？
患者：おりものが多くて，それに，下のところが痛くて痒いのです。

> 帯下が多く，陰部に痒痛があるというのは，湿熱もしくは陰虚から起きていると考えられる。この時点では，発病の状況や，病変の経過，帯下の色・量・質・臭い，および随伴する症状などを尋ね，邪気の性質や症候の虚実を明確にしなければならない。

医師：その症状が現れるようになってどのくらい経ちますか？
患者：3年以上になります。良くなったり悪くなったりで，今回の発作が起きてからは約2週間になります。
医師：以前に病院に行って診てもらったことはありますか？
患者：あります。医者からは膣炎だと言われました。薬を飲んだり，外用薬をつけたりしたこともありますが，それでもまた悪くなってしまうのです。

> 本症例のような病状は，湿毒の外邪を受け，治療を受けたが，その邪気が完全に体内から去っていないような場合や，正気不足から起こることもある。

医師：だいたいどういうときに症状が現れるのですか？
患者：生理が終わった後や，とても疲れたときなどにも出ます。

> 月経の後や過労のときに症状が現れるというのは，湿毒が長期にわたり体内に存在していることや，過労や月経の後は正気が虚しているため，正気が邪気に勝てないことと関係がある。

医師：おりものの色はどんな色ですか？
患者：ほとんどの場合は黄色です。まるで濃い鼻水のようです。ときには，少し血が混じることもあります。
医師：臭いは強いですか？
患者：はい。とても強いです。
医師：痒みは強いですか？　その他に陰部には何か特別な感覚がありますか？
患者：とても痒いです。ですから，とても気持ちが悪いのです。それに，ときには火で焼かれるような感覚があって，本当に辛いです。

> 黄色く，濃い帯下が多く，臭いも強い。ときには血が混じることもあり，さらに陰部に灼熱感・瘙痒感があるというのは，湿熱が下に注ぐ・熱が血絡を傷つけることと密接な関係がある。さらに随伴する症状を尋ね，陰虚の湿熱である可能性を排除しなければならない。

医師：その他に何か具合の悪い所がありますか？
患者：下腹が張って痛みます。あと，胸の辺りがムカムカした感じがするときがあります。

> 湿熱が内に集まると，気機が失調し滞りがちになり，下腹部の脹痛や胸悶が現れる。

医師：食欲はありますか？
患者：ここのところ食欲はずっとありません。いつもお腹がいっぱいな感じがして，食べたくありません。それに少しでも食べ過ぎると今度は吐き気がします。

> 湿熱が内を阻滞すると，納運機能が失調し，胃気が上にのぼり逆乱するため，食欲低下や吐き気が現れる。

医師：便と尿の調子はいかがですか？
患者：便通はよくありません。2～3日に1回あるときもありますし，1日に何回も便通があるときもあります。
医師：便は硬いですか軟らかいですか？ 臭いは強いですか？
患者：何日も便通がないときはとても硬いですし，1日に何回もあるときは，糊のような状態の便です。それに臭いがとても強いです。

> 便が硬かったりゆるかったりと一定しない・臭いが強いというのは，湿阻によって気滞となり，肝脾不調となった表れである。

医師：口の中が乾きませんか？
患者：はい。口の中はいつも乾いてネバネバしています。
医師：水をよく飲みますか？
患者：あまり飲みたくありません。たくさん飲むと吐いてしまいます。

> 口乾は，湿熱が内で盛んであることから，津液が損傷を受けたことと関係がある。のどが渇くが水を飲みたくないというのは，湿阻によって気滞となっている表れである。

医師：では，舌を出して見せてください。
（同時に脈も診る）

[**舌診**] 舌質紅・舌苔黄膩

[**脈診**] 脈濡数

> 舌と脈の状態は湿熱が内に集積している象である。

医師：毎日，お風呂には入っていますか？
患者：以前は毎日入っていませんでしたが，最近は注意して毎日洗うようにしています。
医師：身体を洗うときに使うタオルは，毎日洗ったり，熱湯消毒したり太陽に干したりしていますか？
患者：ああ，それはしていません。
医師：生理のときにはナプキンを使っていますか？　それともトイレットペーパーを使っていますか？
患者：トイレットペーパーです。
医師：何というメーカーのものを使っていますか？　きちんと包装してあるものですか？
患者：バラ売りしているものです。村の小さな店で売っているものです。
医師：そのような種類のものは衛生的とはいえませんね。これからは使わないようにしてください。
患者：わかりました。

> 生理用品や日常の衛生に注意しないということが，本症が反復して現れる大きな原因の1つとなっている。

　望・聞・問・切の四診の結果を合わせて得られた病状記録・証名および診断結果は以下のとおりである。

【カルテ】
主訴：色が黄色く，臭いが強く，濃い帯下が出るようになって3年。この間，症状が反復して現れている。さらにこの2週間で症状が悪化した。

現病歴：患者はふだんから衛生面にやや無頓着で，使用しているタオルや生理用品も不衛生なものが多かった。このため，3年前より，色が黄色く，臭いが強く，濃い帯下が増えた。抗菌消炎剤の内服・外用薬の塗布・陰部の洗浄などの治療は行ったが，いずれも効果ははかばかしくない。毎回，月経後および疲労が重なると，症状が現れるもしくは悪化する。

所見：帯下の量が多い，帯下の色は黄色く，質は濃く，臭いが強い。帯下に血が混じることもある。陰部に灼熱感・瘙痒感がある。さらに，顔色晦滞・下腹部の脹痛・胸悶・上腹部のつかえ・食欲低下・吐き気・便の溏結不調*（臭いが強い）・口乾はあるが水を飲みたくないなどの症状が現れている。舌質紅・舌苔黄膩・脈濡数。

【**証名**】湿熱下注証
【**治法**】清利湿熱・化湿止帯
【**処方**】竜胆瀉肝湯合止帯方加減

[**参考処方**]
竜胆瀉肝湯（『医宗金鑑』）：竜胆草・山梔子・黄芩・柴胡・当帰・生地黄・沢瀉・車前子・木通・甘草

止帯方（『世補齋』不謝方）：猪苓・茯苓・車前子・沢瀉・茵蔯蒿・赤芍・牡丹皮・黄柏・山梔子・牛膝

【弁証分析】
　患者はふだんから衛生面にあまり注意をはらわず，さらに生理用品も不衛生なものを使用していたため，湿毒を外感した。湿毒が体内にこもり熱と化し，任・帯脈を傷つけたため，帯下が増え，その色は黄色く，質は濃く，臭いが強い。湿毒が長期にわたり体内に存在しているため，正虚*邪盛となり，毎回月経後および過労後に症状が現れたり悪化するようになる。湿熱が長期にわたり体内に存在し，陰部に蘊結し，血絡を傷つけるため，帯下のなかに血が混じることがあり，陰部に灼熱感・瘙痒感がある。湿熱が内を阻滞すると気機が失調し滞りがちになるため，胸悶・上腹部のつかえ・下腹部の脹痛が現れる。気機

が失調し滞りがちになると，気血が上部を養えなくなるため，顔色晦滞となる。湿が気機を阻止し，胃気が上にのぼり逆乱するため，食欲低下や吐き気が現れる。肝脾不調によって，湿熱が大腸に流れ込むため，便が溏結不調となり，臭いが強くなる。熱が盛んになると，津液を損傷するため，口乾が現れるが，湿邪が内に阻滞しているため，水をあまり飲みたくない。舌質紅・舌苔黄膩・脈濡数というのは，すべて湿熱が内に集積している象である。四診の結果を総合して考えると，湿熱下注証の症候の特徴に符合する。よってこの診断を下す。

症例3

- 患者：女性，32歳，工員／● 診察日時：2001年4月12日

女性が診察室に入ってくる。身体は痩せており，両頬が紅潮し，元気のない様子である。

医師：どうしましたか？
患者：おりものが異常になってもう何年にもなります。身体もずっと調子が悪くて，1日中めまいがして，目もかすみますし，腰もだるいです。
医師：異常というのはどういう状態なのですか？
患者：おりものが出ない日というのが1日もありません。それに血も混じっています。もう何年も治療をしているのですが，よくなるどころかどんどん悪くなってきているのです。
医師：何年くらいになるのですか？
患者：3年以上です。子供を産んでから何年もしないうちに始まりました。
医師：その間，どのような治療や検査をしたのですか？
患者：するべき検査はすべてしました。医者からは子宮頸管びらんだと言われました。消炎剤なども断続的に使っているのですが，なかなかスッキリ治らないのです。

> 患者は発病からの期間が長く，体質的にもやや虚弱であるとのことであり，虚証もしくは虚実夾雑（きょうざつ）の可能性が高い。また，両頬の紅潮は陰虚を示しており，腰がだるいということから，病位は腎であると判断できる。さらに，発病の状況・病変の経過や，帯下の量・色・質・臭いや，随伴する症状などを尋ね，明確に弁証していく。

医師：おりものの量は多いですか？　どんな色のおりものですか？
患者：とても多いです。下着が乾いているときがほとんどありません。色は白いときもあれば黄色いときもあります。それによく血が混じっていて，ひどいときは生理が来たのかと思ってしまうほど，赤いものが多いです。
医師：質は濃いですか，薄いですか？
患者：濃いときが多いです。
医師：臭いは強いですか？
患者：臭いはほとんどありません。

> 帯下の色が白いこともあり，黄色いこともあり，血が混じることもある。質はやや粘り気があるが臭いは強くない。このことから，実熱によるものではないと判断できる。

医師：生理の調子はいかがですか？
患者：生理はこの2年間はやや量が少ないのですが，リングをつけた最初の何年かは量がとても多かったです。私はあの頃生理がすごく多かったため，体調が悪くなったのではないかと思っています。
医師：そのときは何か治療をしましたか？
患者：しませんでした。リングをつけてから生理の量が多くなったのは，薬を飲んでも仕方ないと思って何もしませんでした。

第4章◇尿・便・月経・帯下の症状

> 月経の量が多くなったにもかかわらず，きちんと治療をしなかったため，血とともに気を消耗し，さらに陰を傷つけ，正気が虚してしまった。そこで，邪気が侵入し，任帯を損傷したため，帯下の異常が起きた。ここ数年，月経量が少ないというのは，正気損傷の期間が長く，気血の源が不足したためと考えられる。

医師：では，舌を出して見せてください。
（同時に脈も診る）
[**舌診**] 舌質紅・舌苔少
[**脈診**] 脈沈細数で，尺脈に特にこの傾向が強い。

> 舌と脈の状態は陰虚内熱を示しており，尺脈が沈細数というのは，腎陰虚であることを示している。ここでは，さらに関連する症状について詳しく尋ねなければならない。

医師：その他に何か具合の悪い所はありますか？
患者：めまいがしますし，耳の中でずっと音がしています。あと，少し動いただけで，すぐドキドキしますし，夜もあまりよく眠れません。
医師：夜よく眠れないというのは，どういう状態なのですか
患者：なかなか寝つけません。それによく夢を見て，夜中によく目が覚めます。そのときには全身が汗でぐっしょり濡れています。
医師：昼間も汗をよくかきますか？
患者：昼間はほとんどかきません。

> めまい・目のかすみ・耳鳴り・心悸・不眠・盗汗*というのは，すべて陰虚によって滋養できなくなったことや，陰虚内熱と関係がある。

医師：両頬はいつも今のように赤いのですか？
患者：午後から夕方にかけてはもっと赤くなります。それに，手足の中心がとても熱くなります。

> 午後の潮熱*・手足の中心が熱いというのは，陰虚内熱の象である。患者は自分で腰がだるいと言っていたが，これについてもさらに詳しく尋ねる必要がある。

医師：腰はよくだるくなるのですか？
患者：はい。それに，膝もだるくて，ちょっと歩いただけで，足が疲れてしまいます。

> 腰膝酸軟*と前述の症状を合わせると，腎陰不足に属すると判断できる。

医師：食欲はありますか？
患者：それは普通だと思います。
医師：口は乾きませんか？
患者：乾きます。ですからよく水を飲んでいます。
医師：便と尿はいかがですか？
患者：便は硬いほうです。便通は2日に1回ほどです。尿はよく水を飲んでいるので正常ですが，そうでなければ量は少なくて，色もとても黄色いです。

> 口乾があり水をよく飲む・便乾*・尿黄というのは，すべて陰虚内熱によって津液が不足したためである。

　望・聞・問・切の四診の結果を合わせて得られた病状記録・証名および診断結果は以下のとおりである。

【カルテ】
主訴：血が混じった帯下が現れるようになって3年余り。腰膝酸軟・午後の潮熱を伴う。
現病歴：患者は数年間にわたり月経量が多く，そのため，体調が徐々に悪くなった。この3年間では，血の混じった帯下が増え，検査の結果，子宮頸管び

らんと診断された。長期にわたり消炎剤による治療を行っているが，効果はあまりよくない。

所見：帯下の量が多い（白または黄色，質が濃い，血が混じることもある）。質は濃いが臭いは強くない。さらに，身体が痩せる・腰膝酸軟・疲労感・力が入らない・めまい・目のかすみ・耳鳴り・心悸・不眠・多夢・午後の潮熱・手足の中心が熱い・両頬の紅潮・盗汗・月経量が少ない・口渇があり水をよく飲む・大便乾結*・小便短黄*などの症状が現れている。舌質紅・舌苔少・脈沈細数であり，尺脈に特にこの傾向が強い。

【証名】 腎陰虚証
【治法】 滋陰益腎・清熱止帯
【処方】 知柏地黄丸合水陸二仙丹加減

[参考処方]

知柏地黄丸（『医宗金鑑』）：知母・黄柏・熟地黄・山茱萸・山薬・茯苓・牡丹皮・沢瀉

水陸二仙丹（『洪氏集験方』）：芡実・金桜子

【弁証分析】

患者は月経量の過多が数年続き，血とともに気や陰を傷つけ，結果的に腎陰虧虚となったため，徐々に体力がなくなり，疲労感・力が入らない・腰膝酸軟・身体が痩せるなどの症状が現れた。正気虚弱のため，外邪に侵されやすく，任・帯脈が傷つき，治療を行っても正気が虚し病邪が体内に長く留まってしまうため，白や黄色の帯下が多くなる。邪気の勢いがそれほど盛んでないため，帯下の臭いは強くない。腎陰虚によって虚火*が脈絡を熱するため，帯下の中に血が混じり，質が濃くなる。陰虚によって虚火が上にのぼりかき乱すため，めまい・目のかすみ・耳鳴り・両頬の紅潮が現れる。虚火が心神をかき乱すため，心悸・不眠・多夢が起こる。午後の潮熱・手足の中心が熱い・盗汗は，すべて陰虚内熱の象である。陰虚が長引いているため，気血の源が不足し，月経の量が少なくなる。陰虚津虧のため口渇があり水をよく飲む・大便乾結・小便短黄などの症状が現れる。舌質紅・舌苔少・脈細数は，すべて陰虚内熱の象であり，尺脈が沈細数というのは，腎陰虚の表れである。四診の結果を総合的に考えると，腎陰虚証の症候の特徴に符合する。よってこの診断を下す。

【解説】

　腎虚による帯下は，①腎陰虚と，②腎陽虚の2つに分けられる。両者とも病位は同じ腎であるが，症候や治療法に違いがある。

①腎陽虚証は，帯下が透明に近く水状であり量も多く，また，帯下は少しずつ絶え間なく出る。その他に，腰が折れ曲がってしまうほどだるく，下腹部に冷感があり，排尿が頻繁になり（夜間に特に多い），小便清長*・大便溏薄あるいは完穀不化*・舌質淡・舌苔薄白・脈沈遅などの症候を特徴とする。治療には温腎培元・固渋止帯を用いる。

②腎陰虚証は，帯下の色が白または黄色，もしくは血が混じることもある。帯下の質はやや濃く，陰部に灼熱感が現れる場合もある。さらに，めまい・腰膝酸軟または痛みがあり，五心煩熱*・不眠・多夢・便乾・尿黄・舌質紅・舌苔少・脈細やや数などの症候を特徴とする。また，場合によっては，顔色が赤いこともある。治療には滋陰益腎・清熱止帯を用いる。

まとめ

　帯下異常は臨床においてよくみられる症状であり，帯下の量が著しく増えたり，色・質・臭いなどに異常がみられ，さらに，全身や局部に病変が現れる場合もある。そのなかで最も多くみられるのは，膣内の炎症や子宮頸管のびらんである。正常な帯下とは，任・帯脈により制御されており，膣内を潤滑にし，無色透明・無臭・質は薄いもしくはやや粘り気のある液体である。月経期・月経前・妊娠期にやや増加する以外は，一般に量は少ない。これは，腎気が充たされ盛んであり，脾の健運および肝の疏泄機能が正常に働き，また，任・帯脈が充たされ正常に機能していることの表れである。そして帯下異常とは，さまざまな原因から，脾・腎・肝の機能が失調し，任・帯脈が損傷したため，帯下の量が増える・臭いが強くなる・色が異常になるなどの症状が現れ，さらに，相応する全身症状も現れる状態をいう。また，臨床では，帯下の過少という症状も存在する。これは腎精不足・陰津虧損・任脈不通などと関連があるが，症例は比較的少ないため，本節では論述を避けた。

　帯下異常は，白帯・黄帯・赤帯・緑帯が，臨床で最も多くみられるものである。その原因は，①飲食の不摂生・過度の労倦*・情志の失調などにより脾気を損傷し，運化機能が失調し，水穀の精気が上部に循環し血に生成されることなく，不正に凝結して湿となり，下焦に流入し任・帯脈を傷つける，②腎虚の体質や，多産・過度の房事などから腎気を損傷し，帯脈の機能が失調し帯下の量をセーブできなくなり，任脈不固を招く，③生活・起居が不衛生，④月経もしくは産後に経脈が空虚となったり手術後体力が低下し，それに乗じて湿毒の邪気が侵入し，邪気が体内に存在する時間が長くなり熱と化す，⑤肝経の湿熱が下焦に流れ込み，任・帯脈を損傷するなどの理由が考えられる。さらに，湿熱薀蒸もしくは湿毒内盛となると，血絡を傷つけ，帯下の中に血が混じることもある。そのほか，さまざまな色の帯下が同時に現れたり，膿や血が混じったり，水や米のとぎ汁のように薄く，臭いが非常に強いような場合は，子宮・

子宮頸管または卵管などの悪性の病変である可能性もあるため，必要な婦人科の検査などを行い，正確に診断するようにしなければならない。

　帯下異常の弁証では，まず帯下の量・色・質・臭いにより弁別する。一般的にいうと，色の濃いもの（黄帯・赤帯），質の濃いもの，臭いの強いものは，実証および熱証に多くみられる。色が薄く（白帯・淡黄帯），質も薄く，臭いが少ないまたはやや生臭いものは，虚証・寒証に多くみられる。ただしこれ以外にも，全身の症状や発病の状況および病変の経過などを考え合わせ，全面的に分析し，正確な診断をしなければならない。また，実熱証や陰部に瘙痒感があるものについては，局部の治療も重視し，陰部の洗浄・軟膏の塗布・膣内に坐薬を挿入するなどの外用治療も並行して行う。

【参考文献】

①『婦人秘科』

[原　文]「帯下之病，婦女多有之。赤者属熱，兼虚兼火治之。白者属湿，兼虚兼痰治之。年久不止者，以補脾胃為主兼昇提。大抵痩人多火，肥人多痰」

[口語訳] 帯下の病は，婦人によくみられる病である。赤いものは熱に属し，虚と火をともに治療する。白いものは湿に属し，虚と湿をともに治療する。長い間，帯下が止まらないものは，補脾胃を主に，昇提を兼ねて治療する。痩せ型の人は火が多く，太っている人は痰が多い。

②『女科経論』

[原　文]「引繆仲淳語：白帯多是脾虚，肝気鬱則脾受傷，脾傷則湿土之気下陥，是脾精不守，不能輸為栄血，而下白滑之物，皆由肝木鬱於地中使然。法当開提肝気，補助脾元。蓋以白帯多属気虚，故健脾補気要法也」

[口語訳] 繆仲淳の言葉を引用すると，白帯は脾虚に多くみられる。肝気鬱結となると，脾が傷つき，脾が傷つくと湿土の気が下に落ち込み，脾精が守れず，血として循環されなくなるため，白帯が下りるようになる。これは，すべて肝木が地中に鬱した〔肝が脾を犯す〕ために起こるものである。治療法は，肝気を開提し，脾元を補助すること。したがって，白帯が多いというのは気虚に属することが多いため，健脾補気の治療法が要となる。

[付録]
症例トレーニング

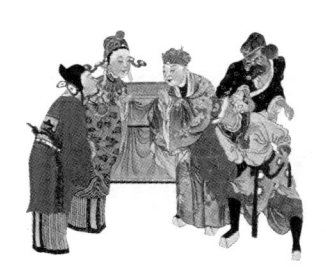

ここでは，症例を分析して，診断するトレーニングを行います。

提示された症例を分析して，①主訴，②証名，③証候分析を書き出してみましょう。

回答では，診断の際の注意点や類似する証との鑑別ポイントを解説しています。

症例トレーニング　1

患者：商〇〇，男性，48歳，会社社長。
診察日：2004年7月15日
現病歴：この2年間，仕事が特に忙しく，煩悶することが多く，ため息をつきがちであり，胸や脇腹が張る。さらにこの1カ月は，めまい・頭部の脹痛・急躁＊・易怒＊も現れ始めた。
所見：顔や目が赤い・口苦・口乾・波の音のような耳鳴りがする・不眠（寝つけたとしても悪夢を見ることが多い）・小便短黄＊・大便秘結＊・舌質紅・舌苔黄・脈弦数。

回 答

【①主訴】　頭痛・易怒・口苦・耳鳴り・不眠・多夢が1カ月。
【②証名】　肝火熾盛証
【③証候分析】　仕事が忙しく，精神的ストレスが多いため，肝の疏泄機能が失調し，肝気が鬱結した。さらに気鬱から火と化し，肝火の勢いが盛んとなった。肝火は肝経が循環している頭や目に流れ込み，気血が脈絡で壅滞するため，めまい・頭部の脹痛・顔や目が赤いといった症状が現れる。肝は魂＊を宿し，心は神を宿す。そのため，熱が神魂をかき乱し，神が心を，魂が肝を守れなくなると，急躁・易怒・不眠・悪夢をよく見るなどの症状が現れる。肝と胆は表裏の関係にあるため，肝の熱は胆にも移動する。さらに，胆経は耳を循環しているため，波の音のような耳鳴りや突発性の難聴が現れる。肝火が胆気とともに口中にあふれると，口のなかが苦くなる。大便秘結・小便短黄・舌質紅・舌苔黄・脈弦数というのは，すべて肝経の実火が内で盛んになった象である。

【注意点】

　肝火熾盛証は，①情志不遂*によって肝鬱から火と化した，②火熱の邪気が侵入した，③他臓の火熱が肝に溜まった，などの理由から肝経の気火が上逆して起こるものが多い。火熱が炎上しているため，現れる症状は上部の火熱症状が主になり，肝火上炎証ともいう。

　本証は，頭痛・煩躁・耳鳴り・脇の疼痛などの症状と，火熱の症状が同時に現れる点が弁証の際のポイントとなる。

＜類似する証との鑑別ポイント＞

　①肝火熾盛証と，②心火熾盛証はともに，顔や目が赤い・心煩*・易怒・不眠などの症状が現れ，精神的な原因によって引き起こされるものであり，実熱証に属する。ただし，以下のような違いがある。

①肝火熾盛証は，火熱が盛んであり，それが肝をかき乱し，気火が上部に逆乱するため，主に頭痛・煩躁・耳鳴り・脇の疼痛など，火熱の実熱の症候が現れる。さらに肝経の火熱症状が顕著であり，重症になると脇肋部の灼痛などが現れる場合もある。

②心火熾盛証は，火熱が盛んとなって心神をかき乱し，血を妄行させ，火熱が口舌に炎上する，もしくは熱が下行するために起こる。主に発熱・心煩・吐血・衄血・舌が赤く口内炎ができる・尿赤で排尿時に渋灼痛を伴うなどの実熱の症候が現れ，重症になると狂躁・譫言（せんげん）が出現することもある。さらに心火熾盛証は，症状の違いにより，心火の炎上と心火が小腸に移熱したものに分けられ，心火の上炎は実熱の証候や口内炎・口舌の疼痛を主な症状とし，心火が小腸に移熱したものは実熱の症候に加え，尿赤・排尿時に渋痛があるといった特徴がある。

　本証は，肝気鬱結証を基礎として発展した証である。肝気鬱結証は，主に情志の抑うつ・ため息をつきがち・胸や脇腹あるいは少腹部の脹痛といった気機鬱滞の症状が現れ，さらに梅核気*・癭瘤（えいりゅう）*など特殊な症状が現れる場合もある。

　また本証には，火熱の勢いが盛んとなった症状が顕著に現れる。本証はさらに肝陽上亢証とも注意して鑑別しなければならない。詳しくは**症例トレーニング35**を参照。

症例トレーニング　2

患者：李〇，女性，58歳，退職幹部。
診察日：2003年12月5日
現病歴：患者は狭心症を患い6年になる。以前は，ときどき心悸・胸悶痛を感じる程度であったが，ここ数年は頻繁に心悸が起こり，何もしていないときでさえ心悸を感じるようになった。さらに胸悶痛の発作も増えた。
所見：息切れ・自汗*・畏寒*・四肢の冷え・疲労感・力が入らない・顔色が白く虚浮が現れている・顔や唇がやや青紫色をしている・舌質淡紫で胖大・舌苔白滑・脈弱・ときに結脈あるいは代脈が現れる。

回　答

【①主訴】 心悸・怔忡*・ときに胸悶痛が現れる・寒がり・疲労感が現れるようになり6年。この1年で症状が悪化した。

【②証名】 心陽虚証

【③証候分析】 心陽が不足し衰えたことによって鼓動・温運する力がなくなり，軽症であれば心悸が現れ，重症になれば怔忡が現れる。心陽虚によって宗気*が弱くなり，胸陽*がスムーズに循環しなくなると，胸悶*・息切れが現れる。心陽虚によって温運する力がなくなり血の循環が悪くなって，心脈が瘀阻して通じなくなると，心胸に疼痛が現れる。陽虚によって温煦*機能が失調するため，畏寒・四肢の冷えが現れる。衛陽が固摂*できなくなると，自汗が現れる。温運する力がなくなり陽虚となるため，寒が凝集し血の運行がスムーズでなくなることから，顔色㿠白*もしくは顔や唇の色が青紫になる・舌質紫暗・脈結あるいは代で，さらに弱となるといった症状が現れる。舌質淡胖・舌苔白滑というのは，陽虚によって寒が盛んとなり，水湿を気化*することができなくなった象である。

【注意点】
　心陽虚証とは，心陽が衰弱したため，温運機能が失調し，鼓動する力がなくなり，虚寒が内生して起こる証である。本証は，心気虚からさらに一歩発展して起こるか，もしくはその他の臓腑の病証が心陽に波及し現れる場合が多い。

心陽が虚衰すれば推運する力がなくなり，温煦機能も失調するため，虚寒が内生する。

　そのため，本証は心悸・怔忡・心胸部の憋悶＊と，陽虚の諸症状が同時に現れることが特徴である。弁証の際にはこの点に注意する。

＜類似する証との鑑別ポイント＞

　心気虚と心陽虚はともに，心悸・胸悶・息切れといった症状が現れるが，陽虚証は，寒がり・四肢の冷え・顔色㿠白または晦暗〔暗い腎陽虚または陽虚から血瘀を招いた場合に現れることがある〕などの陽虚の症状がみられる。一方，気虚証は，疲労感や脱力感といった気虚の症状が顕著であり，陽虚の症状はみられない。

症例トレーニング　3

患者：方〇〇，男児，8歳，小学生。
診察日：2004年6月30日
現病歴：患者はふだんから，海鮮・サクサクしたもの・甘いものを好んで食べていた。一昨日の夕食時に，海鮮・揚げもの・生もの・冷たいもの・甘いものなど，口に合う料理が多かったため，暴飲暴食となり，深夜から上腹部が張り，腹痛・嘔吐も現れた。
所見：腹痛（拒按＊）・厭食・げっぷ・呑酸＊・臭いの強い未消化の食べものを嘔吐する・嘔吐の後は脹痛が軽減する・腸鳴・卵が腐ったような臭いのガスが出る・排便後も爽快感がない・便はものが腐ったような酸っぱい臭いがする・舌苔厚膩・脈滑または沈実。

回　答

【①主訴】上腹部の脹痛・げっぷ・呑酸・未消化の酸っぱい臭いのものを嘔吐するといった症状が現れて2日。
【②証名】食滞胃腸証
【③証候分析】患者は，飲食の不摂生・暴飲暴食から，食べものが胃に停滞

し〔食積*・食滞〕消化されなくなった。胃腸は受納*・水穀の運化*を主り，気が降りることが正常な状態である。暴飲暴食や飲食に不注意だったことから，胃腸に食べたものが滞り，胃気が順調に降りなくなって，気の阻滞・不通が現れた。そのため，上腹部が張り疼痛が現れ，その痛みは拒按となる。食べたものが内に溜まり，腐熟が間に合わなくなり，受納を拒むようになると厭食が現れる。胃中の未消化物が腐濁の気とともに上逆すると，げっぷ・呑酸が現れ，ときには未消化の酸っぱい臭いがするものを嘔吐する。嘔吐後は胃の中に溜まったものが排出されるため，脹痛が軽減する。食べたものが腸内に滞って気機を阻塞すると，腹脹・腹痛・腸鳴が現れ，卵が腐ったような臭いのガスが頻繁に出るようになる。腐敗した未消化物が大腸に流れ込むと，瀉泄して，便はものが腐ったような酸っぱい臭いがする。胃腸の穢濁の気が上部にも昇ってくると舌苔厚膩となる。脈が滑または沈実というのは食積の象である。

【注意点】

食滞胃腸証は，飲食物が胃腸に停留したために現れるものであり，主に上腹部の痞脹*と疼痛・酸っぱい臭いの未消化物を嘔吐するといった症状が現れる。本証は，①飲食の不摂生や暴飲暴食によって食べたものが胃腸内に溜まり消化されない，②胃気虚弱の体質で飲食の不注意によって食べたものが停滞し消化できなくなった，などの原因から起こる。

そのため，傷食*の事実が存在する場合が多く，上腹部の痞脹と疼痛・酸っぱい臭いの未消化物を嘔吐する，といった症状が弁証の際のポイントとなる。

症例トレーニング 4

患者：黄〇，男児，1歳。
診察日：2003年8月4日
現病歴：酷暑の季節に患児は住環境があまりよくなく，非常に暑かったため，3日間発熱が続き，泣いて乳を飲まなかった。
所見：顔色が赤い・口内や舌が赤くただれ痛む・煩躁・不眠・水をよく飲む・

便が硬い・尿黄・舌尖紅赤・舌苔黄・脈数。

> **回 答**

【①主訴】 発熱・口舌が赤くただれて痛むといった症状が現れ3日。
【②証名】 心火熾盛証
【③証候分析】 火熱の暑邪が侵入し心火が盛んとなった。心火の勢いが盛んになり心をかき乱すため，神が心を守れなくなり，発熱・心煩*・不眠が現れる。軽症であれば煩躁・不眠が現れ，重症となると狂乱・譫言・神昏*となる。心は舌に開竅するため，心火が上炎すると，口中や舌が赤くただれ，疼痛が現れる。そのため母乳を飲まなくなる。心火が盛んになると顔色が赤くなる。熱邪が津液を傷つけるため，口渇・尿黄・便結・舌質紅・脈数などの症状が現れる。心火が盛んとなり，熱が心神をかき乱し，心火が血を妄動させると，上記の症状以外にも，吐血・衄血*・血尿など，脈絡が損傷し血が動いたために起こる症状が現れる場合がある。詳しくは**症例トレーニング5**を参照。

類似する証との鑑別ポイントは，**症例トレーニング1を参照。**

症例トレーニング 5

患者：趙○○，女性，34歳，工員。
診察日：2003年7月21日
現病歴：最近，家庭内でもめごとが多く，気分が晴れず，心煩*・不眠が現れるようになった。1週間前，四川火鍋〔非常に辛い鍋料理〕を食べた後，口渇だけでなく，舌尖の疼痛・口内炎・歯茎からの出血が現れた。さらに便秘・尿黄が現れ，排尿時には渋痛感*があり，心煩・不眠がさらにひどくなった。
所見：顔や目が赤い・舌尖紅絳〔深紅〕・舌苔黄・口腔潰瘍が数箇所できている・脈数で有力。

回答

【①主訴】 心煩・不眠が現れ，その後，口内炎・排尿時の疼痛が現れ7日。

【②証名】 心火熾盛証

【③証候分析】 患者は情志不遂*のため，肝気が鬱し火と化していた。7月は炎熱の季節であり，さらに火鍋を食べたことから，火邪が盛んになってしまった。心火の勢いが盛んとなると心をかき乱し，神が心を守れなくなるため，心煩・不眠が現れる。また，辛辣・刺激物・温燥の食品の過食によって火が熱を生じ，心中で盛んとなるため，心火の勢いがさらに盛んとなる。さらに心は舌に開竅するため，心煩・不眠が悪化するだけでなく，口内や舌に潰瘍ができ，疼痛が現れる。火熱が血を妄動させるため，歯茎から血が出る。火邪が津液を傷つけると，口渇・便秘が起こる。心火が下焦へ移行すると尿黄となり，排尿時に渋痛が現れる。火熱が炎上すると，顔や目が赤い・舌尖紅絳〔深紅〕という症状が現れる。熱によって気血の運行が加速するため，脈数で有力となる。

【注意点】

　心火熾盛証は心火亢盛証ともいう。本証は火熱が盛んになることによって心神がかき乱され，血を妄動させ，口舌に上炎，もしくは下焦に移行したために起こる。このため，発熱・心煩・吐血・衄血*・舌が赤くなり口内炎ができる・尿黄もしくは赤・排尿時に渋痛や灼痛が現れるなどの実熱の症候が現れ，重症となると狂乱・譫言なども現れる。本証は，①情志の抑うつから火と化した，②火熱の邪気が侵入した，③辛辣・刺激物・温補の食品を過食し熱から火と化した，などの原因から火熱が心中で盛んになって現れる。

　もし，口中に潰瘍が現れ，赤くただれ疼痛があるという症状が主である場合は，心火上炎証と呼ぶ。尿赤・排尿時に渋痛や灼痛が現れる場合は，心火下移証あるいは心火が小腸に移熱したという。吐血・衄血の症状が顕著な場合は，心火迫血妄行証と呼ぶ。狂乱・譫言が現れ，意識がはっきりしないような場合は，熱擾心神証あるいは熱閉心神証と呼ぶ。

　本証は，発熱・心煩・吐血・衄血・舌が赤くなり口内炎ができる・尿黄もしくは赤・排尿時に渋痛や灼痛が現れるといった症状が弁証の際のポイント

となる。

＜類似する証との鑑別ポイント＞

本証は，肝火熾盛証と膀胱湿熱証とを注意して鑑別しなければならない。詳しくは**症例トレーニング1**および**51**を参照。

症例トレーニング　6

患者：向〇〇，男性，56歳，大学教授。
診察日：2004年1月15日
現病歴：患者は長期にわたり狭心症を患っている。また，2年前の冬に早朝の運動の後，心筋梗塞を起こしたことがある。心悸・征忡*・心胸部の憋悶*が現れることが多く，心臓前部の疼痛が肩・背中・腕の内側にまで及ぶこともある。今年の冬に入ってから発作が頻繁に現れるようになり，常に「速効救心丸」などの薬を服用している。
所見：畏寒*・四肢の冷え・舌質暗淡・舌苔白・脈沈緊渋結。

回　答

【**①主訴**】心悸・胸悶*がよく現れる。症状が悪化してから2～3カ月になる。
【**②証名**】心脈痺阻証中の寒凝心脈証。
【**③証候分析**】心陽が不振となり温運機能が失調し，瘀血が内で阻滞したため，心動が失調し，心悸・征忡が現れた。陽気の循環が悪いと血を運行する力がなくなり，心脈が滞り通じなくなるため，心胸部の憋悶が起こり，疼痛が現れる。手少陰心経は腋下から起こり肩背・腕の内側後縁を循環しているため，疼痛はその部分にまで及ぶ。冬季は陰寒が盛んであり，陽気を損傷しやすい。また寒は陰邪であり，凝滞の性質があるため，血が寒邪を受けると凝滞する。このことから冬になると病状が悪化する。畏寒・四肢の冷え・舌質暗淡・舌苔白・脈沈緊渋結というのは，すべて寒邪が内で盛んとなり，血脈の循環がスムーズでなくなった象である。

【注意点】

　心脈瘀阻証は，瘀血・痰濁・陰寒・気滞などの原因によって心脈が痺阻となり起こるものであり，心悸・征忡・胸悶・心痛などが主な症状である。またの名を心血瘀阻証ともいう。誘因の違いにより，さらに瘀阻心脈証・痰阻心脈証・寒凝心脈証・気滞心脈証に分けられる。

　本証はまず正気が虚し，心陽が不振となり血を運行する力がなくなったため，気滞・血瘀・痰濁・陰寒などの邪気が心脈を阻止するようになり起こる場合が多い。このため本虚標実に属するものが多い。

＜類似する証との鑑別ポイント＞

　以下の証型は，すべて心悸・征忡・胸部の憋悶・心痛などが現れるが，それぞれの特徴も存在するので，注意して鑑別する。

①瘀阻心脈証：疼痛は刺痛が多く，さらに舌暗あるいは青紫の斑点がみられ，脈細渋あるいは結代など，瘀血が内で阻滞した症状が現れる。

②痰阻心脈証：疼痛は悶痛が多く，さらに肥満体型・痰が多い・身体が重く感じ眠気が取れない・舌苔白膩・脈沈滑あるいは沈渋など，痰濁が内で盛んとなった症状が現れる。

③寒凝心脈証：ふだんから畏寒・四肢の冷えがあり，寒さにあたると疼痛が現れ，発病の勢いが比較的急激であり，痛みも激しい。さらに舌質淡あるいは暗・舌苔白・脈沈遅あるいは沈緊など，寒邪が内で盛んとなった症状が現れる。

④気滞心脈証：疼痛は脹悶痛が多く，精神的な要因により起こる場合が多い。さらに脇脹・ため息をつきがち・脈弦など，気機が鬱滞した症状が現れる。

　本証は，心悸・征忡・胸部の憋悶・心痛と，血脈の循環がスムーズでないことによる症状が同時に現れることが弁証の際のポイントとなる。さらに痛みの原因の違いにより上記の4つのパターンに分けられるため，疼痛の特徴および随伴する症状などから，その原因をはっきりさせる必要がある。

症例トレーニング　7

患者：許〇〇，男性，55歳，農業。
診察日：2003年9月1日
現病歴：患者はかつて肺結核と診断されたことがある。長年にわたりから咳が続き，痰は出ないか，あるいは非常に少なく，吐き出しにくい。声は嗄れており，最近は痰のなかに血が混じることがある。
所見：空咳・声がかすれる・口燥・咽乾・身体が痩せる・五心煩熱*・潮熱*・盗汗*・両頬の紅潮・舌質紅・舌苔少で乏津・脈細数。

回　答

【①主訴】 長年にわたりから咳・盗汗が現れている。痰のなかに糸状の血が混じるようになって1日。

【②証名】 肺陰虚証

【③証候分析】 癆虫〔結核〕が肺を蝕み，肺陰不足を引き起こした。陰が不足すると，肺は滋潤を失い，さらに虚火*が肺を灼くため，肺の清粛機能が失調し肺気が上逆する。このため，空咳が出るようになり，無痰もしくは粘り気のある吐き出しにくい痰が少量出る。虚火が肺絡を傷つけ，傷ついた肺絡から血があふれるため，痰のなかに糸状の血が混じる。肺陰不足によってのどの潤いがなくなると，声が嗄れるようになる。陰虚によって陽を制御できなくなり，虚熱*が盛んになるため，午後の潮熱・五心煩熱が現れる。熱が営陰をかき乱すため，盗汗が現れる。虚火が炎上するため，両頬が紅潮する。陰液不足によって身体が滋養されなくなると，口燥・咽乾・身体が痩せるといった症状が現れる。舌質紅・舌苔少で乏津・脈細数というのは，すべて陰虚内熱の象である。

【注意点】

肺陰虚証は，①結核・燥熱が肺を傷つけた・大量の発汗から津液を損傷した，②酒・タバコ・辛辣や燥熱の食べものの摂取が過度である，③長い間咳が止まらない，④高齢・虚弱体質，などの原因から肺陰虧虚を招き起こる場合が多い。

本証は，空咳・痰が少なく吐き出しにくい・潮熱・盗汗などの症状が，弁証

の際のポイントとなる。もし，潮熱・盗汗など虚熱により内をかき乱された症状が顕著でない場合は陰虚肺燥証となる。

＜類似する証との鑑別ポイント＞

本証は燥邪犯肺証と注意して弁別しなければならない。詳しくは**症例トレーニング 10** を参照。

症例トレーニング 8

患者：蕭〇，女性，17歳，学生。
診察日：2004年6月7日
現病歴：3日前からのどの痛みと咳が現れるようになった。
所見：咳がひどく，黄色く粘り気のある痰が少量出る。鼻づまり・濃い鼻水が出る・咽喉部が腫れて痛む・発熱・軽度の悪風寒・口渇・舌尖紅・舌苔薄黄・脈浮数。

回答

【①**主訴**】咳・黄色い痰が出る・発熱などの症状が現れて2日。
【②**証名**】風熱犯肺証
【③**証候分析**】風熱が肺を襲い，肺が清粛機能を失い，肺気が上逆したため，咳が出るようになった。風熱が体内にこもり，津気の分布が失調するため，黄色く粘り気のある痰が少量出るようになる。肺気が上昇しなくなると，鼻竅が通らなくなり，さらに熱で津液が灼かれるため，鼻づまりが現れ，濃い鼻水が出るようになる。風熱が上部をかき乱すと，咽喉の通りが悪くなるため，咽喉部の腫痛が現れる。風熱が表を襲い，衛気が邪気に抵抗し，陽気が表面に浮きあがって集まるため，発熱が現れる。衛気が風熱に阻害されると，肌表の温煦*機能が失調するため，軽度の悪風寒が現れる。熱が津液を傷つけるため，軽度の口渇がある。舌尖紅・舌苔薄黄・脈浮数というのはすべて風熱が表を襲い肺を犯した象である。

【注意点】

本証は，風熱を受けたという事実が存在することが多く，咳・黄色い痰が少量出るという症状と，風熱表証の症状が同時に現れる点が弁証の際のポイントになる。

＜類似する証との鑑別ポイント＞

風寒襲肺証と風熱犯肺証はともに外感の新病*に属し，咳などの表証の症状が現れる。ただし，風寒襲肺証は風寒の侵入によって肺の清粛機能が失調し起こるものであり，主に咳・薄く白い痰が出る・悪風寒などの症状が現れる。風熱犯肺証は風熱の侵入によって肺の清粛機能が失調し起こるものであり，主に咳・発熱・悪風などの症状が現れる。風寒襲肺証の特徴は，悪寒が重く発熱が軽い・痰が薄く白い・透明な鼻水が出る・舌苔薄白・脈浮緊であり，風熱犯肺証の特徴は，発熱が重く悪寒が軽い・痰が少なく色が黄色い・濃く黄色っぽい鼻水が出る・舌苔薄黄・脈浮数である。

症例トレーニング 9

患者：張○，女性，18歳，学生。
診察日：2003年7月15日
現病歴：患者は14歳のときに初潮があった。月経周期は正常であるが，毎回，月経の2～3日前になると，胸・脇腹・両方の乳房が張ったり，下腹部が落ち込むような感覚があり，気分が悪い。
所見：現在，月経期（4日目）であり，下腹部の疼痛・経血の排出がスムーズでないという症状が現れている。経血の色は暗紅色であり，ときに小さな血塊がみられる。舌質淡紅・舌苔薄白・脈弦。

回答

【①**主訴**】 月経前に乳房の脹痛が現れ，月経中に腹痛が現れるようになって4年。
【②**証名**】 肝鬱気滞証
【③**証候分析**】 肝は女性の先天であり，条達*を好み，抑鬱を嫌う。そのため，

肝気が鬱し気滞が起こると，肝の疏泄機能が失調するため，胸・脇腹・乳房が張り，下腹部に落ち込み張ったような感覚が現れる。女性は血を本とし，衝任は肝に属する。そのため，気血が調和しなくなると衝任が失調し，月経期に下腹部の疼痛・経血の排出がスムーズでない・経血色が暗紅でときに小さな血塊がみられるといった症状が現れるようになる。舌苔薄白・脈弦というのは肝気が鬱滞した象である。

注意点は**症例トレーニング 24**を，類似する証との鑑別ポイントは**症例トレーニング1・52**を参照。

症例トレーニング 10

患者：岳〇〇，男性，58歳，退職工員。
診察日：2003年10月15日
現病歴：1週間前，旅行から帰ってきてから，身体がほてり，悪風を感じ，咳が少し出るようになった。ここ3日で咳が悪化した。
所見：空咳が止まらない・痰は出ないかもしくは少ない・出る痰は粘り気が強く吐き出しにくい・咳がひどくなると胸痛が起こる・鼻のなかが乾き少量の出血がある，口・唇・のど・皮膚が乾燥している，尿量が少ない・大便乾結*といった症状が現れている。舌苔薄で乾燥少津，さらに軽度の発熱・悪風寒が現れており，発汗はなく，脈浮緊。

回答

【①**主訴**】空咳・微熱・悪風寒が現れて1週間。
【②**証名**】燥邪犯肺証
【③**証候分析**】秋は燥気が盛んな季節であり，外出時に燥邪を受け，燥邪が肺を襲い，肺の津液が消耗された。このため，肺は滋潤されなくなり，清粛機能が失調し，空咳・痰は出ない，あるいは吐き出しにくく粘り気のある痰が少量出るといった症状が現れる。肺は胸中にあり，また咳がひどくなると肺絡を傷つけるため，胸痛や鼻血が現れる。燥邪が津液を傷つけると，清竅*

や皮膚が滋潤されなくなり，口中・唇・鼻・咽頭・皮膚が乾燥し，舌苔薄で乾燥少津となる。肺と大腸は表裏関係にあり，肺が燥邪に襲われると大腸も潤いを失うため，大便乾燥となる。津液が損傷し不足すると小便短少が現れる。涼燥の邪気が衛表を襲うと，衛気が不調となり，微熱や軽度の悪風寒が現れる。寒は収・引の性質があるため，腠理が塞がって無汗となり，脈は浮緊となる。

【注意点】

燥邪犯肺証は肺燥証ともいう。本証は，①燥気が盛んな秋季，もしくは雨の少ない乾燥した土地において燥気を外感し，肺津を損傷し肺衛不和になった，②風温の邪気が燥気と化し津液と肺を損傷した，などの原因から起こる。また，燥邪には寒に偏ったものと熱に偏ったものがあるため，燥襲肺証はさらに温燥襲肺証と涼燥襲肺証に分けられる。晩夏から初秋にかけての時期に，燥と熱が合わさると温燥となることが多く，この場合，腠理が開くため，発汗し，脈浮数となる。晩秋から初冬にかけての時期に，燥と寒が合わされば涼燥となることが多く，寒は収・引の性質があるため，腠理が塞がり，無汗・脈浮緊となる。

本証は，気候が乾燥していることと大きな関係があり，空咳・痰が少ない，鼻・のど・口舌の乾燥などが弁証の際のポイントとなる。

＜類似する証との鑑別ポイント＞

燥邪犯肺証と肺陰虚証はともに咳が主な症状であり，両証とも空咳・痰が少なく吐き出しにくい・咳がひどくなると痰のなかに血が混じる，といった症状を特徴とする。ただし，燥邪犯肺証は燥邪を外感し，肺の宣降機能が失調するために起こるもので，主に空咳・痰が少ない，鼻・のど・口舌の乾燥などの症状が現れる。一方，肺陰虚証は肺陰が不足し，虚熱*が内をかき乱すことによって起こるもので，空咳・痰が少ない・潮熱*・盗汗*などの症状が現れる虚熱の証である。燥邪犯肺証は外感の新病*に属し，秋に現れる場合が多く，表証や乾燥証の症状が顕著に現れる。肺陰虚証は内傷の久病であり，季節にかかわらず現れ，表証の症状はみられず，虚熱が内をかき乱すために起こる症状が顕著となる。

症例トレーニング 11

患者：呉○○，男性，26歳，工員。
診察日：2004年5月26日
現病歴：高熱（体温：39.3℃）と咳が4日続いている。
所見：咳がひどい・黄色く濃い痰が出る（量が多い）・胸悶*・胸痛・気喘*・息が荒い（鼻翼が小刻みに震えることもある）・痰鳴・ときに血膿が混じった臭いの強い痰が出る・口渇・煩躁・気分が落ち着かない・小便短黄*・大便秘結*・舌質紅・舌苔黄膩・脈滑数。

回答

【①主訴】 高熱・胸痛・膿と血が混じった臭いの強い痰が出るようになり4日。
【②証名】 痰熱壅肺証
【③証候分析】 痰が肺に滞ったことによって熱がこもり，肺の清粛機能が失調し，肺気が上逆した。そのため，咳・気喘が現れ，息が荒くなり，ひどくなると鼻翼が震えるようになる。痰と熱が互いに結びつき，肺気とともに上逆すると，黄色く粘り気のある痰が出たり，のどで痰鳴がするようになり，痰の量も多くなる。痰熱が肺絡を阻滞すると，気滞・血壅となり，肉や血が腐敗する。そのため，膿や血が混じった臭いの強い痰が出るようになる。痰熱が内で盛んになると肺気が壅滞し塞がるため，胸悶・胸痛が現れる。裏熱が盛んであれば，その熱が表に伝わるため，発熱が現れる。熱が心神*をかき乱すため，煩躁・気分が落ち着かないという症状が現れる。熱が津液を灼き傷つけると，口渇・小便短黄・大便秘結が現れる。舌質紅・舌苔黄膩・脈滑数というのは典型的な痰熱が内で盛んとなった象である。

【注意点】

痰熱壅肺証は，①肺が邪熱に犯され肺熱が盛んになり，肺津を灼き津液が煉られ痰となった，②宿痰*が盛んになり，そこから熱と化し，痰と熱が互いに結びつき肺に壅滞した，などの原因により起こる。

本証は，発熱・咳・黄色く濃い痰が多く出るなどが弁証の際のポイントとなる。

＜類似する証との鑑別ポイント＞

　肺熱熾盛証と痰熱壅肺証はともに実熱証であり，発熱・咳喘などの症状が現れるが，肺熱熾盛証は火熱が盛んであり，それが肺に溜まり，肺の清粛機能が失調するために起こるものであり，咳喘・呼吸が荒いといった症状や，重症になると鼻翼が震えるようになるなどの症状を特徴とする。痰熱壅肺証は痰と熱が互いに結びつき，肺に壅滞するため，肺の清粛機能が失調し起こるものであり，主に発熱・咳喘・黄色く濃い痰が多く出るなどの症状が現れる。肺熱熾盛証の特徴は，発熱するが，痰が出ないもしくは少ないという点であり，痰熱壅肺証の特徴は，痰・熱ともに盛んなため，痰の量が多く，黄色く濃い痰もしくは膿や血が混じった臭いの強い痰が出る点である。

症例トレーニング　12

患者：李〇〇，女性，28歳，職員。
診察日：2004年5月10日
現病歴：現在，産後約3カ月。出産時に比較的出血が多く，産後の休養が不十分だった。産後，ずっと動悸が続いている。
所見：顔や唇が淡白・めまい・目のかすみ・睡眠が浅い・心悸・多夢・健忘などが現れている。尿・便・食欲は特に異常がない。舌質淡・舌苔薄・脈細で無力。

回　答

【①**主訴**】産後に，動悸・めまい・不眠・健忘が現れるようになり3カ月。
【②**証名**】心血虚証
【③**証候分析**】出産時に失血過多となり，さらに産後十分な休養を取らなかったため，血液が不足し，心が養われなくなり，心悸が現れるようになった。血虚によって心神*が失養し，神が心を守れなくなると，不眠・多夢が現れる。血虚によって頭部や顔面を栄養できなくなると，めまい・目のかすみ・健忘・顔色淡白または萎黄*・唇や舌の色が薄いなどの症状が現れる。血が少なく脈道が充足されないため，脈細で無力となる。

【注意点】

　心血虚証は，長期にわたる疾患・失血などの病歴がある場合が多く，心悸・不眠・多夢などの症状と，血虚の症状が同時に現れる点が弁証の際のポイントとなる。

＜類似する証との鑑別ポイント＞

　本証は心陰虚証と注意して鑑別しなければならない。詳しくは**症例トレーニング 31**を参照。

症例トレーニング　13

患者：周○○，男性，62歳，退職工員。
診察日：2003年12月26日
現病歴：長年にわたり老人性慢性気管支炎を患っており，毎年秋冬になると咳が止まらなくなる。現在も咳の発作が始まって1カ月余り。
所見：咳が出る・痰が多い（吐き出しやすい痰）・痰の色は白く粘り気がある。さらに胸悶*・畏寒*・四肢の冷えも現れている。舌質淡・舌苔白膩・脈弦滑。

回　答

【①**主訴**】　咳の発作が現れ1カ月余り。
【②**証名**】　寒痰阻肺証
【③**証候分析**】　宿疾*が肺に留まっており，寒邪によって誘発される。寒痰が肺を塞ぎ，肺の宣降機能が失調するため，肺気が上逆し，咳嗽・気喘*・色の白い粘り気のある痰が出るようになり，痰の量は多く吐き出しやすい。痰と気が絡み合って結びつき，気道に湧き上がるため，のどのなかで痰鳴がし，ときには哮喘*が現れる。痰濁が肺で凝滞し閉塞すると，肺気の循環がスムーズでなくなるため，胸部が張って苦しくなる。陽虚から寒が凝集し，肢体が温煦*されなくなるため，畏寒・四肢の冷えが現れる。舌質淡・舌苔白膩・脈弦滑というのは，寒が凝集し内に停滞した象である。

【注意点】

　寒痰阻肺証は，寒飲あるいは痰濁が肺に集まり，肺が宣降機能を失調するために起こる証であり，主に咳喘・痰の量が多い・痰の色は白く吐き出しやすいといった症状が現れる。もし，痰が透明で薄いものであれば寒飲停肺証と呼ぶ。粘り気のある痰が出るようになり，痰の量は多いが，寒象が顕著でないものは痰濁阻肺証と呼ぶ。痰の疾患にはさまざまな要因があり，具体的には，①寒邪を受けそれが肺を襲った，②寒湿を外感し，それが肺に侵入し痰に変わった，③脾陽不足によって寒が内生し，湿とともに集まり痰になり肺に溜まった，などがあげられる。

　本証は，咳喘・痰の量が多い・痰の色は白く吐き出しやすいなどの症状が弁証の際のポイントとなる。

症例トレーニング 14

患者：韓〇，男性，38歳，営業員。
診察日：2003年9月9日
現病歴：1週間前に胸膜炎を患い入院治療をした。
所見：身体が痩せる・顔色蒼白・胸郭が張る・胸や脇腹が張って苦しく疼痛がある。咳・気喘*が現れており，呼吸をしたり，咳をしたり，身体の向きを変えようとしたりすると脇が引っ張られるような痛みがある。ときにめまいも起こる。舌質淡・舌苔白滑・脈沈弦。

回 答

【①主訴】 咳喘・胸や脇腹が張って苦しい・脇部に引っ張られるような疼痛があるなどの症状が現れるようになって1週間。

【②証名】 飲停胸脇証

【③証候分析】 虚弱体質・陽虚により，身体が痩せる・顔や舌の色が白っぽいという症状が現れる。もともと中陽*が虚していることによって気が水を代謝できなくなり，水が体内に溜まり飲と化す。それが胸や脇腹に留まると，気機が阻滞するため，胸や脇腹が張って苦しい・疼痛・息切れという症状が

現れる。水飲が胸や脇腹に留まり，肺を圧迫し，肺の宣降機能が失調すると，胸や脇腹の絡脈が通じなくなるため，咳をしたり，呼吸をしたり，身体の向きを変えようとすると，胸に引っ張られるような痛みが現れる。飲邪*が清陽*を阻害し，清陽が上昇しなくなるため，めまいが起こる。水飲が内に停滞すると，舌苔白滑・脈沈弦となる。

【注意点】

飲停胸脇証とは，水飲が胸腔に停留し，気機を阻害するために起こるものであり，主に胸郭が張る・胸や脇腹が張って苦しいあるいは痛むといった症状が現れる。本証は，①もともと中陽が虚していることによって気が水を正常に循環させることができなくなり，水が体内に留まり飲と化した，②外邪の侵入によって肺の通調機能が失調し，水液の運行・分布が阻害されるため，水が飲と化し，胸腔内に流れ込んだ，などの原因から起こる場合が多い。

本証は，胸郭が張る・胸や脇腹が張って苦しいあるいは痛むといった症状が弁証の際のポイントとなる。

症例トレーニング 15

患者：張〇〇，女性，16歳，学生。
診察日：2004年6月14日
現病歴：約10日前にのどに腫痛が現れ，続いて瞼と顔面に浮腫が現れた。病状の進展が非常に速い。
所見：すでに全身に水腫が現れている。上半身のむくみがひどく，手で押すと陥没し，なかなか元に戻らない。尿量が少ない・発熱・悪風・咽頭痛が現れている。舌苔薄黄・脈浮数。

回 答

【①**主訴**】 突発的な浮腫が現れて10日。
【②**証名**】 風水相搏証
【③**証候分析**】 風は陽邪であり，最初に上焦が侵される。肺は上焦に位置し，

水の上源である。そのため風邪が肺を侵すと，肺の宣発粛降機能が失調し，水道を通したり調節したりできなくなる。そこで風と水が絡み合い，水気が氾濫するようになると，まず先に顔面や瞼に浮腫が現れ，上半身の症状が重くなる。本症は外感による新病*のため，発病が急速であり，短期間に水腫が広がった。水の上源が通じないと，水液が膀胱まで降りなくなるため，尿量が少なくなる。発熱・悪寒・咽喉部の腫痛・舌苔薄黄・脈浮数というのはすべて表熱証の象である。

【注意点】

風水相搏証とは，風邪の侵入により肺衛の宣発機能が失調し，水湿が肌膚にあふれるために起こるものであり，頭部や顔面に突然浮腫が現れ，これに加え表証の症状が現れるという特徴がある。本証は風邪が肺衛を侵し，肺の宣発粛降機能と通調機能が失調し，風邪が水を阻み，風と水が互いに絡み合い，肌膚にあふれるために起こるものである。もし，悪寒が重く発熱が軽く，無汗・舌苔薄白・脈浮緊などの症状が現れていれば，風水は寒に偏っている。発熱が重く悪寒が軽く，咽喉部の腫痛・舌質紅・脈浮数などの症状が現れていれば，風水は熱に偏っている。

本証は突然頭部や顔面部に浮腫が現れ，さらに表証の症状も現れることが，弁証の際のポイントとなる。

＜類似する証との鑑別ポイント＞

本証は脾腎陽虚証と注意して鑑別しなければならない。詳しくは**症例トレーニング 66** を参照。

症例トレーニング 16

患者：古〇〇，女性，48歳，公務員。
診察日：2004年6月25日
現病歴：患者はもともと虚弱体質であった。1年前の晩夏に胃腸炎を患い，ひどい嘔吐と下痢が起こった。治療後，嘔吐と下痢の症状はなくなったが，そ

れ以来ずっと食欲がない。

所見：納少*・上腹部が張る（食後は特に顕著になる）・大便稀溏・身体がだるい・疲労感・力が入らない・少気*・懶言*・身体が痩せる・顔色萎黄*・舌質淡・舌苔白・脈弱。

回 答

【①主訴】 腹脹・納少・疲労感・倦怠が現れるようになって1年。

【②証名】 脾気虚証

【③証候分析】 虚弱体質・臓気不足であったことに加え、1年前にひどい吐き下しをしたことによりさらに脾気を損傷した。脾虚によって運化*機能が失調し、輸精・散精の力がなくなり、水湿の循環が不調となったため、食欲不振・食少*・上腹部が張るといった症状が現れる。食後は脾気がさらに消耗するため、食後に腹脹が悪化する。脾虚によって運化機能が失調し、清濁を分けられなくなり、水湿が腸道に流れ込むと、大便稀溏が現れる。脾は気血生化の源であることから、脾虚になると生化の源が不足し、気血が肢体や筋肉に十分に達しなくなるため、身体がだるく、身体が痩せる。気血が顔面を栄養できなくなると、顔色萎黄となる。脾気虚によって気血の生化が不足し、臓腑の機能が衰退すると、疲労感・力が入らない・少気・懶言という症状が現れる。舌質淡・舌苔白・脈弱というのはすべて脾気虚弱の象である。

【注意点】

脾気虚証は、①寒湿の侵入・飲食の不摂生・過労・長期間思い悩んだ・重度の吐き下しなどの原因によって脾土を損傷したか、②虚弱体質・高齢・大病後にきちんと身体の調整をしなかった、などの理由で起こるものである。

本証は食少・腹脹・便溏*などの症状と、気虚の症状が同時に現れる点が弁証の際のポイントとなる。

<類似する証との鑑別ポイント>

本証は、脾陽虚証・脾気下陥証・脾不統血*証と注意して鑑別しなければならない。詳しくは**症例トレーニング22**を参照。

症例トレーニング　17

患者：仲〇〇，男性，59歳，退職工員。
診察日：2003年2月21日
現病歴：患者は慢性気管支炎を患ってすでに10年余りになる。ここ7～8年は毎年秋冬になると咳が止まらなくなる。
所見：息切れ・咳・薄い痰が出る・声が低い・懶言*・疲労感・力が入らない・顔色に艶がない・食欲不振・食少*・腹脹・便溏*・顔面部に軽度の虚浮が現れ下肢もややむくんでいる。舌質淡・舌苔白滑・脈弱。

回　答

【①主訴】 咳喘・薄い痰が出るといった症状が現れるようになり10数年。さらに食少・便溏が現れるようになり7～8年。

【②証名】 脾肺気虚証

【③証候分析】 長い間，咳喘が続いたことによって肺気を損傷し，肺の呼吸機能・宣発粛降機能が衰弱し，肺気が上逆するようになったため，咳喘・息切れが治まらない。肺気の不足・損傷によって水津の分布が悪くなると，湿が集まり痰となるため，透明で薄い痰が出る。子の病は母にも及ぶため，肺の病が脾気にも影響し，脾気虚となり，脾の運化*機能が失調すると，食欲不振・食少・腹脹・便溏が現れる。脾気虚によって水液の代謝が悪くなり，水気が肌膚にあふれると，顔面に虚浮が現れ，下肢にも軽度の浮腫がみられるようになる。気虚によって臓腑の機能や活動が低下すると，少気*・懶言・疲労感・力が入らないといった症状が現れる。気虚によって血を運行する力がなくなり，顔面部が失養するため，顔色に艶がなくなる。舌質淡・舌苔白滑・脈弱というのはすべて気虚によって水津を分布できなくなった象である。

【注意点】

脾肺気虚証は脾肺両虚証ともいう。これは脾と肺の両方の臓がともに気虚となり，肺気虚の主症状に脾気虚の主症状が加わるという虚弱の証である。多くは，①咳が長期間治癒せず肺気を損傷し，そこから子の病が母に及び脾気も損

傷した，②飲食の不摂生により脾胃が損傷し，土〔脾〕が金〔肺〕を滋養できなくなり，肺に影響が現れた，などの原因によって起こるものである。

本証は，咳・気喘*・痰が出る・食少・腹脹・便溏などの症状と，気虚証の症状が同時に現れることが弁証の際のポイントとなる。

＜類似する証との鑑別ポイント＞

本証は，肺腎気虚証・心肺気虚証と注意して鑑別しなければならない。詳しくは**症例トレーニング 61** を参照。

症例トレーニング　18

患者：韓○○，女性，61歳，職員。
診察日：2004年4月13日
現病歴：長年，身体が虚弱であり，食少*・腹脹・便溏*が現れており，この5～6年で症状が悪化した。
所見：シクシクとした腹痛がある・温めたり手で押さえたりすると痛みが軽減する・寒がり・四肢が温まらない・下肢の浮腫・顔色が白く艶がなく虚浮が現れている・口淡*・口渇がない・大便稀溏・完穀不化*。舌質淡胖で周囲に歯痕・舌苔白滑・脈沈遅で無力。

回　答

【①**主訴**】食少・腹脹・便溏が長年続いている。ここ5～6年は諸症状が悪化し，さらに寒さに非常に弱くなった。

【②**証名**】脾陽虚証

【③**証候分析**】長年にわたる脾気の虚弱によって脾の運化*機能が失調したため，食少・腹脹・便溏・身体虚弱といった症状が現れた。脾気虚がさらに発展すると，脾陽が虚衰し，温運機能が失調して，寒が内生するため，水穀を運化できない・水湿を気化*できないという状態となり，諸症状が悪化して，大便稀溏も現れる。重症となると完穀不化が現れる場合もある。陽虚によって温運機能が失調して，寒が内生し，その寒が凝集し気滞となるため，上腹

部の隠痛*・冷痛が現れ，温めたり手で押さえたりすることを好む。脾陽が虚衰すると水湿を気化できなくなり，肌膚に水湿があふれるため，浮腫が現れる。陽虚によって温煦*機能が失調すると，寒がり・四肢が温まらないという症状が現れる。陽虚によって気血が上部を栄養できなくなり，水気があふれるようになると，顔色に艶がなく，虚浮も現れる。舌質淡胖で周囲に歯痕・舌苔白滑・脈沈遅で無力というのは，陽虚によって運化機能が失調したことによるものである。

【注意点】

脾陽虚証は，①脾気虚から発展した，②生ものや冷たいものの過食・外感の直中・苦寒薬の濫用などから脾陽を傷つけた，③腎陽不足によって命門の火が衰え，火〔腎陽〕が土〔脾〕を滋養しない状態となり，脾陽が虚衰し，温運機能が失調し，寒が内生するため，水穀の運化・水湿の気化ができない状態を招いた，などの原因によって起こることが多い。

本証は食少・腹脹・腹痛・便溏などの症状と，虚寒の諸症状が同時に現れる点が弁証の際のポイントとなる。

＜類似する証との鑑別ポイント＞

本証は，脾気虚証・寒湿困脾証・胃陽虚証と注意して鑑別しなければならない。詳しくは**症例トレーニング 22・26・47** を参照。

症例トレーニング 19

患者：童○○，男性，19歳，学生。
診察日：2004年5月12日
現病歴：2カ月前に頭部をぶつけるという外傷を受けた。当時は昏迷状態となり人事不省となった。意識が戻ってから治療を受けたが，めまい・頭痛がずっと続いている。
所見：きりで刺すような頭痛がして，疼痛の場所が一定している。また，記憶力の低下を自覚し，不眠・心悸を伴う。顔色晦暗〔暗い〕・舌質紫暗・脈細渋。

回答

【①主訴】頭部を外傷後，頭痛・めまいが現れるようになり2カ月。

【②証名】瘀阻脳絡証

【③証候分析】瘀血が脳絡を阻滞し，「通じざればすなわち痛む」となることから，継続的に頭痛が現れ，その痛みは針で刺されるようであり，痛みの部分は固定している。脳絡が通じなくなると気血が正常に循環しなくなり，脳が失養するため，めまいがよく起こるようになる。瘀血が去らなければ，新しい血が生成されず，心神*が失養するため，健忘・不眠・心悸などの症状が現れる。外傷がひどかったため，脳神*が損傷し，人事不省となった。顔色晦暗〔暗い〕・舌質紫暗・脈細渋というのは瘀血が内で阻滞している象である。

【注意点】

瘀阻脳絡証は，①頭部に外傷を受け，瘀血が脳内に停留したものか，もしくは②久病が絡内に入り，瘀血が停滞し，脳絡を塞いだために起こるものである。

本証は，頭痛・めまいと，瘀血の症状が同時に現れる点が弁証の際のポイントとなる。

症例トレーニング 20

患者：鄭○，男児・8歳，小学生。

診察日：2004年7月26日

現病歴：1週間前に，軽度の発熱・悪風・咳・咽頭痛が現れ，家族の者が症状が軽いとみなし，「小柴胡顆粒」などの市販薬を飲ませたが，病状は好転しなかった。昨日より熱が高くなった。体温38.9℃。

所見：咳が悪化・痰は少ない・口渇がある・呼吸が荒く咳が出る・鼻息や呼吸が熱い・胸痛・咽喉部が赤く腫れ痛みがある・小便短黄*・大便秘結*などの症状が現れている。舌質紅・舌苔黄・脈洪数。

> 回　答

【①主訴】 発熱・咳が現れ1週間。症状が悪化し1日。

【②証名】 肺熱熾盛証

【③証候分析】 風熱の邪気が裏に入り，肺に蘊結したため，肺熱が盛んとなり，そこから肺の清粛機能が失調し，気が上逆したため，咳・気喘*・息が荒く吐く息が熱いといった症状が現れた。邪気が胸中に鬱し，気機を阻害するため，胸痛が現れる。肺の熱が咽喉にのぼり，気血が壅滞すると，咽喉部が赤く腫れ痛む。裏熱が盛んで，外に向かって発散されるため，発熱が比較的重くなる。熱が盛んで，津液を損傷すると，口渇がひどく水を欲しがる・大便秘結・小便短黄といった症状が現れる。舌質紅・舌苔黄・脈洪数というのは邪熱が盛んになった象である。

【注意点】

肺熱熾盛証は肺熱証・肺火証ともいう。多くは，①風熱の邪気が裏に侵入したか，あるいは②風熱の邪気が裏に侵入し火と化し，肺にこもったために起こる。

本証は新病*のため病勢が盛んであり，咳喘・呼吸が荒く鼻翼が震えることもあるといった症状と，火熱の症状が同時に現れることが弁証の際のポイントになる。

＜類似する証との鑑別ポイント＞

本証は，痰熱壅肺証と注意して鑑別しなければならない。詳しくは**症例トレーニング11**を参照。

症例トレーニング　21

患者：宗○○，男性，42歳，運転手。
診察日：2003年8月19日
現病歴：患者は，辛辣・燥性・刺激の強いものを好む食習慣があり，10数年，

便秘が続いている。

所見：大便乾燥（ウサギの糞のような状態）・排便困難で数日に1回しか便通がない。腹部に脹痛があり，ときに左少腹部に縄状の塊を感じることがある。さらに口乾・口臭があり，便秘が長期間続いたときには心煩*・めまいが現れる。舌質紅・舌苔黄燥・脈細渋。

回 答

【①**主訴**】便秘・口乾・口臭が現れるようになり10数年。

【②**証名**】 腸燥津虧証

【③**証候分析**】 辛辣・燥性・刺激の強い食べものを好んで食べるため，陰津を損傷し，腸道が潤いを失った。そのため，便が乾燥し，伝導することができなくなり，大便乾燥・秘結が現れ（便はウサギの糞のような状態），排便困難を招き，数日に1回しか便通がない。大腸内に乾燥した便が溜まり，気機が阻害されるため，腹脹・腹部の脹痛が現れ，ときには左下腹部に縄状の塊が感じられることがある。腑気が通じず穢濁を排出できずに上逆するため，ひどい口臭があり，重症になると，清陽*をかき乱すため，心煩・めまいが現れる。熱邪が滞ることによって陰津が損傷し，上部を潤せなくなると，口乾・咽燥・舌質紅で少津・舌苔黄燥が現れる。陰液が脈道に行きわたらなくなるため，脈細渋となる。

【注意点】

腸燥津虧証は大腸津虧証ともいう。主な病機は津液の虧損によって腸道が潤いを失い，伝導機能が失調するというものである。多くは，①もともと陰虧の体質である，②高齢のため陰津が不足した，③辛いものの過食，あるいは過度の発汗・嘔吐・下痢・長期の疾患・温熱病の後期などで，陰液を消耗した，などの原因から起こる。

本証は久病に属するため，病勢は緩慢であり，大便燥結・排便困難などの症状と，津虧の症状が同時に現れる点が弁証の際のポイントとなる。

症例トレーニング 22

患者:関〇,女性,32歳,営業員。
診察日:2003年10月15日
現病歴:ここ数年,月経量が多く,経期も長く7〜8日続くことが多い。経血は質・色ともに薄く,予定より8〜9日ほど早く来ることが多い。
所見:現在は月経期が終わったばかりであり,顔色萎黄*・食少*・便溏*・疲労感・力が入らない・息切れ・懶言*といった症状が現れている。舌質淡・脈細で無力。

回答

【①主訴】 月経先期・月経量が多いという症状に,食少・便溏・力が入らないといった症状を伴い6カ月。
【②証名】 脾不統血*証
【③証候分析】 脾胃は気血生化の源であり,摂血を主る。そのため脾気虚弱になると,運化*機能が失調し,食少・便溏が現れる。気血生化の源が不足すれば,気血が不足し,頭部や顔面の失養・機能の衰退を招くため,顔色萎黄・疲労感・力が入らない・息切れ・懶言という症状が現れる。脾気の不足によって統摂機能が失調し,血が脈外にあふれてしまうと,各種慢性の出血症状が現れる。衝任が固摂*できないと,月経先期・月経量が多いという症状が現れる。舌質淡・舌苔白・脈細で無力というのは脾気虚弱・気血両虚の象である。

【注意点】

脾不統血証は,脾気の損傷により摂血機能が低下して起こる場合が多い。本証は,慢性の出血症状と気血両虚および脾気虚証の症状が同時に現れる点が弁証の際のポイントとなる。

<類似する証との鑑別ポイント>

①脾気虚証,②脾陽虚証,③脾気下陥証,④脾不統血証は,互いに関係があり,それぞれに特徴をもっている。

①脾気虚証：脾気不足によって運化機能が失調したために起こる。食少・腹脹・便溏などの症状とともに、気虚の症状が現れる点が特徴である。
②脾陽虚証：脾陽が虚衰し、温運機能が失調するため、陰寒が内生して起こる。食少・腹脹痛（温めたり手で押さえたりすることを好む）・便溏・畏寒*などを主症状とする虚寒の証である。脾虚寒証ともいう。
③脾気下陥証：脾気虚弱によって中気*が下陥して起こる。上腹部が重く落ち込んだように感じる・内臓の下垂などの症状とともに、気虚の症状が現れる虚弱の証である。中気下陥証ともいう。
④脾不統血証：脾気虚弱によって血行を統摂できなくなるために起こる。慢性の出血症状を特徴とする虚弱の証である。気不摂血証ともいう。

このなかで、脾気虚証は、脾陽虚証・脾気下陥証・脾不統血証の基礎になるものであり、この他の3証は気虚をベースに、さらに陽虚寒・気陥（すなわち内臓下垂）・各種の出血症状が突出して現れるものを指す。

症例トレーニング 23

患者：史○○、男児、7歳、小学生。
診察日：2004年3月23日
現病歴：少しずつ暖かくなっているが、まだ寒さが厳しいときもある季節である。患者は2日前から咽頭に瘙痒感が現れ、咳が出るようになった。
所見：咳が頻繁に出ており、薄く白い痰が少量出る。軽度の悪寒・発熱があり、発汗はない。鼻づまり・透明な鼻水が出る、舌苔薄白・脈浮緊。

回 答

【①主訴】咳に悪寒・発熱を伴い3日。
【②証名】風寒犯肺証
【③証候分析】気候はだいぶ暖かくなったとはいえ、まだ寒い日もある。患者はそのときに着衣の調節が不適切であった。また、肺は呼吸を主り、皮毛につながる。そのため、風寒の邪気が表を襲い肺を侵すと、肺の清粛機能が

失調し，肺気が上逆するようになり，咳が現れる。肺の津液が正常に分布されなくなり，1カ所に集まって痰飲となって，肺気の上逆に従い上部にのぼるため，白く薄い痰が出るようになる。肺は鼻に開竅し，肺気の宣発機能が失調すると，鼻咽が通じなくなるため，のどの痒み・鼻づまり・透明で薄い鼻水が出るようになる。風寒が表を襲い，衛陽が阻害され，肌表を温煦*できなくなると，軽度の悪風寒が現れる。衛陽が邪気と交戦し，陽気が表に集中するため，発熱が現れる。寒は収・引の性質をもつため，腠理が塞がり，無汗となる。舌苔薄白・脈浮緊というのは風寒の邪気を受けた象である。

【注意点】

本証は風寒が肺衛を襲い，肺衛の宣発機能が失調したために起こるものであり，風寒襲肺証ともいう。一般的に発病からの期間が短く，風寒を受けたという事実が存在する。咳・白く薄い痰が出るという症状と，風寒表証の症状が同時に現れる点が弁証の際のポイントとなる。

＜類似する証との鑑別ポイント＞

風寒犯肺証と風寒束表証はともに，表寒の症状と咳が同時に現れる。ただし，風寒犯肺証は咳と白く薄い痰が出るというのが主であり，表証の証候は比較的軽い。一方，風寒束表証は悪寒・発熱など表証の証候が主であり，咳など肺部の症状は比較的軽い。

症例トレーニング　24

患者：姜〇，女性，36歳，家事サービス従事者。
診察日：2004年7月5日
現病歴：家庭や仕事など多くの原因から，数年来，情志の抑うつになっている。
所見：ため息をつきがち・胸や脇腹や少腹部に脹痛がある・疼痛の場所は一定しない。咽頭内に何かがつまっているような感覚があるが，吐き出そうとしても出せず，飲み込もうとしても入っていかない。月経前には乳房の脹痛が現れ，経血の色はやや黒みがかった赤であり，血塊がみられ，下腹部の疼痛

が現れる。舌苔薄白・脈弦。また諸症状の軽重は情緒の変化と密接に関係している。

回 答

【①主訴】 情志の抑うつ・胸や脇腹の脹痛・月経不順が現れるようになり約1年。

【②証名】 肝鬱気滞証

【③証候分析】 肝は条達*を好み抑鬱を嫌う。そのため，情志不遂*となると，肝の疏泄機能が失調し，気機が鬱滞して経気が滞るため，胸や脇腹もしくは少腹部が脹満し，竄痛*(ざんつう)・情志の抑うつが現れ，ため息をつきがちになる。肝経は胸や脇腹・少腹部を循環しているため，肝気が鬱結すると，乳房にも脹痛が現れる。肝気が痰を伴い，肝経を循環して上行し，咽喉部で結すると，梅核気*が現れる。女性は血を本とし，衝任は肝に属する。さらに，肝鬱によって気が滞ると，血の循環が悪くなり，気滞・血瘀を招くため，経血色が暗紅で，血塊がみられる。これらの症状は肝気の鬱結から起こるものであるため，情志の変化と密接な関係がある。舌苔白・脈弦というのは，肝気が鬱滞した象である。

【注意点】

肝鬱気滞証は肝気鬱結証あるいは肝鬱証ともいう。多くは，①精神的な刺激・情志不遂，②病邪の侵入により肝脈が阻害された，③その他の臓腑の病変の影響を受け，肝気が鬱結し，肝の疏泄機能が失調し条達できなくなった，などの原因によって起こる。

本証は精神的な要素と関係が深く，情志の抑うつ・胸や脇腹もしくは少腹部の脹満・疼痛が現れるといった点が弁証の際のポイントとなる。

<類似する証との鑑別ポイント>

本証は，胆鬱痰擾証・肝火熾盛証と注意して鑑別しなければならない。詳しくは**症例トレーニング1・52**を参照。

症例トレーニング　25

患者：包○○，女性，31歳，職員。
診察日：2003年5月16日
現病歴：悩みや心配事があるたびに，胸や脇腹が張り，竄痛*が現れる。今回の発作が現れて3日になる。
所見：ため息をつきがち・情志の抑うつ・急躁*・易怒*・食少*・腹脹・腸鳴・ガスがよく出る・便溏*・排便後の爽快感がない・便が硬かったりゆるかったり一定しない・ときに腹痛が現れ下痢をする（排便後は腹痛が軽減する）・舌質淡紅・舌苔薄白・脈弦。

回答

【①主訴】 胸や脇腹の脹満および竄痛・腹脹・便溏が現れ3日。
【②証名】 肝鬱脾虚証
【③証候分析】 情志不遂*・鬱怒によって肝を傷つけ，肝が条達*できなくなり，脾土に乗じるため，肝鬱脾虚を招く。肝の疏泄機能が失調すると，肝経の気が鬱滞するため，胸や脇腹の脹満および竄痛が現れる。ため息をつくと，気が一時的にのびやかに流れるようになり，気鬱を散らすことができるため，脹悶・疼痛が軽減する。肝気が鬱滞し情志がのびやかでなくなると，精神抑うつが現れる。気鬱から火と化し，肝の柔順な性質が失われると，急躁・易怒となる。肝気が脾を犯すと，脾気虚弱となり，水穀を運化*できなくなるため，食少・腹脹が現れる。気滞によって湿が滞ると，腸鳴・ガスが出る・便溏で排便後の爽快感がない・あるいは便が硬かったりゆるかったりと一定しないなどの症状が現れる。肝気が脾を犯すと，気機の鬱滞・運化の失調を招くため，腹痛が起こり下痢をするようになる。排便後は気機が多少のびやかになるため，下痢の後は一時的に腹痛が緩和される。舌苔白・脈弦というのは肝鬱による脾虚の象である。

【注意点】

肝鬱脾虚証は肝脾不調証ともいう。肝の疏泄機能と脾の運化機能が失調して起こるものであり，肝鬱気滞証と脾気虚証の症状が主に現れる。多くは，①情

志不遂・鬱怒によって肝を傷つけ，肝が条達できなくなり脾土に乗じた，②飲食の不摂生・過労によって脾気を損傷したため，脾が運化機能を失調して，土〔脾〕が木〔肝〕に反侮するようになり，肝の疏泄機能が失調したことによって起こる。

本証は，脇部の脹痛・情志の抑うつ・腹脹・便溏といった点が弁証の際のポイントとなる。

＜類似する証との鑑別ポイント＞

肝胃不和証・肝鬱脾虚証・胃腸気滞証は注意して鑑別しなければならない。肝胃不和証と肝鬱脾虚証は，胸や脇腹の脹満もしくは疼痛・情志の抑うつもしくは煩躁など，肝気鬱結の症状がみられる。ただし，肝胃不和証は，上腹部の脹痛・げっぷ・しゃっくりなど，胃失和降*の症状が同時に現れる。一方，肝鬱脾虚証は，食少・腹脹・便溏など，脾が運化機能を失調した症状が現れる。胃腸気滞証は，肝気鬱結の症状は顕著に現れず，上腹部の脹痛（竄痛）・げっぷ・腸鳴・ガスが出るなど，胃腸の気機が阻滞された症状が主に現れる。

症例トレーニング 26

患者：田〇〇，男性，23歳，学生。
診察日：2004年6月15日
現病歴：1週間前，冷たいものの過食により上腹部が張って苦しくなった。頭や身体が重く感じる症状を伴う。
所見：口のなかがネバネバする・納呆*・吐き気・口淡*・口渇がない・腹痛・便溏*（便中に膿や血はみられない）・舌質淡胖・舌苔白膩・脈濡緩。

回答

【①**主訴**】腹痛・便溏・吐き気・納呆が現れるようになり7日。
【②**証名**】寒湿困脾証
【③**証候分析**】脾は乾燥を好み湿気を嫌う。そのため，本証は飲食の不摂生や生もの・冷たいもの・果物の過食によって寒湿が中焦に停滞し，脾陽を阻

害するために起こったものである。寒湿が盛んになると脾陽が阻害され，運化*機能が失調し，脾気が鬱滞するため，上腹部の痞脹*あるいは脹痛・食少*が現れる。脾が運化機能を失調し，湿が気機を阻害すると，口のなかがネバネバする・納呆といった症状が現れる。水湿が下焦に流れ込むと，大便稀溏が現れる。脾と胃は表裏関係にあり，脾が運化機能を失調すると，胃失和降*となり，胃気が上逆するようになるため，吐き気が現れる。湿は陰邪であり，重・濁という性質があるため，湿が肢体にあふれると，清陽*が正常に循環しなくなり，頭や身体が重く感じる。口淡・口渇がない・舌体胖大・舌苔白滑膩・脈濡緩というのは，すべて寒湿が内で盛んとなった象である。

【注意点】

寒湿困脾証は，①雨に濡れた・湿気の多い土地に住んでいる・湿度の高い気候といった理由によって寒湿が侵入し，中焦を傷つけた，②飲食の不摂生や，生もの・冷たいもの・果物の過食によって寒湿が中焦に停滞した，③脂っこいもの・甘いものを好んで食べているため，湿濁が内生し，脾陽の運行を失調させた，などの原因によって起こる。つまり，外湿・内湿が相互に作用し，寒湿の阻滞を招き，脾陽が循環しなくなって起こる。

本証は，納呆・腹脹・便溏・身体が重く感じる・舌苔白膩といった点が弁証の際のポイントとなる。

＜類似する証との鑑別ポイント＞

脾陽虚証と寒湿困脾証はともに，納呆・食少・腹脹・便溏などの症状が現れるが，寒湿困脾証は，寒湿が盛んとなり脾陽が阻害され，脾が温運機能を失調して起こるもので，納呆・腹脹・便溏・身体が重く感じるといった症状を特徴とする寒湿による実証である。脾陽虚証は，脾陽の虚衰によって脾が温運機能を失調し，陰寒が内生するために起こるもので，食少・腹部の脹痛（温めたり手で押さえられたりすることを好む）・便溏・畏寒*といった症状を特徴とする虚寒証である。

寒湿困脾証は，湿熱蘊脾証や寒滞胃腸証とも注意して鑑別しなければならない。詳しくは**症例トレーニング 36・58** を参照。

症例トレーニング 27

患者：譚○○，女性，31歳，販売員。
診察日：2003年8月13日
現病歴：6カ月前に事故により流産（妊娠4カ月），出血が多く，その後も十分な休養を取らなかった。
所見：顔色に艶がない・めまい・目のかすみ・視力の低下・肢体の麻木*・関節の拘急*・手足の震え・筋肉の痙攣・爪に艶がない・先月の月経は経血量が少なく色も薄かった・舌質淡白・脈細弱。

回 答

【①**主訴**】流産後に，めまい・目のかすみ・肢体の麻木が現れるようになり4カ月。

【②**証名**】肝血虚証

【③**証候分析**】流産の際，出血過多となり，さらにその後もしっかり身体を調整しなかったため，営血の不足を招いた。血虚によって頭部や顔面部を栄養できなくなると，顔色に艶がない・めまいといった症状が現れる。肝は目に開竅するため，肝血が不足すると，目が失養し，目のかすみあるいは夜盲が現れる。肝は筋を主り，その華は爪になる。そのため肝血が不足すると，筋が失養し，肢体の麻木・関節がこわばる・手足が震える・爪の艶がなくなるといった症状が現れる。女性は肝を先天とし，肝血が不足すると，衝任が失養し，血海が空虚となるため，月経の量が少なく，経血の色も薄くなり，重症になると無月経が現れる。舌質淡・脈細というのは血虚の象である。

【注意点】

肝血虚証は，血液の虧損によって肝を濡養できなくなり起こるものであり，肝血不足の症状を特徴とする虚弱の証である。本証は，①脾胃虚弱のため血の生化の源が不足して現れた，あるいは②失血過多・久病または重病や失治・誤治により，営血を損傷し起こることが多い。そのため，虚弱体質や失血の事実が存在する場合が多く，めまい・視力の低下・月経量の減少・肢体の麻木・手の震えなどの症状と，血虚の症状が同時に現れる点が弁証の際のポイントとなる。

＜類似する証との鑑別ポイント＞

本証は，肝陰虚証と注意して鑑別しなければならない。詳しくは**症例トレーニング 28** を参照。

症例トレーニング　28

患者：殷〇〇，女性，38 歳，営業員。
診察日：2003 年 7 月 10 日
現病歴：この 2 年間，家庭内で問題があり，情志不遂*となり，胸悶*・脇脹・ため息をつきがちなどの症状が現れ，ここ 3 カ月は，めまい・目のかすみ・目の乾き・視力の低下が現れるようになった。
所見：脇肋部にシクシクとした灼痛がある・顔がほてる・両頬の紅潮・口咽乾燥・五心煩熱*・潮熱*・盗汗*・舌質紅・舌苔少で乏津・脈弦細数。

回　答

【①主訴】 脇肋部にシクシクとした灼痛がある・煩熱*・盗汗などの症状が現れるようになり 3 カ月。

【②証名】 肝陰虚証

【③証候分析】 肝は疏泄機能を主り，情志を調節している。そのため，情志不遂になると，肝気が鬱結し，気鬱から火と化し，肝陰を傷つける。また，肝は目に開竅するため，肝陰が不足すると，頭や目が失養・失潤する。このため，めまい・目のかすみ・目の乾き・視力の低下などが現れる。肝絡が失養し，虚火*が内で燃えるため，脇肋部にシクシクとした灼痛が現れる。陰虚によって陽を制御できなくなり，虚熱*が内で蒸しあがるため，五心煩熱・午後の潮熱が現れる。陰虚により津液が外へ追いやられるため，盗汗が現れる。虚火が炎上するため，顔面のほてりや両頬の紅潮が現れる。陰液が上部まで行き渡らなくなると，口乾・咽燥が現れる。舌質紅で少津・脈弦細数というのは，肝陰の不足によって虚熱が盛んとなった象である。

【注意点】

　肝陰虚証は，①情志不遂により，肝気鬱となり，気鬱から火と化し，肝陰を消耗した，②熱病の後期で陰液を損傷した，③腎陰の不足から水不涵木〔腎陰虚によって肝木を滋養できなくなり肝陰不足を引き起こす〕となった，などの原因から，徐々に肝が濡養されなくなり，頭・目・筋脈が潤いをなくしたり，陰が陽を制御できなくなって，虚熱が内をかき乱すために起こる。

　本証は，めまい・目の乾き・脇痛などの症状と，虚熱の症状が同時にみられることが弁証の際のポイントとなる。

＜類似する証との鑑別ポイント＞

　肝血虚証と肝陰虚証はともに肝の虚証に属し，めまい・目のかすみ・目の乾き・視力の低下といった症状を特徴とする。ただし，肝血虚証は血液の虧損によって肝が濡養されなくなり起こるものであり，肝血不足の症状を特徴とする虚弱の証である。多くは，顔色淡白で艶がない・めまい・目のかすみ・月経量の減少・肢体の麻木*・手の震え・舌質淡白・脈細弱といった症状が現れ，熱象は現れない。肝陰虚証は陰液の虧損によって肝が潤いをなくし，陰が陽を制御できなくなり，虚熱が内をかき乱すようになったものであり，めまい・目の乾き・脇痛・煩熱などの症状を特徴とする虚熱の証である。このため，肝陰虚証は虚熱の症状が非常に顕著であり，両頬の紅潮・潮熱・目の乾き・手足の震え・舌質紅・舌苔少・脈細数といった症状が現れることが多い。

症例トレーニング 29

患者：蘇〇〇，女性，50歳，農業。
診察日：2004年6月24日
現病歴：顔色に艶がなく，身体が痩せ虚弱体質である。胃下垂を患い6年になる。
所見：息切れ・懶言*・疲労感・力が入らない・めまい・食少*・便溏*・上腹部が重く落ち込んだようにように感じさらに張ったような感覚がある（この感覚は食後に特に強くなる）・便意を頻繁にもよおす・肛門が重く落ち込ん

だように感じる・脱肛・舌質淡・舌苔白・脈緩弱。

> 回 答

【①主訴】もともと便溏・上腹部が張って落ち込んだように感じる症状が現れており，頻繁に排便があり，脱肛が現れるようになり1年近く経つ。

【②証名】脾虚気陥証

【③証候分析】患者はもともと脾虚の体質であり，運化*機能が失調していたため，食少・便溏が現れていた。脾気虚によって清陽*が上昇しなくなり，頭や目が失養するため，めまいが現れる。気血生化の源が不足し，気血津液が全身に行き渡らなくなり，臓腑の機能も低下すると，息切れ・懶言・疲労感・力が入らない・身体が痩せる・顔色に艶がないといった症状が現れる。脾気虚衰によって上に持ち上げる力がなくなり，中気*が下陥し，内臓が正しい位置を保てなくなるため，脱肛および内臓の下垂が現れる。気が下に落ち込むため，上腹部が重く落ち込んだように感じる・上腹部の脹痛（食後に症状が悪化する）・排便が頻繁になる・肛門が重く落ち込んだように感じるといった症状が現れる。舌質淡白・脈弱というのは脾虚気陥証の象である。

【注意点】

脾虚気陥証は脾気虚から発展したものが多く，長期にわたり腹瀉が続いたか，もしくは，過労・多産・産後の身体の調整が不十分であったなどの理由から脾気を損傷し，清陽が下陥し起こる。

本証は上腹部が重く落ち込んだような感覚や，内臓の下垂と，気虚の症状が同時に現れる点が弁証の際のポイントとなる。

＜類似する証との鑑別ポイント＞

本証は，脾気虚証・脾陽虚証・脾不統血証と注意して鑑別しなければならない。詳しくは**症例トレーニング22**を参照。

症例トレーニング 30

患者：王○○，女性，71歳，主婦。
診断日：2004年1月16日
現病歴：長年にわたり咳が出ることが多く，体調が不良である。
所見：顔色淡白・疲労感・身体がだるい・咳に力がない・息切れ・気喘*（動くとさらに悪化する）・透明で薄い痰が出る・声が低い・懶言*・畏風や自汗*が現れやすい・カゼを引きやすい・舌質淡・舌苔白・脈弱。

回 答

【①主訴】 長年，息切れ・咳喘が現れている。
【②証名】 肺気虚証
【③証候分析】 本症は咳喘が主症状であり，病位は肺である。患者は高齢であり，咳嗽・気喘の発作が繰り返し現れているため，肺気が不足し，そこから肺の呼吸機能・宣発粛降機能が低下し，気が上逆したため，咳の音に力がなく，呼吸が短く困難になった。動くと気を消耗し，肺気がさらに虚してしまうため，咳喘が悪化する。肺気虚によって宗気*が減少し，発声に力がなくなると，声が低い・懶言となる。肺虚によって津液の分布が正常に行われず，一カ所に溜まり痰となるため，透明で薄い痰が現れる。肺気の不足によって，衛気を肌表に送り込めず，腠理が開いてしまい，衛表を固摂*できなくなるため，自汗・畏風が現れ，外邪を受けやすく，カゼを引きやすくなる。顔色淡白・疲労感・身体がだるい・舌質淡・舌苔白・脈弱というのは，すべて気虚によって気血を推動できなくなり，機能が低下した象である。

【注意点】

肺気虚証とは，肺気が虚弱となり，呼吸無力・衛外不固*となったものであり，咳に力がない・息切れ・咳喘・自汗などの症状を特徴とする虚弱の証である。多くは，長年咳が続き肺気を消耗したか，あるいは脾虚によって運化*機能が失調し，生化の源が不足したことから，肺が失養して起こる。

本証は，咳喘を長年患っている，もしくは虚弱体質などの事実が存在し，咳に力がない・息切れ・咳喘・自汗などの症状と，気虚の症状が同時に現れる点

が弁証の際のポイントとなる。

症例トレーニング 31

患者：張〇，女性，35歳，中学教師。
診察日：2004年3月1日
現病歴：ふだんから雑事や心配事が多く，半年前から心煩*や動悸が頻繁に現れるようになった。この2カ月で諸症状が悪化した。
所見：身体が瘦せる・両頬の紅潮・不眠・多夢・口燥・咽乾・手足の中心が熱い・潮熱*・盗汗*・舌質紅・舌苔少で乏津・脈細数で無力。

回 答

【①主訴】 心悸・不眠が現れるようになり半年。症状が悪化し，さらに潮熱・盗汗が現れるようになり2カ月。

【②証名】 心陰虚証

【③証候分析】 仕事の疲労や，思慮が過度になると，知らず知らずのうちに心陰を損傷する。陰液が不足して心を濡養できなくなると，心神失寧を招き，さらに陰虚によって虚熱*が内生し，虚火*が神をかき乱し，神が心を守れなくなるため，心悸・心煩・不眠・多夢などが現れる。陰液不足によって身体が栄養されなくなり，また虚火が内をかき乱すと，身体が瘦せる・口燥・咽乾・五心煩熱*・潮熱・盗汗・両頬の紅潮・舌質紅で少津・脈細数などの症状が現れる。以上の点から心陰虚証と診断する。

【注意点】

心陰虚証は，①過労・過度の思慮によって心陰を徐々に消耗した，②温熱の火邪によって心陰が傷つけられた，③肝腎など臓腑の陰が虧損しそれが心に及んだ，などの理由から起こる場合が多い。本証は心煩・心悸・不眠とともに，陰虚の症状が同時に現れる点が弁証の際のポイントとなる。

＜類似する証との鑑別ポイント＞

心血虚証と心陰虚証はともに，心悸・不眠・多夢などの症状が現れる。ただし，心血虚証は〔顔・唇・舌の色などの〕白を特徴とし，寒の症状が多くみられる。つまり，心悸・不眠・多夢などに加え，血虚の症状も同時に現れる。一方，心陰虚証は赤を特徴とし，熱証に属し，心悸・不眠・多夢などの症状に加え，陰虚の症状も同時に現れる。

症例トレーニング　32

患者：呉〇，女性，39歳，農業。
診察日：2002年2月20日
現病歴：2年前，流産によって失血過多となり，めまい・心悸・不眠・多夢が現れるようになった。鎮静剤を服用するが，効果がみられないばかりか，めまいはさらにひどくなり，夜になると心悸が現れ，気分が落ち着かず，疑心暗鬼になり，日中はめまい・頭痛が起き，昏迷状態になることもある。
所見：疲労感・息切れ・納少*・力が入らないといった症状が現れ，1年以上月経が止まっている。さらに顔色が白く艶がない・舌質淡で潤・脈弱。

回　答

【①**主訴**】　心悸・不眠が現れ2年，無月経が現れるようになり1年。
【②**証名**】　心気血両虚証
【③**証候分析**】　流産のとき失血過多となり，血虚を招いた。『内経』に「血は魂を主管する」とあるように，血虚になると心が失養し，心動が失常するため，夜になると心悸が現れる。血虚によって心神*が失養し，神が心を守れなくなると，疑心暗鬼になる・不眠・多夢が現れる。血虚によって頭や顔面部を栄養できず，清竅*が失養すると，めまい・頭痛が起こり，ときには意識を失うこともある。血虚によって衝任を栄養できず，衝任が空虚となるため，1年余り無月経が続いている。久病は血虚を招き，「血は気の母である」ため，血虚の病が長引くと，気にも影響が及び，気虚が現れるようになる。気虚になると鼓動する力がなくなるため，心悸・息切れ・疲労感・納少・力が入ら

ないといった症状が現れる。舌質淡で潤というのは気血不足の象であり，脈弱というのは気血両虚に多く現れる脈象である。以上の症状から気血両虚証であると診断する。

【注意点】

「気は血の帥であり，血は気の母である」の言葉どおり，本証は血虚から気虚を招いたものであり，心気虚と心血虚が同時に現れている例である。心気虚証と心血虚証の鑑別ポイントは**症例トレーニング2**を参照。

症例トレーニング 33

患者：盧〇〇，女性，65歳，主婦。
診察日：2003年12月17日
現病歴：以下の症状が現れるようになり，すでに5年。
所見：尿失禁が現れることがある。さらに腰膝酸軟*・疲労感・力が入らない・耳鳴り・難聴が現れている。排尿が頻繁にあり(夜間の頻尿が特に顕著)，尿の色は透明，排尿後の切れが悪い。舌質淡・舌苔白・脈弱。

回 答

【①**主訴**】腰のだるさ・耳鳴りが現れ，尿の切れが悪く，ときに失禁も現れるようになり5年。

【②**証名**】腎気不固*証

【③**証候分析**】腎気の不足によって腰・膝・脳神*・耳竅が失養するため，腰膝酸軟・耳鳴り・難聴・疲労感・力が入らないといった症状が現れた。腎気の不足によって固摂*機能が失調し，膀胱の制約機能が失われると，頻尿(特に夜間に多い)・小便清長*が現れ，尿の切れが悪くなり，ときに失禁も現れる。舌質淡・脈弱というのは，腎気の不足によって舌・脈が充養されなくなった象である。

【注意点】

腎気不固証とは，腎気の不足によって腎の封蔵・固摂機能が失調したものであり，腰膝酸軟や，尿・精液・月経・帯下・胎気などを固摂できなくなった症状を特徴とする虚弱の証である。多くは，先天不足・幼年・高齢・身体が虚弱している・早婚・房事過多・久病・過労といった理由によって腎気を損傷し起こる。

本証の特徴は，腎気虚によって腎の封蔵・固摂機能が失調し，固摂できなくなった症状が現れることである。固摂できなくなった症状とは，男性の場合は滑精・早泄*であり，女性の場合は透明で薄い帯下が増える・月経がなかなか止まらない・妊産婦の胎動不安（重症となると流産・早産が現れる）・失禁といった症状を指す。

したがって，本証の弁証の際のポイントは，尿・精液・月経・帯下・胎気の不固・腰膝酸軟とともに，気虚の症状が現れるという点である。

症例トレーニング 34

患者：王〇〇，男性，70歳，退職職工。
診察日：2003年9月2日
現病歴：長年にわたり虚弱体質である。
所見：顔色淡白・疲労感が強い・動悸・自汗*がよく現れる。この数年は，動悸・胸悶*・息切れが顕著であり，活動後は諸症状が悪化する。舌質淡・脈弱。

回 答

【①**主訴**】長年にわたって心悸・疲労感・自汗が現れており，諸症状が悪化して1年。

【②**証名**】心気虚証

【③**証候分析**】患者は高齢であり，身体が弱く機能が衰退しているため，息切れ・疲労感が現れた。気虚によって衛外不固*となると，自汗が現れる。心気虚弱によって鼓動する力がなくなると，心悸・胸悶が現れる。活動後は

気がさらに消耗するため,諸症状が悪化する。気虚によって血の運行が無力となり,血を充栄できなくなるため,顔色淡白・舌質淡・脈弱という症状が現れる。以上の症状により心気虚証の診断を下す。

【注意点】

心気虚証は,虚弱体質・高齢による臓気の衰弱・長患い・先天不足・臓器の欠損などの理由によって,心気が不足し鼓動の無力を招いたものである。心悸・疲労感と気虚の症状が同時に現れる点が弁証の際のポイントとなる。

<類似する証との鑑別ポイント>

本証は,心陽虚証と注意して鑑別しなければならない。詳しくは**症例トレーニング2**を参照。

症例トレーニング 35

患者:厳○○,男性,56歳,退職幹部。
診察日:2004年5月11日
現病歴:5~6年前に検査を受け,高血圧であると診断された。めまい・耳鳴りがよく現れる。
所見:頭や目の脹痛・顔や目が赤い・急躁*・易怒*・不眠・多夢・頭は重いが歩くと足元がフワフワしているように感じる・腰膝酸軟*・舌質紅で少津・脈弦細数。

回 答

【①**主訴**】 頭部および目の脹痛・腰膝酸軟が現れるようになり5~6年。
【②**証名**】 肝陽上亢証
【③**証候分析**】 肝は剛臓であり,「体陰用陽」〔器質的には陰であり機能的には陽である〕である。そのため,肝陽の昇発が過度になると,血が気とともに上昇し,頭部を衝きかき乱すため,頭部および瞼の脹痛・めまい・耳鳴りが現れる。気血が顔面や目に衝き上り,血絡にあふれると,顔や目が赤くな

る。陽が亢進し心神・肝魂*を擾わすと，急躁・易怒・不眠・多夢が現れる。肝陽が上焦で亢進すると，腎陰が下焦で損傷する。そこから，「上盛下虚」「木旺耗水」〔肝が盛んになり腎が虚す〕「水不涵木」〔腎陰虚から肝木を滋養できなくなり肝陰不足を引き起こす〕といった状態が現れ，陰が陽を制御できなくなるため，頭は重いが歩くと足元がフワフワした感覚がある症状が現れ，歩行が不安定になる。肝腎の陰液が不足して筋骨が失養すると，腰膝酸軟・力が入らないという症状が現れる。舌質紅で少津・脈弦細数というのは，肝陽が盛んになり肝腎の陰液が不足した象である。

【注意点】

　肝陽上亢証とは，肝陽が上部で亢進し，肝腎の陰が下焦で虧損し起こるものであり，主な症状は，めまい・耳鳴り・頭部および目の脹痛・顔が赤い・煩躁・腰膝酸軟などである。多くは，①陽が盛んな体質・性格的にせっかちで怒りっぽく肝陽が旺盛になりやすい，②長期にわたり悩み・怒り・焦りが多く，気鬱から火と化し，陽気が盛んとなり，陰液を徐々に消耗した，③陰陽不足の体質・房事の過多・過労・高齢により陰が虚したという理由から「水不涵木」となり，陰が陽を制御できなくなったなどの理由から，肝陽の亢進を招いて起こる。

　本証は，めまい・耳鳴り・頭部や目の脹痛・顔が赤い・煩躁・腰膝酸軟などの症状が弁証の際のポイントとなる。

＜類似する証との鑑別ポイント＞

　①肝火熾盛証と，②肝陽上亢証はともに，顔や目が赤い・急躁・易怒・頭痛・耳鳴りなどの症状が現れる。ただし，以下の違いがある。
①肝火熾盛証は，単純に火熱が盛んとなった実証であり，火熱の邪気の侵入や，気鬱が火と化して起こる。主な症状は発熱・口渇・便乾*・尿黄・舌質紅・脈数などである。
②肝陽上亢証は，情緒が激動しやすく，陽が亢進し陰を消耗するために起こるものであり，肝陽の上亢と同時に肝腎陰虚も存在し，上盛下虚・本虚標実の虚実夾雑の証である。肝陽上亢証の特徴となる症状は，めまい・顔が赤い・煩躁・頭は重いが歩くと足元がフワフワしたように感じる・腰膝酸軟などであり，顔や目が赤い・急躁・易怒などの実証（「標」の証）の症状とともに，

頭は重いが歩くと足元がフワフワした感覚がある・腰膝酸軟といった虚証（「本」の証）の症状が現れる。

症例トレーニング 36

患者：汪〇，40歳，男性，屋外作業員。
診察日：2003年9月18日
現病歴：患者は住居が湿熱の盛んな場所にあり，さらに飲食の不摂生が加わり，ここ2週間，上腹部が張って苦しい・納呆*・吐き気という症状が現れている。
所見：口のなかがネバネバする・口渇はあるが水を飲みたくない・便溏・排便後も爽快感がない・小便短黄*・身体や四肢が重く感じる・発熱するが体温は高くなく発汗後も熱が下がらない・舌質紅・舌苔黄膩・脈濡数。

回 答

【①主訴】 上腹部が張って苦しい・悪心・納呆・便溏*などの症状に，あまり高くない発熱を伴い14日。

【②証名】 湿熱蘊脾証

【③証候分析】 湿熱の邪気を外感し，脾胃に停滞したため，中焦が阻滞され，納運機能や昇降の失調を来し，気機が阻滞した。そのため，上腹部がつかえて苦しく感じる・納呆・食少*・悪心・嘔吐が現れる。湿熱が脾に溜まり，口中にも上昇すると，口のなかがネバネバし，のどは渇くがあまり水を飲みたがらない。湿熱が下焦にも流れ込み，気機が阻害され，大腸の伝導機能が失調する。そのため，便溏が現れ，排便後の爽快感がない。湿と熱が結びつき，熱が内にこもり，湿が肌膚にあふれるようになると，経気を阻害し，水液の気化*ができなくなるため，身体や四肢が重く感じ，小便短黄となる。湿が熱の発散をさえぎり，熱が内部にこもるようになると，発熱はあるが体温はそれほど上がらない。湿熱の邪気の性質は，黏・滞・纏綿〔まとわりついてなかなか離れない〕であるため，発汗しても熱が引かない。舌質紅・舌苔黄膩・脈濡数というのは，すべて湿熱が内に集積している象である。

【注意点】

　湿熱蘊脾証とは，①湿熱の邪気を外感した，②脾気虚弱によって湿邪が中焦に溜まり，湿鬱から火と化した，③肥・甘・厚・膩の食べものを好む，あるいは過度の飲酒によって湿熱が内生し脾胃に溜まった，などの原因によって起こる。

　本証は，腹脹・納呆・発熱・身体が重く感じる・便溏・排便後に爽快感がない・舌苔黄膩などの症状が弁証の際のポイントとなる。

＜類似する証との鑑別ポイント＞

　寒湿困脾証と湿熱蘊脾証はともに実証に属し，腹脹・納呆・嘔吐・腹脹・便溏などの症状が現れる。ただし，寒湿困脾証の湿は寒に属し，湿熱蘊脾証の湿は熱に属する。そのため，舌と脈の象にそれぞれ違いが現れる。

　また，湿熱蘊脾証は腸道湿熱証・肝胆湿熱証とも注意して鑑別しなければならない。詳しくは**症例トレーニング 50・62** を参照。

症例トレーニング 37

患者：金〇，男性，54歳，アルバイト。
診察日：2004年7月14日
現病歴：3日前にあることから激怒し，その後，胸や脇腹の灼痛が現れ，吐血した。
所見：怒りっぽい・一度怒るとなかなか気持ちが静まらない・頭脹・めまい・顔や目が赤い・口苦・口乾・ときに咳が止まらなくなる・黄色く粘り気のある痰が出る・舌質紅・舌苔薄黄・脈弦数で有力。

回　答

【①**主訴**】 激怒した後に胸や脇腹の灼痛と咳が断続的に現れ3日。
【②**証名**】 肝火犯肺証
【③**証候分析**】 肝は木に属し，昇発を主る。肺は金に属し，粛降を主る。そのため，肝と肺の昇降バランスが取れていれば，気機はスムーズに流れるよ

うになる。しかし,肝火が盛んになると,火が上逆し肺を犯し,「木火刑金」〔肝の火が肺を犯す〕となるため,肺の清粛機能が失調して,肺気が上逆し,咳が断続的に出るようになる。火熱が津液を灼き,煉ると,痰となる。このため,黄色く粘り気のある痰が出る。火が肺絡を灼き,血を妄動させると,喀血が現れる。肝火が内部に鬱し,経気がスムーズに流れなくなると,胸や脇腹の灼痛・急躁*・易怒*が現れる。肝火が上部をかき乱し,気血が上逆すると,めまい・頭部が張ったように感じる・顔や目が赤いなどの症状が現れる。熱が蒸しあがり,胆気が熱にしたがい上逆すると,口苦が現れる。口乾・舌質紅・舌苔薄黄・脈弦数というのは,肝経の実熱が盛んな象である。

【注意点】

肝火犯肺証は,肝火が盛んになり上逆し,肺を犯すため,肺が粛降機能を失調して起こるものであり,肝火の勢いが盛んとなった症状と肺気が上逆した症状が同時に現れる実熱の証である。多くは,①鬱怒から肝を傷つけ,気鬱が火と化した,②邪熱がこもったため,肝火の勢いが盛んとなり,肝火が上逆して肺を犯した,③邪熱が肺に溜まり,咳がひどく胸や脇腹まで牽引され,それが肝気の昇発にも影響し,肝気が鬱して火と化し,上逆して肺を犯した,などの原因によって起こる。

本証は,胸や脇腹の灼痛・急躁・咳嗽・黄色い痰が出るあるいは喀血するといった症状と,実熱証の症状が同時に現れる点が弁証の際のポイントとなる。

症例トレーニング 38

患者:範○,男性,37歳,商業。
診察日:2003年1月15日
現病歴:昨夜,急用のため雪のなかを外出し,朝方近くに帰宅。非常な寒さを受け,悪寒・四肢が冷たいという症状が現れた。特に少腹部の冷痛がひどく,陰部が落ち込み張ったような痛みもある。
所見:陰茎が収縮し引き込まれるような痛みがある・頭頂部に冷痛があり温めれば痛みは軽減する・舌質淡でやや青・舌苔白潤・脈沈緊。

回答

【①主訴】 寒さを外感し、少腹部・陰部および頭頂部に冷痛が現れ1日。

【②証名】 寒滞肝脈証

【③証候分析】 厳しい寒さを受け、寒邪が体内に侵入し、肝経に凝滞した。足厥陰肝経は陰器をめぐり、少腹部を通り、頭頂部に達する。また、寒は収・引・凝滞の性質をもつ。そのため寒が肝経を襲い、陽気が阻害されると、温煦*機能が失調し、気血の運行がスムーズでなくなって、経脈も収縮する。これにより、少腹部から陰部にかけて、収縮するような痛みや墜脹感、あるいは冷痛が現れ、頭頂部にも冷痛が現れる。寒は陰邪であり、陽気を阻害し循環を鈍らせるため、悪寒・四肢の冷えが現れる。寒が気血を凝滞させると、舌質淡紫となり、寒さにあたると疼痛がひどくなり、温めると軽減する。舌質淡・舌苔白潤・脈沈緊というのはすべて寒が盛んとなった象である。

【注意点】

寒滞肝脈証は寒凝肝経証・肝経実寒証ともいう。これは寒邪が体内に侵入し、肝経に凝滞したものであり、主な症状として、少腹部・前陰・頭頂部など肝経の経脈の循環部位に冷痛が現れる実寒の証である。多くは寒邪を外感し、肝経に凝滞したために起こる。

本証は、少腹部・前陰・頭頂部などの冷痛と、実寒の症状が同時に現れる点が弁証のポイントとなる。

症例トレーニング 39

患者：徐〇〇、女性、30歳、農業。
診察日：2004年8月6日
現病歴：9カ月前、流産した際に大量に出血し、適切な治療を受けなかったため、ずっとめまいが続いている。その後、月経が不規則に2～3回あったが、経血量が少なく、色が薄かった。現在、3カ月間、月経が止まっている（妊娠はしていない）。

所見：顔色淡白・疲労感・力が入らない・心悸・不眠・多夢・健忘・目のかすみ・肢体の麻木*および震え・爪の艶がない・舌質淡白・脈細。

回 答

【①主訴】 心悸・めまい・月経量の減少・肢体の麻木が現れるようになり9カ月。

【②証名】 心肝血虚証

【③証候分析】 失血過多に加え，その後の休養・身体の調整が不十分であったため，心肝の血虚を招いた。血虚によって頭部や目が失養すると，めまい・顔色に艶がないといった症状が現れる。血虚によって身体を栄養できなくなると，疲労感・力が入らないという症状が現れる。心血不足によって心が失養し，心神不寧となると，心悸・怔忡*・健忘・不眠・多夢が現れる。肝は目に開竅し，身体は筋に合し，その華は爪であることから，肝血が不足すると，目が失養するため，視力低下・目のかすみが現れる。また，爪・筋脈の栄養も十分でなくなるため，爪の艶がなくなり，肢体の麻木・震えなどが現れる。女性は血を本とするため，心肝血虚となると，衝任が失養し，月経の量が減少し，経血の色も薄くなり，重症になると無月経となる。血虚によって舌や脈が充足されないため，舌質淡白・脈細となる。

【注意点】

心肝血虚証とは，血液量が減少し，心肝が失養したために起こるものであり，心血虚の症状に加え，肝血虚の症状も現れる。

本証は，①過度の思慮や失血，②脾虚によって気血生化の源が不足した，③長患い，などの原因によって血を損傷し起こるものであり，心悸・多夢・めまい・肢体の麻木に加え，血虚の症状が現れることが弁証の際のポイントとなる。

<類似する証との鑑別ポイント>

心脾両虚証と心肝血虚証はともに，心血不足や，心および心神*の失養により，心悸・不眠・多夢などの症状が現れる。ただし，心脾両虚証は，さらに脾虚による運化*機能の失調や，「血不帰経」〔血が血管を離れ戻らなくなる〕の症状，つまり，食少*・腹脹・便溏*・慢性の出血などの症状が現れる。一方，

心肝血虚証は，肝血不足から失養となった症状，すなわち，めまい・肢体の麻木・視力の低下・月経量の減少などの症状が同時に現れる。

症例トレーニング 40

患者：聞〇〇，男性，40歳，職員。
診察日：2003年11月13日
現病歴：ふだんから寒さに弱く四肢が冷える・めまいといった症状が現れやすく，ここ3〜4年は，特に寒さに弱くなった。下肢の冷えが特に顕著である。
所見：顔色㿠白*・腰や膝がだるく冷え疼痛が現れる・元気がなく何もやる気が起こらない・性欲減退・早泄*・滑精*（ときに陽痿*も現れる）・小便清長*・頻尿（夜間が特に顕著）などの症状が現れている。舌質淡・舌苔白・脈沈細で無力であり，尺脈が特に顕著。

回　答

【①主訴】 腰や膝がだるく冷え，さらに疼痛が現れ，早泄・滑精を伴うようになり3〜4年。

【②証名】 腎陽虚証

【③証候分析】 患者はもともと陽虚体質のため，寒さに弱く四肢が冷えるという症状が現れていた。陽虚により，気血を温運し，清竅*を養うことができなくなると，めまいが起こる。腎は骨を主り，腰は腎の府である。そのため，腎陽虚衰となると，温煦*機能が失調し，腰や膝を温めることができなくなるため，腰や膝がだるく冷え，さらに疼痛が現れる。腎は下焦に位置するため，腎陽虚よって温煦機能が失調すると，下肢の冷えがひどくなる。陽虚によって気血を顔面部まで温運することができず，顔面部の血絡が充足されなくなると，顔色㿠白となる。陽虚によって温煦機能が失調し，精神を奮い立たせることができなくなるため，元気がなく何もやる気が起こらなくなる。命門の火が衰弱すると，性機能が低下し性欲の減退を招くため，早泄・滑精が現れ，重症になると陽痿が現れるようになる。腎陽虚によって水液の気化*機能が失調し，また腎気不固*となるため，小便頻数・清長が現れ，特に夜間

に排尿が頻繁になる。舌質淡・舌苔白・脈沈細で無力であり，尺脈に特にこの傾向が強いというのは腎陽が不足した象である。

【注意点】

腎陽虚証とは，腎陽の不足によって身体が温煦されなくなるものであり，腰や膝がだるく冷える・性欲の減退・夜間の排尿回数が増えるなどの症状が現れる虚寒の証である。多くは，陽虚体質・高齢による身体の衰弱・長患い・房事過多・その他の臓腑の病変が腎陽に及んだといった原因から，命門の火の衰弱を招き，温煦機能の失調・性欲減退・水液の気化の失調などが現れる。本証の患者には，男性であれば陽痿が，女性であれば子宮に寒があることによる不妊症が現れることもある。

本証の弁証の際のポイントは，腰や膝がだるく冷える・性欲減退・夜間の頻尿などの症状が現れる点である。

＜類似する証との鑑別ポイント＞

本証は，脾腎陽虚証と注意して鑑別しなければならない。脾腎陽虚証とは，「火不暖土」〔火＝腎陽。腎陽虚により脾が温煦されなくなった〕によって脾の運化*機能が失調し，水液の気化がスムーズに行われなくなったものであり，長期間下痢が止まらない・完穀不化*・五更泄*・水腫などの症状が現れる。本証は，さらに腎虚水汎証とも弁別しなければならず，詳しくは**症例トレーニング41**を参照。

症例トレーニング　41

患者：賈○，男性，37歳，教師。
診察日：2003年10月28日
現病歴：3〜4年前から腰膝酸軟*を感じることが多くなり，ここ半年でさらに症状が悪化した。
所見：耳鳴り・全身の浮腫（腰以下が特に顕著）が現れ指で押すと陥没する・小便短少*・寒さに弱く四肢が冷える・腹部の脹満・心悸・息切れ・咳喘・

痰鳴・舌質淡胖・舌苔白滑・脈沈遅で無力。

> ### 回 答

【①主訴】 下肢に浮腫が現れるようなり3～4年，さらに心悸・息切れが現れて半年。

【②証名】 腎虚水氾証

【③証候分析】 腎陽の不足によって水を気化＊できなくなり，水湿が内停し，肌膚にあふれたため，浮腫が現れた。腎は下焦にあり，陽虚によって気化できなくなると，水湿が下降するため，腰より下の浮腫が顕著となり（手で押すと指の痕が残る程度），尿量が少なくなる。水気が脾を犯し，脾が正常に運化＊できなくなり，気機が阻滞すると，腹部の脹満が現れる。水気が心を犯し，心陽が阻害されると，心悸が現れる。水寒が肺に浸入し，肺の宣降機能が失調すると，咳嗽・息切れが現れ，のどでグルグルと痰がからまる音がするようになる。陽虚によって温煦＊機能が失調すると，寒さに弱い・四肢が冷える・腰や膝がだるく冷えるといった症状が現れる。舌質淡胖・舌苔白滑・脈沈遅で無力というのは，腎陽の不足によって水湿が内に停滞した象である。

【注意点】

腎虚水氾証とは，腎の陽気が不足し，水の気化ができなくなり，水液があふれて起こるものである。このため，下肢の水腫が顕著・尿量が少ない・寒さに弱く四肢が冷えるといった症状を特徴とする。本証は，長患いから腎陽を損傷したか，あるいは陽虚体質などの理由から，水液の気化機能が失調し，水湿があふれて起こる。

弁証の際のポイントは，心悸・咳喘などの症状に加え，下肢の水腫が顕著・尿量が少ない・寒さに弱く四肢が冷えるといった症状が現れる点である。

＜類似する証との鑑別ポイント＞

腎陽虚証と腎虚水氾証はともに，さむけ・四肢の冷えなど陽虚の症状が現れるが，腎陽虚証は臓腑および性機能の衰退に偏るものであり，腎虚水氾証は水液の気化機能の失調に偏り，水腫・尿量の減少が顕著に現れる。

症例トレーニング 42

患者：潘○，男性，59歳，退職幹部。
診察日：2004年8月2日
現病歴：長年にわたり高血圧を患い，自分で降圧剤を服用しているが，血圧が安定しない。ふだんから，顔や目が赤い・めまい・頭痛・頭が脹ったように感じる・急躁*・易怒*・腰膝酸軟*・蟬の鳴き声のような耳鳴りといった症状が現れている。ここ半年で，諸症状が悪化し，めまいがして立っていられない・足元がふらつく・頭がクラクラする・四肢や身体が震える・手足の麻木*といった症状も現れ始めた。3日前，飲酒後にもめごとがあり激怒し，突然，昏迷状態となった。
所見：肥満体型であり，意識ははっきりしているが，口眼歪斜が現れており，のどで痰鳴がする。舌がこわばりろれつが回らず，半身不随となっている。舌質紅・舌苔膩・脈弦細滑。

回 答

【①主訴】口眼歪斜・半身不遂が現れて3日。

【②証名】肝陽化風証

【③証候分析】加齢に伴い肝腎虧虚になると，肝陽が徐々に亢進するようになる。さらに患者はもともと肝陽が盛んになりやすい体質であり，陰液を非常に消耗しやすい。このため，肝腎の陰液が不足し，腰膝酸軟・蟬の鳴き声のような耳鳴りが現れた。肝は「体陰用陽」〔器質的には陰であり機能的には陽である〕であり，上部において陽が亢進しやすく，気血が頭部・顔面の絡脈に壅滞するため，ふだんから，めまい・頭部の脹痛・顔や目が赤いといった症状が現れる。陽気が亢進していると，急躁・易怒となる。陰が陽を抑制できず，陽が亢進し内風が発生すると，頭がクラクラする・めまいがひどく横たわらなければならないなどの症状が現れる。陽が亢進すると，気血が上部に集まり，上実下虚の状態になるため，足元が安定しなくなる。風が動けば筋脈が引きつれ，また，陰液が不足すると筋脈が失養するため，四肢や身体の震え・手足の麻木が現れる。「肥人多痰」といわれ，さら飲酒後に情緒が激動し，気火が昇発したため，肝陽により内風が発生する条件を作り出

した。肝風が体内で暴れると、気血が風に従い頭部や目に集まる。また、風陽が急激に上昇すると、気血が逆乱する。そして、肝風が痰を伴い、心神*に覆いかぶさる。このため、突然昏迷状態となり、のどで痰鳴がするようになる。風痰が経絡中を駆け回ると、経気が通じなくなるため、口眼歪斜・半身不遂が現れる。風陽が痰を伴い舌絡を阻害すると、舌がこわばりろれつが回らなくなる。舌質紅・舌苔膩・脈弦細滑というのは、陽亢に痰が加わり、陰虚から内風が生じた象である。

【注意点】

　　肝陽化風証は肝風内動証の一種である。肝風内動証は、風陽・火熱・陰血虧虚などが原因で起こるものであり、主な症状は、肢体のひきつけ・めまい・震えなどである。病因・病性の違いによって現れる症状にも違いが生じ、一般には、①肝陽化風証、②熱極生風証、③陰虚動風証、④血虚生風証に分けられる。

＜類似する証との鑑別ポイント＞

①肝陽化風証：肝陽上亢によって肝風が内動し起こるものである。主な症状は、めまい・肢体の麻木および震え・頭部の脹痛・顔が赤いなどであり、重症の場合は、突然意識不明になる・口眼歪斜・半身不遂などの症状が現れ、これらの症状が弁証の際のポイントとなる。本証は本虚標実に属し、肝陽の亢進から陰液を消耗したか、あるいは肝腎の陰液の不足によって陰が陽を抑制できなくなり、陽亢陰虚の期間が長くなったなどの理由から、風が内生し起こる。現れる症状は動・揺が特徴である。

②熱極生風証：邪熱が盛んになり、そこから風が内生して起こる証である。弁証の際のポイントとなるのは、高熱・神昏*・ひきつけなどが現れる点である。本証は実証に属し、温熱の病邪を外感し、その熱が非常に盛んであり、心神を封じ、筋膜を傷つけ、陰液を消耗するため、筋脈が失養し起こる。

③陰虚動風証：肝陰の不足によって虚風が内動し起こるものである。主な症状は、めまい・手足の震え、もしくは肢体のひきつけ、および陰虚の症状であり、これらが弁証の際のポイントとなる。本証は虚証に属し、外感の熱性疾患の後期になって陰液を消耗した、もしくは長期の内傷の疾患によって陰液が不足し、筋脈が失養し起こる。

④血虚生風証：肝血の不足によって虚風が内動し起こるものであり，弁証の際にポイントとなるのは，めまい・肢体の震え・麻木・瘙痒・ひきつけ・瞼や筋肉の痙攣，および血虚の症状が同時に現れる点である。本証は虚証に属し，内傷の雑病に多くみられ，長患い・急性および慢性の失血などの理由から，営血の不足を招き，筋・脈・筋肉などが失養して起こる。

症例トレーニング　43

患者：李〇，女性，39歳，職員。
診察日：2002年3月4日
現病歴：10日前に悪寒・発熱があり，目や顔面が黄色くなった。某医院にて溶血性黄疸と診断された。
所見：顔や目がやや黄色っぽい（黒っぽい色で艶がない）・頭や身体が重く感じる・唇に血の気がない・口淡*・食欲不振・腹脹・大便溏稀・精神不振・小便自利*で尿は濃い黄色・舌苔白膩・脈濡緩。

回　答

【①**主訴**】顔面および目に黄疸（黒っぽい色で艶がない）が現れ，腹脹・便溏*を伴い10日。
【②**証名**】寒湿困脾証
【③**証候分析**】脾は乾燥を好み湿を嫌う。そのため，寒湿が内で盛んになると脾陽が阻害され，脾の運化*機能が失職し，水湿が内で停滞する。このため，口淡*・食欲がない・腹脹・大便溏稀などの症状が現れる。寒湿が中陽*を阻害すると，肝胆の疏泄機能が失調し，胆汁が正しく循環しなくなることに加え，気血の運行もスムーズでなくなるため，顔面や目が黄色くなり（ただしその色は暗く艶がない），尿の色も濃い黄色となる。湿は陰邪であり，その性質は重・濁であるため，清陽*が阻害され，頭部や身体が重く感じるようになり，精神不振も現れる。正邪が交戦しているため，悪寒・発熱が現れる。舌苔白膩・脈濡緩というのは，寒湿が内で盛んとなった象である。

注意点・類似する証との鑑別ポイントは**症例トレーニング 26**を参照。

症例トレーニング 44

患者：成○，男性，44歳，商業。
診察日：2003年3月19日
現病歴：壮年期であるにもかかわらず，半年以上前から，めまい・目のかすみ・疲労感・力が入らない・腰膝酸軟*といった症状が現れるようになった。さらに性欲減退・健忘・耳鳴り・歯がグラグラするなどの症状もみられる。
所見：顔色に艶がない・疲労感・倦怠・頭髪がよく抜ける・舌質淡・脈細で無力。

回答

【①**主訴**】早衰〔老化現象が早く現れる〕の諸症状が次々と現れるようになり半年。

【②**証名**】腎精不足証

【③**証候分析**】腎は精を蓄え，腎精が不足すると，脳海が空虚となり，めまい・目のかすみ・耳鳴り・健忘などが現れるようになる。腰は腎の府であり，腎精が虧損すると，骨骼が失養し，筋骨が疲労するため，腰膝酸軟・疲労感・力が入らないという症状が現れる。腎精が不足すると，生殖の源も欠乏し性生活に対する興味が減少するため，性欲が減退する。歯は骨余であるため，腎精が不足すると歯がグラグラするようになる。腎の華は髪であるため，腎精が不足すると，頭髪が伸びなくなり，抜けやすくなる。精は気血に変化することも可能であることから，精が不足すると血も少なくなり，血脈が満たされなくなるため，脈細で無力となる。

【注意点】

症例トレーニング 53 を参照

<類似する証との鑑別ポイント>

腎陰虚証と腎精不足証はともに，腰膝酸軟・めまい・耳鳴り・歯がグラグラする・頭髪が抜けるなどの症状が現れるが，腎陰虚証は陰虚内熱の症状，つまり，性欲偏亢・夢精・月経量の減少などが現れ，腎精不足証は主に，成長や発育の遅延・早衰・生殖機能の低下などの症状が現れ，虚熱*の症状は現れない。

症例トレーニング 45

患者：廖○○，女性，28歳，タクシー運転手。
診察日：2004年4月12日
現病歴：仕事の関係上，食事の時間が常に不規則である。ここ1年は上腹部が常にシクシクと痛むようになり，上腹部を手で押さえるとやや痛みが緩和される。
所見：食欲不振・食後に上腹部の疼痛は軽減するが膨満感は増加する。さらにげっぷ・口淡*・口渇がない・顔色萎黄*・息切れ・懶言*・疲労感・倦怠などの症状が現れている。舌質淡・舌苔薄白・脈弱。

回 答

【①主訴】上腹部の疼痛・疲労感・倦怠といった症状が現れるようになり1年。
【②証名】胃気虚証
【③証候分析】患者は不規則な飲食習慣によって胃気を損傷した。胃は受納*・腐熟を主り，胃気は降りることを正常とする。そのため，胃気が不足すると受納・腐熟の機能が低下し，胃気失和*となり，中焦の気が滞るため，上腹部の疼痛・食欲がまったくないといった症状が現れる。本証は虚証であるため，シクシクとした隠痛*が現れる。胃気が虚弱していることに加え，食後は胃の負担がさらに重くなるため，食後は膨満感が増加する。虚証であるため，この胃痛は，手で押さえると多少は気持ちがよくなるというタイプの胃痛である。胃気失和によって気が下降できず上逆するため，ときにげっぷが現れる。胃虚は脾にも影響するため，脾の運化*機能も失調するようになる。これにより，気血生化の源が不足し，気血が少なくなり顔面部を栄養できな

くなるため，顔色萎黄が現れる。脾胃は後天の本であり，脾胃気虚となると，全身の臓腑機能も低下するため，息切れ・懶言・疲労感・倦怠が現れる。舌質淡・舌苔薄白・脈弱というのはすべて気虚の象である。

【注意点】

胃気虚証とは，胃気が虚弱し，胃失和降*となったものであり，上腹部の隠痛または痞脹*（喜按*）・食少*などを主な症状とする虚弱の証である。多くは，飲食の不摂生・不規則な飲食習慣・過労・長患い・その他の臓腑の病変の影響などの理由から胃気を損傷し起こるものである。

＜類似する証との鑑別ポイント＞

脾気虚証と胃気虚証とは同じように中焦の虚証であり，食欲がまったくないという症状や，気血生化の源の不足，もしくは気虚の症状が同時に現れるという共通点がある。ただし，脾気虚証は脾の運化機能が低下するものであり，食少・腹脹・便溏*などの症状に気虚の症状が加わる。一方，胃気虚証は胃の受納機能が低下するものであり，上腹部の痞満*・隠痛（喜按）・食少などの症状と，気虚の症状が同時に現れることが弁証の際のポイントとなる。

症例トレーニング 46

患者：劉○，男性，53歳。
現病歴：1カ月前に高熱から意識不明の状態が10日余り続き，清熱開竅*の薬を内服した後，熱が下がり意識が回復した。
所見：手足がときどき震える・身体が痩せる・五心煩熱*・舌質絳で少津・無苔・脈弦細数。

回 答

【①**主訴**】高熱後に手足の震え・五心煩熱が現れるようになった。
【②**証名**】陰虚動風証
【③**証候分析**】熱病を外感し，病程が後期になると，陰液が消耗され，肝陰

不足となり，肝風を引き起こす。このため，手足の震えが現れるようになる。陰虚によって上部を滋養できなくなるため，めまい・耳鳴りが現れる。身体が痩せる・五心煩熱・舌質絳で少津・無苔・脈弦細数というのは，陰虚によって陽を制御できなくなり，虚熱*が内で蒸しあがった象である。

注意点・類似する証との鑑別ポイントは**症例トレーニング 42** を参照。

症例トレーニング 47

患者：湯〇，男性，57 歳，退職工員。
診察日：2004 年 3 月 17 日
現病歴：5～6 年前から上腹部にシクシクとした冷痛が現れるようになり，手で押さえたり，温かいものを飲んだり，湯たんぽなどで温めると，痛みが軽減する。疼痛の発作は断続的に起こり，冬になると発作が頻繁に起こるようになる。食後は痛みがやや緩和される。
所見：顔色晄白*・倦怠・力が入らない・畏寒*・四肢の冷え・何を食べてもおいしく感じない・少しでも冷たいものを食べると胃の調子が悪くなる・ときに胃液や未消化物を吐くことがある・食少*・上腹部がつかえるように感じる・口淡*・口渇がない・舌質淡胖嫩・脈沈遅で無力。

回 答

【①**主訴**】上腹部にシクシクとした冷痛が現れるようになり 5～6 年。
【②**証名**】胃陽虚証
【③**証候分析**】患者は陽虚体質であり，脾胃の陽気が不足していた。また，加齢によりさらに陽気が衰弱した。そのため，胃陽不足から虚寒が内生し，寒が気機を凝滞させてしまい，上腹部に冷痛が現れた。本証は虚寒に属するため，その疼痛は隠痛*であり，痛みがときにより現れたり止まったりし，温めたり手で押さえたりすると痛みが軽減する。食べものが胃に入ると（特に温かいもの），陽気がやや回復するため，何かを食べたり，温かいものを食べたりすると痛みが軽減する。冬は陰寒が盛んになり，さらに陽気を傷つ

けるため，冬になると発作が頻繁に起こるようになる。胃の受納*・腐熟の機能が低下するため，食少*・水穀不化*が現れ，さらに胃気が上逆すると水状のものを嘔吐し，ときには嘔吐物に未消化の食べものが混じる。陽虚気弱によって全身が温養されなくなり，機能も低下するため，畏寒・四肢の冷え・全身がだるい・力が入らないといった症状が現れる。陽虚によって気血が顔面部を栄養できなくなると，顔色㿠白が現れる。本証は陽虚内寒証であり，津液は損傷されていないため，口淡が現れ，口渇がない。舌質淡胖嫩・脈沈遅で無力というのはすべて虚寒の象である。

【注意点】

胃陽虚証は胃虚寒証ともいう。本証は，①飲食の失節や，生もの・冷たいものを好んで食べる，②苦寒・瀉下の薬品を乱用した，③脾胃がもともと虚弱なことから陽気が不足した，④長患いや，その他の臓腑の病変が影響した，などの理由から，胃陽を傷つけ胃が温煦*されなくなり起こるものである。

弁証のポイントとしては，上腹部の冷痛（喜温・喜按*）・寒さに弱く四肢が冷えるといった症状があげられる。

＜類似する証との鑑別ポイント＞

脾気虚と胃気虚，脾陽虚と胃陽虚はともに，食少・上腹部の隠痛と，気虚あるいは陽虚の症状が同時に現れる。ただし，脾陽虚・脾気虚証には，脾の運化*機能が失調したという特徴があり，腹脹・腹痛の部位は腹部全体で，その他に便溏*・水腫などの症状が顕著に現れる。一方，胃陽虚・胃気虚証は，胃の受納・腐熟機能が低下し，胃失和降*になったもので，腹脹・腹痛の部位は胃であり，上腹部がつかえてシクシクと痛む・げっぷなどの症状が顕著に現れる。

症例トレーニング 48

患者：王〇，女性，29歳，幼稚園教諭。
診察日：2004年8月4日
現病歴：ふだんから辛いものを好んで食べており，消穀善飢*・口臭・小便短

黄*・大便秘結*などが現れていた。一昨日，夕食時に辛いものを過食し，夜半から上腹部の灼痛（拒按*）が現れ，口渇があり，冷たいものを飲みたがった。翌朝から歯茎に腫痛が現れ始めた。

所見：口腔内に潰瘍があり歯茎から出血している。舌質紅・舌苔黄・脈滑数。

回答

【①主訴】 上腹部の灼痛に歯茎の腫れ・疼痛や，口腔潰瘍が現れるようになって2日。

【②証名】 胃熱熾盛証

【③証候分析】 火熱の邪気が盛んになり，胃気を塞いだため，胃気が通じなくなり，上腹部に拒按の灼痛が現れた。胃火が盛んになると，受納*・腐熟機能が亢進するため，消穀善飢が現れる。胃火が内で盛んになると，胃中の濁気が上昇するため，口臭が強くなる。胃経の経脈は歯茎をめぐっており，胃火が胃経に沿って炎上し，気血が壅滞すると，歯茎が赤く腫れ痛み，重症になると化膿・潰瘍が現れる。血は熱を受けると妄動し，歯茎の脈絡を傷つけるため，歯茎の出血がみられるようになる。熱が盛んになると津液を傷つけるため，口渇・冷たいものを飲みたがる・小便短黄・大便秘結などの症状が現れる。舌質紅・舌苔黄・脈滑数というのは，火熱が内で盛んになった象である。

【注意点】

胃熱熾盛証は胃火熱証ともいう。多くは，①過度の飲酒や，辛・肥・甘・燥など刺激の強い食べものを過食し，熱から火を生じた，②情志不遂*から肝鬱となり，そこから火と化して胃を犯した，③邪熱が侵入した，といった理由から胃火が盛んとなり起こる。本証は上腹部の灼痛・消穀善飢などの症状と，実火の症状が同時に現れることが弁証の際のポイントとなる。

＜類似する証との鑑別ポイント＞

胃陰虚証と胃熱熾盛証はともに胃の熱証であり，胃痛・口渇・脈数などの症状が現れる。ただし，胃陰虚証は陰液の不足によって胃が潤いを失い，和降しなくなったという虚熱*の証であるため，虚の性質をもち，嘈雑*・空腹感は

あるが食欲がない・舌質紅・苔少・脈細などの症状が現れる。胃熱熾盛証は火熱が胃に壅滞し胃が和降しなくなるという実熱の証である。その性質は実であり，消穀善飢・口臭が強い・上腹部の灼痛・歯茎の腫れおよび疼痛や出血・脈滑などの症状が特徴である。

症例トレーニング 49

患者：于〇，男性，48歳，公務員。
診察日：2004年8月5日
現病歴：1年ほど前からたびたび上腹部および腹部に膨満感・疼痛が現れるようになった。疼痛の場所は一定しておらず，疼痛とともに吐き気がしたり，下痢をしそうな感覚が現れるが，排便後も爽快感がない。げっぷ・腸鳴・ガスが頻繁に現れ，げっぷやガスが出た後は痛みや張りが軽減し，それが出ないと脹痛は緩和されない。さらに大便秘結*を伴う。以上の諸症状は仕事が忙しくなったり，精神的なストレスが溜まったりすると，発作が起きたり顕著になったりする。
所見：げっぷが頻繁に出る・げっぷの音は大きく高い・舌質淡紅・舌苔厚・脈弦。

回 答

【①主訴】 上腹部および腹部の脹痛，げっぷが頻繁に現れるようになり1年。
【②証名】 胃腸気滞証
【③証候分析】 情志不遂*から胃腸の気機が阻滞し，胃腸の気滞が起こり，伝導・通降機能が失調したため，上腹部および腹部の脹満・疼痛が現れた。気は集まったり散ったりするため，脹痛の部位は一定しない。胃気が和降せず上逆すると，げっぷ・吐き気が現れる。腸道が気滞によってスムーズに働かなくなると，腸鳴・ガスが頻繁に出る・便意はあるがすっきりと排便できないといった症状が現れる。げっぷやガスが出た後は塞がった気機が一時的に流れるようになるため，脹痛が軽減する。もし，気機の阻塞がひどくなり，上からげっぷが出ることも，下からガスを出すこともできず，気が集まるば

かりで散らなくなると，脹痛はいっそう激しくなる。胃腸の気が降りなくなると，大便秘結が現れる。舌苔厚・脈弦というのは，濁気が内に停滞することによって気機が阻滞した象である。

【注意点】

胃腸気滞証は，胃腸の気機が阻滞したために起こるものであり，弁証の際のポイントとなるのは，上腹部の脹痛（疼痛の部位が一定しない）・げっぷ・腸鳴・ガスが出るなどの症状である。

本証は，情志不遂・外邪の侵入・病理的産物または病邪の停滞などの理由から，胃腸の気機が阻滞して起こる。

＜類似する証との鑑別ポイント＞

寒滞胃腸証と胃腸気滞証はともに病機が気滞であるため，上腹部および腹部に痞脹*あるいは疼痛や，嘔吐・腹瀉などの症状が現れる。ただし，寒滞胃腸証は寒邪の刺激という病因が存在し，冷痛（温めることを好む）・畏寒*・四肢の冷え・脈緊など，寒の症状が現れる。胃腸気滞証の疼痛は脹痛が主になり，げっぷ・腸鳴・ガスが出るなどの症状が顕著に現れ，寒邪を受けたという病因や，寒の症状は現れない。さらに，胃腸気滞証は，一般的にいって情志不遂などの原因から起こる場合が多い。

本証は，肝鬱脾虚証・肝胃不和証とも注意して鑑別しなければならない。詳しくは**症例トレーニング 25** を参照。

症例トレーニング 50

患者：金〇，男性，23 歳，販売員。
診察日：2004 年 8 月 5 日
現病歴：昨日，屋台で食事をし，数時間後に身体が熱く口渇を覚えるようになった。また，急激な腹痛が現れ，7～8 回下痢をした。便中には赤や白の粘液もみられた。
所見：腹痛・裏急後重*・排便後にすっきりしない・肛門に灼熱感がある・小

便短黄*・舌質紅・舌苔黄膩・脈滑数。

回　答

【①主訴】 腹痛・裏急後重・膿血便が現れて1日。
【②証名】 腸道湿熱証
【③証候分析】 湿熱の邪気が腸道を侵し，気機を阻害したため，気滞が現れ，気が通じなくなり，激しい腹痛が現れるようになった。湿熱が内に集積すると腸絡が損傷し，瘀と熱が互いに結びつくため，膿血便が現れる。火の性質は急迫であり，湿の性質は黏滞である。そのため，湿熱の疫毒に侵されると，腸道の気機が阻滞され，腹痛がたびたび現れ，そのたびに便意をもよおすが，排便後も爽快感はなく，肛門が重く落ち込んだような感覚があり，いわゆる裏急後重の症状が現れる。腸道の湿熱が発散されないため，排便時に肛門に灼熱感がある。湿熱が身体の外側にも伝わると，身体が熱く感じる。熱邪は津液を損傷し，また，下痢も津液を消耗するため，口渇・小便短黄が現れる。舌質紅・舌苔黄膩・脈滑数というのは湿熱が内に集積した象である。

【注意点】

腸道湿熱証は大腸湿熱証ともいい，湿熱が大腸に集積し，腸道を阻滞するために起こるものである。本証は，腹痛・水のように便を激しく下す・膿血便・便が黄色く粘り気があるといった症状と，湿熱の症状が同時に現れることが弁証の際のポイントとなる。これは基本的に痢疾や急性腸炎の症状と一致する。

本証は夏や秋に暑湿の熱毒が腸道に侵入した，あるいは腐敗したものや不衛生なものを食べたといった原因から，湿熱穢濁の邪気が腸道にこもり起こる場合が多い。上記の症状以外にも，湿熱が腸道を襲い気機が錯乱して，清濁を分けられず，水液が下焦に流れ込むようであれば暴注下迫*が現れる。気滞によって気が通じなくなると，腹痛・腹脹が現れる。腸道の湿熱が去らず，穢濁がこもると，腹瀉後も爽快感がなく，黄色く粘り気のある，臭いの強い便が出るようになる。

＜類似する証との鑑別ポイント＞

湿熱蘊脾証と腸道湿熱証はともに湿熱の病に属し，発熱・口渇・尿黄・舌質

紅・舌苔黄膩・脈滑数などの症状が現れる。ただし，湿熱蘊脾証は病勢がやや緩やかであり，腹脹・納呆*・嘔吐・悪心・便溏*など，胃腸の症状以外にも，発熱するがあまり高くない・発汗はあるが熱が引かない・四肢や身体が重く感じる・口のなかがネバネバする・口渇はあるがあまり水を飲みたがらないといった症状が現れ，また，黄疸や皮膚の瘙痒が現れる場合もある。腸道湿熱証は病勢が急であり，病位は腸道にあり，腹痛・水のように勢いよく便を下す・膿血便・黄色く粘り気のある便などを激しく下すという症状が顕著に現れる。

症例トレーニング 51

患者：莫○，女性，38歳，サービス業。
診察日：2004年8月3日
現病歴：3日前から排尿の回数が増え，毎回，尿意が逼迫して現れる。
所見：1日に排尿が20回以上あるが，尿量は少なく色が黄色い。また，排尿時に灼熱感・渋痛感*がある。さらに腰や下腹部の脹痛・発熱・口渇を伴う。舌質紅・舌苔黄膩・脈滑数。

回 答

【①**主訴**】 頻尿・尿意が逼迫して現れる・排尿時の疼痛が現れるようになり3日。

【②**証名**】 膀胱湿熱証

【③**証候分析**】 湿熱が膀胱内に鬱し，水液の気化*が失調したため，水湿が尿道に流れ込み，頻尿・尿意が逼迫して現れる・尿が熱い・排尿時の渋痛などの症状が現れた。湿熱によって津液が煉られると尿量は少なく色は黄色くなる。膀胱内の湿熱が下腹部や腰に波及し，経気の流れが悪くなると，腰や下腹部の脹痛が現れる。発熱・口渇・舌質紅・舌苔黄膩・脈滑数というのは湿熱が内に集積している象である。

【注意点】

膀胱湿熱証とは，湿熱が体内に侵入し，膀胱にこもって起こるものである。

多くは湿熱の邪気が膀胱に侵入したか，辛いものの過食によって湿熱が発生し，膀胱に流れ込んだなどの理由から，膀胱の気機が滞りがちになって起こる。このため，本証は新病*に属し，病勢は比較的急である。

本証は，頻尿・尿意が逼迫して現れる・排尿時に灼熱感や渋痛感があるといった症状と，湿熱の症状が同時に現れることが弁証の際のポイントとなる。また，上記の症状以外にも，湿熱が血絡を傷つけ血を妄動させると，血尿が現れ，湿熱が長期間蘊結し，尿濁を煮詰め石が形成されると尿結石が現れる。

＜類似する証との鑑別ポイント＞

心火の勢いが盛んとなって心火が小腸に移動した場合と，膀胱湿熱証はともに，頻尿・尿意が逼迫して現れる・排尿時に灼熱感や渋痛感があるといった症状がみられる。ただし，心火の勢いが盛んとなって心火が小腸に移動した場合は，火熱が盛んなため，津液を損傷し，心煩*・口舌に潰瘍ができるといった症状が同時に現れる。一方，膀胱湿熱証は，湿熱が膀胱にこもり気機が滞りがちになって起こったものであり，舌苔黄膩・脈滑数など，湿熱の症状が現れる。

症例トレーニング 52

患者：易〇〇，女性，48歳，退職工員。
診察日：2004年5月18日
現病歴：情志不遂*により，3年ほど前からちょっとしたことで驚きやすくなった。
所見：心悸・驚きやすい・不眠・多夢・煩躁・気分が落ち着かない・胸や脇腹が張って苦しい・ため息をつきがち・めまい・口苦・吐き気・唾液が多い・舌質紅・舌苔黄滑・脈弦数滑。

回答

【①**主訴**】非常に驚きやすくなり，心煩*・不眠・口苦・悪心・嘔吐なども現れるようになって3年。
【②**証名**】胆鬱痰擾証

【③証候分析】胆は清浄の府であり,決断を主る。そのため,痰濁が集積し胆気が落ち着かなくなり,決断能力が失調すると,ちょっとしたことでもすぐに驚くようになり,眠っていてもすぐ目を覚ましてしまう。胆が疏泄機能を失調すると,経気がスムーズに循環しなくなるため,胸や脇腹が張って苦しくなり,ため息をつきがちになる。痰熱が心神*をかき乱し,神が心を守れなくなると,煩躁・気分が落ち着かない・驚悸*・不眠・多夢が現れる。胆脈は頭部と目を通っており,痰熱がその経絡に沿って上部をかき乱すため,めまいが現れる。胆気が胃を犯し,胃が和降できなくなると,悪心が現れる。熱が胆気を上昇させると,口苦が起こる。舌質紅・舌苔黄滑・脈弦数というのは痰熱が集積した象である。

【注意点】
　胆鬱痰擾証は情志不遂から起こる場合が多い。気鬱となり,そこから火と化し,津液を灼き,痰が生成され,痰と熱が互いに結びつき,心神をかき乱すため,神が心を守れなくなり,心神不安が起こる。
　本証は,気が小さくちょっとしたことで驚きやすい・驚悸*・煩躁・不眠・めまい・悪心などの症状が弁証の際のポイントとなる。

＜類似する証との鑑別ポイント＞
　肝鬱気滞証と胆鬱痰擾証はともに精神的な要因と深い関わりがあり,情志の抑うつ・胸や脇腹が張って苦しい・ため息をつきがちになるなどの症状が現れる。ただし,肝鬱気滞証は肝の疏泄機能が失調し,気機鬱滞となったものであり,情志の抑うつ・胸や脇腹あるいは少腹部の脹痛などが主な症状であり,舌苔薄で,痰の象は顕著に現れない。胆鬱痰擾証は痰濁あるいは痰熱が内をかき乱し胆鬱となり,胆の疏泄機能が失調したために起こるものであり,気が小さくちょっとしたことで驚きやすい・驚悸・煩躁・不眠・めまい・悪心などが主な症状であり,舌苔滑あるいは膩となり,痰証の象が顕著に現れる。

症例トレーニング 53

患者：牛〇，男児，生後 23 カ月。
診察日：2003 年 2 月 11 日
現病歴：患児は早産で生まれ，さらに母親の母乳が出ず，人工栄養で育ったため，虚弱体質であり，病気にかかりやすい。さらに発育も遅れている。
所見：身長・体重ともに標準に達しておらず，顔色蒼白・前部泉門がまだ閉じていない。情緒・知力ともに発育が遅れており，骨骼痿軟〔運動障害が現れている〕・動作が遅緩であり，まだ歩行ができない。舌質淡・脈弱。

回 答

【①主訴】成長・発育の遅れ，知力の低下。
【②証名】腎精不足証
【③証候分析】先天が不足し，後天が失養したため，腎精を満たすことができず，気化*・生血することができなくなり，顔色蒼白となった。精が不足すると筋肉が育たないため，身体が痩せ虚弱となる。腎は骨を主り髄を生むことから，腎精が不足すると，発育の遅れ・身体が小さく痩せている・泉門の閉鎖が遅れる・骨骼痿軟・動作が遅い・歩行が安定しないなどの症状が現れる。脳髄が不充分であるため，神情呆鈍*・知力の低下が現れる。舌質淡・脈弱というのは，虚弱の象である。

【注意点】

腎精不足証とは，腎精の虧損によって脳・骨・髄が充足しなくなり起こるものであり，発育の遅れ・早衰・生殖機能の低下などを主な症状とする虚弱の証である。多くは先天が不足し，後天が失養したことによって腎精を満たせなくなったか，もしくは，長患い・過労・房事過多などによって腎精を消耗したために起こる。

弁証の際のポイントとしては，子供の身体および知力の発育不良以外に，成人の早衰・生殖機能の低下などの症状が現れるという点があげられる。具体的には，腰膝酸軟*・耳鳴り・難聴・脱毛・歯のぐらつき・健忘・頭がボーッとする・神情呆鈍・下肢の痿軟・動作が遅い・性欲減退・男性では精子の減少・

女性では無月経・不妊などの症状が現れる。

症例トレーニング 54

患者：郁○○，女性，47歳，無職。
診察日：2003年4月22日
現病歴：3年間，心煩*・不眠が治らない。さらにこの半月で諸症状が悪化した。
所見：めまい・耳鳴り・心悸・心煩・不眠・健忘・非常に疲れた表情をしている・腰膝酸軟*・口燥・咽乾・五心煩熱*・潮熱*・盗汗*・便結・尿黄・舌質紅・舌苔少・脈細弦。

回 答

【①主訴】 心悸・不眠・煩熱*・盗汗が現れるようになり3年。
【②証名】 心腎不交証
【③証候分析】 腎陰の不足によって骨髄を満たせなくなり，脳髄が失養したため，めまい・耳鳴り・健忘が現れた。腎陰が虧損すると水〔腎〕が火〔心〕を制御できず，心陰を滋養できなくなり，心火が亢進する。このため，心神が落ち着かず正常に機能しなくなり，心悸・心煩・不眠・多夢が現れる。腰は腎の府であり，腎陰が虧損すると，腰膝が失養するため，腰膝酸軟が現れる。陰虚によって陽が亢進し，虚熱*が内生するため，口やのどが乾く・五心煩熱・潮熱・盗汗が現れる。舌質紅・苔少あるいは無苔・脈細数というのは陰虚火旺*の象である。

【注意点】

心腎不交証は心と腎の陰が不足し，陽気が亢進するために起こるものであり，心陰虚と腎陰虚の症状が同時に現れる虚熱の証である。多くは，①憂思労神*が過度となり，気鬱から火と化し，心腎の陰を損傷した，②虚弱体質・過労・久病・房事過多などの原因から腎陰を消耗し，虚陽*の亢動を招き，心神がかき乱された，などの原因から起こるものである。

本証の弁証の際のポイントは，心煩・不眠・腰がだるい・耳鳴り・夢精など

の症状と虚熱の症状が同時に現れる点である。

＜類似する証との鑑別ポイント＞

本証は，肝腎陰虚証・肺腎陰虚証と注意して鑑別しなければならない。詳しくは**症例トレーニング 65** を参照。

症例トレーニング 55

患者：李〇，男性，49 歳，幹部。
診察日：2004 年 8 月 9 日
現病歴：心悸・息切れ・力が入らないといった症状が現れるようになり 1 年。患者はかねてより体調が思わしくなく，ここ 1 年間，心悸・胸悶*を自覚し，数種類の補薬を自分で購入し服用したが，効果はみられなかった。最近は心悸の発作がさらに頻繁に起こるようになった。
所見：疲労感・力が入らない・階段を上がると息切れがする・少し動いただけで発汗し息切れ・心悸が悪化する，舌質浅淡〔白に近いピンク〕・舌苔薄白・脈虚で無力。

回 答

【①主訴】 心悸・息切れが現れ 1 年。
【②証名】 心気虚証
【③証候分析】 患者は心悸・胸悶を主症状としていることから，病位は心であることが容易に予測できる。さらに患者はそれ以前から体調が思わしくなく，身体の機能・活動が衰弱しており，ここ 1 年で疲労感・力が入らない・息切れ・脈虚で無力などの症状が現れている。活動すると気が消耗されるため，階段を上ったりすると自汗*が現れ，諸症状が悪化する。これらの症状はすべて気虚の典型的な症状である。このことから心気虚証であると診断する。

注意点は**症例トレーニング 34** を，類似する証との鑑別ポイントは**症例トレー**

ニング2を参照。

症例トレーニング 56

患者：林○○，女性，60歳，幼稚園園長（退職）。
診察日：2003年11月19日
現病歴：患者は慢性腎炎を患い20年近くになる。2年ほど前から心悸・怔忡*・胸悶*・気喘*が現れるようになり，さらに以前より浮腫がひどくなり，小便不利*も現れている。
所見：顔色㿠白*・顔面に虚浮が現れる・疲労感・力が入らない・下肢に浮腫が現れる・畏寒*・四肢の冷え・心悸・気喘*・腰や膝がだるく冷える・舌質淡紫で胖嫩・舌苔白滑・脈沈遅弱。

回 答

【①主訴】 下肢および顔面に浮腫が現れるようになり20年。さらに心悸・胸悶が現れ，浮腫も悪化して2年。

【②証名】 心腎陽虚証

【③証候分析】 患者は長患いによって腎陽が不足し，水液の気化*が失調し，さらに病状が重くなり水気が心を犯したため，現在の状態が現れた。久病によって腎陽が虚衰すると，気血が上昇できず，水液が気化しなくなり，体内に停滞し肌膚にあふれるため，顔色㿠白・顔面の虚浮・肢体の浮腫・小便不利などの症状が現れる。病気の過程が長く，下肢の浮腫が顕著であるというのは陰水の特徴である。陽虚によって身体を温煦*できず，臓腑の機能も衰退すると，畏寒・四肢の冷え・疲労感・力が入らないといった症状が現れる。腰は腎の府であり，腎陽虚となると，腰膝を温煦できなくなるため，腰と膝の冷え・だるさが特に顕著となる。腎は元陰・元陽を蓄えているため，腎陽虚となると，心陽も不振となり，心気の鼓動に力がなくなる。また，水気が心を犯すと，心動が失常し，心悸・怔忡・胸悶・気喘が現れる。陽虚によって寒水が内に停滞し，温運する力がなくなると，血の循環が悪くなるため，舌質淡紫で胖嫩，舌苔白滑となる。脈沈遅弱というのは，心腎陽虚の象である。

【注意点】

　心腎陽虚証は，心腎の陽気が虚衰し，温煦機能が失調したものであり，心陽虚と腎陽虚の症状が同時に現れる虚寒の証である。多くは腎陽の不足によって水液の気化が失調し，水気が心を犯したものか，病が長引き腎に影響したために現れる。

　本証は発病からの期間が長く，病状が重い場合が多く，心悸・水腫に加え，虚寒の症状が現れる点が弁証の際のポイントとなる。

＜類似する証との鑑別ポイント＞

　本証は脾腎陽虚証と注意して鑑別しなければならない。詳しくは**症例トレーニング 66** を参照。

症例トレーニング 57

患者：羅〇〇，男性，65 歳，農業。
診察日：2003 年 12 月 22 日
現病歴：老人性慢性気管支炎を患い 10 数年，毎年寒い季節になると咳と白く薄い痰が出るようになり，それが 3〜4 カ月続く。最近 5〜6 年で諸症状が悪化した。
所見：胸悶＊・息切れ・気喘＊・咳に力がない・心悸（動くと悪化する）・透明に近い薄い痰が出る・疲労感・力が入らない・声が低い・懶言＊・自汗＊・顔色淡白（または唇や舌の色が淡紫色をしている）・舌苔白・脈弱結。

回 答

【①**主訴**】秋・冬になると咳と薄く白い痰が出るようになり 10 年余り。心悸・息切れが現れるようになり 5〜6 年。

【②**証名**】 心肺気虚証

【③**証候分析**】 患者は体内に飲が潜んでおり，寒邪の侵入を受けると，発作が誘発される。このため，毎年寒い季節になると，咳と薄く白い痰が出るようになる。長年，咳喘を患っていることに加え，加齢によってさらに身体が

虚し，肺気を損傷する。肺気の損傷が心にも影響を及ぼし，心気虚弱となり鼓動に力がなくなるため，心悸・怔忡*が現れる。肺気が虚弱していることから呼吸機能が低下し，宣発粛降機能が失調するため，咳に力がなく，息切れして呼吸が速くなる。宗気*が不足するため，胸悶が現れる。肺気虚によって衛外不固*となると，自汗が現れる。活動するとさらに気を消耗し，気虚の程度が重くなるため，諸症状が悪化する。肺気虚によって津液を分布することができなくなり，水液が一カ所に溜まり痰飲となるため，痰は透明に近く，質が薄くなる。気虚によって身体の機能・活動が減弱すると，めまい・疲労感・声が低い・懶言・顔色淡白などの症状が現れる。舌質淡・脈弱結というのは心肺気虚の象である。

【注意点】

心肺気虚証とは，心と肺2つの臓の気虚であり，心気虚と肺気虚の主な症状が同時に現れる虚弱の証である。本証は，①長年咳喘を患い，肺気を損傷し，そこから心に影響を及ぼしたものか，あるいは②高齢・虚弱体質・過労などから，心肺の気を損傷したために起こる場合が多い。

本証の弁証の際のポイントは，発病からの期間が長い・咳喘・心悸・胸悶などの症状と気虚の症状が同時に現れるという点である。

＜類似する証との鑑別ポイント＞

本証は，肺腎気虚証と注意して鑑別しなければならない。詳しくは**症例トレーニング61**を参照。

症例トレーニング 58

患者：韓〇，男性，18歳，学生。
診察日：2004年8月6日
現病歴：昨日，酷暑だったため，クーラーの効いた部屋のなかで大量に冷たい水を飲み，まもなく上腹部に冷痛（痛みの勢いが激しい）が現れた。痛みの勢いは激しく，温めると痛みが多少軽減する。

所見：悪心・嘔吐・嘔吐後は痛みが多少緩和される・口淡*・口渇がない・口のなかに唾液があふれる・顔色蒼白・悪寒・四肢の冷え・舌苔白潤・脈弦緊。

回 答

【①主訴】 上腹部の冷痛に，悪心・嘔吐を伴い1日。
【②証名】 寒滞胃腸証
【③証候分析】 患者はクーラーの効いた部屋で冷たいものを飲みすぎたため，寒が胃腸に凝滞した。寒は収・引・凝滞の性質をもつため，寒邪が胃腸を侵すと，気機が凝滞する。そのため，上腹部に冷痛が現れ，痛みの勢いが急激になる。寒は温めると散るので，腹部を温めると，疼痛が軽減する。胃気が上逆すると悪心・嘔吐が現れる。寒によって胃陽が傷つけられ，水飲が気化*しなくなると，胃気の上逆にしたがって，口中に唾液があふれるようになる。嘔吐の後は気滞が一時的に緩和されるため，嘔吐後は疼痛が軽減する。寒は陰を傷つけないため口淡で口渇がない。寒邪に邪魔され陽気が外側まで達することができず，血の循環が悪くなるため，悪寒・四肢の冷え・顔色蒼白になる。舌苔白潤・脈弦緊というのは陰寒が内で盛んとなって気機が凝滞した象である。

【注意点】

寒滞胃腸証は，生もの・冷たいものの過食，あるいは上腹部が冷気を受けたため，胃腸に寒が凝滞し起こるものである。ほとんどの場合，寒冷の刺激を受けたという誘因が存在し，上腹部・腹部の冷痛が現れ，病勢が急激である。これらの点が弁証の際のポイントとなる。

＜類似する証との鑑別ポイント＞

寒滞胃腸証と寒湿困脾証はともに，中焦が寒邪の侵入を受けたために起こる実証であり，悪心・嘔吐・上腹部の疼痛などの症状が現れる。ただし，寒滞胃腸証は寒邪が胃腸を侵し，気機を阻滞して起こるものであり，上腹部・腹部の冷痛が現れ，痛みの勢いが急激であるという実寒の証である。そのため，上腹部の症状が顕著に現れ，疼痛の症状も，寒湿困脾証に比べると急・重という特徴がある。寒湿困脾証は寒湿が内で盛んとなり，脾陽を犯したため，脾が温運

できなくなったものであり，納呆*・腹脹・便溏*・身体が重く感じるなどの症状が現れる寒湿の証である。湿邪による疾患であるため，頭部・全身が重く感じるという症状と，腹部と便の異常という症状が顕著に現れ，発病の勢いも，寒滞胃腸証に比べ穏やかである。

さらに本証は，胃腸気滞証と注意して鑑別しなければならない。詳しくは**症例トレーニング49**を参照。

症例トレーニング 59

患者：任〇〇，女性，36歳，看護師。
診察日：2004年3月15日
現病歴：長期にわたり，疲労感・力が入らない・顔色に艶がない・月経量が多い，経血の質・色ともに薄いという状態が続いている。この半年は月経量が多少減少したものの，色・質は相変わらず薄く，しかも，いつもでも出血が止まらない。
所見：顔色萎黄*・心悸・怔忡*・めまい・多夢・健忘・食欲不振・腹脹・便溏*・下肢に薄い色の皮下紫斑がみられる・舌質淡嫩・脈細弱。

回　答

【①主訴】 長期にわたりめまい・疲労感が現れており，心悸・怔忡・腹脹・便溏が現れるようになり半年。

【②証名】 心脾両虚証

【③証候分析】 気虚によって全身の機能が低下すると，疲労感・力が入らないという症状が現れる。頭や顔面部が気血によって栄養されなくなると，顔色に艶がないあるいは萎黄となる。気虚によって血の統摂機能が低下すると，月経量は増えるが，経血の質・色は薄くなる。長期にわたる慢性失血によって血が不足し気が消耗すると，徐々に心気が失養し，心脾両虚となる。脾は運化*を主るため，脾虚気弱となると，運化機能が失調して，水穀不化*となり，食欲不振・食少*・腹脹・便溏が現れる。脾気の虧損によって気血の生化が十分でなくなると，月経量が減少する。心血の不足によって心が失養

し，心に宿っている神が不安定になると，心悸・怔忡・不眠・多夢・めまい・健忘が現れる。脾虚によって血の統摂機能が低下し，血が経に帰らなくなると，皮下出血・紫斑が現れ，女性であれば月経の出血がなかなか止まらなくなる。舌質淡嫩・脈細弱というのは気血不足の象である。

【注意点】

心脾両虚証とは，脾気の不足から心血の不足となったものであり，心血虚と脾気虚の主な症状が同時に現れる虚弱の証である。またの名を心脾気血虚証という。

本証は，①長患い・過度の思慮・飲食の不摂生によって脾胃を傷つけ，気血生化不足となった，②慢性の失血によって血が不足し気が消耗した，などの原因から，徐々に心脾気血両虚となったものである。弁証の際のポイントは心悸・疲労感・めまい・食少・腹脹・便溏などの症状である。

＜類似する証との鑑別ポイント＞

本証は，心肝血虚証と注意して鑑別しなければならない。詳しくは**症例トレーニング 39** を参照。

症例トレーニング 60

患者：楼〇，男性，16歳，学生。
診察日：2003 年 9 月 18 日
現病歴：2 日前に冷水のシャワーを浴びた後，全身に悪寒・微熱が現れ，頭痛も起きた。発汗はなく，体温を測ると 38.2℃あった。さらに鼻づまり・薄く白い痰が現れた。昨日から咳が明らかに悪化した。
所見：咳・黄色い痰が少量出る・咽頭の疼痛・発熱が重い・軽度の悪風寒・発汗・口渇，舌苔薄黄・脈浮数。

回 答

【①**主訴**】咳・黄色い痰が出る・発熱・軽度の悪寒が現れるようになり 1 日。

【②証名】 風熱犯肺証

【③証候分析】本症は発病当初は風寒表証であった。しかし，患者は「二八」〔16歳〕の少年であり，陽気が非常に盛んなため，風寒の邪気が体内で鬱し熱と化した。発熱が顕著であり，悪寒は軽く，若干の発汗があるというのは，邪熱が表に存在し，衛気が邪気と抗戦している表れである。病邪が徐々に裏に入り，肺が清粛機能を失調し，肺気が上逆するため，咳が明らかに悪化する。風熱がこもり，津液・気の分布が失常すると，黄色い痰が少量だけ出るようになり，咽頭部の疼痛も現れる。熱が津液を損傷すると，軽度の口渇が起こる。舌苔薄黄というのは表熱の表れであり，脈浮というのは表証の表れ，脈数というのは熱証の表れである。浮と数が同時に現れるのは風熱犯肺証によくみられる脈象である。

注意点・類似する証との鑑別ポイントは**症例トレーニング 8** を参照。

症例トレーニング 61

患者：馮〇，男性，67歳，退職幹部。

診察日：2004年2月6日

現病歴：以下の症状が現れるようになりすでに10年余り経つ。咳喘が現れ，薄い痰が出る。さらに胸悶*・声が低く小さい・力が入らない・自汗*などを伴い，ここ3〜4年で諸症状が悪化した。

所見：咳に力がない・呼気が多く吸気が少ない・息切れ・気喘*・動くと症状がひどくなる。さらに耳鳴り・腰膝酸軟*も現れており，咳とともに尿漏れをする。舌質淡紫・脈弱。

回 答

【①主訴】咳喘が現れ10年余り。症状が悪化し腰膝酸軟を伴うようになり3〜4年。

【②証名】 肺腎気虚証

【③証候分析】 患者は咳喘が10年余りにもわたり続いているため，肺気を消

耗し,さらに腎気も傷つけた。肺は「気の主」であり,腎は「気の根」である。肺は呼吸を主り,腎は納気*を主る。そのため,肺気虚になると,呼吸機能が衰弱し,咳に力がない・息切れ・気喘・透明で薄い痰が出るといった症状が現れる。宗気*が不足すると,衛表が固摂*できず,非常に小さな声で話す・自汗・力が入らないといった症状が現れる。腎気虚によって摂納機能が低下し,気が元に戻らなくなると,呼気が多く,吸気が少なくなる。腎気虚により,耳竅・腰膝が失養するため,耳鳴り・腰膝酸軟が現れる。腎気不固*となると,咳とともに尿漏れがする。動けば肺腎の気がさらに消耗するため,喘息が悪化する。舌質淡・脈弱というのは気虚の象である。

【注意点】

肺腎気虚は腎不納気証ともいう。肺腎の気が虚したため,摂納機能が失調して起こるものであり,長期にわたり咳が続く・呼気が多く吸気が少ない・動くと症状が悪化するなどの症状が現れる虚弱の証である。多くは,①長期間,咳喘が続いたため,肺気を損傷し,その後,腎にも影響が及んだものか,あるいは②過労・先天不足・高齢によって身体が虚した,などの原因から腎気不足となり,納気がうまくできなくなったために現れる。

本証は一般に病程が長く,長期にわたり咳が続く・呼気が多く吸気が少ない・動くと症状が悪化するなどの症状と,気虚の症状が同時に現れることが弁証の際のポイントとなる。

＜類似する証との鑑別ポイント＞

心肺気虚・脾肺気虚・肺腎気虚の3証はともに,肺気虚によって呼吸機能が低下し現れるものであり,咳に力がない・息切れ・透明で薄い痰が出るといった症状が現れる。ただし,心肺気虚証は,心悸・怔忡*・胸悶などの心気不足の症状が同時に現れ,脾肺気虚証は,食少*・腹脹・便溏*など,脾が運化*機能を失調した症状を伴い,肺腎気虚証は,呼気が多く吸気が少ない・腰がだるい・耳鳴り・咳とともに尿漏れがするなど,腎が摂納機能を失調した症状が現れる。

症例トレーニング 62

患者：姜〇，女性，48歳，販売員。
診察日：2004年4月28日
現病歴：以下の症状が現れるようになり半月になる。
所見：皮膚・目の強膜が黄色くなっており，その色は鮮明な黄色である。さらに脇肋部の脹痛・納呆*・脂っこいものが食べられない・吐き気・口苦・口乾・腹脹・便が硬かったりゆるかったりと一定しない・小便短黄*で色が濃いといった症状を伴う。舌質紅・舌苔黄膩・脈弦滑数。

回答

【①主訴】全身や目に黄疸が現れ，脇肋部の脹痛を伴い約15日。
【②証名】肝胆湿熱証
【③証候分析】肝胆に湿熱がこもり，胆汁が正常に循環しなくなり肌膚にあふれるため，全身や目に黄疸が現れる。湿と熱が結びついたものは陽黄であり，黄疸の色が鮮明になる。湿熱が集積し阻害すると肝胆の疏泄機能が失調して，気機が滞りがちになるため，脇肋部の脹痛が現れる。湿熱が鬱しているため，胆気が上部にあふれ，さらに熱の勢いが湿より盛んなため，口苦・口乾が現れる。湿熱が内を阻害すると，脾胃の昇降と納運機能が失調し，胃気が上逆するため，厭食・脂っこいものを嫌がる・悪心・腹部の脹満・便がゆるったり硬かったりと一定しないなどの症状が現れる。小便短赤・舌質紅・舌苔黄膩・脈弦滑数というのはすべて湿熱が内に集積した象である。

【注意点】

　肝胆湿熱証とは湿熱が内にこもり，肝胆の疏泄機能が失調したために起こるものであり，全身や目の黄疸・脇肋部の脹痛などの症状とともに，湿熱の症状（陰部の瘙痒・黄色く臭いの強い帯下が多いなど）が現れることが弁証の際のポイントとなる。多くは，①湿熱の邪気を外感し，肝胆あるいは肝経が侵された，②肥・甘のものを過食し湿熱が内生した，③脾胃の納運機能が失調したため湿濁が内生し，それが鬱して熱と化した，といった原因から，湿熱が肝胆に壅滞して起こる。

上記の症状以外にも，肝経が脇肋部を通っていることから，病が長引き瘀が発生すれば，脇下に痞塊〔結節よりもやや広面積にわたる腫張〕が現れる。また，肝経は陰器をめぐり少腹部を通るため，湿熱が肝経に沿って下焦に流れ込めば，陰部の潮湿・瘙痒・湿疹・腫痛，あるいは黄色く臭いの強い帯下が現れるといった症状が起こる。もし，邪気が少陽胆経に侵入して，気機が不調となり，さらに正邪が交戦しているようであれば，寒熱往来*が現れる。陰部の瘙痒・黄色く臭いの強い帯下が現れるといった症状が主になれば，肝経湿熱証，あるいは湿熱下注証となる。

＜類似する証との鑑別ポイント＞

　湿熱蘊脾証と肝胆湿熱証はともに，発熱・納少*（重症の場合は悪心・嘔吐）・舌苔黄膩・脈滑数などの症状が現れる湿熱の証である。ただし，肝胆湿熱証は，脇痛・黄疸・陰部の瘙痒などが主要な症状となり，湿熱蘊脾証は，腹脹・納呆・悪心・嘔吐・便がゆるかったり硬かったりと一定しないといった症状が主になる。

症例トレーニング 63

患者：章〇〇，女性，38歳，会計士。
診察日：2004年7月19日
現病歴：以下の症状が現れるようになり，すでに7〜8年になる。
所見：身体が痩せる・顔色に艶がない・嘈雑*・空腹を感じてもあまり食べたくない・上腹部がつかえて張りシクシクとした灼痛も現れる・ときに乾嘔・しゃっくりが現れる，口燥・咽乾・大便乾結*・小便短少・舌質紅・舌苔少で乏津・脈細数。

回 答

【①主訴】 上腹部にシクシクとした灼痛が現れ，身体が痩せる・空腹感はあるが食欲はないという症状を伴うようになり7〜8年。
【②証名】 胃陰虚証

【③証候分析】気血生化の源が欠乏し,身体が失養したため,身体が痩せる・顔色に艶がないといった症状が現れる。胃は潤いを好んで乾燥を嫌い,降をもって和とすることから,胃陰が不足すると虚熱*が内生し,熱が胃のなかにこもり,胃が和降しなくなる。このため,上腹部にシクシクとした灼痛や,嘈雑・痞脹*などの不快感が現れる。胃のなかに虚熱があると食べものの消化が比較的早くなるため空腹を感じるが,胃陰が胃を滋養しなくなると納化が遅れるため,食欲はなくなる。胃が和降しなくなり,胃気が上逆すると,乾嘔・しゃっくりが現れる。胃陰の不足によって陰津が上部や腸道を潤せなくなると,口燥・咽乾・大便乾結・尿量の減少が現れる。舌質紅・舌苔少で乏津・脈細数というのは,すべて陰液が不足している象である。

【注意点】

胃陰虚証は,①熱病の後期,②情志の鬱結から火と化した,③重度の嘔吐と下痢,④辛辣・香燥の食品の過食,⑤温熱・辛燥の薬物を過度に使用した,などの理由から胃陰を損傷して起こる。

本証は,上腹部の嘈雑・灼痛・空腹感はあるが食欲はないなどの症状と,虚熱の症状が同時に現れることが弁証の際のポイントとなる。また,虚熱の症状が顕著でない場合は胃燥津虧証と呼ぶ。

＜類似する証との鑑別ポイント＞

本証は,胃熱熾盛証と注意して鑑別しなければならない。詳しくは**症例トレーニング 48** を参照。

症例トレーニング 64

患者:王○○,女性,59歳,退職幹部。
診察日:2002年4月17日
現病歴:情志不遂*によりここ2週間,上腹部や脇肋部に脹満・疼痛が現れている。
所見:上腹部や脇肋部に脹痛が現れており,疼痛の部位は一定しない。さら

にげっぷ・呑酸*・嘈雑*・しゃっくり・まったく食欲がない・情緒の抑うつ・ため息をつきがちといった症状が現れている。ときに煩躁・易怒*も現れる。舌質淡紅・舌苔薄黄・脈弦。

回答

【①主訴】 脇肋部の脹痛・げっぷ・呑酸・嘈雑が現れるようになり約14日。

【②証名】 肝胃不和証

【③証候分析】 肝は条達*を好み抑鬱を嫌い，情志不遂があると，肝の疏泄機能が失調する。肝が条達できなくなると情志が失調し，精神抑うつとなり，ため息をつきがちになる。気鬱から火と化し，肝の柔和な性質が失われると，急躁*・易怒が現れる。肝気が胃を犯し，胃気が鬱滞すると，上腹部・胸や脇腹が脹満し疼痛が現れ，疼痛の部位は一定しない。胃気が上逆すると，げっぷ・しゃっくりが現れる。木〔肝〕鬱となると酸を生じ，さらに肝気が胃を犯しているため，呑酸・嘈雑が現れる。胃が受納*機能を失調するとまったく食欲がなくなる。舌質淡紅・舌苔薄黄・脈弦数というのは，肝気鬱結から徐々に熱・火と化している象である。

【注意点】

肝胃不和証とは，またの名を肝気犯胃証，肝胃気滞証という。本証は，肝気鬱結から胃が和降しなくなるために起こるものであり，肝気鬱結の症状（上腹部・胸や脇腹の脹満および疼痛，情緒の抑うつなど）と胃気上逆の症状（げっぷ・呑酸など）が同時に現れることが弁証の際のポイントとなる。多くは精神的な要素との関係が深く，情志不遂から，肝気鬱結となり胃を犯し，胃が和降しなくなるために現れる。

＜類似する証との鑑別ポイント＞

本証は，肝鬱脾虚証・胃腸気滞証と注意して鑑別しなければならない。詳しくは**症例トレーニング25**を参照。

症例トレーニング 65

患者：宮○○，女性，48歳，公務員。
診察日：2004年8月6日
現病歴：2～3年前から身体が痩せる・月経量が少ない・月経の前後不定期が現れている。
所見：口燥・咽乾・五心煩熱*・両頬の紅潮・盗汗*・めまい・耳鳴り・健忘・脇肋部の隠痛*・腰膝酸軟*・不眠・多夢・舌質紅・舌苔少・脈細数。

回答

【①主訴】煩熱*・盗汗・脇痛・腰がだるいなどの症状が現れ2～3年。
【②証名】肝腎陰虚証
【③証候分析】肝腎陰虚によって肝絡が滋養されず，肝経の経気がスムーズに流れなくなると，脇部に隠痛が現れる。肝腎の陰液が不足すると「水不涵木」〔腎陰虚から肝木を滋養できなくなり肝陰不足を引き起こす〕となり，肝陽が頭部をかき乱すため，めまいが起こる。肝腎の陰液が不足して清竅*を栄養したり腰や膝を滋養できなくなると，耳鳴り・健忘・腰膝酸軟などが現れる。虚火*が上部をかき乱すと心神が落ち着かず正常に機能しなくなり，不眠・多夢が現れる。肝腎の陰液が不足して衝任が満たされなくなれば，月経量が減少し，月経後期*が現れるようになり，虚火が内をかき乱し血を妄動させると，月経先期が現れる。このため月経周期が不順となる。陰虚によって咽喉部が潤わなくなると，口燥・咽乾となり，虚熱内盛のため，五心煩熱・盗汗・両頬の紅潮・舌質紅・舌苔少・脈細数となる。

【注意点】

肝腎陰虚証は，肝腎の陰液が損傷したことにより虚熱*が内をかき乱すようになるものであり，肝陰虚と腎陰虚の症状が同時に現れる虚熱の証である。多くは，①長患いや情志不遂*から内火が発生した，②房事の不摂生・長期にわたって温病に罹患していた，などの原因から，津液を損傷し起こる。

本証は，腰がだるい・脇痛・めまい・耳鳴り・男性では遺精*，女性では月経量の減少などの症状とともに，虚熱の症状が現れることが，弁証の際のポイ

＜類似する証との鑑別ポイント＞

心腎不交・肺腎陰虚・肝腎陰虚の3証はともに，腎陰虚の症状，つまり腰膝酸軟・耳鳴り・遺精などの症状と，陰虚内熱の症状が同時に現れる。ただし，心腎不交証は，心陰の不足によって虚火が心神をかき乱した症状，つまり，心悸・心煩*・不眠などの症状が顕著に現れ，肺腎陰虚証は，肺陰の虧損によって肺が清粛機能を失調した症状，つまり，空咳・痰が少なく吐き出しにくいなどの症状が現れる。また，肝腎陰虚証は，肝陰の虚損から各部位が失養した症状，つまり，脇痛・目の乾き・めまいなどの症状が現れる。

症例トレーニング 66

患者：盧○○，男性，70歳，退職幹部。
診察日：2002年2月28日
現病歴：慢性の下痢がすでに7～8年続いている。ここ1年間は，さらに顔色㿠白*・寒さに弱く四肢が冷えるといった症状が現れるようになり，特に腰・膝・下腹部に冷痛がある。
所見：五更泄*・便が水のようにゆるい・完穀不化*・全身の浮腫（腰以下が特に顕著）・小便不利*・舌質淡胖・舌苔白滑・脈沈遅で無力。

回 答

【①主訴】泄瀉が繰り返し現れるようになり7～8年，五更泄・下肢の浮腫が現れるようになり1年。

【②証名】脾腎陽虚証

【③証候分析】患者は長期にわたり泄瀉を繰り返していたことから脾陽を損傷し，腎陽を充養できなくなったため腎陽も虚してしまった。脾は運化*を主り，腎は二便（大・小便）を主る。そのため脾腎陽虚となると，水穀の精微物質の吸収と排泄機能が失調するため，長期にわたり泄瀉が繰り返し現れるようになる。脾陽・腎陽ともに虚していると，火〔腎陽〕が土〔脾〕を温

められず水穀が腐熟されなくなる。このため,完穀不化・大便清稀が現れる。寅から卯に変わる時刻〔午前5時〕は,陰気が最も盛んな時刻であり,陽気が回復せず,命門の火が衰え,陰寒が凝滞する時刻である。このため五更泄が現れる。脾腎陽虚によって水液を気化*できず,肌膚にあふれるようになるため,水腫が現れる。また,病程が長く,下肢の水腫が顕著に現れるのは陰水の特徴である。水液代謝が悪くなると,尿量が減少する。腎陽虚によって腰や膝が温養されなくなるため,腰や膝の冷痛が現れる。陽虚によって陰寒が盛んとなると,気機が凝滞し,下腹部の冷痛が現れる。陽虚によって全身が温煦*されなくなると,寒さに弱く四肢が冷えるようになる。陽虚によって水が皮下にあふれると,顔色㿠白となる。舌質淡胖・舌苔白滑・脈沈遅で無力というのは,陽虚によって温運機能が失調し,水寒の気が内に停滞した象である。

【注意点】

脾腎陽虚証とは,脾腎の陽気が虚損し,虚寒が内生したものであり,長期にわたる下痢や,水腫・腰や膝の冷痛などの症状が現れる虚寒の証である。多くは,①長期間下痢を繰り返したため,脾陽を損傷し腎陽を充養できなくなった,②水邪が長期にわたり体内に潜み,腎陽を損傷し,脾陽を温めることができなくなった,などの理由から,脾腎の陽気が同時に損傷し起こるものである。このため,虚寒が内生し,温運・気化機能が失調して,水穀不化*や水液が内に停滞するという症状が現れる。

本証は,長期にわたる下痢や,水腫・腰や腹部の冷痛などの症状と同時に,虚寒の症状が現れることが弁証の際のポイントとなり,特に五更泄・完穀不化は,本証の最も特徴的な症状である。

＜類似する証との鑑別ポイント＞

脾腎陽虚証と心腎陽虚証はともに,寒さに弱く四肢が冷える・舌質淡胖・舌苔白滑など虚寒の症候が現れ,さらに腰や膝がだるく冷える・小便不利・浮腫など,腎陽虚によって水湿が内に停滞した症状も現れる。ただし,脾腎陽虚証は長期間の下痢・完穀不化など,脾陽虚による運化失調の症状も同時に現れ,心腎陽虚証は,心悸・怔忡*・胸悶*・気喘*・顔や唇の色が紫色になるなど,

心陽の不振により血の循環が悪くなった症状が顕著に現れる。

さらに風水相搏証と脾腎陽虚証は，ともに水腫がみられるが，風水相搏証は，発病が急であり，顔面のむくみがひどく，衛表の症状も一緒に現れるという特徴があり，陽水の範疇となる。脾腎陽虚証は病程が長く，発病も緩慢であり，腰以下のむくみがひどい。これは陰水に属する。

症例トレーニング 67

患者：潘〇〇，男性，39歳，失業中。
診断日：2003年5月10日
現病歴：5〜6年前に検査して，肺結核と診断された。
所見：身体が痩せる・両頬の紅潮・口燥・咽乾・咳は出るが痰は少ない・ときに痰のなかに糸状の血がみられる・声が嗄れている・腰膝酸軟*・骨蒸潮熱*・盗汗*・両頬の紅潮・遺精*・舌質紅・舌苔少・脈細数。

回答

【①主訴】咳が現れ，痰は少なく，さらに腰がだるい・潮熱*などの症状を伴い5〜6年。

【②証名】肺腎陰虚証

【③証候分析】肺と腎は陰液を互いに供給し合っており，「金〔肺〕水〔腎〕相生」という言い方もある。肺陰が癆虫〔結核〕に犯され，さらに咳が長い間続いていることから，肺陰を消耗し，肺が滋養されなくなり，肺の清粛機能が失調するため，咳は出るが痰は少なくなる。血絡が損傷されると，痰のなかに血が混じるようになる。陰虚によって身体が失養すると身体が痩せる。肺腎の陰液が不足すると虚熱*が内生するため，口燥・咽乾・骨蒸潮熱・盗汗・両頬の紅潮が現れる。虚火*によってのどが滋養されなくなると声がかすれるようになる。腎陰が不足すると腰や膝が滋養されなくなるため腰膝酸軟が現れる。陰虚火旺*によって精室をかき乱され，精関が固摂*できなくなると，遺精が現れる。舌質紅・舌苔少・脈細数というのは陰虚による内熱の象である。

【注意点】

　肺腎陰虚証とは，肺腎の陰液が不足し，虚熱が内をかき乱したものであり，肺陰虚と腎陰虚の症状が同時に現れる虚熱の証である。多くは，①燥熱・癆虫によって肺陰を傷つけた，②長期間咳が続き肺陰を損傷し，そこから腎陰にも影響が及んだ，③房事過多・過労によって腎陰を損傷し，肺を潤せなくなった，などの理由から起こる。

　本証は，空咳・痰が少ない・腰がだるいといった症状の他に，男性なら遺精・女性なら月経量が少ない（陰精不足によって衝任が満たされなくなり起こる），崩漏*（虚火が盛んなことから血を妄動させ起こる）などの症状が現れ，これに加えて虚熱の症状も現れることが弁証の際のポイントとなる。

<類似する証との鑑別ポイント>

　本証は，肝腎陰虚証・心腎不交証と注意して鑑別しなければならない。詳しくは**症例トレーニング65**を参照。

症例トレーニング 68

患者：尤〇，男性，62歳，退職幹部。

現病歴：胸痛（針で刺すような痛み）・心悸が反復して現れるようになり1カ月。ここ数カ月で，心悸の発作が頻繁に起こるようになり，安心してゆっくりと眠れない。胸痛の発作時間は長くないが，針で刺すような痛みがあり，左側の肩・腕まで痛みが及び，冷や汗が出て動けなくなることもある。またときには，舌の尖端部が痺れ，胸部に緊悶感*が現れる。これまでもさまざまな薬を服用し，一時的に症状が緩和されているが，相変わらず繰り返し発作が起こる。

所見：顔色紫暗・舌質やや淡・舌周囲に瘀斑がみられる・舌苔薄白・脈細渋。

回 答

【①**主訴**】　胸痛・心悸・胸悶*が現れるようになり1カ月。

【②**証名**】　心脈痺阻証の瘀阻心脈証

【③証候分析】 患者は胸痛・心悸が主症状であり，病位は心にあると判断できる。痛みの種類は針で刺されるようであり，その痛みが肩・上腕にも及ぶというのは瘀阻心脈証の症状である。顔色紫暗・舌に瘀斑がみられる・脈細渋というのは，すべて瘀血内阻の症状である。以上のことから，瘀血によって起こる心脈痺阻証であると診断できる。

注意点・類似する証との鑑別ポイントは**症例トレーニング6**を参照。

症例トレーニング 69

患者：王〇，女性，55歳。
診察日：2003年3月7日
現病歴：胸悶*・息切れ・心悸・心臓前部に断続的な疼痛が現れるようになり8日。ここ2日で諸症状が悪化。1週間前に，情志不遂*となり，各症状が誘発された。心臓前部の断続的な疼痛は左肩にまで及ぶ。毎回発作は1〜2分ほど続く。
所見：意識ははっきりしている・情志の抑うつ・顔色が暗い・舌質暗淡・舌苔薄白・脈弦渋結。

回 答

【①主訴】 心悸・胸痛が断続的に現れ，胸悶・息切れを伴い8日。
【②証名】 心脈痺阻証の気滞心脈証
【③証候分析】 患者は胸痛・心悸が主症状であり，病位は心にあると判断できる。気鬱が血を阻害し心脈が通じなくなるため，心臓の前部に絞痛が現れ，心悸や気分が落ち着かないといった症状が現れる。情志不遂から気機が鬱滞し，胸部の陽気の流れが悪くなるため，胸悶・息切れが現れる。気滞血瘀によって顔や舌の色が暗くなる。また気滞・疼痛があると，脈は弦となる。これらの症状から心脈痺阻証の気滞心脈証と判断できる。

注意点・類似する証との鑑別ポイントは**症例トレーニング6**を参照。

症例トレーニング 70

患者：曹○，男性，38歳，農業。
診察日：2003年4月15日
現病歴：精神的な刺激を受け，発病してからおよそ7年経つ。症状はよくなったり悪くなったりを繰り返している。ここ2日で精神的に緊張し，意識がはっきりせずボーッとしている・精神抑うつ・あまり表情がない・ブツブツと独り言を言うといった症状が現れた。
所見：挙止失常・のどで痰鳴がする・顔色晦滞〔晦滞は晦暗・黧淡よりさらに黒っぽい〕・胸悶*・痰が多い・舌苔膩・脈滑。

回 答

【①主訴】 抑鬱・表情がない・独り言を言う・挙動不審などが繰り返し現れるようになり7年。今回の発作が現れてからは2日。

【②証名】 痰迷心竅証

【③証候分析】 七情によって肝が損傷し，疏泄機能が失調したため，気鬱となり，痰が凝滞し，痰と気が互いに結びつき神明を邪魔するため，意識がはっきりせずボーッとしている・精神抑うつ・表情がない・ブツブツと独り言を言うといった症状が現れた。痰濁が内を阻害すると，清陽*が上昇せずに濁気が上にあふれ，気血の運行がスムーズでなくなるため，顔色晦滞・痰を大量に吐くなどの症状が現れる。痰濁が内で盛んになると，舌苔膩・脈滑となる。心は神明を主るため，本症の病位は心であると判断でき，病機は痰が主になる。よって本証は痰迷心竅証（痰蒙心神証）に属する。

【注意点】

本証は痰蒙心神証ともいい，痰濁が心神*に覆いかぶさったために起こったものであり，精神・神志*の異常を主な症状とする証である。多くは，①湿濁の邪気によって痰が発生し，気機を阻害したものか，②情志不遂*から気鬱となり，痰が発生し，心神をかき乱したか，③痰濁が内で盛んとなり，さらに肝風とともに心神をかき乱したために起こるものである。

本証は，神志の抑鬱・錯乱・痴呆・昏迷などと，痰濁の症状が同時に現れる

ことが弁証の際のポイントとなる。

症例トレーニング 71

患者：鄭〇，男性，27歳，無職。
診察日：2003年8月20日
現病歴：4年前に，人と口論して発病にいたった。発作時には，狂躁・妄動・夜も眠らない・力が非常に強くなり他人が制御できないほどになる・人を殴ったりものを投げたりする・親しい人でも知らない人でもお構いなしになる・訳のわからないことを言う・すぐに泣いたり笑ったりする。
所見：呼吸が荒い・黄色い痰を吐く・のどで痰鳴がする・顔が赤い・便秘・尿黄・舌質紅・舌苔黄膩・脈滑数。

回答

【①主訴】 狂躁・妄動・精神症状が繰り返し現れ4年。
【②証名】 痰火擾心証
【③証候分析】 精神的な刺激を受け激怒したため，肝を傷つけ，気鬱から火と化した。さらに津液が煮詰められ痰と化し，痰が内にこもり痰火と化し，痰火が心神をかき乱すにいたった。火熱の性質は陽に属し，陽の性質は動であり，痰火が激しく心神を攻撃するため，神志*狂乱となる。痰火が内で盛んになると心神をかき乱すため，軽症であれば心煩*・不眠が現れ，重症となれば，狂乱・まったく眠らなくなる・わけのわからないことを言う・突然泣いたり笑ったりする・狂躁・妄動・人を叩いたりものを投げたりするなどの症状が現れる。痰火が内で盛んになると，呼吸が荒い・黄色く粘り気のある痰を吐く・のどで痰がグルグルいう音をたてるといった症状が現れる。痰が多く，気機を阻止しているため，神乱となり，さらに本証は実熱証に属するため，患者の力が強く，他人が制御できないほどになる。顔色が赤い・便秘・尿黄・舌質紅・舌苔黄膩・脈滑数というのは，すべて痰火と火熱が互いに結びついた象である。

【注意点】

本証は痰火擾神証ともいい，火熱と痰濁が互いに結びつき，心神を封じ込めてしまうために起こるものであり，神志*の異常が主な症状となる証である。多くは，①精神的な刺激（過度の思慮・激怒など）によって痰火が内で盛んになった，②温熱・湿熱の邪気を外感した，などの理由から，津液が煉られ痰となり，痰火が心神をかき乱して起こる。

本証は，神志狂躁や昏昏*・譫語などの症状と，痰熱の症状が同時に現れることが弁証の際のポイントとなり，狂躁・妄動・力が強く制御できないなど，激しい症状が主になる。

＜類似する証との鑑別ポイント＞

痰蒙心神証と痰火擾心証はともに，神志の異常という症状が現れるが，痰蒙心神証は，痰濁による疾患であり，精神の抑うつ・痴呆・錯乱などが主になり熱象は現れない。一方，痰火擾心証は痰と火熱による病であり，狂躁・妄動・力が強く抑えられないなど，激しい症状や実熱証の症状が現れることが多い。〔同じ精神症状であっても，痰濁蒙心神証の症状は静であり，痰火擾心証の症状は動である〕

症例トレーニング 72

患者：李〇，女性，75歳，退職職工。
診察日：2003年10月13日
現病歴：患者は虚弱体質であり，風寒を受けたり，過労になったりすることに耐えられない。少しでも邪気を外感すると発熱・咳が現れ，疲労すると気喘*・息が切れるといった症状が現れる。3カ月前に邪気を外感して発熱・咳が出るようになったが，きちんと治療をしなかったため，症状を長引かせてしまった。現在は，邪気は去ったが，空咳・気喘・息が切れるといった症状が残り，痰は少ない。激しく咳き込むと，痰のなかに血が混じる。
所見：咽乾・口燥・身体が痩せる・五心煩熱*・午後になると潮熱*や両頬の紅潮が現れる，ときに盗汗*が現れる・舌質紅で少津・脈細数。

回答

【①主訴】 空咳・痰が少ない，潮熱・両頬の紅潮などが現れるようになり3カ月。

【②証名】 肺陰虚証

【③証候分析】 患者は高齢であり，体力が衰えていることに加え，もともとが気陰不足であり，さらに風熱の邪気を受けたが，きちんと治療をしなかったため，病を長引かせ，肺津を消耗し，肺陰を虧損した。肺陰が不足すると，肺が潤いを失い，虚火*が肺を灼き，気が上逆するため，空咳・気喘息促〔呼吸が速くやや困難である〕が現れる。津液が熱により煉られ痰となると，痰の量が少なく粘り気を帯びるようになる。熱が肺絡を損傷すると，痰のなかに血が混じる。虚火が内で盛んとなると，午後の潮熱・五心煩熱が現れる。熱が営陰をかき乱すと，盗汗が現れる。虚熱*が炎上すると，両頬の紅潮が現れる。身体が痩せる・舌質紅で少津・脈細数というのは，すべて陰虚内熱の象である。

注意点は**症例トレーニング7**を，類似する証との鑑別ポイントは**症例トレーニング10**を参照。

症例トレーニング 73

患者：李〇，女性，45歳，農業。

診察日：2003年9月4日

現病歴：4日前に天候が急に寒くなったことから風寒を受け，悪寒・頭痛・鼻づまり・鼻水が出るようになった。のどの渇きはなく，便・尿は正常であった。2日後に身体が熱く（発汗はない），唇やのどが乾燥し，口渇が現れ，冷たいものを飲みたがるようになった。さらに咳・気喘*・便乾*・尿黄が現れ，黄色い痰が出るようになった。西洋薬を服用後，発汗はあったが熱は引かず，再び高熱が出た。体温39.6℃。

所見：咳が激しい・胸痛・黄色く濃い痰がやや大量に出る（ときには痰のなか

に血や膿が混じる)・舌質紅・舌苔黄膩・脈滑数。

> 回 答

【①主訴】 高熱・咳・膿と血が混じった黄色く濃い痰が出る。
【②証名】 痰熱壅肺証
【③証候分析】 本証は発病当初は風寒束肺証であったが,風寒が徐々に裏に入り熱と化し,肺熱の盛いが盛んとなり,肺絡を損傷し,さらに熱が津液を煉り痰となったため,咳・気喘・黄色い痰が現れるようになった。痰熱が肺絡を阻滞し,肉が腐乱し化膿すると,咳・胸痛が現れ,痰のなかに膿や血が混じるようになる。舌質紅・舌苔黄膩・脈滑数というのは,典型的な痰熱が内で盛んになった象である。

注意点・類似する証との鑑別ポイントは**症例トレーニング 11** を参照。

症例トレーニング 74

患者:廖〇,男性,56歳,退職工員。
診察日:2003年8月9日
現病歴:大便溏瀉を繰り返すようになって3年。ここ半年は1日に2〜3回便通があり,便は稀溏であり,未消化物もみられる。
所見:腹部の隠痛*がある・納呆*・食後に胃がムカムカする・少しでも脂っこいものを食べると排便の回数が顕著に増える・顔色萎黄*・身体が痩せる・力が入らない・舌質淡・脈弱。

> 回 答

【①主訴】 大便溏瀉・腹痛・納呆が現れるようになり3年。
【②証名】 脾気虚証
【③証候分析】 脾気虚弱によって運化*機能が失調し,気の昇降が失常し,水湿を運化できなくなると,腹部の隠痛・納呆が現れる。清濁を分けられず水湿が腸道に流れ込むため,大便溏瀉・完穀不化*となる。脾虚によって運化

機能が失調すると気血生化の源が不足し，肌膚を十分に栄養できなくなるため，顔色萎黄・身体が痩せる・四肢に力が入らないといった症状が現れる。舌質淡・脈弱というのは脾気虚弱の象である。

注意点は**症例トレーニング 16**，類似する証との鑑別ポイントは**症例トレーニング 22** を参照。

症例トレーニング 75

患者：王〇，女性，41 歳，幹部。
診察日：2004 年 8 月 10 日
現病歴：3 年ほど前から月経の際にいつまでも出血が止まらないことが多くなり，経血量も多く，大量出血をしたことが 2 回あった。ここ 2 カ月は過労から月経の出血が止まらなくなり，量が多く，経血の質・色ともに薄い。
所見：顔色淡白・息切れ・懶言*・納呆*・便溏*・舌質淡・舌苔薄白・脈細弱で無力。

回 答

【①**主訴**】月経の出血がなかなか止まらず，量も多い。さらに納呆・便溏を伴い 3 年。

【②**証名**】脾不統血証

【③**証候分析**】脾気の不足によって運血および統血*機能が失調し，血が脈外にあふれるようになると，崩漏*が現れ，経血量が多く色と質が薄くなる。疲労するとさらに気を消耗するため，上記の症状に加え，顔色淡白・息切れ・懶言が現れる。納呆・便溏・舌質淡・舌苔薄白・脈細弱で無力というのは，脾気が不足して運化*機能が失調し，気血両虚となった象である。

注意点・類似する証との鑑別ポイントは**症例トレーニング 22** を参照。

症例トレーニング 76

患者：応〇，女性，18歳，学生。
診察日：2002年7月16日
現病歴：1年前に急性肝炎を患い，1カ月の治療を経て黄疸は消えた。
所見：現在でも右脇に隠痛*が残っており，口乾・心煩*・めまい・午後になると手足の中心が熱くなる・月経後期*・月経量が少ないといった症状を伴う。舌質紅・舌苔少・脈細数。

回答

【①主訴】 脇痛（隠痛）・五心煩熱*が現れるようになり約1年。
【②証名】 肝陰虚証
【③証候分析】 本症は実証から虚証に転化したものである。肝陰が不足すると絡脈が失養し，虚火*が内を焼灼するため，脇にシクシクした疼痛が現れる。陰血の不足によって衝任が時間どおりに満たされなくなると，月経後期が現れ，量も少なくなる。陰虚によって頭部が失養するため，めまいが現れる。陰熱が内をかき乱すと，五心煩熱・口乾・心煩・舌質紅・舌苔少・脈細数となる。

注意点・類似する証との鑑別ポイントは**症例トレーニング 28**を参照。

症例トレーニング 77

患者：高〇，男性，69歳，退職職工。
診察日：2003年10月13日
現病歴：喘息を患ってから10年余り経ち，毎年冬になると発作が起こる。今回の発作はすでに1カ月以上になる。
所見：咳が出ると肩で息をするようになる・動くと症状が悪化する・呼気が多く吸気が少ない・咳がひどく横になれない・のどで痰鳴がする・痰は量が多く色は白で質は薄い・声が低く力がない・力が入らない・自汗*・腰膝酸

軟*・舌質淡・舌苔白膩・脈弱。

> 回　答

【①主訴】喘息・痰鳴が冬になると現れるようになり10年余り。
【②証名】肺腎気虚証
【③証候分析】患者は喘息を患い10年余りになり，肺気を消耗しているため，すでに肺気虚の状態にある。冬は気候が寒冷であり，寒邪はまず表を襲い肺を犯すため，肺の宣発粛降機能がさらに失調する。このため，冬場になると喘息の発作が現れる。「気に関するものはすべて肺に属す」という言葉のとおり，肺は気の主であり，また腎は気の根である。患者は，肺気虚だけでなく，高齢や長患いから腎気もまた虚している。肺腎の気虚のため，息切れ・肩で息をする・活動後には症状が悪化する・呼気が多く吸気が少ない・咳がひどく横になれない・腰がだるいなどの症状が現れる。肺虚によって水液が正常に分布されなくなり，一カ箇所に集まり痰となる。その痰が肺のなかに溜まると，のどで痰鳴がし，白く薄い痰が多くなる。力が入らない・自汗・舌質淡・脈細というのは，すべて気虚の象である。

注意点・類似する証との鑑別ポイントは**症例トレーニング61**を参照。

症例トレーニング　78

患者：陳〇，男性，23歳，学生。
診察日：2003年5月12日
現病歴：1週間前に悪寒・発熱が交互に現れ，吐き気・目が黄色い・全身の皮膚が痒くなるといった症状が現れた。
所見：顔や目が黄色い（色は鮮明である）・皮膚瘙痒・脇肋部の脹痛・腹脹・吐き気が悪化した・口苦・厭食・尿が濃い緑茶のような色になり量が少ない・大便乾結*・舌質紅・舌苔黄膩・脈弦滑数。

> 回　答

【①主訴】顔面・目に黄疸（色は鮮明）が現れ，脇肋の脹痛を伴い7日。

【②証名】肝胆湿熱証

【③証候分析】患者は湿熱の邪気を受け肝胆を侵された。湿熱が内を阻害するため胆汁が正常なルートを循環しなくなり，肌膚にあふれ，黄疸や皮膚の瘙痒が現れる。湿熱が胆腑にこもり，機能活動が障害され，さらに正邪が交戦するため，寒熱往来*が現れる。湿熱が鬱し，胆汁が口中に湧きあがるため，口苦が現れる。湿熱が集積して結びつくと，肝胆の疏泄機能が失調し，気機が滞りがちになるため，脇肋部の脹痛が現れる。肝気が脾胃を犯し，脾の運化*機能が失調するため，厭食・腹脹が現れる。胃気が上逆すると，吐き気が現れる。湿熱が体内にこもり，津液を損傷すると，大便乾結*が現れ，尿が濃い緑茶のような色になり，量も少なくなる。舌質紅・舌苔黄膩・脈弦滑数というのは，湿熱が肝胆にこもった象である。

注意点・類似する証との鑑別ポイントは**症例トレーニング 62** を参照。

症例トレーニング 79

患者：姚〇，女性，40歳，営業員。

診察日：2004年5月4日

現病歴：1週間ほど前から，悩みや心配事があり気分が晴れなかったことから，上腹部が張って苦しいという症状が現れるようになり，内側から何かで突かれるような痛みがある。

所見：上腹部に脹痛があり，痛みが両脇にまで及ぶ。ため息をつきがち・げっぷをすると悶脹感が軽減する・ときには胃酸過多も現れる。舌質淡紅・舌苔薄白・脈弦。

> 回　答

【①主訴】上腹部の脹痛・情志の抑うつが現れ7日。

【②証名】 肝胃不和証
【③証候分析】 情志不遂*によって肝気が鬱結し胃を犯すと，胃が和降しなくなる。このため，上腹部に悶脹感や，内側から何かで突かれるような疼痛も現れ，その疼痛が両脇にまで及ぶ。胃気が上逆すると，げっぷ・胃酸過多が現れる。肝が条達*できなくなると，情志の抑うつ・ため息をつきがちといった症状が現れる。舌質淡紅・舌苔薄白・脈弦というのは肝気鬱結の象である。

注意点は**症例トレーニング 64** を，類似する証との鑑別ポイントは**症例トレーニング 25** を参照。

症例トレーニング 80

患者：陳○，女性，40 歳，タクシー運転手。
診察日：2004 年 5 月 5 日
現病歴：上腹部の疼痛が繰り返し現れ始め，すでに 10 年余りになる。毎回，飲食の不摂生や，情志不遂*によって発作が現れ，胃酸過多・上腹部の嘈雑*を伴い，2 回吐血したことがある。口苦・胃酸過多の自覚症状があり，尿赤・便秘も現れている。胃のバリウム造影検査の結果，胃の小彎部に潰瘍が発見された。
所見：顔色萎黄*・褐色の胃の内容物（未消化の食物など）を嘔吐する・舌質紅・舌苔薄黄・脈弦数。

回 答

【①主訴】上腹部に疼痛があり，口苦・胃酸過多が現れ 10 年。ときに吐血する。
【②証名】 肝胃不和証
【③証候分析】 肝気が鬱結し，さらに気鬱から火と化している。肝気が胃を犯すため，胃が和降しなくなり，胃腑の気滞となる。このため，胃痛・嘈雑・胃酸過多・口苦が現れる。肝火が胃を犯すと，胃熱が盛んになり，そこから血を妄動させるため，吐血が現れる。舌質紅・舌苔薄黄・脈弦数というのは肝鬱によって火と化した象である。

注意点は**症例トレーニング 64** を，類似する証との鑑別ポイントは**症例トレーニング 25** を参照。

症例トレーニング 81

患者：胡○，男性，58 歳，幹部。
診察日：2004 年 5 月 6 日
現病歴：患者は 3 年前から情志の抑うつになることが多く，思いどおりにいかないことがあると，急躁*・易怒*となる。
所見：胸や脇腹が張る（ため息をつくと軽減する）・腹痛や溏泄が繰り返し起こりその症状が次第に悪化している。排便後は腹痛が軽減する。さらに食欲不振も現れている。舌質淡紅・舌苔白潤・脈弦。

回 答

【①**主訴**】 胸や脇腹の脹満・腹痛・便溏*が現れるようになり 3 年。
【②**証名**】 肝鬱脾虚証
【③**証候分析**】 患者は肝の疏泄機能を失調し，経気が鬱滞したため，胸や脇腹の脹満が現れるようになった。ため息をつくと気の流れが一時的にスムーズになるため，ため息をついた後は多少症状が緩和される。肝気が鬱結し脾胃を犯すため，脾が運化*機能を失調し，食欲不振・腹痛・便溏・腹瀉も現れる。本症例は肝気が鬱結して脾胃が犯されているため，情志不遂*により，腹痛・腹瀉の発作が誘発されている。排便後は気機の流れが一時的に回復するため，腹痛が軽減する。舌質淡紅・舌苔白潤・脈弦というのは，肝鬱による脾虚の象である。

注意点・類似する証との鑑別ポイントは**症例トレーニング 25** を参照。

症例トレーニング 82

患者：朱○，女性，45 歳，エンジニア。

診察日：2003 年 3 月 9 日

現病歴：以下のような症状が現れるようになり，すでに 5 年になる。腹痛・大便溏泄・腸鳴・ガスがよく出るといった症状があり，仕事が忙しいときや，精神的なストレスが溜まると，症状が悪化し耐え難くなる。最近また症状が悪化した。

所見：食欲不振・疲れやすい・力が入らない・舌質淡・舌苔白・脈弦数。

回 答

【①**主訴**】 腹痛・腸鳴・便溏*・食欲不振が現れるようになり 5 年。

【②**証名**】 肝鬱脾虚証

【③**証候分析**】 本症は情緒の変化が発病に大きく関与している。肝は疏泄を主り，脾の運化*機能を助ける役割がある。脾は運化を主り，気機をのびやかに循環させ，肝の疏泄機能を強化している。両者は互いに助け合い互いに影響し合っている。肝が疏泄機能を失調すると，気機がスムーズに流れなくなり，脾の運化機能が失調する。このため，食欲不振・大便溏泄が現れる。脾虚によって四肢が失養すると，疲れやすく，力が入らなくなる。気機が阻滞すると，腸鳴・腹痛が現れ，ガスが出るようになる。本症は，肝旺脾虚・木横乗土〔脾が虚していることに乗じて肝が脾を犯す〕であるため，仕事が忙しかったり，ストレスが溜まったりすると病状が悪化する。また本証は寒熱が顕著でないため，白苔となる。脈弦というのは，肝が柔和を失った象であり，脈細となるのは虚の象である。

注意点・類似する証との鑑別ポイントは**症例トレーニング 25** を参照。

症例トレーニング 83

患者：趙○，男性，25 歳，農業。

診察日：2004 年 4 月 12 日

現病歴：患者は 1 年前に風邪を外感し，悪寒・発熱・咽頭痛，ならびに顔面や瞼に浮腫が現れた。市販のカゼ薬を 3 剤服用した後，表証はなくなったが，

浮腫が悪化し全身に及んだ。医師は水腫が引かないとの理由から，逐水*峻剤*の「舟車丸」などを処方したため，一時的に浮腫が消えたものの，その後，浮腫がさらに悪化し，現在もまだ根治できていない。

所見：全身に浮腫が現れており，下肢が特に顕著である。手で押すと皮膚が陥没する。顔色㿠白*・身体や四肢の冷え・手足が温まらない・めまい・腰がだるい・力が入らない・腹脹・食欲不振・吐き気・ときおり口が乾くが水を飲みたくない・大便溏泄（1日に3～4回）・尿量が少ない（排尿回数も少ない）・舌質淡で胖嫩・舌苔白滑・脈沈遅で無力であり，両手の尺脈にこの傾向が特に顕著である。

回 答

【①主訴】 水腫・腰がだるい・便溏*が現れるようになり1年。

【②証名】 脾腎陽虚証

【③証候分析】 本症例は，発病当初は風邪を外感し，悪寒・発熱・咽頭痛・顔面や瞼の浮腫が現れていることから，風水相搏証であったと判断できる。当初，解表祛風の感冒薬を服用し，利水の薬を服用しなかったため，浮腫がさらに悪化し，全身に及んだ。また，その後の医師の弁証が的確でなく，ただ攻下の薬のみを用い，理水や補気の薬を一切用いなかった。これは，「気が化すればすなわち水が行く」という基本理念に逆らったもので，結果的に陽を傷つけてしまった。本症では，身体や四肢の冷え・手足が温まらないといった，すべての陽虚証の共通症状と，腰がだるい・浮腫・尿量が少ない・尺脈が沈細という，腎陽虚特有の症状が同時に現れている。さらに，脾虚により運化*機能が失調したことによる，食少*・腹脹・便溏などの症状も現れている。これらから，本症は脾・腎の両臓に病変が現れていると判断することができ，脾腎陽虚証に属することがわかる。脾腎陽虚によって寒が内生すると，顔色㿠白・身体や四肢の冷え・手足が温まらないといった症状が現れる。脾陽虚によって脾が水穀・精微物質を運化できなくなると，食少・腹脹・便溏が現れる。清陽*が上昇しないと，めまいが現れる。胃が和降しなくなると吐き気が現れる。水津が気化*されず，津液が口中に行き渡らなくなるため，ときに口乾が現れるが，熱による津液の損傷ではないため，あまり水を飲みたがらない。脾腎陽虚によって水液を温化できなくなるため，水邪があふれるようになり，

浮腫が現れ（下肢の浮腫が顕著であり，手で押さえると陥没する），尿量が少なくなる。舌質淡で胖嫩・舌苔白滑・脈沈細であり尺脈にその傾向が顕著であるというのは，脾腎陽虚によって水寒の気が内に停滞したという象である。

注意点・類似する証との鑑別ポイントは**症例トレーニング 66**を参照。

症例トレーニング 84

患者：周○○，男性，63歳，エンジニア。
診察日：2004年1月20日
現病歴：5年前に不衛生な食事から痢疾を患い，腹痛・裏急後重*が現れ，便中に血と膿がみられた。治療を受け，病状は抑えられたが，シクシクとした腹痛や下痢を繰り返している。身体が冷えたり，生もの・冷たいものを食べたり，疲れたりすると症状が悪化する。ここ3カ月で病状が明らかに悪化し，毎日，夜明け近くになると下痢をし，水状の薄い便や未消化のものを下す。
所見：下腹部の冷痛・四肢が温まらない・腰や膝がだるく冷える・顔色㿠白*・舌質淡白で胖嫩・周囲に歯痕・舌苔白滑・脈沈遅弱であり，両手の尺脈は特に無力である。

回答

【①**主訴**】腹部の隠痛*・腹瀉が繰り返し現れ5年。五更泄*・腰や膝がだるく冷えるといった症状が現れるようになり3カ月。

【②**証名**】脾腎陽虚証

【③**証候分析**】5年前，湿熱の邪気を受け痢疾を患った。大腸の湿熱は治療により治まったが，まだ完全には治癒にいたっていない。そのため，腹部の隠痛・腹瀉が繰り返し現れている。疾患が長引くと陽気を傷つけ，脾気も傷つける。そのため，寒さにあたったり，生もの・冷たいものを食べたりした後や，疲労後には症状が悪化する。疾患が長引くと腎気も傷つけ，さらに加齢によって腎陽も傷ついている。そのため，五更泄・腰や膝がだるく冷える・下腹部の冷痛が現れる。「火不暖土」〔火＝腎陽。腎陽虚により脾が温煦*されなくなる〕のため，

質の薄い便・完穀不化*が現れる。顔色㿠白・四肢が温まらない・舌質淡白で胖嫩・周囲に歯痕・舌苔白滑・脈沈遅弱であり，両尺脈が特に無力であるというのは，陽虚により温煦機能が失調し，水寒の気が内停した象である。

注意点・類似する証との鑑別ポイントは**症例トレーニング 66** を参照。

症例トレーニング 85

患者：万〇，女性，45歳，教師。
診察日：2003年11月18日
現病歴：以下の症状が現れるようになってから，すでに2年経つ。
所見：身体が痩せる・腰膝酸軟*（ときには腰の疼痛も現れる）・めまい・耳鳴り・歯がグラグラする・脱毛・月経量が少ない・不眠・健忘・口やのどが乾く・五心煩熱*・潮熱*・盗汗*・骨蒸*発熱・午後になると両頬が紅潮する・小便短黄*・舌質紅・舌苔少・脈細数。

回 答

【①**主訴**】 腰膝酸痛・潮熱・盗汗が現れるようになり2年。

【②**証名**】 腎陰虚証

【③**証候分析**】 陰液が不足すると滋潤を失うため，身体が痩せる・口燥・咽乾が現れる。腎陰が不足すると腰や膝が失養するため，腰膝酸軟が現れる。陰虚によって精が不足し髄が減り，清竅*が満たされなくなるため，めまい・耳鳴り・健忘が現れる。歯は骨余であり，腎の華は髪にあるため，腎陰が不足すると，歯がぐらつき，頭髪が抜ける。女性であれば，腎陰が不足すると月経の源が不足し，衝任を満たせなくなるため，月経量が減少する。虚火*が心神をかき乱すと，心煩*・不眠が現れる。虚火が内をかき乱すと，五心煩熱・潮熱・盗汗・骨蒸発熱・両頬の紅潮・小便短黄が現れる。舌質紅・舌苔少・脈細数というのは陰虚内熱の象である。

【注意点】

　腎陰虚とは，腎陰の不足によって身体が滋養されなくなり，さらに虚熱*が内をかき乱すようになったものである。本証は，腰がだるい・腰痛・遺精*・月経量の減少・めまい・耳鳴りなどの症状と，虚熱の症状が同時に現れ，この点が弁証の際のポイントとなる。多くは，①先天不足・腎陰素虚・疲労あるいは久病により腎陰を消耗した，②高齢や虚弱体質によって陰液が減少した，③房事の不摂生により陰精を損傷した，④熱病の後期で腎陰を消耗した，⑤温燥の薬の使用過多によって腎陰を消耗した，といった原因によって起こる。本証は，女性であれば，月経量の減少もしくは無月経が現れる他に，陰が陽を制御できなくなれば，虚火が内をかき乱し血を妄動させるため崩漏*が現れる。また男性であれば，腎陰の不足によって虚熱が内生し，虚火が相火〔ここでは腎陽を指す〕をかき乱すため，性機能の亢進が現れ，陽強易挙・遺精*・早泄*などが現れる場合もある。

症例トレーニング 86

患者：霍〇〇，男性，27歳，軍人。
診察日：2002年8月12日
現病歴：発熱が3日続いている。日晡の時間〔午後4時頃〕になると熱が高くなる。体温39.2℃。
所見：発熱・発汗量が多い・口渇・腹満・脹痛（拒按*）・大便秘結*・小便短黄*・ときに昏迷状態になりうわごとを言う。舌質紅・舌苔黄厚で乾燥しており黄黒色の芒刺がみられる・脈沈数で有力。

回　答

【①主訴】　高熱・便秘・腹満・脹痛（拒按）が現れ3日。
【②証名】　腸熱腑実証
【③証候分析】　裏熱が盛んで津液を損傷したため，腸道が潤いを失い，邪熱と腸内の乾燥した便が結びつき腑気が通じなくなった。このため，腹満・脹痛（拒按）・大便秘結が現れる。大腸は陽明に属し，陽明の経気は日晡の時刻〔午後4時頃〕に最も盛んとなるため，その時刻になると体温が高くなる。腸熱

が壅滞すると腑気が通じなくなり，邪熱と穢濁の気が蒸しあがり，心神をかき乱すため，神昏*・譫語が現れる。裏熱が盛んで津液を外側へ追いやるため，高熱・発汗・口渇・小便短黄が現れる。実熱が内で盛んとなると，舌質紅・舌苔黄厚で乾燥し，重症になれば黄黒色の芒刺が現れ，脈沈数で有力となる。

【注意点】

腸熱腑実証は大腸熱結証・大腸実熱証ともいう。多くは，①邪熱の勢いが盛んとなって発汗が過多になった，②発汗薬を誤用し津液を損傷した，などの理由によって腸内が乾燥し，裏熱と乾燥した便が結びついて起こる。

本証は，発熱・大便秘結・腹満・硬痛といった症状が弁証の際のポイントになる。

症例トレーニング 87

患者：余○，男性，27歳，工員。
診察日：2003年7月7日
現病歴：月に20回近く遺精*が現れるようになり，すでに2年になる。
所見：めまい・心悸・心煩*・少寐*〔睡眠時間が少ない〕・口苦・咽乾・悪夢をよく見る・腰がだるい・力が入らない・舌質紅・無苔・脈細。

回 答

【①主訴】 遺精・腰がだるい・心煩・不眠が現れ2年。
【②証名】 心腎不交証
【③証候分析】 腎陰虚は下焦において起こり，相火〔ここでは腎陽を指す〕を妄動させ，精室をかき乱す。そのため，遺精・腰がだるいといった症状が現れる。心火が上焦で亢進するため，心悸・心煩・少寐・悪夢が現れる。舌質紅・無苔・脈細というのはすべて陰虚火旺*の象である。

注意点は**症例トレーニング54**を，類似する証との鑑別ポイントは**症例トレーニング65**を参照。

訳注一覧

噯気（あいき）	げっぷ。
噯腐（あいふ）	腐敗臭を伴うげっぷ。
呃逆（あくぎゃく）	しゃっくり。
萎黄（いおう）	黄色くくすんで艶がない。
畏寒（いかん）	寒さに弱い。
胃脘痛（いかんつう）	胃痛・上腹部痛。
胃気失和・胃失和降（いきしつわ・いしつわこう）	胃気は正常であれば下降するものであるが，他の臓器の影響などにより上部へ逆行するようになると，嘔吐・げっぷなどの症状が現れる。
遺精（いせい）	夢精。
胃痞（いひ）	胃に何かがつかえている感覚がある。
陰火（いんか）	飲食の不摂生・過労・過度の喜怒哀楽などから内生する火。心火に属す。
陰虚火旺（いんきょかおう）	陰虚の程度が激しく，虚熱から虚火へと変化し，それが盛んな様子。
陰虚陽亢（いんきょようこう）	陰虚により陽を制御できず，陽が亢進した状態。
飲食労倦（いんしょくろうけん）	暴飲暴食または飲食の不摂生から脾胃が損傷した状態。
飲（いん）	水液代謝機能の失調により内生した病理産物。質が薄いものを「飲」といい，濃いものを「痰」という。
隠痛（いんつう）	我慢できる程度の痛みで，痛みに持続性がある。シクシクとした痛み。
運化（うんか）	脾の機能の1つ。食物を精微物質に変え，それを全身に分布する。
瘰瘤・瘰病・瘰気（えいりゅう・えいびょう・えいき）	甲状腺腫などのように，頸部前面両側に腫脹が現れるまたは結節ができる病症。
衛外・衛表（えがい・えひょう）	体表，または体表にあり身体を外邪から防御している衛気を指す。
衛外不固（えがいふこ）	衛気の防御機能の失調により，外邪を容易に侵入させてしまう状態。また，衛外不固となると自汗などの症状が現れる。
易怒（えきど）	怒りっぽい。
遠血（えんけつ）	出血した血液がめぐって，便に混じって出たもの。
嘔逆（おうぎゃく）	嘔吐。
悪寒発熱（おかんはつねつ）	さむけと発熱が同時に現れる。
温煦（おんく）	身体を温めること。

温陽散寒（おんようさんかん）	陽気を増やし体内の寒を発散させる治療法。
瘕聚（かしゅう）	無形の気による結節・しこり。現れたり消えたりを繰り返す。病機は気機の阻滞であり，病位は気分にある。
活血化瘀（かっけつかお）	血の運行を活発にし，血瘀を溶かす治療法。
滑泄（かっせつ）	夢精。慢性の下痢を指すこともある。
脘脇脹満（かんきょうちょうまん）	上腹部や脇腹が張る。
脘脇脹悶（かんきょうちょうもん）	上腹部や脇腹が張って苦しい。
完穀不化（かんこくふか）	消化不良のため，未消化の食べものが便に混じるようになる状態。
肝魂（かんこん）	魂（こん）。精神意識活動の1つ。神とともに活動し，肝が主るといわれる。魂が無秩序に動くようになると，夢遊病などの症状が現れる。
寒熱往来（かんねつおうらい）	さむけと発熱が交互に現れる。
脘痞（かんひ）	上腹部に何かがつかえている感覚がある。
脘腹脹満（かんぷくちょうまん）	上腹部が張る。
脘腹満悶（かんぷくまんもん）	上腹部が張って苦しい。
喜按（きあん）	疼痛がある場合（腹痛が多い），手で押さえると痛みが緩和される状態。
気化（きか）	気の運動プロセスの総称。本書では，体内の水液を調節する作用を指していることが多い。
気怯（ききょう）	常にビクビクしている。
肌衄（きじく）	血証の一種。毛孔から出血すること。
気喘（きぜん）	呼気が多く吸気が少ない。呼吸が困難。
肌腠（きそう）	筋肉のすじ。
気短（きたん）	息切れ。
肌表不固（きひょうふこ）	肌表の腠理（肌理）が過度に開いてしまい汗が出やすくなること。
瘧疾（ぎゃくしつ）	マラリア。
久瀉（きゅうしゃ）	慢性の下痢。
急躁（きゅうそう）	せっかちでイライラする状態。
久病（きゅうびょう）	発症してからの期間が長い疾患。慢性疾患。
拒按（きょあん）	疼痛部を押すと痛みが増加するため，手で押されることを嫌がる。
胸脘痞悶（きょうかんひもん）	胸部から上腹部にかけて何かがつかえ，不快な煩悶感が起こる。
驚悸（きょうき）	驚くと心臓がドキドキしてしばらく止まらない。
驚悸不寧（きょうきふねい）	ちょっとしたことで驚きやすくなり，驚けば動悸がして気分が落ち着かなくなる。
胸脇苦満（きょうきょうくまん）	胸や脇腹が張って苦しい。

訳注一覧

胸脇脹悶（きょうきょうちょうもん）	胸や脇腹が張って苦しい。
嬌臓（きょうぞう）	邪気に犯されやすい，または損傷しやすい臓。肺のことを指す。
胸痺（きょうひ）	痰湿が胸部に滞り，陽気がスムーズに流れなくなったため，胸が塞がったように痛み，ひどくなるとその痛みが背部にまで及ぶ病症。
胸腹脹満（きょうふくちょうまん）	胸や腹部が張る。
胸腹脹悶（きょうふくちょうもん）	胸や腹部が張って苦しい。
胸悶（きょうもん）	胸の辺りがモヤモヤする。または何かがつかえている感じがして苦しい。
胸陽（きょうよう）	胸部の陽気。
胸陽不振（きょうようふしん）	胸の陽気の流れが悪くなる。
虚火（きょか）	虚熱の勢いが盛んで火と化したもの。
虚熱（きょねつ）	陰虚により内生する熱。
虚陽（きょよう）	陽虚になると，本来は適度に体内を循環すべき陽気が，根を失くしたように上部へ浮き上がる。このような陽気を虚陽という。この場合，一見すると熱証のようにみえるが，実は陽虚による虚寒証に属する。陰虚による虚熱のことを虚陽という場合もある。
緊悶感（きんもんかん）	引きつれたり，何かで押さえつけられたりしたような感覚があり苦しい。軽度の呼吸困難を伴う。
空痛（くうつう）	空虚な感覚を伴う痛み。虚証にみられる。
経行不暢（けいこうふちょう）	経血の排出がスムーズでない。
月経後期（げっけいこうき）	月経の遅れ。
月経先期（げっけいせんき）	月経が早く来る。
拘急（こうきゅう）	主に筋肉や筋がこわばること。
哮喘（こうぜん）	現代医学の喘息に相当する病症。
口淡（こうたん）	食べものの味がしない状態。
晄白（こうはく）	（主に顔色が）血の気を感じられないほど白い。
喉痺（こうひ）	急性咽頭炎。
五更泄（ごこうせつ）	夜明け近く（午前5時頃）に現れる下痢。腎虚により起こることが多い。
五心煩熱（ごしんはんねつ）	手掌・足底の中心や胸の辺りに熱感があり，心煩して落ち着かない感じを伴う。
固摂（こせつ）	体内に蓄えられるべきものが，必要以上に排泄されないようにする機能。または外邪の侵入を防御する機能を指す場合もある。
五遅（ごち）	立つこと・歩くこと・言語能力および歯と髪の毛の発育が遅いこと。
骨蒸（こつじょう）	骨髄の中から外へ透出してくるような発熱の性状。

骨蒸潮熱（こつじょうちょうねつ）	熱が骨の中から蒸しあがるような感覚があり，それが一定の時間（一般には午後が多い）になると現れる。
五軟（ごなん）	頭・首・手足・筋肉および口が軟らかい，つまりこれらが機敏に動かないこと。
散剤（さんざい）	生薬をすりつぶし粉末状にしたもの。
竄痛（ざんつう）	疼痛の部位が一定せず，あちらこちらへ移動すること。
自汗（じかん）	日中に特に激しい運動などをしなくても汗をかきやすい。
衄（じく）	鼻出血，または外傷がなく鼻・歯茎・耳・目・舌・皮膚からの出血。
四肢厥冷（ししけつれい）	四肢の冷えがひどく氷のように冷たい状態。
嗜睡（しすい）	精神的に疲労し，眠気が非常に強く，重症になると自分で知らず知らずのうちに眠ってしまう症状。
耳脹（じちょう）	耳の中が腫れている感じがすることを指す。
耳閉（じへい）	耳の中が腫れているような感覚と，何かが詰っているような感覚があり，聴力が低下すること。
渋痛感（じゅうつうかん）	主に排尿時に伴う感覚。スムーズに排尿できず疼痛を伴うもの。
重痛（じゅうつう）	重い感覚を伴う疼痛。頭部・四肢・腰によく現れる。
宿疾（しゅくしつ）	古くからある病気。久病。ふだんはそれほど大きな症状が現れないが，何かのきっかけで悪化する場合がある。
宿痰（しゅくたん）	体内に蓄積されなかなか取り去れない痰。
受納（じゅのう）	食べものを受け入れ納めること。胃の機能の1つ。
峻剤（しゅんざい）	作用の強い薬剤。
消渇（しょうかつ）	多飲・多食・多尿を特徴とする病症。現代医学の糖尿病に相当する。
少気（しょうき）	元気がない。
消穀善飢（しょうこくぜんき）	胃熱が盛んで，胃の中のものをすぐ消化してしまうため，ものを食べてもすぐ空腹を感じる。食べる量が多くても太らないことが多い。
情志不暢・情志不遂（じょうしふちょう・じょうしふつい）	心配事や悩みがあり気分が晴れない状態。
傷食（しょうしょく）	暴飲暴食や飲食の不摂生により脾胃を損傷すること。
条達（じょうたつ）	のびのびすること。
少寐（しょうび）	不眠となり睡眠時間が少なくなる。
小便自利（しょうべんじり）	排尿がコントロールしにくくなり，尿漏れをすることもある。
小便清長（しょうべんせいちょう）	尿量が多く，色が薄い。
小便短黄（しょうべんたんおう）	尿量が少なく，色が濃い。

訳注一覧

小便短少（しょうべんたんしょう）	尿量が少ない。
小便短赤（しょうべんたんせき）	尿量が少なく，色が赤に近いほど濃い（短黄に比べさらに濃い色）。
小便短渋（しょうべんたんじゅう）	尿量が少なく，排尿がスムーズでない。
小便不利（しょうべんふり）	尿が排出しにくい，または排出できない。
食少（しょくしょう）	食欲不振。
食積（しょくせき）	暴飲暴食または飲食の不摂生から，消化しきれなくなった食べものが胃中に停滞すること。
心下痞満（しんかひまん）	上腹部に何かがつかえて張っている感じがする状態。
神昏（しんこん）	人事不省になる（意識を失う）。
神情呆鈍（しんじょうほうどん）	情緒の発達が遅れているなどの理由から，あまり表情がない。
真心痛（しんしんつう）	現代医学の狭心症に相当する病症。
神志（しんし）	精神・意識。
心神（しんしん）	心に宿っている神。神は，広義では生命活動を指し，狭義では精神意識活動を指す。
身熱（しんねつ）	身体がほてる。
心煩（しんはん）	胸中の煩悶・イライラ。
新病（しんびょう）	卒病・急性疾患。
神不守舎（しんふしゅせい）	神が住処であるところの心を守れなくなる。
身熱不揚（しんねつふよう）	熱は出るがそれほど高く上がらない状態。
腎気不固（じんきふこ）	本来，体内に蓄えられるべきもの（精気など）を簡単に体外に排出しないようにすべき腎気の機能が衰え，これらのものが漏れてしまう状態。
水気凌心（すいきりょうしん）	水液が気とともに上昇し心を犯す。
水穀不化（すいこくふか）	消化不良。
正虚（せいきょ）	体内の正気が不足した状態。
清空（せいくう）	清陽が集まる部分，つまり頭部。
清陽（せいよう）	体内の軽く清く上昇する気，上部の竅（耳・目・鼻・口）に向かう陽気，肌表にある衛気，四肢を充実させ外邪からの防御作用をもつ陽気など。
清竅（せいきょう）	頭部全体や神志（精神），および頭部の竅（＝孔）である耳・鼻・口・目などを指す。
怔忡（せいちゅう）	特に理由もなく常に動悸がする。
掣痛（せいつう）	引っ張られるような痛み。筋脈の失養や阻滞により起こる場合が多く，肝は筋を主るため肝病との関わりが深い。
清熱開竅（せいねつかいきょう）	熱病による意識不明を治療する方法。

善食易飢 （ぜんしょくえきき）	善食は多食のこと。食べる量は多いがすぐ空腹になる。
宗気 （そうき）	水穀の精微物質と人が呼吸により取り入れた大気により生成されるもので，胸中に蓄積される。宗気の盛衰は，人体の気血の運行・体温調節・身体の活動・呼吸と密接な関係がある。
嘈雑 （そうざつ）	胃がグルグルと動くような感覚がある。
壮熱 （そうねつ）	熱の勢いが強く高温の発熱。
早泄 （そうせつ）	早漏。
大便易溏 （だいべんえきとう）	便がゆるくなりやすい。
大便溏薄 （だいべんとうはく）	便がゆるい。
大便稀溏 （だいべんきとう）	便がゆるい。
大便乾結 （だいべんかんけつ）	便が硬く便秘がち。
大便秘結 （だいべんひけつ）	大便乾結よりもさらに重症の便秘。
濁陰 （だくいん）	体内の重濁な物質。主に便・尿のように体外に排泄されるべきものを指すが，水穀の精微物質の濃濁な部分も指す。
濁涕 （だくてい）	濃く濁った鼻水（膿が混じることもある）。多くは肺熱・胆熱が原因で現れ，副鼻腔炎患者によくみられる症状。
多食易飢 （たしょくえきき）	食べる量は多いがすぐ空腹になる。
脱疽 （だっそ）	足趾に多く現れ，疼痛・痺れのあとに壊疽が現れる疾患。現代医学の血栓性静脈炎にあたる。
短気 （たんき）	息切れ。
但熱不寒 （たんねつふかん）	発熱はあるがさむけはしない。
逐水 （ちくすい）	作用の強い薬剤を用いて水飲を体外に排泄し痰証を除去する治療方法。
中気 （ちゅうき）	中焦の気。主に脾胃の気。
中陽 （ちゅうよう）	中焦の陽気。主に脾胃の陽気。
癥積 （ちょうせき）	有形の結節・しこり。場所は固定して動かず，病位は血分または五臓にある。病機は瘀血の凝滞。
潮熱 （ちょうねつ）	発熱が潮の満ち引きのように，ある一定の時間になると現れたり悪化したりするもの。
腸癰 （ちょうよう）	腸内に化膿性の腫瘍ができ疼痛が現れる病症。現代医学の大腸炎や虫垂炎に相当する。
沈悶 （ちんもん）	気分的に重苦しく意気消沈する。
天癸 （てんき）	生殖機能。
伝化 （でんか）	五臓疾患の伝達・変化・転化を指す。

訳注一覧

吐酸(とさん)	すっぱい水を吐くこと。
吐衄(とじく)	吐血や鼻出血。
盗汗(とうかん)	寝汗。
統血(とうけつ)	血液を本来あるべき場所（血管など）に納めておくこと。
溏結不調(とうけつふちょう)	便がゆるくなったり硬くなったりと一定しない。
動火(どうか)	火を妄動させる。
動血(どうけつ)	温邪により，血が妄動して出血症状が現れたり，血が濃くなり瘀血が形成されたりすること。出血により瘀血が形成されたり，瘀血により出血が現れたりすることもある。
呑酸(どんさん)	少量の胃酸がこみ上げてくる状態。
乳蛾(にゅうが)	扁桃腺炎。
尿急(にょうきゅう)	急に尿意をもよおし，一刻の猶予もないというような感覚。
熱汗(ねっかん)	体内にある熱（実熱・虚熱・血熱など）により津液が体外に押し出されて出る汗。
熱結傍流(ねっけつぼうりゅう)	膀胱が熱邪に犯され，血と熱が結びついた実証。下腹部が硬く張り，高熱が出るなどの症状を伴う。
納気(のうき)	腎は体内に取り入れられた気をしっかりと納めておく役割を果たす。この機能を納気という。納気が正常に行われないと，呼吸のバランスが乱れ，咳や呼気が多く吸気が少ないなどの症状が現れるようになる。
納少・納呆(のうしょう・のうほう)	食べようと思っても胃が食べものをあまり受けつけない。
脳神(のうしん)	脳の精神活動，意識。
梅核気(ばいかくき)	のどに何かが詰っている感覚があり，飲み込もうとしても吐き出そうとしてもどうにもならないという症状。
怕冷(はくれい)	寒さに弱い。
発斑(はっぱん)	皮下出血が現れる。
煩渇(はんかつ)	イライラして口渇がある。
煩躁(はんそう)	イライラする。
煩熱(はんねつ)	身体がほてってイライラしやすい。
痞脹(ひちょう)	何かがつかえて張ったような感覚がある。
痞満(ひまん)	胸脘部がつまって通じないこと。
不利(ふり)	通じなくなるまたはスムーズに流れなくなること。
憋悶(へつもん)	何かに押さえつけられたように息苦しい。
便乾(べんけん)	便が硬い。

便溏（べんとう）	泥状便。
暴注下迫（ぼうちゅうかはく）	便意が逼迫して現れ，水状の便を下すが，排便後もまだ便が腸内に残っているような感覚がある。
崩漏（ほうろう）	月経期以外に現れる不正出血。大量に出血するものを「崩中」，少量の出血がいつまでも続くものを「漏下」というが，一般には両者を総じて「崩漏」と呼ぶ。
房労過多（ぼうろうかた）	性生活の過多。
奔豚気（ほんとんき）	気が下腹部から胸部・咽頭に突き上げるような感覚があり，発作時には呼吸もできないほど苦しくなる。多くは，腎の陰寒の気または肝経の気や火が上逆して現れる。
麻木（まぼく）	痺れや感覚障害。
面癱（めんたん）	顔面神経麻痺。
耗血（もうけつ）	血を消耗すること。
涌吐法（ゆうとほう）	胃の中のものを吐き出させる治療法。多くは誤って毒物を飲み込んでしまったり，食べすぎなどにより消化しきれないものが胃に溜まっているような場合に用いる。
陽痿（ようい）	インポテンツ。
腰膝酸軟（ようしつさんなん）	腰や膝が重だるく力が入らない。
憂思労神（ゆうしろうしん）	憂い・思慮・配慮など。
懶言（らんげん）	話すことも億劫になるほど疲労感がある（気虚の典型的な症状）。
裏急後重（りきゅうこうじゅう）	急激な腹痛が起こり，便意はあるが，排便後も便意が解消されず，肛門の下垂感を伴う症状。
痢疾（りしつ）	腹痛・裏急後重・膿血便を主症とする疾患。
羸痩（るいそう）	過度に痩せていること。
冷汗（れいかん）	寒さを嫌い四肢が冷えて汗が出る病証。発汗前に発熱・口渇はない。
労倦（ろうけん）	過労による内傷病証を指す。七情の過激または過用による内傷・不規則な生活・肉体の労傷により起こるものが多い。
瘻道（ろうどう）	表面上は傷口が塞がらず穴が開いたようになり，皮下には膿が溜まった道のようなものができること。
労熱（ろうねつ）	虚労発熱。種々の慢性虚弱疾患に伴って現れる発熱症状。
六淫（ろくいん）	風・寒・暑・湿・燥・火の六気が，過度・過少となる，もしくは本来現れるべきではない季節に現れ，人体に害を及ぼす邪気に変化したもの。

中医用語索引

あ

安神定志 …………… 144
胃陰虚(証) …… 231, 234, 245, 407, 456, 722, 741
胃陰不足(証) … 236, 412, 416, 457
胃火亢盛証 ………… 349
胃火熾盛証 …… 434, 442
胃火熱証 …………… 722
胃寒証 ……………… 407
胃気上逆 ……… 407, 429
胃失和降 …… 26, 127, 386, 407, 420, 428, 460, 512, 526, 693
胃強脾弱証 ………… 442
胃虚寒証 … 400, 414, 721
胃燥津虧証 ………… 742
胃腸気滞証 …… 693, 723
胃腸湿熱蘊毒証 …… 547
胃熱(証) ……… 407, 442
胃熱熾盛証 … 231, 420, 722
胃脘気滞証 …… 385, 387
胃陽虚証 ……… 394, 720
陰黄(証) … 107, 118, 121
引火帰原 …………… 213
陰虚(証) …… 42, 98, 184, 185, 314, 369, 408, 715
陰虚火旺(証) …… 21, 63, 144, 270, 316, 347, 545, 730, 766
陰虚血燥証 ………… 632
陰虚血熱 …………… 601
陰虚燥熱 …………… 436
陰虚潮熱 …………… 18
陰虚動風証 …… 715, 719
陰虚内熱 …… 20, 44, 56, 57, 139, 142, 186, 213, 236, 283, 316, 351, 598, 601, 613, 653, 654, 718
陰虚陽亢 ……… 168, 269
陰邪 …… 76, 122, 540, 580
飲食積滞証 …… 395, 483
飲停胃脘証 ………… 464
飲停胸脇証 ………… 678
陰陽両虚 ……… 369, 436
疫熱傷絡証 ………… 290
益気 ………………… 338
益気安神 …………… 144
益気健脾 … 173, 246, 302
益気健脾止瀉 ……… 521
益気健脾摂血 ……… 237
益気固表 …………… 40
益気摂血 …………… 544
益気摂血固衝 ……… 586
益気調経 ……… 591, 607
益気補血 …………… 51
益気養陰 … 186, 304, 317
益気養血 …………… 103
益気養血止痛 ……… 626
益気養血調経 ……… 632
益気養心 …………… 364
益腎養肝止痛 ……… 626
瘀血 ……… 29, 433, 588
瘀血内阻 … 191, 370, 749
瘀血阻滞証 ………… 483
瘀血阻絡 ……… 219, 488
瘀阻心脈証 …… 669, 748
瘀阻脳絡証 …… 190, 685
瘀毒阻絡化熱 ……… 32
温肝暖胃 …………… 197
温宮調経 …………… 607
温経散寒 …………… 606
温経散寒止痛 ……… 626
温柔通補 …………… 494
温腎 ………………… 93
温腎健脾 ……… 77, 521
温腎固衝 …………… 639
温腎散寒 …………… 624
温腎培元 …………… 656
温燥襲肺証 ………… 674
温中化湿 …………… 462
温中祛寒 ……… 415, 416
温中健脾 ……… 69, 532
温中散寒 ……… 407, 520
温中散寒降逆 ……… 400
温中散寒止瀉 ……… 508

775

温肺散寒　　354
温補心陽　　362
温補腎陽　　187, 213, 259, 579
温補脾胃　　390
温補脾腎　　11, 246, 498, 521
温陽　　338
温陽益気　　225
温陽化湿　　172
温陽健脾　　468
温陽散寒　　29, 335
温陽補気　　369
温養脾胃　　453

か

解鬱化痰　　441
開竅定癇　　145
化瘀　　63, 93
化瘀止血　　613
化瘀止痛　　619, 625, 626
仮寒　　29, 32
化気行水　　77
化気利水　　335
化湿止帯　　650
化湿醒脾　　303
化湿泄濁　　116
化湿退黄　　122
化痰　　63, 369
化痰開竅　　144, 145
化痰散結　　280, 317, 379, 382
化痰止咳　　279
化痰消瘰　　311

化痰消癭　　310
化痰除湿　　646
化痰清火　　208
化痰燥湿　　593
化痰平喘　　354
化痰利喉　　279
活血　　197
活血化瘀　　29, 190, 194, 364, 369, 488, 496, 592, 640
活血化瘀止血　　587
活血化瘀止痛　　192
活血祛瘀　　220, 280
活血止痛　　32, 488
活血調経　　607
活血通竅　　71
活血通絡　　103, 219, 220, 224, 225, 633
肝胃気滞証　　459, 743
肝胃不和(証)　　305, 407, 693, 743, 759
肝胃陽虚寒凝証　　197
肝陰不足(証)　　490, 492
肝陰虚(証)　　45, 598, 696, 756
寒飲　　194
寒飲停肺証　　678
寒飲内停　　403
肝鬱(証)　　126, 143, 428, 458, 470, 607, 691, 759
肝鬱陰虚証　　141
肝鬱化火(証)　　62, 305
肝鬱化熱　　372
肝鬱気滞(証)　　219, 309, 377, 382, 481, 488, 611,

672, 691, 728
肝鬱気血虚証　　142
肝鬱血熱　　601
肝鬱傷神証　　141
肝鬱腎虚証　　142
肝鬱脾虚(証)　　135, 305, 514, 522, 692, 760, 761
肝火旺盛　　432
肝火熾盛(証)　　207, 311, 492, 661, 705
肝火上炎証　　174, 662
肝火犯肺証　　707
肝気鬱結(証)　　129, 135, 366, 392, 470, 485, 492, 662, 691, 743, 759
肝気鬱滞(証)　　130, 367
肝気横逆　　421
肝気犯胃(証)　　137, 385, 392, 394, 395, 413, 427, 743
寒凝　　9, 199, 369
寒凝肝経証　　709
寒凝気滞　　369
寒凝血瘀　　195, 606
寒凝心脈証　　668
寒客胞宮証　　594
肝経実寒証　　709
肝経湿熱証　　741
肝血瘀滞(証)　　487
肝血虚証　　695
肝血不足証　　213
寒湿　　118, 564, 736
寒湿凝滞証　　625
寒湿困脾(証)　　305, 462, 464, 498, 508, 522, 693,

776

707, 716, 735
寒湿中阻証・・・・・・・・・・・ 304
寒湿内聚・・・・・・・・・・・・・・ 477
寒湿内阻証・・・・・・・・・・・ 395
寒湿内盛・・・・・・・・・・・・・・ 122
寒邪束表証・・・・・・・・・・・ 352
寒邪内阻証・・・・・・・・・・・ 483
寒邪犯胃(証)・・・ 394, 451
寒証・・・・・・・・ 7, 28, 68, 193
肝腎陰虚(証)・・・・・・ 45, 54, 57, 97, 164, 498, 545, 594, 599, 600, 744
肝腎虧虚・・・・・・・・・・・・・・ 104
肝腎虚損証・・・・・・・・・・・ 626
寒水上汎・・・・・・・・・・・・・・ 305
寒滞胃腸証・・・・・・ 724, 735
寒滞肝脈証・・・・・・・・・・・ 709
肝胆火旺・・・・・・・・・・・・・・ 163
肝胆火擾証・・・・・・・・・・・ 203
肝胆火熱証・・・・・・・・・・・ 299
肝胆湿熱(証)・・・ 111, 116, 252, 296, 298, 491, 740, 758
肝胆実火・・・・・・・・・・・・・・ 421
寒痰阻肺証・・・・・・ 352, 677
寒痰内阻・・・・・・・・・・・・・・ 354
肝脾血瘀証・・・・・・・・・・・ 498
肝脾不調(証)・・・ 514, 523, 648, 692
肝脾失調・・・・・・・・・・・・・・ 498
肝風内動(証)・・・ 313, 715
寒包火証・・・・・・・・・・・・・・ 357
肝陽化風(証)・・・・・・・・ 98, 313, 714
肝陽上亢(証)・・・ 96, 163, 167, 174, 203, 704
気陰両虧証・・・・・・・・・・・ 436
気陰両虚(証)・・・ 303, 312, 316, 369, 438
気鬱化火証・・・・・・・・・・・ 135
気鬱痰結・・・・・・・・・・・・・・ 432
気鬱痰凝血瘀証・・・・・・ 310
気鬱痰阻証・・・・・・・・・・・ 311
気機鬱滞(証)・・・ 483, 662
気虚(証)・・・・・・ 38, 39, 41, 49, 183, 199, 258, 369, 408, 446, 558, 583, 601, 731, 757
気虚下陥・・・・・・・・・・・・・・ 453
気虚血瘀(証)・・・ 103, 364
気虚血溢・・・・・・・・・・・・・・ 429
気虚陽衰証・・・・・・・・・・・ 225
気血瘀阻証・・・・・・・・・・・ 203
気血虧虚(証)　158, 224
気血双補・・・・・・・・・・・・・・ 187
気血不足(証)・・・・・ 63, 123, 154, 225, 237, 423, 425, 585, 626, 632, 702, 737
気血両虚・・・・・・・・ 187, 369, 585, 688, 702, 755
気虚・・・・・・・・・・・・・・・・・・ 558
気滞(証)・・・・・・・・ 39, 366, 369, 370, 380, 445, 446, 606, 616
気滞血瘀(証)・・・ 135, 279, 309, 369, 376, 377, 379, 380, 382, 486, 613, 618, 619, 625, 632
気滞湿阻(証)・・・・・・・・ 498
気滞心脈証・・・・・・ 669, 749
気滞痰阻証・・・・・・・・・・・ 134
気滞熱盛証・・・・・・・・・・・ 381
気滞熱壅証・・・・・・・・・・・ 374
気不摂血証・・・・・・ 424, 586, 587, 689
虚寒(証)・・・ 199, 327, 451, 467, 468, 712, 733, 746
虚熱(証)・・・・・・・・ 332, 638, 722, 748
行瘀鎮驚・・・・・・・・・・・・・・ 338
行気活血・・・・・・・・ 498, 631
行気止痛・・・・・・・・・・・・・・ 129
行気利水・・・・・・・・・・・・・・ 496
行湿除満・・・・・・・・・・・・・・ 498
祛瘀通経・・・・・・・・・・・・・・ 633
虚火・・・・・・・・ 421, 429, 490
祛寒止瀉・・・・・・・・・・・・・・・ 11
虚寒・・・・・・ 400, 415, 468, 721
祛痰化湿・・・・・・・・・・・・・・・ 69
虚熱・・・・・・・・ 491, 696, 720
祛風化痰・・・・・・・・・・・・・・ 220
祛風止痛・・・・・・・・・・・・・・ 180
祛風勝湿止痛・・・・・・・・ 181
祛風通絡・・・・・・・・・・・・・・・ 99
血瘀(証)・・・・・・ 9, 309, 369, 429, 445, 496, 583, 587, 592, 616, 639
血瘀水停(証)・・・・・・・・ 496
血寒証・・・・・・・・・・・・・・・・ 606
血虚(証)・・・ 162, 369, 558, 588, 591, 592, 606, 716
血虚陰虧・・・・・・・・・・・・・・ 225
血虚生風(証)・・・ 313, 716
血熱(証)・・・・・・・・ 229, 583, 587, 638

血熱熾盛証・・・・・・・・・・・637	**さ**	湿熱下注証・・・・・・・・・・・594
解毒散邪・・・・・・・・・・・・・・291		湿困脾胃証・・・・・・・・・・・303
解表・・・・・・・・・・・・・・・・・・・563	散寒解表・・・・・・・・・・・・・・342	湿邪困阻証・・・・・・・・・・・406
解表化湿・・・・・・・・・・・・・・406	散寒止痛・・・・・・・・197, 468	湿邪困脾証・・・・・・・・・・・464
解表袪風・・・・・・・・・・・・・・762	散寒除湿・・・・・・・・・・・・・・625	湿毒侵淫証・・・・・・・・・・・ 86
解表散邪・・・・・・・・・・・・・・381	滋陰・・・・・・・・・・・・・・・・・・・338	湿熱蘊結（証）・・・・・・・・477,
健脾・・・・・・・・・・・・・・・・・・・ 93	滋陰益胃・・・・・・・・・・・・・・457	479, 498
健脾益気・・・・・・・・153, 417,	滋陰益気・・・・・・・・・・・・・・315	湿熱蘊脾証・・・・・・84, 253,
424, 521, 644, 646	滋陰益腎・・・・・・・・225, 272,	296, 447, 463, 706, 725
健脾温腎・・・・・・・・・・・・・・544	639, 655	湿熱下注証・・・625, 650, 741
健脾温陽・・・・・・・・122, 646	滋陰降火・・・・・・20, 57, 144,	湿熱中阻・・・・・・・・・・・・・・305
健脾化湿・・・・・・・・・・・・・・ 86	213, 245, 285, 346	湿熱壅滞証・・・・・・・・・・・483
健脾化濁・・・・・・・・・・・・・・161	滋陰柔肝・・・・・・・・・・・・・・491	実熱内結・・・・・・・・・・・・・・477
健脾化痰・・・・・・・・145, 192	滋陰清肝・・・・・・・・・・・・・・141	滋補肝血・・・・・・・・・・・・・・213
健脾止瀉・・・513, 520, 521	滋陰生津・・・・・・・・・・・・・・442	邪熱傷津・・・・・・・・・・・・・・636
健脾調経・・・・・・・・・・・・・・593	滋陰清熱・・・・・・・・44, 316,	潤燥止咳・・・・・・・・・・・・・・350
健脾通竅・・・・・・・・・・・・・・253	602, 613, 638	潤肺止咳・・・・・・・・・・・・・・346
健脾補気温陽・・・・・・・・・476	滋陰清熱止衄・・・・・・・・・236	滋養肝腎・・・・・・・・167, 174,
健脾養心・・・・・・・・ 51, 144	滋陰清熱調経・・・・・・・・・601	599, 600
健脾利水・・・・・・・・・・・・・・498	滋陰潜陽・・・・・・・・194, 208	滋養腎陰・・・・・・・・・・・・・・245
健脾和胃・・・171, 174, 304	滋陰補腎・・・187, 212, 213	滋養肺腎・・・・・・・・・・・・・・284
降火・・・・・・・・・・・・・・・・・・・430	滋陰養胃・・・・・・・・・・・・・・416	情志不遂・・・・・・131, 298,
降火潤咽・・・・・・・・・・・・・・272	滋陰養血・・・・・・・・・・・・・・369	366, 373, 460, 481, 609
降火清音・・・・・・・・・・・・・・284	滋陰養血通絡・・・・・・・・・104	消腫止痛・・・・・・・・・・・・・・265
降逆止嘔・・・・・・・・・・・・・・408	滋陰利水・・・・・・・・・・・・・・ 84	消腫利咽・・・・・・・・・・・・・・267
降逆止痛・・・・・・・・・・・・・・192	止血・・・・・・・・・・・・・・・・・・・430	傷食・・・・・・・・・・・・・・・・・・・447
攻逐破血・・・・・・・・・・・・・・594	止血調経・・・・・・・・599, 637,	消食・・・・・・・・・・・・・・・・・・・ 63
交通心腎・・・・・・・・・・・・・・ 20	638, 639	消食導滞・・・・・・・・62, 407,
五更泄・・・・・・・・・・416, 515,	湿毒内盛・・・・・・・・・・・・・・657	448, 513
712, 745, 763	湿熱（証）・・・・・・81, 82, 85,	昇清降濁・・・・・・・・・・・・・・285
固渋止瀉・・・・・・・・・・・・・・521	108, 242, 251, 298, 447,	滌痰熄風・・・・・・・・・・・・・・145
固渋止帯・・・・・・・・・・・・・・656	505, 507, 508, 527, 528,	滌痰通絡・・・・・・・・・・98, 99
固渋縮尿・・・・・・・・・・・・・・579	741, 649, 706, 726, 758	昇提・・・・・・・・・・・・・・・・・・・658
固表止汗・・・・・・・・・・・・・・ 44	湿熱薀蒸・・・・・・・・・・・・・・657	昇陽挙陥・・・・・・・・・・・・・・453
	湿熱内蘊・・・・・・・・・・・・・・111	昇陽除湿・・・・・・・・644, 646

昇陽通竅……………… 257	腎気不固(証)… 12, 613, 623, 702	心陽虚損…………… 333
食積……… 447, 510, 511		水気凌心証………… 337
食積内腐…………… 408	腎虚肝旺証………… 155	水湿浸漬証………… 86
食積胃脘証…… 62, 464	腎虚(証)… 186, 234, 588, 607, 639, 656	水湿内停…………… 123
食積胃腸…………… 305		水津内停…………… 101
食滞……… 387, 446, 564	腎虚水汎証………… 713	清胃健脾…………… 442
食滞胃脘証…… 385, 387, 394, 407, 447, 448	心虚胆怯証………… 337	清胃瀉火…………… 442
	心血瘀阻証…… 337, 669	清胃瀉火止衄……… 231
食滞胃腸(証)… 513, 514, 522, 664	心血虚(証) 325, 331, 676	清咽利膈…………… 265
	心腎陰虚…………… 45	清営涼血…………… 499
暑湿犯表傷中証…… 563	心腎虧虚…………… 145	清火化痰…………… 338
心陰虚証… 245, 332, 700	心腎不交証………… 20, 57, 213, 730, 766	清化湿熱…………… 507
腎陰虚(証)…… 45, 187, 213, 236, 245, 258, 272, 305, 639, 655, 764		清肝解鬱調経……… 601
	心腎陽虚証…… 335, 732	清肝瀉火…… 62, 144, 145
	腎精不足(証)… 150, 153, 163, 173, 657, 717, 729	清肝泄火… 174, 207, 311
腎陰虧虚証…… 212, 213		清肝泄火止痛……… 192
腎陰不足……… 21, 283, 285, 654	辛泄宣瘀…………… 494	清肝泄胆…………… 252
	心胆気虚…………… 52	清肝理気…………… 392
辛温解表……………… 6	真熱仮寒証………… 32	清肝利胆…………… 299
辛温通絡…………… 494	心肺気虚……… 733, 734	正虚邪侵…………… 224
心火下移証………… 667	心脾(胃)積熱証…… 243	正虚邪盛…………… 650
心火亢盛証…… 62, 667	心脾気血両虚……… 173	正虚邪恋…………… 123
心火熾盛証………… 662, 666, 667	心脾両虚(証)… 144, 161, 613, 710, 736	清降虚火…………… 245
		清暑利湿…………… 563
心火上炎証…… 299, 667	腎不納気証………… 739	清心降火…………… 62
心火迫血妄行証…… 667	心脈痺阻証…… 364, 668, 748, 749	清心瀉火…………… 299
心火独亢…………… 21		生津潤燥…………… 271
心肝陰虚兼気虚証 315	腎陽気不足証……… 213	清泄胃熱…………… 420
心肝血虚証………… 710	腎陽虚(証)… 9, 10, 187, 258, 305, 521, 579, 624, 639, 656, 711, 713, 762	清腸化湿…………… 527
真寒仮熱…………… 34		清腸止瀉…………… 507
腎気陰両虚証……… 186		清腸調気化滞……… 532
腎気虚証… 592, 612, 632	腎陽虚衰証…… 521, 522	清熱安神…………… 61
心気虚(証)…… 325, 326, 370, 664, 703, 731	腎陽衰微証………… 78	清熱化湿……… 491, 508
	心陽虚(証)……… 9, 325, 327, 360, 663	清熱化湿止瀉……… 508
心気血両虚証……… 701		清熱化痰…………… 62

清熱解毒······32, 220, 539	疏肝降逆················ 481	痰凝···················· 377
清熱散結················ 441	疏肝清熱········ 374, 381	痰凝血瘀証············· 311
清熱滋陰················ 434	疏肝理気··· 167, 311, 407,	痰気凝結················ 144
清熱止帯················ 655	428, 470, 488, 607	痰気熱結証············· 441
清熱瀉火········ 243, 291	疏肝理気和胃·········· 386	痰湿··············· 588, 629
清熱除湿················ 626	疏肝理脾················ 498	痰湿困脾証··· 69, 464, 645
清熱宣肺················ 279	疏肝和胃················ 459	痰湿阻滞（証）········ 153,
清熱退黄················ 116	疏風解表················ 86	631, 632
清熱逐瘀················ 442	疏風散寒········ 180, 278	痰湿阻肺証············· 279
清熱通淋················ 572	疏風散寒止痛·········· 181	痰湿内盛··· 62, 68, 70, 172
清熱導滞················ 407	疏風散邪········ 199, 290	痰湿内停················ 67
清熱排膿················ 381	疏風散熱················ 253	痰湿内阻（証）··· 592, 646
清熱養陰················ 438	疏風清熱········· 90, 208,	痰阻心脈証············· 669
清熱利湿··· 111, 253, 568	219, 267, 279	痰濁···················· 369
清熱涼血········ 290, 291,	疏風清熱止痛·········· 181	痰濁阻肺証············· 678
599, 637	疏風清肺················ 350	痰濁内生················ 97
清熱涼血止血·········· 587	阻蔽心神················ 144	痰濁中阻（証）········ 171,
清熱涼血調経·········· 601		172, 174
清肺通竅················ 253	**た**	痰熱蘊肺証············· 279
清泄肺胃················ 16		痰熱擾心証············· 61
清利湿熱········ 174, 650	大結胸証················ 445	痰熱内盛················ 305
泄熱化瘀解毒·········· 473	大腸湿熱証····· 505, 522,	痰熱壅肺証······ 675, 754
泄熱通腑················ 508	527, 725	但熱不寒········ 249, 264,
宣肺化痰················ 342	大腸実熱証············· 766	372, 526, 539
宣肺行水················ 86	大腸邪滞証············· 532	痰迷心竅証············· 750
宣肺解毒················ 86	大腸熱結証············· 766	痰蒙心神証············· 750
宣肺利竅················ 279	大腸津虧証············· 687	中気下陥証············· 689
宣肺利喉················ 279	托裏透毒················ 381	中虚臓寒証············· 483
宣利肺気················ 278	暖胃健脾················ 415	中焦虚寒················ 389
燥湿化痰················ 134	痰飲··············· 370, 408	中焦陽虚················ 399
燥湿祛痰········ 171, 174	痰瘀互阻················ 369	癥積阻塞証············· 581
疏肝活血················ 310	胆鬱痰擾証············· 727	癥積沈痾················ 485
疏肝解鬱········ 129, 143,	痰火鬱結証············· 207	調気涼血················ 508
220, 367, 382, 611	痰火擾心証······ 337, 751	調気和血················ 527
疏肝健脾················ 514	痰火擾神証············· 752	調経止痛················ 606

腸燥津虧証	687
腸道湿熱証	725
腸道気滞	375
腸熱腑実証	478, 765
調理衝任	134
鎮心滌痰	144
通下燥結	16
通乳消腫	374, 381
通腑瀉熱	552
通腑退黄	111
通陽利水	86
通淋止痛	568
通絡止痙	220
通絡止痛	190, 488

な

内傷発熱	13
寧心安神	57, 338
寧心柔肝消瘦	315
熱極生風(証)	313, 715
熱結傍流	504
熱擾心神証	667
熱傷腸絡証	539
熱入心包	260
熱盛迫血妄行証	547
熱痰阻肺証	353
熱毒血瘀証	473
熱毒壅盛証	381
熱毒壅滞(証)	155, 219
熱閉心神証	667
納気潜陽	212, 213

は

肺胃熱盛証	265, 290
肺陰虚(証)	271, 282, 346, 348, 350, 670, 674, 753
肺気虚(証)	347, 370, 699
肺気虚損	256
肺気上逆	429
肺腎陰虚証	284, 747
肺腎気虚証	738, 757
肺熱熾盛証	676, 686
肺脾気虚証	40, 257, 285
発散風寒	6
脾胃気虚(証)	123, 246, 302, 303, 416, 423, 464, 594
脾胃虚寒(証)	415, 416, 451, 452, 453
脾胃虚弱(証)	123, 213, 394
脾胃湿熱証	296
脾胃陽虚証	304, 390, 520
脾気下陥証	688
脾虚(証)	257, 521, 522, 546, 613, 645, 681, 688, 719, 721, 754
脾気虧虚	153
脾虚	38, 163, 424, 429, 521, 644
脾虚寒湿内困証	121
脾虚寒証	689
脾虚気陥証	521, 522, 698
脾虚水泛証	155

脾虚不運	586
脾腎気虚証	644
脾腎虧虚(証)	153, 154
脾腎陽虚(証)	12, 77, 246, 416, 467, 498, 521, 522, 543, 546, 544, 712, 745
脾腎両虧証	438
脾肺気虚証	682
脾肺両虚証	682
脾不統血証	639, 688, 755
脾陽虚(証)	9, 10, 467, 468, 475, 476, 517, 521, 522, 532, 543, 683, 688, 694, 721, 746
脾陽虚衰証	78
脾陽不足	467
風火上擾	200
風火薫迫大腸証	547
風寒	77, 219, 343
風寒襲肺証	672, 690
風寒束肺証	754
風寒束表証	690
風寒犯肺証	277, 342, 689
風寒表証	4, 178, 180, 217, 249, 276, 340
風邪上擾証	203
風水相搏証	86, 88, 679, 762
風寒阻絡証	219
風熱	91
風熱外感	89
風熱襲肺証	343
風熱上擾証	207
風熱阻絡証	219

風熱犯肺証…… 253, 266, 279, 290, 671, 738
風熱表証………… 4, 88, 178, 264, 672
不栄則痛……… 186, 625
不通則痛……… 32, 117, 128, 135, 180, 191, 219, 244, 364, 375, 473, 511, 604, 625
扶陽祛寒…………… 607
平肝潜陽…98, 99, 167, 174
平肝熄風…………… 194
補陰降火…………… 47
膀胱湿熱証……… 76, 83, 568, 572, 726
補益肝腎…………… 498
補益気血…………… 143
補益心気…………… 326
補益腎気…………… 143
補益心腎…………… 145
補益脾腎…………… 438
補益脾肺…… 40, 257, 285
補気摂血…………… 639
補気養血…………… 224
補虚養血…………… 594
補腎益気…………… 592
補腎益気調経……… 612
補腎滋陰…………… 174
補腎助陽…………… 174
補腎調経…………… 632
補腎填精… 153, 173, 259
補心安神…………… 161
補心脾……………… 247
補中益気……… 213, 601
補脾胃……………… 658

ま

命門の火……… 558, 711

や

養胃育陰…………… 412
養陰止血…………… 613
養陰柔肝…………… 490
養陰清熱……… 245, 407, 599, 600
養陰清熱止衄……… 232
養陰清熱調経……… 632
養陰清肺…………… 271
陽虚(証)…… 9, 195, 300, 336, 369, 390, 408, 429, 558, 684, 762
陽虚血瘀…………… 361
陽虚水汜…………… 452
陽虚生寒…………… 451
陽虚内寒証………… 626
養血………………… 338
養血安神…………… 331
養血益気…………… 161
養血活血…………… 591
養血潤燥通便……… 556
養血摂血…………… 424
養血調経……… 592, 639
養血調血…………… 187
養血通絡……… 225, 491
養血補血…………… 607
養血和営…………… 99
陽亢痰阻…………… 98
陽亢化風…………… 200
養心安神… 141, 173, 245

陽水湿熱壅盛証…… 85
陽盛血熱…………… 601
陽熱実証…………… 59
陽明実火…………… 421
陽明蓄血証…… 433, 442
陽明潮熱…… 18, 21, 551
陽明腑実証…… 508, 552

ら

理気解鬱……… 134, 144
理気化痰…………… 61
理気活血……… 379, 382, 613, 619, 625, 633
理気祛湿…………… 498
理気止瀉…………… 514
理気止痛…………… 459
理気消痞…………… 462
理気調経…………… 611
理気通絡……… 220, 491
理気和胃……… 302, 448
利湿消腫…………… 86
利湿通竅…………… 252
利水消腫…………… 90
裏熱………… 230, 553
裏熱内盛…………… 636
裏熱壅盛…………… 638
涼血解毒…………… 243
涼血止血… 420, 539, 572
癆虫………… 670, 747

わ

和胃降逆…………… 245, 392, 407

和胃降濁 …………… 208
和胃止嘔 …………… 428
和解少陽 …………… 26
和中降逆 …………… 390
和中止痛 …………… 457

症状・病名索引

あ

噫 ………………… 394
噫気 ……………… 394
噯気 ……………… 384
噯腐 …… 62, 387, 407, 512
呃逆 ……………… 385
胃潰瘍 …… 419, 422, 543
胃下垂 ………… 450, 697
畏寒 ……… 6, 11, 75, 225, 246, 259, 327, 333, 360, 402, 453, 516, 532, 579, 606, 663, 668, 677, 720
胃脘痛 ………… 445, 464
息切れ …… 51, 256, 300, 334, 352, 682, 699, 712, 731, 733, 749
胃酸過多 ……… 395, 759
萎縮性胃炎 ………… 455
遺精 …… 43, 259, 747, 766
胃痛 ……… 399, 427, 444, 446, 447, 451, 459, 516
胃痞 ……………… 458
咽乾 ……………… 166
咽燥 ……………… 282
隠痛 ……… 184, 199, 260, 394, 414, 422, 449, 453, 456, 467, 489, 517, 544, 598, 626, 683, 744, 754
鬱気 ……………… 432
鬱病 … 307, 318, 437, 440
鬱瘤 ……………… 662
易怒 …… 62, 96, 125, 206, 295, 312, 378, 392, 459, 470, 481, 490, 661, 692
厭食 …… 416, 512, 664, 757
黄汗 ……………… 46
嘔血 ……………… 428
黄疸 …… 107, 716, 740, 758
嘔吐 …… 158, 387, 405, 408, 427, 462, 510, 735
悪寒 ……… 5, 6, 180, 217, 249, 276, 341, 354, 372, 689, 708, 735, 737
悪寒発熱 …………… 340
悪風 ……………… 7, 562
悪風悪寒 ……… 208, 253
悪心 ……… 158, 169, 387, 399, 462, 727, 735
悪熱 ……………… 441
悪露 ……………… 26
音啞 ……………… 286

か

咳嗽 ……………… 356
潰瘍 ……………… 547
潰瘍性結腸炎 ……… 535
解顱 ……………… 154
霍乱 ……………… 565
牙衄 ……………… 238
瘕聚 …………… 469, 486
喀血 ……………… 428
喀痰 ……………… 352
滑精 …………… 703, 711
化膿性乳腺炎 ……… 371
空咳 ………… 348, 670, 673, 748, 753
癇 ………………… 144
乾嘔 …………… 194, 741
完穀不化 …………… 246
眼球の突出 …… 311, 315, 432, 441
脘脇脹満 …………… 26
肝硬変 ……………… 486
完穀不化 ……… 11, 246, 416, 517, 683, 712, 745, 754, 764
脘痛 ……………… 464

寒熱往来……… 23, 340, 741, 758	300, 308, 311, 324, 334, 365, 428, 441, 586, 630, 677, 703, 731, 733, 749	喉蛾…………………… 273
脘痞………………… 464		口渇…… 16, 166, 279, 285, 314, 373, 412, 420, 431, 455, 478, 479, 496, 539, 551, 562, 637, 706
脘腹脹満…………… 62	月経痛………… 625, 626	
脘腹満悶…………… 68	気淋………………… 574	
顔面神経麻痺……… 216	筋瘻………………… 319	
寒呃………………… 397	近血……… 537, 541, 548	口乾…… 43, 259, 282, 316, 490, 526, 568, 650, 654
気瘻………………… 318	空痛……… 184, 199, 607	
肌衄………………… 160	経行後期…………… 613	口鹹…………………… 305
気喘……… 356, 675, 678, 686, 732, 738, 753	経行先期…………… 613	口眼歪斜……… 98, 714
	経水前後不定期…… 613	口苦…… 110, 252, 294, 305, 367, 427, 568, 661, 707,759
気短………………… 40	虚浮………………… 682	
気秘……… 309, 557, 618	頸癰………………… 318	
瘧疾………………… 23	頸瘻………………… 318	口腔潰瘍……… 666, 722
逆流性食道炎……… 391	血瘻………………… 319	高血圧…………… 96, 98, 162, 704, 714
急性虫垂炎………… 472	月経過多…………… 583	
急性腸炎…………… 525	月経後期……… 45, 376, 519, 603, 613, 756	口酸…………………… 305
急性鼻淵…………… 248		口臭……242, 420, 687, 721
急性流行性結膜炎… 288	月経後期…………… 622	口渋…………………… 305
急躁……… 125, 206, 312, 441, 470, 481, 704, 714	月経先期……… 556, 596, 613, 688	紅腫熱痛…………… 381
		口瘡……………… 240, 245
胸脘痞悶… 303, 507, 562	月経前後不定期…… 613	甲状腺がん………… 318
驚悸……… 323, 337, 728	月経不順…………… 691	甲状腺機能亢進…… 312, 318
胸脇脹満…………… 62	血栓性静脈炎……… 28	
胸脇脹悶…………… 609	血尿………………… 572	甲状腺嚢腫…… 307, 318
狭心症………… 663, 668	げっぷ………… 127, 165, 385, 394, 427, 448, 459, 610 , 664, 723, 743	哮喘…………… 356, 677
狂躁………………… 751		口淡………………… 75, 305, 693, 718, 735
胸痛……… 359, 364, 748, 749, 753		
	血便……539, 545, 546, 547	口甜…………………… 305
脇痛……… 407, 441, 491	結脈………………… 361	口内炎………… 62, 240
胸痞………………… 370	血淋…………… 572, 574	高熱……… 123, 675, 715, 719, 753, 765
胸痺………………… 369	倦怠……285, 532, 539, 720	
胸膜炎……………… 678	健忘……………… 133, 189, 676, 710, 764	喉痺……… 260, 262, 273
胸悶…… 51, 108, 133, 158, 194, 208, 220, 256, 279,		口糜………………… 245
	哮 ………………… 356	哮鳴………………… 356
		肛門周囲膿瘍……… 535

784

項癰‥‥‥‥‥‥ 318
膏淋‥‥‥‥‥‥ 574
午後潮熱‥‥‥ 140, 211,
　　　　　　259, 269
五瀉‥‥‥‥‥‥ 523
五心煩熱‥‥‥ 20, 44, 55,
　140, 185, 211, 233, 314,
　316, 332, 345, 598, 670,
　719, 730, 756
五遅‥‥‥‥‥‥ 152
骨蒸潮熱‥‥‥‥ 55, 747
骨蒸発熱‥‥‥‥ 764
五軟‥‥‥‥‥‥ 152
コレラ‥‥‥‥‥ 565

さ

臍腹痛‥‥‥‥‥ 466
痤瘡‥‥‥‥‥‥ 80
残尿感‥‥‥‥‥ 568
子暗‥‥‥‥‥‥ 286
自汗‥‥‥‥ 8, 36, 46, 50,
　103, 195, 256, 301, 325,
　334, 663, 703, 756
子宮頸管びらん‥‥ 651
衄血‥‥‥‥‥ 498, 666
歯衄‥‥‥‥‥‥ 238
四肢の冷え‥‥ 195, 225,
　327, 333, 360, 390, 415,
　544, 708, 732, 735
耳聾‥‥‥‥‥‥ 213
嗜睡‥‥‥‥‥ 65, 71, 629
失音‥‥‥‥‥‥ 286
失語‥‥‥‥‥‥ 286
心悸‥‥‥‥‥‥ 337

生理痛‥‥‥‥‥ 616
泄瀉‥‥‥‥‥‥ 522
失声‥‥‥‥‥‥ 278
耳閉‥‥‥‥‥ 208, 214
しゃっくり‥ 390, 397, 741
宿疾‥‥‥‥‥ 530, 677
宿食停滞‥‥‥ 477, 479
宿痰‥‥‥‥‥‥ 675
濡泄‥‥‥‥‥‥ 523
出血‥‥‥‥‥‥ 541
出血性胃潰瘍‥‥‥ 426
腫瘍‥‥‥‥‥‥ 547
消渇‥‥‥‥‥ 209, 230,
　　　　　　301, 431, 435
少気‥‥‥ 8, 38, 103, 119,
　　　　237, 360, 399, 544
消穀善飢‥‥‥ 431, 721
情志の抑うつ‥‥‥ 220,
　　　　382, 691, 749, 758
情志の不調‥‥‥‥ 407
情志不遂‥‥‥‥‥ 427
食少‥‥‥ 10, 50, 84, 153,
　285, 316, 390, 586, 682,
　683, 688, 720
食積‥‥‥‥‥‥ 447
食欲不振‥‥‥‥ 113, 197,
　257, 328, 411, 414, 423,
　468, 476, 487, 526, 718,
　736, 760, 761, 762
視力の低下‥‥ 163, 695
耳聾‥‥‥‥‥ 202, 209
腎盂腎炎‥‥‥ 566, 575
心悸‥‥‥‥ 51, 158, 189,
　223, 237, 245, 256, 313,
　316, 323, 328, 332, 337,

　364, 441, 591, 653, 701,
　710, 712, 730, 731, 732,
　736, 748, 749
心筋炎‥‥‥‥‥ 359
心口痛‥‥‥‥‥ 444
神昏‥‥‥‥‥ 71, 123, 715
真心痛‥‥‥‥ 369, 444
心痛‥‥‥‥‥‥ 370
身熱‥‥‥‥‥‥ 552
心煩‥‥‥‥ 20, 32, 61, 96,
　108, 243, 245, 252, 295,
　312, 378, 392, 539, 610,
　666, 700, 727, 766
頭痛‥‥‥ 5, 176, 180, 184,
　187, 196, 199, 206, 217,
　260, 291, 341, 684, 701,
　714
精神抑うつ‥‥‥‥ 125
怔忡‥‥‥ 323, 332, 337, 736
掣痛‥‥‥‥‥‥ 199
性欲減退‥‥‥ 711, 717
生理痛‥‥‥‥‥ 615
咳‥‥‥ 277, 341, 346, 356,
　428, 671, 675, 677, 678,
　682, 686, 689, 699, 733,
　737, 738, 747, 754
石瘦‥‥‥‥‥‥ 318
石淋‥‥‥‥‥‥ 574
泄瀉‥‥‥‥‥ 515, 534
戦汗‥‥‥‥‥‥ 46
喘息‥‥‥‥ 351, 756, 757
喘脱‥‥‥‥‥‥ 357
喘鳴‥‥‥‥‥‥ 352
前立腺肥大‥‥ 387, 577
漸聾‥‥‥‥‥‥ 202

嗽……………………… 356	脱汗………………… 46	184, 211, 225, 233, 270,
嘈雑……407, 420, 741, 759	脱肛……… 452, 521, 698	283, 332, 345, 456, 599,
早衰………………… 729	脱疽………………… 28	653, 730, 744
早泄……… 259, 703, 711	脱毛………………… 764	動悸……… 676, 700, 703
壮熱……… 16, 265, 539	多尿………………… 435	糖尿病……………… 349
瘙痒………………… 716	多嚢胞卵巣症候群… 629	吐血……420, 421, 424, 429
瘡瘍………………… 7	多夢……… 43, 164, 313	吐酸………………… 395
卒啞………………… 286	癱瘓………………… 105	吐衄………………… 123
鼠瘻………………… 318	膣炎………………… 646	吐瀉………………… 564
飧泄………………… 523	チフス……………… 537	呑酸…… 62, 387, 395, 420,
	中気が下陥する…… 532	448, 459, 512, 664, 743
た	癥塊………………… 21	
	癥積……… 469, 486, 499	**な**
滞下……… 519, 534, 641,	脹痛………… 199, 445,	
644, 650, 655, 657	488, 550, 625	難聴………………… 702
胎動不安…………… 703	跳痛………………… 199	肉瘦………………… 318
大便不調…………… 85	潮熱……… 17, 225, 245,	肉淋………………… 576
大便易溏…………… 586	314, 332, 479, 753	乳蛾……… 262, 273, 277
大便乾結…… 32, 44, 139,	腸風………………… 548	乳腺線維腺腫……… 381
166, 185, 235, 243, 252,	腸鳴………… 402, 506,	乳癖……… 376, 381
270, 412, 433, 456, 478,	511, 724, 761	乳房が赤く腫れる 372
568, 600, 637, 673	腸癰………………… 472	乳房の脹痛………… 481
大便乾硬…………… 556	聴力低下…………… 263	乳癰……… 371, 381
大便乾燥…………… 687	直腸がん…………… 535	尿路結石…………… 575
大便稀溏……68, 120, 134,	知力の低下………… 729	熱汗………………… 36
159, 452, 462, 681	沈悶………………… 369	熱呃………………… 397
大便泄瀉…………… 476	墜脹感……………… 709	熱淋……… 568, 574
大便溏瀉…………… 754	痛経………………… 625	眠気………………… 399
大便溏泄…………… 761	癲…………………… 144	脳溢血……………… 99
大便溏薄……… 301, 394,	癲癇………………… 144	膿血便……… 514, 531
415, 467	天行赤眼…………… 288	納差………………… 416
大便秘結…… 16, 56, 265,	癲疾………………… 144	脳瀉………………… 260
309, 361, 420, 473, 496,	動火………………… 287	納少…… 39, 75, 120, 127,
591, 685, 722, 723, 765	盗汗……… 20, 36, 41, 45,	159, 246, 301, 402, 642,
多汗………………… 441	46, 54, 140, 153, 166,	681, 701

脳滲 260
納呆 59, 68, 84, 296, 416, 453, 539, 693, 740, 754, 755
脳崩 260
脳漏 260
のどの渇き 219

は

肺炎 549
梅核気 131, 417, 662, 691
肺結核 670
吐き気 26, 59, 303, 400, 650, 757
発汗 16, 110, 219, 343, 405, 479, 539, 562
発狂 144
発熱 5, 84, 90, 113, 180, 217, 219, 264, 291, 341, 372, 562, 572, 666, 671, 686, 689, 706, 737
発瘋 144
鼻づまり 257
煩渇 123
氾酸 395
半身汗 46
半身不随 101, 104, 714
煩躁 152, 279, 459, 743
煩熱 43, 311, 637, 730
鼻淵 248
痞塊 741
ひきつけ 715
皮膚瘙痒 757
疲労感 223, 300, 360, 364, 424, 438, 476, 643, 663, 699, 703, 717, 733, 736
頻尿 568, 569, 572, 574, 711, 726
腹瀉 507, 508, 509, 510, 514, 521, 531
腹脹 10, 38, 39, 114, 159, 257, 301, 424, 475, 476, 477, 526, 642, 683, 716
腹痛 467, 468, 506, 509, 617, 664, 693, 724, 760, 761
副鼻腔炎 248
浮腫 90, 518, 579, 732
不妊症 712
不眠 20, 48, 52, 58, 61, 62, 63, 129, 140, 164, 189, 211, 223, 243, 283, 313, 328, 490, 610, 653, 666, 676, 700, 701, 704, 727, 730
閉経 134, 629
憋悶 361, 664, 668
便乾 654, 753
便溏 39, 50, 77, 114, 153, 257, 316, 400, 402, 424, 511, 630, 642, 682, 683, 688, 692, 693, 698, 716, 736, 755, 760, 762
扁桃腺炎 262
便秘 103, 230, 279, 291, 328, 350, 552, 554, 556, 557, 558

暴暗 286
膀胱炎 575
暴瀉 503, 522
崩中 634, 639
暴注下迫 507
暴痛 446
暴発火眼 292
暴痢 534
崩漏 45, 332, 602, 614, 634, 638, 639
暴聾 202
頬の紅潮 44, 314
ポリープ 547
奔豚気 480

ま

麻木 222, 437
慢喉暗 286
慢性胃炎 450, 516
慢性気管支炎 682
慢性腎炎 575
慢性鼻淵 248
味覚異常 305
耳鳴り 54, 96, 163, 169, 206, 213, 250, 263, 653, 702, 712, 730, 738, 744
無汗 5, 218, 276
無月経 134, 629, 701
目のかすみ 169, 189, 600, 643, 653, 695
めまい 54, 61, 96, 102, 137, 156, 162, 168, 173, 174, 189, 194, 206,

208, 300, 438, 586, 591, 643, 653, 676, 684, 695, 701, 707, 714, 715, 727, 730, 744
面癱················ 216, 226
耗血················ 123, 540
妄動······················ 751
悶痛······················ 359

や

夜間の頻尿······ 10, 259, 544, 579, 623, 702
夜尿頻多··············· 581
陽痿······················ 711
羊癇風··················· 144
溶血性黃疸············ 716
腰膝酸軟······ 20, 44, 55, 128, 165, 184, 211, 234, 245, 259, 272, 283, 334, 438, 544, 579, 623, 654, 702, 704, 712, 714, 717, 738, 744, 747, 756, 764
夜泣き··················· 152

ら

懶言······ 8, 38, 103, 119, 699, 718, 755
爛乳蛾··················· 262
裏急後重········· 505, 514, 525, 542, 724
痢疾······ 505, 508, 524, 534, 542, 725
癃 ······················ 573
癃閉·············· 567, 573
両脇部の脹痛········ 308
両頬の紅潮······ 55, 140, 185, 211, 233, 269, 284, 345, 490, 598, 696, 700, 753
淋証······················ 567
類霍乱··················· 565
羸痩·············· 432, 435
瘰癧······················ 318
ループス腎炎······ 79
冷汗······················ 36
冷痛······394, 468, 625, 626
冷秘······················ 559

ろ

漏下·············· 634, 639
老人性慢性気管支炎
············· 677, 733
労淋······················ 574

訳者あとがき

　医学の最も基本的な目的というのは一体何でしょうか？　それは病気で苦しんでいる方々が，少しでも楽になれるようにお手伝いするということではないでしょうか。では，その目的を達するために最も大切なことは何でしょうか？　それは患者さんの疾患の原因を正確に把握し，それに従い正しい治療方針を選択し，治療できる能力だと思います。

　みなさんは，そんなことは至極当たり前のことであり，取り立てて言うほどのことではないとお考えかもしれません。しかし，この当たり前のことを実践するのは，実は非常に難しいことではないでしょうか。

　こういった能力は，けっしてすぐに身につけられるものではなく，ある程度の経験を積まなければ，なかなか手に入れられるものではありません。しかしそうなると，患者さんは経験豊富な「老中医」ばかりを頼りにし，若い中医師の経験の場は，益々少なくなってしまうことにもなりかねません。

　では，臨床研修中や大学を卒業したての中医師は，どのようにしてこの経験の場を勝ち取ればいいのでしょうか？

　本書『［実践講座］中医弁証』は，中医学の初学者に，擬似臨床の場を与えてくれる，ユニークで新しいスタイルの良書です。本書には，付録の「症例トレーニング」も含めて，200近い症例が収められています。しかも本篇部分は，医師と患者との問診のやり取りが記載されており，会話の途中で解説を交えているので，患者さんの話をどのように受け取るか，また，問診に対しはっきりした答えが返ってこない場合には，どのように聞き出したらよいか，ということまでわかるようになっています。

　さらに，中医入門者の方にもわかりやすいよう，中医独特の言い回しはできるだけ簡易な日本語に直し，把握しておいたほうがいいと思われる中医の専門用語については，井ノ上匠氏を始めとする東洋学術出版社・編集部のみなさまのご意見もうかがい，巻末に「訳者注釈」としてまとめてみました。

　このように，新任医師も，本書を通してある程度の経験不足をカバーできる

と訳者は確信しています。本書が中医学を勉強する医師の方々にとって，少しでも経験を積むお役に立てることができたなら，訳者にとってこれ以上の幸福はありません。

　訳者は何分にもまだ翻訳経験が浅く，不十分な部分も多々あるかと思います。諸先輩方のご指摘・ご指導をいただけましたら，非常に光栄に思います。
　最後に，私のようなかけ出しの者に，本書の翻訳という大役を授けてくださった，東洋学術出版社の山本勝司社長にこの場をお借りしてあつく御礼申し上げます。そして，本書の翻訳にあたり多大なご協力をいただいた，山東中医薬大学の諸先生方および「同学」のみなさま，また，本書の翻訳を薦めてくださった，同じく山東中医薬大学の留学生・八木誠人さんにも心より感謝申し上げます。また，翻訳期間中（それ以外にも）いろいろな方面から支えてくださった，私の周囲のすべての方々に，この紙面をお借りして心より御礼申し上げます。

　　　　　　　　　　　　　　　　　　　2008年4月14日
　　　　　　　　　　　　　　　　　　　山東中医薬大学にて　平出　由子

【主編者略歴】
楊　亜平（よう・あへい）

1957年生まれ，女性。南京中医薬大学教授，修士生指導教授。中医臨床基礎専門博士，全国中西医学会会員，江蘇省中医学会会員，江蘇省中医学会第1回中医診断専門委員会委員。

中医診断法学と弁証学を主な研究領域としており，なかでも常見病症の中医診断法と弁証規則について研究を行っている。また中医診断学専門過程の教育・科学研究・臨床業務に従事している。

臨床においては，常見疾患や治療の難しい雑病の中医治療を得意とし，さらに糖尿病およびその合併症に対する中医・中薬治療の臨床・科学研究を行っている。

著作では，国際高等中医教育機関用の中英版教材シリーズ『中医診断学』の主編を担当。発表した学術論文や，主編・編集参加をした学術専門書は合計で40篇・冊にのぼる。主編した『中医診断弁証思路解析』は，華東地区優秀科技図書の2等賞を獲得し，海外の多くの出版社から翻訳・出版されている。

【訳者略歴】
平出由子（ひらいで・よしこ）

1961年，東京生まれ。1984年，私立フェリス女学院大学英文科卒業。1996年3月〜1997年7月まで，北京第二外国語学院にて中国語を学習。1999年9月〜2001年7月まで，山東中医薬大学にて中医基礎を学習し，2001年9月，同校修士課程（中医基礎理論専攻）に入学，2004年7月卒業。その後，2005年6月から東洋学術出版社発行の雑誌『中医臨床』の記事や，楊亜平主編の『中医診断弁証思路解析』をはじめとする翻訳を開始。その傍ら山東中医薬大学付属医院や門診部において，小児推拿・婦人科・内科などの臨床実習を継続中。

［実践講座］中医弁証

| 2008年5月25日 | 第1版　第1刷発行 |
| 2015年8月8日 | 　　　　第4刷発行 |

原　著	『中医診断弁証思路解析』（江蘇科学技術出版社・2005）
主編者	楊　亜平
翻訳者	平出　由子
発行者	井ノ上　匠
発行所	東洋学術出版社

　　　　　本　　社　〒272-0822　千葉県市川市宮久保3-1-5
　　　　　営業部　〒272-0823　千葉県市川市東菅野1-19-7-102
　　　　　　　　　　電話 047(321)4428　FAX 047(321)4429
　　　　　　　　　　e-mail　hanbai@chuui.co.jp
　　　　　編集部　〒272-0021　千葉県市川市八幡2-11-5-403
　　　　　　　　　　電話 047(335)6780　FAX 047(300)0565
　　　　　　　　　　e-mail　henshu@chuui.co.jp
　　　　　ホームページ　http://www.chuui.co.jp/

装幀・本文デザイン／山口　方舟
印刷・製本／株式会社丸井工文社

◎定価はカバーに表示してあります　　◎落丁，乱丁本はお取り替えいたします
2008 Printed in Japan©　　　　　ISBN 978-4-904224-01-4　　C3047

患者：食欲はあるのですが，とにかく痛くて，食べたくても食べられません。
医師：便と尿の調子はどうですか？
患者：便秘をしています。もう3日も出ていません。尿はすごく色が濃くて，量も少ないです。

> 大便乾結*・小便短黄*というのは，熱が盛んで津液を消耗している象である。

　望・聞・問・切の四診の結果を合わせて得られた病状記録・証名および診断結果は，以下のとおりである。

【カルテ】
主訴：口内炎が反復して現れて2年。悪化して1週間余り。
現病歴：患者はもともと肉類・辛いものを好んで食べており，野菜・果物はあまり食べていなかった。2年前から口内炎が反復して現れるようになり，内服・外用薬による治療もあまり効果がみられず，特にここ数カ月は，頻繁に症状が悪化するようになっていた。1週間ほど前に，過度の飲酒によって比較的重度の口内炎が現れ，さらに日々悪化している。
所見：口中と舌に灼熱痛があり，病状はかなり重い。口腔の内唇，舌および上顎部に淡黄色で緑豆大の潰瘍が多数現れており，その周囲は赤く腫れている。食事や会話のたびに痛みがひどくなり，飲食にも影響が出ている。口臭が強い・心煩*・易怒*・不眠・口が乾き水を飲みたがる・大便乾結・小便短黄・舌質紅で尖端が特に赤い・舌苔黄膩・脈数で有力。
【証名】 心脾（胃）積熱証
【治法】 清熱瀉火・涼血解毒
【処方】 導赤散合涼膈散加減
[参考処方]
導赤散（『小児薬証直訣』）：生地黄・木通・竹葉・甘草
涼膈散（『太平恵民和剤局方』）：大黄・芒硝・甘草・山梔子・薄荷・黄芩・連翹

【弁証分析】

　患者はふだんから肉類や辛いものを好み，野菜や果物をあまり食べないという食習慣があり，脾胃に熱が溜まっていた。脾は口に開竅するため，脾胃の熱が口に上り，2年前から口内炎が繰り返しできるようになった。邪熱が深い部分に潜伏しているため，簡単には熱が去らず，症状が軽減することはあっても完治にはいたらない。さらに，過度の飲酒が誘因となり今回の症状の悪化を招いた。心は舌に開竅し，手少陰心経は舌根部を通っており，足太陰脾経は舌根部に連なり，足陽明胃経は唇の周りを一周するように通っている。そのため，心・脾・胃の熱が盛んになると，火熱が経絡を通って口・舌・唇の内側を襲い，粘膜を灼いて腐乱させるため，唇の内側，舌および上顎部に多数の淡黄色で緑豆大の潰瘍が現れる。熱毒が盛んなため潰瘍周囲が赤く腫れる。熱が盛んで気血がうっ積して滞るようになると，「不通則痛」のため口や舌に灼痛が現れ，その痛みが比較的激しい。食事や話をすると，潰瘍の表面が引っぱられるので，痛みがさらにひどくなる。胃火が盛んで，濁気が胃火にしたがって上昇するため，口臭が強くなる。心経の熱が盛んなため，心火が炎上して，心に宿っている神が不安定になることから，心煩・易怒・不眠が現れる。脾胃に熱が集積し津液が損傷するため，口が乾き水を飲みたがる・大便乾結・小便短黄などの症状が現れる。舌質紅・舌苔黄膩・脈数で有力は，すべて心脾（胃）積熱証の象である。四診の結果を総合的に考えると，心脾（胃）積熱証の症候の特徴に符合する。よってこの診断を下す。